主编与主审简介

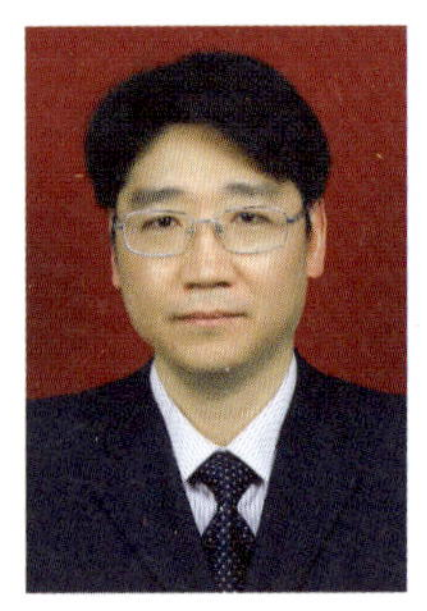

韩星敏，郑州大学第一附属医院核医学科主任，教授、主任医师、硕士生导师。现任中华医学会核医学分会委员，中国医师协会核医学医师分会常务委员，河南省抗癌协会肿瘤标志专业委员会副主任委员，河南省医学会核医学分会主任委员。1987 年毕业于河南医科大学，1999 年获河南医科大学医学硕士学位，2008 年美国南加州大学访问学者。从事核医学工作近 30 年，擅长于 PET/CT、SPECT/CT 诊断及核素治疗，尤其在 PET/CT 诊断方面有独到之处。常年参加五年制医学系本科班、七年制本硕连读与研究生、留学生及进修生等的核医学教学工作。以肿瘤核医学为研究方向，承担省科技厅、卫生厅等科研项目，发表专业论文 40 余篇，取得省厅级科研成果 5 项，主编、参编专著 7 部。

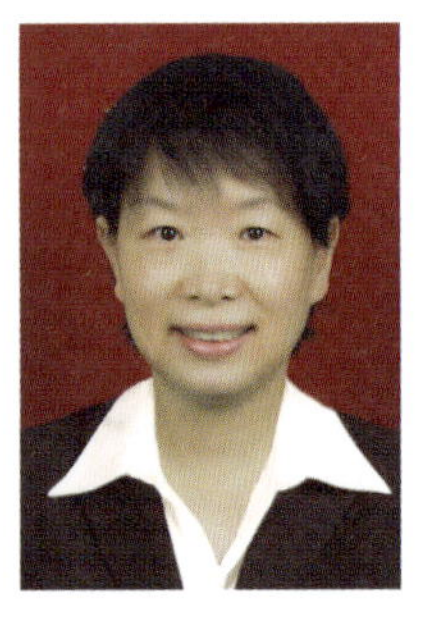

阮翘，郑州大学第一附属医院核医学科教授、主任医师、硕士生导师。河南省医学会核医学分会副主任委员。从事核医学专业临床、教学及科研工作近 30 年，具有坚实的理论基础和丰富的临床工作经验。擅长核医学 SPECT/CT 及 PET/CT 的影像诊断、标记免疫分析及核素治疗（甲亢、甲状腺癌及其转移灶、骨转移癌等核素治疗）。每年参加五年制医学系本科班、医学影像专业（系）本科班、七年制本硕连读及研究生的大班课教学及临床带教工作。在科研方面以肿瘤核医学为研究方向，主持省科技攻关、省自然科学基金及省卫生厅科技攻关项目 4 项，获河南省科技进步二等奖 3 项，获河南省教育管理科学研究优秀成果一等奖 1 项，发表论文 50 余篇，参编专著 4 部，获国家实用新型发明专利 1 项。

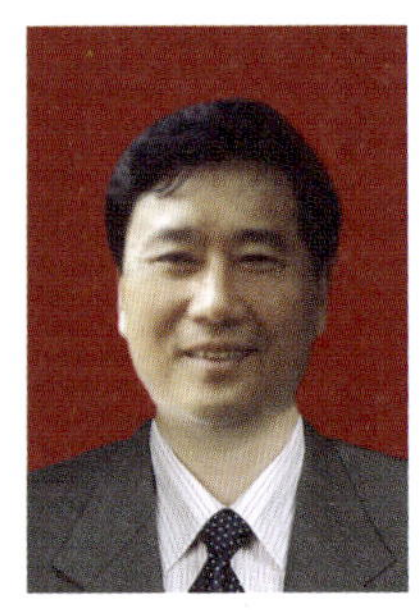

刘保平，教授、主任医师、博士生导师。中华医学会河南省核医学分会名誉主任委员。1977 年毕业于河南医学院，从事核医学专业工作 37 年。擅长 SPECT 和 PET/CT 的诊断工作，在核素治疗方面具有丰富的临床经验，如：^{131}碘治疗甲亢、^{131}碘治疗甲状腺癌及其转移灶、骨转移癌的核素治疗以及放射性粒子植入治疗肿瘤等。共发表学术论文 60 余篇；主编了《SPECT 临床应用手册》《肿瘤核医学》及《实用临床核医学诊疗技术》等专著，参编了 3 部核医学教材。承担省、厅级科研课题 6 项，取得省级科研成果 3 项、厅级 5 项，国家专利 1 项。

肿瘤核医学

NUCLEAR ONCOLOGY

（第二版）

主编　韩星敏　阮　翘
主审　刘保平

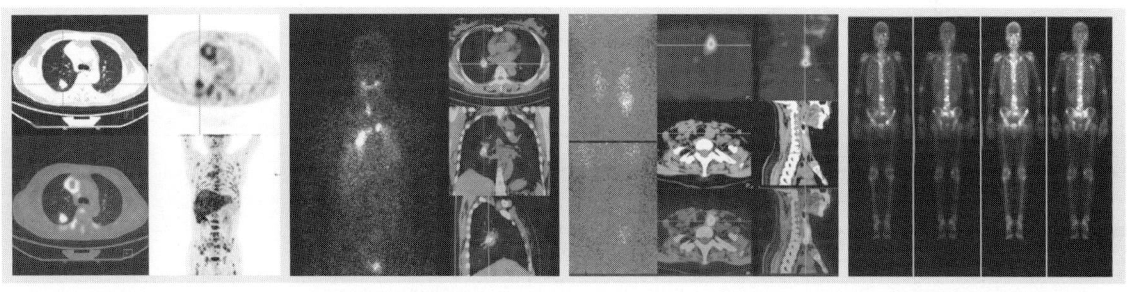

郑州大学出版社
郑　州

图书在版编目(CIP)数据

肿瘤核医学/韩星敏,阮翘主编. —2 版. —郑州:
郑州大学出版社,2015.4
ISBN 978-7-5645-2052-6

Ⅰ.肿… Ⅱ.①韩…②阮… Ⅲ.①肿瘤-原子医学
Ⅳ.R730

中国版本图书馆 CIP 数据核字(2014)第 239668 号

郑州大学出版社出版发行
郑州市大学路 40 号 邮政编码:450052
出版人:张功员 发行部电话:0371-66966070
全国新华书店经销
河南省瑞光印务股份有限公司印制
开本:787 mm×1 092 mm 1/16
印张:28
字数:668 千字
版次:2015 年 4 月第 2 版 印次:2015 年 4 月第 2 次印刷

书号:ISBN 978-7-5645-2052-6 定价:170.00 元

作者名单

主　编　韩星敏　阮　翘

主　审　刘保平

副主编　孙秉奇　牛广君　王庆祝　谢新立

程　兵　王瑞华　杜晓光

编著者（以姓氏笔画为序）

王　旭　王庆祝　王瑞华　牛广君　牛晓博

石丽红　刘保平　刘婷婷　闫志华　阮　翘

孙　珂　孙秉奇　杜　彪　杜晓光　李彦鹏

李祥周　张晶晶　陈艳林　梅小莉　常　伟

韩星敏　程　兵　谢新立

插图编辑　常建东

内容提要

本书是有关核医学应用于肿瘤诊断与治疗方面的专著,对临床肿瘤专业有重要的指导意义。

全书内容分上下两篇共 13 部分。第 1 ~4 部分为上卷基础篇,包括核物理学基础、核医学仪器、放射性药物以及体外免疫分析技术;第 5 ~13 部分为下卷应用篇,分别介绍核医学在神经系统、内分泌系统、呼吸系统、消化系统、泌尿生殖系统、血液系统和骨骼系统肿瘤,以及乳腺肿瘤和皮肤肿瘤中的应用。各章均较详细地介绍了核医学在肿瘤诊断和治疗中常规应用的成熟技术方法、最新进展,附以相关的图像加以说明。

本书内容丰富,层次结构清晰,语言简洁流畅,图文并茂,注重理论与实践的结合,具有先进性、科学性、实用性强的特点,便于读者学习掌握。可作为核医学和临床肿瘤专业工作者从事临床和科研的工具书,并可供医学影像专业本科生及研究生学习参考,也可作为核医学专业人员继续教育的教材。

再版序

核医学是利用放射性核素进行诊断、治疗疾病及进行医学研究的一门医学学科，是核技术与医学相结合的产物，是现代医学的重要组成部分。我国核医学起步于 20 世纪 50 年代末，近年来不断发展、完善，并逐渐形成了各系统核医学，如心血管核医学、神经核医学、肿瘤核医学等。肿瘤核医学作为核医学的重要组成部分，发展尤为突出。

11 年前刘保平教授任主编，以郑州大学第一附属医院核医学工作人员为主体编写的《肿瘤核医学》，是他们多年实践经验的总结及成果展示，具有鲜明的实用性、科学性及先进性，出版后深受广大核医学工作者、临床医生及医学研究生的青睐。

为了适应肿瘤核医学近年来的飞速发展，尤其是 PET/CT 的广泛应用、放射性核素治疗的规范化应用，韩星敏和阮翘教授主持编写《肿瘤核医学》第二版，集中展示了他们 10 余年来的临床经验与研究成果。

该书从基础到临床，从诊断到治疗，内容系统详尽，理论联系实际，图文并茂，查阅方便。该书不仅对各层次的广大核医学工作者有参阅价值，而且也可作为其他各科临床医生、医学生的常用参考书。本书的出版有利于核医学与其他学科的沟通与交流，取长补短，更好地发挥肿瘤核医学的优势，促进核医学的发展。

李亚明

2014 年 9 月

第一版序

肿瘤核医学是近年来发展最为迅速的核医学重要分支之一，这不仅是由于癌症严重危害人类生命和健康，正超过心脑血管疾病成为致死原因的第一位，而且亦是随着医学、核医学、仪器、药物、计算机技术迅速发展及分子生物学的进步，使核医学从宏观的器官功能显像发展到微观的分子水平核素显像，从以诊断为主的方法学研究到诊断与放射性核素治疗并重，与内科、外科、肿瘤科及放射治疗、化学治疗等各科密切结合与合作的临床学科。我国核医学的发展、核医学工作者所积累的大量实践经验与成果，受到国际学术界的瞩目与关注，我们与其差距正在缩小。

《肿瘤核医学》是刘保平教授主编，以郑州大学第一附属医院核医学工作者为主体编写的专著，是他们多年来经验的总结、成果的展示，并吸收和反映了国内外肿瘤核医学新技术、新方法、新理念与未来愿望，具有一定的实用性、科学性和先进性。

该书的特点，从本专业看，由基础到临床，从诊断到治疗；从临床应用看，按各系统、疾病编排各章节，从流行病学、解剖、生理到病理方法、临床价值，内容较系统详尽、理论联系实际、图文并茂，查阅方便。因此，该书不仅对各层次的广大核医学工作者有参阅价值，而且可作为其他各科临床医生、医学生的常用参考书。本书的出版有利于核医学与其他学科的沟通与交流，取长补短；有利于肿瘤核医学的推广应用和发展；有利于癌症的防治。不足之处，留待大家评说和今后修订再版。

当今，21 世纪，核医学面临挑战，但和机遇并存。我相信，《肿瘤核医学》的出版，对临床核医学再创辉煌、肿瘤核医学飞跃发展将起到良好的推动与促进作用。我乐为序，以荐读者。

蒋长英

2003 年 7 月

再版前言

近年来,我国恶性肿瘤的发病率和死亡率呈上升趋势,根据《2014 中国肿瘤登记年报》的数据,目前我国肿瘤的发病率为 285.91/10 万,平均每天每分钟有 6 人确诊为恶性肿瘤,恶性肿瘤已成为危害人民健康和生命的主要疾病。对肿瘤的早期诊断和早期治疗是挽救生命、提高患者生存质量的重要途径,也是所有医务工作者面临的重大课题。

肿瘤核医学作为核医学的重要组成部分,在肿瘤诊断和治疗中的应用方法日臻完善,许多已成为常规项目。为了使临床工作者能系统了解肿瘤核医学知识,11 年前我们组织编写的《肿瘤核医学》因内容新颖实用,出版后深受临床医务工作者的欢迎。近年来,随着医学影像诊疗技术的飞速发展,一些新核技术、新方法在临床中不断涌现,尤其是 PET/CT 的广泛应用,以及放射性核素治疗的规范化使用,原版中的内容已不能满足目前临床工作的需要,所以我们决定对第一版的内容进行修订补充。为便于国际交流,第二版改为西式版式,对每一部分内容均进行了修订和完善,特别是 PET/CT 在肿瘤诊治中的应用方面,并更新了图片。

全书内容分上下两篇,共 13 部分。上卷为基础篇(第 1 ~4 部分),包括核物理学基础、核医学仪器、放射性药物以及体外免疫分析技术;下卷为应用篇(第 5 ~13 部分),分别介绍核医学在神经系统、内分泌系统、呼吸系统、消化系统、泌尿生殖系统、血液系统和骨骼系统肿瘤,以及乳腺肿瘤和皮肤肿瘤中的应用。各章均较详细地介绍了核医学在肿瘤诊断和治疗中常规应用的成熟方法及最新进展。

在编写过程中,各位编者力求使本书能够反映当前肿瘤核医学的发展水平,吸收和总结了国内外的新进展、新成果和新经验。本书内容翔实、图文并茂、理论与实践相结合突显其科学性、先进性,系统地对肿瘤核医学的理论、技术和方法及临床应用价值做了全面阐述,具有实用性、科学性、先进性特点。

在此谨向支持、关怀、指导本书编写与出版的领导和同志们致以最深切的谢意!本书可能还存在一些不足之处,诚望各位同仁在使用中提出宝贵意见。

韩星敏　阮　翘

2014 年 8 月

第一版前言

肿瘤是严重威胁人类生命健康的疾病之一。对肿瘤的早期诊断和早期治疗是挽救生命、提高患者生存质量的重要途径，也是所有医务工作者面临的重大课题。核医学是研究原子核科学技术在医学领域应用及其理论的学科，是随着核技术和医学科学的发展而形成并逐渐完善的新兴学科。利用放射性药物的示踪技术，核医学影像可灵敏地反映脏器功能代谢的变化，因而可对肿瘤疾病进行早期诊断；利用核素放射的射线，可对肿瘤进行内照射治疗。

目前随着医学、分子生物学及计算机技术、核技术等的迅速发展，核医学在肿瘤诊断和治疗中的应用方法日臻完善，许多已成为常规项目，并已成为肿瘤疾病诊断和治疗不可缺少的手段之一。为了使临床工作者能系统了解肿瘤核医学知识，我们组织编写了这本《肿瘤核医学》。

全书内容分上下两篇，共13章。上篇为基础篇（第1～4章），包括核物理基础、核医学仪器、放射性药物以及体外免疫分析技术；下篇为应用篇（第5～13章），分别介绍核医学在神经系统、内分泌系统、呼吸系统、消化系统、泌尿生殖系统、血液系统和骨骼系统肿瘤，以及在乳腺肿瘤和皮肤肿瘤中的应用。各章均较详细地介绍了核医学在肿瘤诊断和治疗中常规应用的成熟方法及最新进展。

在编写过程中，各位编者力求使本书能够反映当代肿瘤核医学的发展水平，吸收和总结了国内外的新进展、新成果和新经验，突出本书内容翔实、图文并茂、理论与实践相结合的特点，系统地对肿瘤核医学的理论、技术和方法以及临床应用价值做了全面阐述，使之具有实用性、科学性、先进性。希望本书能够为核医学的优势在肿瘤诊断、治疗方面得到充分发挥贡献微薄之力。

在此谨向所有支持、关怀、指导本书编写与出版工作的领导和同志们致以最深切的谢意。由于主编和编者水平有限，本书不足乃至错误之处在所难免，诚望各位同仁在使用中提出宝贵意见，以便修订时改进。

刘保平

2002年4月

目 录

基础篇

应用篇

基础篇

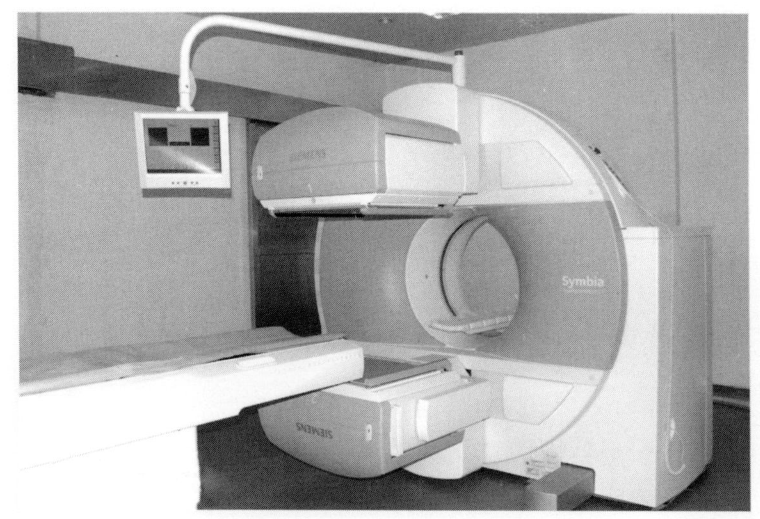

1 核物理学基础

1.1 基本概念

1.1.1 原子结构

自然界所有的物质都是由元素(element)组成的,构成元素的最基本单位称为该元素的原子。各种元素的原子组成虽然不同,但原子结构都是由位于原子中心的原子核(atomic nucleus)及按照一定轨道围绕原子核运行的核外轨道电子(orbit electron)所组成。

核外电子不是静止地分布在核外的空间,而是不停地在核外按一定轨道高速绕核运行。通常每个轨道上只有一个电子,由于其运行受到多个参数的影响,故参数相近的电子几乎在同样的空间运行,这个容纳多个轨道的空间范围称为电子层。按照电子层的半径由小到大的顺序,依次分为 K、L、M、N、O……层,每个电子层可容纳的电子数为 $2n^2$ 个,n 表示电子层的第几层数。各层轨道的电子均有一定的能量,距核越远位能越高。电子在轨道上运行时如不辐射也不吸收能量称为定态(stationary state),能量最低的定态称为基态(ground state),能量较高的定态称为激发态(excited state)。当电子由一种定态跃迁到另一种定态时,如由低到高时可吸收能量,而由高到低时则放出能量。

原子核是由质子(proton)和中子(neutron)所组成,两者统称为核子(nucleon)。中子不带电,质子带正电荷,其所带正电荷与电子所带的负电荷大小相等,符号相反。原子的电子数和原子核内的质子数是相等的。微观粒子的质量单位称为原子质量单位,以 u 表示。根据规定 1 u 等于 ^{12}C 原子质量的 1/12,或 1 u = $1.660\,6\times10^{-27}$ kg。质子、中子和电子的静止质量分别为 1.007 276 70 u、1.008 665 012 u 和 0.000 548 580 26 u。质子和中子的质量几乎都是 1。质子和中子数的总和称为原子质量数(mass number),用 A 来表示。原子序数(atomic number)用 Z 表示,相当于原子核的电荷数及质子数。国际上通常以 $_{Z}^{A}X$ 表示原子的结构。其中 X 为元素的化学符号,Z 是原子序数,即核内的质子数,A 是质量数,即核内质子数与中子数之和。由于元素符号本身已提示其原子序数即核内质子数,故符号左下标 Z 常可省去。如 核素 $_{6}^{14}C$、$_{6}^{12}C$、$_{7}^{14}N$ 习惯简写成 ^{14}C、^{12}C 和 ^{14}N。

1.1.2 核素、同位素、同质异能素

1.1.2.1 核 素

核素(nuclide)是表示某种原子具有一定特征的名称。凡原子核内质子数、中子数和能量状态(简称能态)均相同的一类原子,称为一种核素。质子数、中子数和能量状态这三者中,只要有任何一项特征不同即为不同的核素。凡核内质子数相同的一类原子称为一种元素,故每种元素可以包括若干种核素。目前元素虽仅百余种,但已知的核素则有2 000 种以上。一种核素可能与另一种核素具有相同的质子数和化学性质,两者均属同一种元素,但其中子数不同、质量数各异,物理特性也不一样,故核素可表示某种原子固有的特征。

1.1.2.2 同 位 素

同位素(isotope)中有的会发出射线,因此又称放射性同位素(radioisotope)或放射性核素(radioactive nuclide),是表示核素间相互关系的名称。具有相同质子数但不同中子数的核素,由于属于同一元素,在元素周期表中处于同一位置,故称为该元素的同位素,或彼此是同位素。如 ^{11}C、^{12}C、^{13}C 和 ^{14}C 均是碳元素的同位素,而 ^{14}C 和 ^{14}N 则不是同位素。由于同位素具有不同的中子数或核能量状态,因而它们的核特征可以不同;但同位素之间具有完全相同的核外电子结构,其宏观化学性质和体内的生物学行为是相同的。因而,医学上才能利用核探测的高灵敏性,以放射性同位素(核素)代替其稳定性同位素(核素)进行实验研究和诊治疾病。

1.1.2.3 同质异能素

原子核与核外电子一样,也可处于不同的能量状态。能量较高的状态称为激发态(excited state)。激发态是继发于某些核反应、核裂变及放射性衰变后形成的。把质子数和中子数都相同但核能量状态不同的原子称为同质异能素(isomer)。通常表示同质异能素激发态的方法是在元素符号左上角质量数的后面加 m 或在元素符号的右上角标加以 m,以示核素处于较高能量状态即亚稳态。例如,核医学最常用的放射性核素 ^{99m}Tc 与 ^{99}Tc 互为同质异能素。

1.1.3 稳定性核素与放射性核素

核素按其稳定程度(一般以半衰期 10^9 年为界),可分为稳定性核素(stable nuclide)和放射性核素(radioactive nuclide)两大类。稳定性核素能稳定地存在,不会自发地发生核内成分或能量状态的变化,或者发生的概率极小;放射性核素则不稳定,能自发地发生核内成分或能量状态的改变而转变为另一种核素,同时释放出一种或一种以上的射线,这种变化过程称为放射性核衰变,简称为核衰变(nuclear decay)。

核素是否稳定与核内中子数与质子数的比例(简称中质比)有关。如果核内中质比超过一定范围,无论是过大或过小,均可导致原子核自发地发生一次或多次衰变,以调整核内中质比,最终变为稳定性核素。稳定性核素的中质比有特定规律,大体而言,轻核

(质子数<20)中质比为1。随着原子序数的增加,中质比也随之增大,到重核时可达1.50左右。但质子数增加到一定值,无论怎样改变中质比,也无法使核保持稳定,故天然存在的原子序数大于83的核素均为放射性核素,而原子序数小于83的核素,至少存在一种稳定性核素(镧系元素除外)。

中子数与质子数需保持一定比例,这是因为在质子之间具有静电斥力以及在核子之间具有相互作用的核力(nuclear force),只有在这两种力趋于平衡时,核子才不发生成分或能级的变化,核素才是稳定的。

在已知的2 000多种核素中,稳定性核素不足300种,其余均为放射性核素。放射性核素按其来源可分为天然和人工两大类,但其中天然放射性核素仅数十种。医用放射性核素主要是人工制备的放射性核素,即用核反应堆或加速器产生的高能中子或带电粒子轰击稳定性核素,引起核反应,从而改变其核内成分使之变为放射性核素。

1.1.4　质量亏损与衰变能

实验发现,原子核的质量总是小于组成它的核子的质量之和,这一差值称为原子核的质量亏损。这是因为自由核子结合成原子核的时候,有能量释放出来,这种能量称为原子核的结合能。

广义的质量亏损可以认为是体系变化前后静止质量之差。放射性核素衰变前后的静止质量也是有差异的,放射性核素衰变后的产物的全部质量小于放射性核素母体原有的质量,故所有核衰变都存在质量亏损。核衰变中的质量亏损按质能联系定律转变为能量,称为衰变能(decay energy)。衰变能是放射性核素所产生的核射线的能量来源。

核物理中的能量单位为电子伏特(eV)。1 eV是在电压为1 V的两点间移动一个电子时电场力所做的功。1 eV = 1.602 189 2 × 10^{-19} J,派生单位常用keV、MeV,1 keV = 10^3 eV,1 MeV = 10^6 eV。1 u物质相应的能量为931.478 MeV,1个电子相应的能量为0.511 006 MeV。

1.1.5　衰 变 图

放射性核素的衰变过程方式,用图解表示时称为衰变图。图中给出母体核素名称、子体核素名称、半衰期、激发能量以及两种以上衰变方式时其不同衰变类型的概率等。原子序数增加的衰变(如β^-衰变)箭头向右,原子序数减少的衰变(如α衰变、β^+衰变、电子俘获)箭头向左,仅能量水平不同的γ衰变箭头向下。

1.2　核衰变类型和规律

1.2.1　核衰变的类型

天然放射性核素和人工放射性核素能自发地发生结构的变化而放出一种或一种以上的射线并转变为另一种核素的过程称为核衰变(nuclear decay)。核衰变的速度、方式以及释出的射线种类和能量取决于原子核内的特征，不受周围环境如温度、湿度以及压力等因素的影响。核衰变的类型有 α 衰变、β^-衰变、β^+衰变、电子俘获、γ 衰变和内转换等。

1.2.1.1　α 衰变

核衰变时发射出 α 粒子的衰变称为 α 衰变（α-decay）（图 1.1）。α 粒子实质是氦核（^4_2He），由 2 个质子和 2 个中子组成。经过 α 衰变后的核素，原子质量数 A 减少 4，原子序数减少 2。衰变方式表示为：

$$^{A}_{Z}X \rightarrow {}^{A-4}_{Z-2}Y + {}^{4}_{2}He + Q \tag{1-1}$$

式中，X 代表母体核素，Y 代表子体核素，Q 表示衰变能，单位是 MeV。

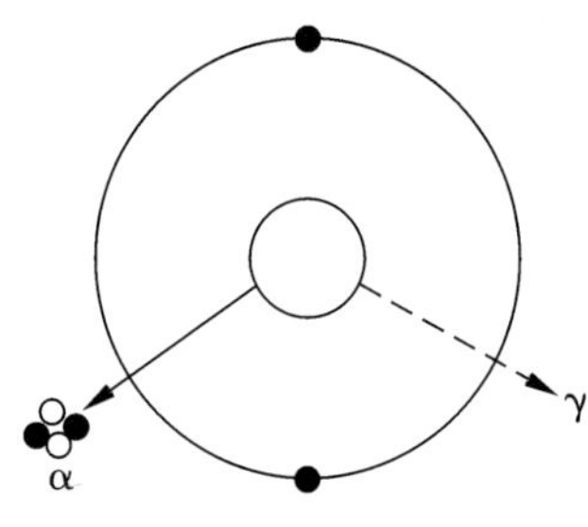

图 1.1　α 衰变模式

如：

$$^{226}_{88}Ra \rightarrow {}^{222}_{86}Rn + {}^{4}_{2}He + 4.937\ MeV$$

图 1.2 为 $^{226}_{88}Ra$ 的衰变图。

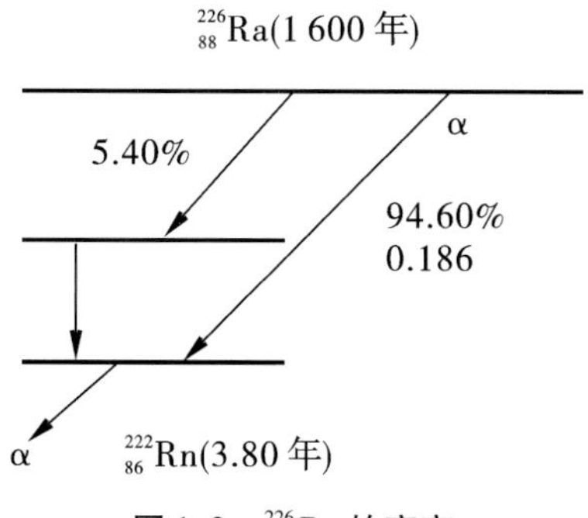

图 1.2　$^{226}_{88}Ra$ 的衰变

α 衰变需要发生在原子序数大于 82 的重元素核素。由于 α 粒子的质量大且带电荷，故射程短、穿透力弱，在空气中只能穿透几厘米，一张薄纸就可屏蔽，因而不适合做核医学显像用。

但 α 射线射程短，能量单一，对局部的电离作用强，引入体内后，可以使核素附近的生物组织产生严重损伤，并能更好地保护远处组织，所以 α 射线对开展体内恶性肿瘤的放射性核素治疗具有潜在的优势。可用于治疗的发射 α 射线的放射性核素有 ^{211}At（砹）、

^{212}Bi(铋)、^{223}Ra(镭)、^{225}Ac(锕)等。

1.2.1.2 β⁻衰变

衰变时发射出 β^-粒子称为 β^-衰变(β^--decay)(图 1.3)。它是因核内中子过多致中子数与质子数不平衡,由中子转化为质子时产生的。β^-粒子实质是负电子。核素经 β^-衰变后,子核质量数不变,但原子序数加 1,在元素周期表中是下移 1 个位置的元素。衰变方式表示为:

$$^{A}_{Z}X \rightarrow ^{A}_{Z+1}Y + \beta^- + \bar{\nu} + Q \tag{1-2}$$

式中,$\bar{\nu}$ 代表反中微子(antineutrino),其质量比电子小,不带电。

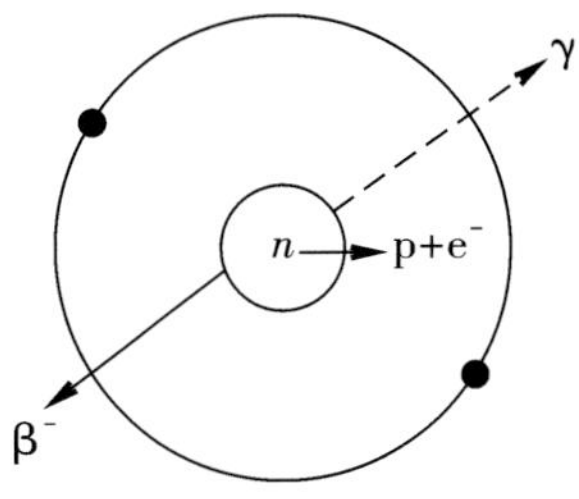

图 1.3 β⁻衰变模式

如:

$$^{32}_{15}P \rightarrow ^{32}_{16}S + \beta^- + \bar{\nu} + 1.71\ \text{MeV}$$

图 1.4 为 $^{32}_{15}P$ 衰变的衰变图。

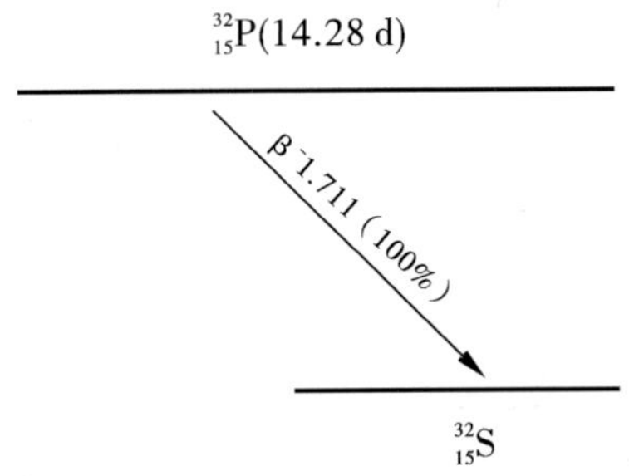

图 1.4 $^{32}_{15}P$ 的 β⁻衰变

衰变能 Q 以动能的形式分配给 3 个生成体(子体核、β^-粒子和 $\bar{\nu}$),但由于子体核的质量要远大于 β^-粒子和 $\bar{\nu}$,实际上,衰变能主要分配给 β^-粒子和 $\bar{\nu}$。这种分配是随机的。因而 β^-粒子的动能不是固定的,而是可以从零($\bar{\nu}$ 的动能 $=Q$)到最大的值 Q($\bar{\nu}$ 的动能 $=0$),形成一个连续能谱。一般所说的 β^-射线能量指的是 β^-射线的最大值 E_{max}。β^-射线的平均能量约等于最大能量的 1/3。

β^-粒子穿透力弱,例如 2 MeV 的 β^-粒子在软组织中的射程仅为 2 cm,不能用于核医学显像。某些 β^- 衰变核素可用于核素治疗,例如,^{131}I 用于治疗甲状腺功能亢进和甲状腺癌,^{89}Sr 可用于治疗恶性肿瘤骨转移等。目前用于治疗的放射性核素多为发射 β^- 粒子的核素。

1.2.1.3 β^+衰变

从放射性核素的核发射出 β^+粒子的衰变称为 β^+ 衰变(β^+-decay)(图 1.5)。β^+粒子又称正电子(positron),是一种质量和电子相等,带一个单位正电荷的粒子。β^+衰变发生在中子缺乏的核素,也可认为是质子过剩。衰变时发射 1 个 β^+ 粒子和 1 个中微子(neutrino),核中 1 个质子转变为中子。衰变后子核质量数不变,但原子序数减 1,在元素周期表中是上移 1 个位置的元素。衰变方式表示为:

$$^{A}_{Z}X \rightarrow {}^{A}_{Z-1}Y + \beta^+ + \nu + Q \qquad (1\text{-}3)$$

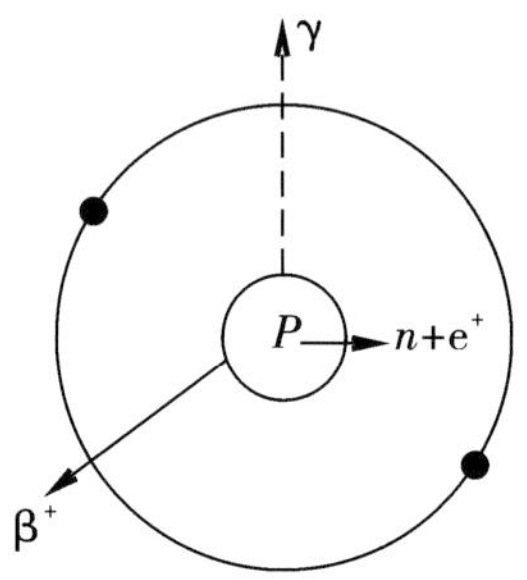

图 1.5 β^+衰变模式

例如:

$$^{18}_{9}F \rightarrow {}^{18}_{8}O + \beta^+ + \nu + 0.66\ \text{MeV}$$

$$^{13}_{7}N \rightarrow {}^{13}_{6}C + \beta^+ + \nu + 1.190\ \text{MeV}$$

图 1.6 为 $^{18}_{9}$F 和 $^{13}_{7}$N 的衰变图。

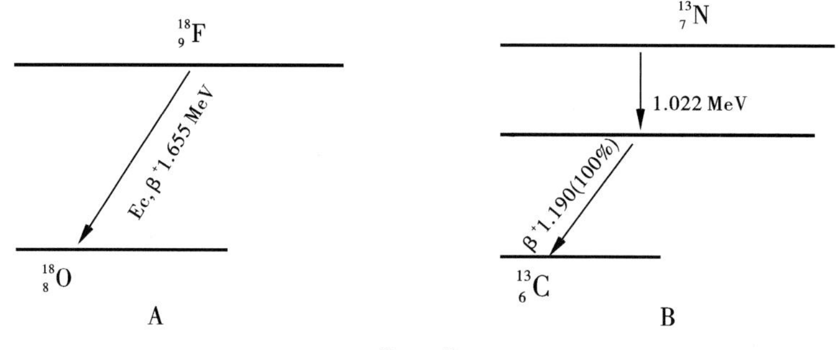

图 1.6 $^{18}_{9}$F 和 $^{13}_{7}$N 的衰变

β^+粒子的能量与 β^-粒子相似,也是 1 个连续能谱。天然的核素不发生 β^+衰变,只有人工放射性核素衰变时可能发生 β^+ 衰变。

正电子最早在宇宙射线中被发现，后来才在放射性核素衰变中检测到。其射程仅 1 ~2 mm 即和电子相结合而发生湮灭辐射（annihilation radiation），转化为能量均为 511 keV、方向相反的两束 γ 射线。可以利用正电子发射计算机断层扫描（positron emission computed tomography，PET）仪探测方向相反的 511 keV 的两束 γ 射线进行机体内的定量、定性和代谢显像。

中微子 ν 和 β^- 衰变生成的反中微子 $\bar{\nu}$ 都是核内不带电的中性基本粒子，质量几乎为 0，穿透力极强而不易测知。ν 和 $\bar{\nu}$ 互为粒子和反粒子。

1.2.1.4　电子俘获

核衰变时由核外俘获 1 个轨道电子的衰变称为电子俘获（electron capture，EC），发生在缺中子的原子核。从核外靠内层的电子轨道（即 K 层）上俘获 1 个电子，使核内 1 个质子转变成中子，同时发射出一个中微子（图 1.7）。核素经电子俘获后，子核质量数不变，原子序数减 1，在周期表中是上移 1 个位置的元素。衰变反应式表示为：

$$^{A}_{Z}X + ^{0}_{-1}e \longrightarrow ^{A}_{Z-1}Y + \nu + Q \tag{1-4}$$

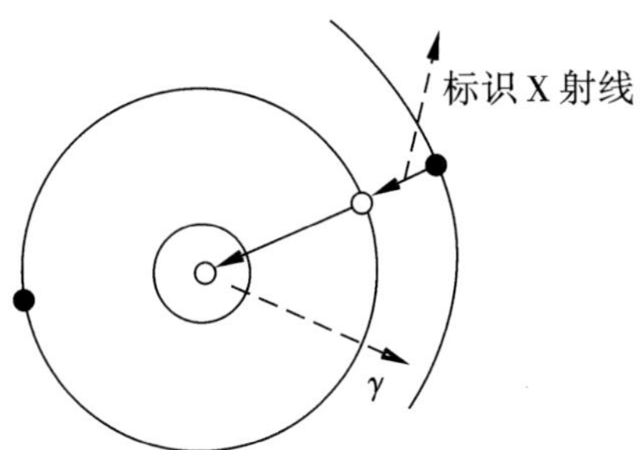

图 1.7　电子俘获模式

如：

$$^{55}_{26}Fe + ^{0}_{-1}e \rightarrow ^{55}_{25}Mn + \nu + 0.231\ MeV$$

图 1.8 为 $^{55}_{26}Fe$ 的 EC 衰变图。

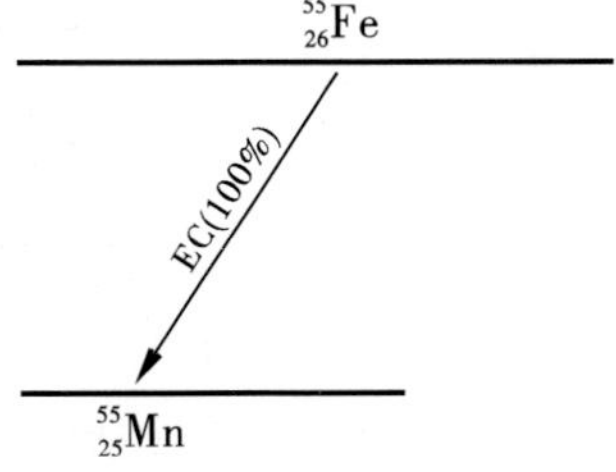

图 1.8　$^{55}_{26}Fe$ 的 EC 衰变

由于内层的轨道电子被俘获，则核外内层轨道缺少电子，外层的轨道电子跃迁到内层，跃迁的同时，多余的能量以 X 射线形式射出，称为标识 X 射线或特征 X 射线（characteristic X-ray）。或者将多余的能量传给外层轨道电子，使其脱离轨道成为自由电子放出，称为俄歇电子（Auger electron）。

1.2.1.5 γ 衰变及内转换

（1）γ 衰变（γ-decay） 又称 γ 跃迁（γ-transition），核衰变时发射出 γ 射线（图 1.9）。这是核素由激发态向基态或低能量状态跃迁时，多余的能量以 γ 光子的形式射出，故子核的 A、Z 均不变，仅仅是该核素的能量状态发生改变。衰变反应式表示为：

$$ {}^{Am}_{Z}X \rightarrow {}^{A}_{Z}X + \gamma \qquad (1\text{-}5)$$

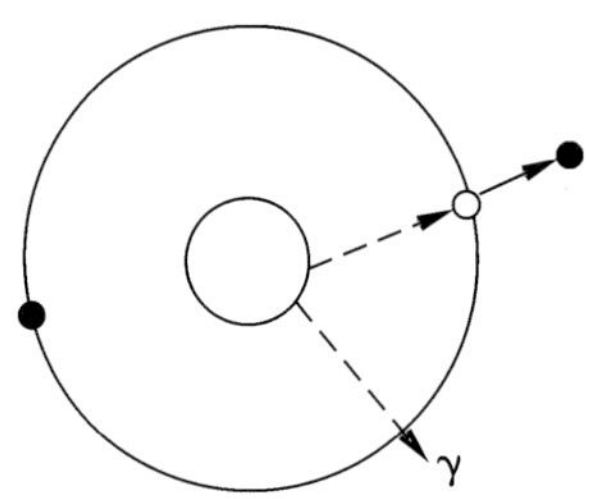

图 1.9 γ 衰变模式

如：

$$ {}^{99m}_{43}Tc \rightarrow {}^{99}_{43}Tc + \gamma $$

图 1.10 为 ${}^{99m}_{43}Tc$ 的衰变图。

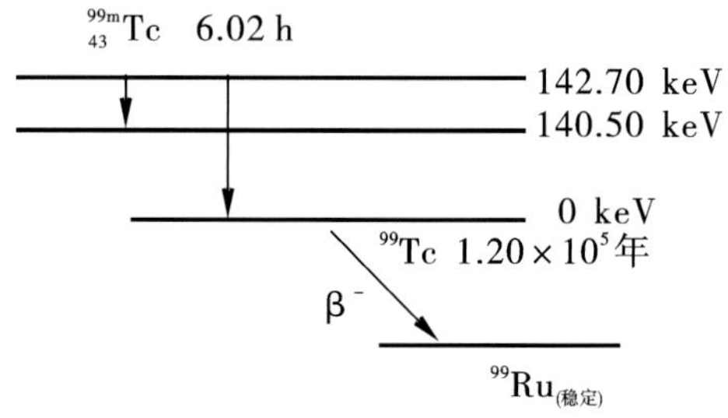

图 1.10 ${}^{99m}_{43}Tc$ 的 γ 衰变

激发态的原子核常是在 α、β 或 EC 衰变之后形成的子核。通常原子核处于激发态的时间极其短暂（$<10^{-11}$ s），因而 γ 跃迁几乎可视为伴随 α、β 或 EC 衰变同时发生。如 ${}^{131}I$ 衰变同时发出 β 射线和 γ 射线。但也有少数原子核衰变时，所形成的激发态子核可维持比较长的时间，其物理半衰期（physical half-life，T_p）可被单独测量出来，这种子核常被看作一种单独的核素。其本身又可作为母体，通过 γ 跃迁生成质子数、中子数均相同，只是核能量状态不同的子核。如核医学工作中最常用的放射性核素 ${}^{99m}Tc$，它是 ${}^{99}Mo$ 发生 β

衰变的子体，^{99m}Tc 又可作为母体通过 γ 跃迁恢复到基态的 ^{99}Tc，发射 γ 射线用于核医学显像。

γ 射线是一种电离辐射或称光子流，具有一定的质量和能量，不带电，具有穿透力强、电离能力弱的特点。

(2)内转换(internal conversion) 核素由激发态或高能状态向基态或低能状态跃迁时，将其多余能量传给核外轨道电子，使其获得足够能量后脱离轨道成为自由电子，这一过程称为内转换。发射出的自由电子称为内转换电子。内转换电子的能量就是核从激发能级跃迁至较低的激发能级时两个能级之差减去电子结合能。因此，内转换电子的能量是单色的，和 β 射线的连续能谱有极大的区别。

上述核衰变方式中，单个原子以其中一种方式进行核衰变，但对有些核素以及众多原子来说，可能以两种或两种以上的核衰变方式进行衰变，但各种方式衰变均有一定的概率。例如，^{32}P 发射的是纯 $β^-$ 射线，而 $^{64}_{29}Cu$ 可进行 3 种方式的衰变，其中 $β^-$ 衰变占 31%、$β^+$ 衰变占 15%、EC 占 54%。

1.2.2 核衰变规律

放射性原子的衰变并不是同时发生的，核衰变的时间有先有后，从 $t=0$ 到 $t=+\infty$ 都有可能。目前的认识水平尚无法预测某个放射性原子究竟何时衰变，也就是说，单个放射性原子的衰变可称为偶然事件。但对含有大量放射性原子的总体而言，放射性核素的衰变服从统计学规律，是可以描述的。

1.2.2.1 衰变常数的衰变公式

放射性核素的原子在单位时间内发生核衰变的概率，称为衰变常数(decay constant)。衰变常数以 λ 表示，即同一种放射性核素在单位时间内，母核的衰变核数占当时的总核素的百分比，反映了该放射性核素衰变的速率。对单个原子核，λ 表示原子核发生核衰变的概率，即可能性。λ 是每种放射性核素的特征参数，只取决于该核素的核物理性质，不同的放射性核素有不同的 λ 值，λ 值的单位是 s^{-1}、min^{-1}、d^{-1}、$年^{-1}$等。

实验证明：

$$dN/dt \cdot N \quad 或\ dN/dt=-\lambda N \tag{1-6}$$

式中，λ 为衰变常数，N 为总核数，dt 为单位时间，dN 为单位时间内衰变的核数。将上式积分，即：

$$N_t=N_0e^{-\lambda t} \tag{1-7}$$

式中，N_0是放射性核素初始总的原子核数，N_t是经过时间 t 后剩余的原子核数。衰变公式表明：随着时间增长，放射性核素的原子核数是呈指数规律递减。

1.2.2.2 半 衰 期

半衰期(half-life，$t_{1/2}$)是实际工作中描述放射性核素衰变速率的指标。常用的半衰期有：物理半衰期(physical half-life，Tp)，生物半衰期(biological half-life，Tb)，有效半衰期

(effective half-life, Te)。

(1)物理半衰期　放射性核素由于自身的衰变，其放射性核数目减少一半所需要的时间，称为物理半衰期，简称为半衰期，在衰变公式：

$N_t = N_0 e^{-\lambda t}$中，当 $t = t_{1/2}$，$N = N_0/2$ 时可得：

$$N_0/2 = N_0 e^{-\lambda t_{1/2}} \tag{1-8}$$

$$t_{1/2} = \ln 2/\lambda = 0.693/\lambda \text{ 或 } \lambda = 0.693/t_{1/2}$$

$$N_t = N_0 e^{-\lambda t} = N_0 e^{-0.693/t_{1/2}} \tag{1-9}$$

(2)生物半衰期与有效半衰期　当某生物机体内的放射性核素由于生物代谢等作用，使该放射性核素在此系统中的量减少一半所需的时间称为生物半衰期。生物体内的放射性核素由于放射性衰变及生物代谢的共同作用，该放射性核素的核数目减少到一半所需的时间称为有效半衰期。

假设由于代谢过程致使放射性核素的减少也是按指数规律而递减，其衰变常数记作 λ_b，相应的半衰期为生物半衰期 Tb，则在生物体内的放射性核素的衰变率可写为：

$$dN/dt = (\lambda + \lambda_b) N = \lambda_e N \tag{1-10}$$

$$\lambda_e = \lambda + \lambda_b \tag{1-11}$$

式中，λ_e为有效衰变常数，相应的半衰期为有效半衰期 Te。用 Te、$t_{1/2}$和 Tb 代入上式。

$$0.693/Te = 0.693/t_{1/2} + 0.693/Tb \tag{1-12}$$

$$1/Te = 1/t_{1/2} + 1/Tb \tag{1-13}$$

$$Te = t_{1/2} \times Tb/(t_{1/2} + Tb) \tag{1-14}$$

通过测定体内残存放射性，可以求得有效半衰期，从而按上式推算出放射性核素的生物半衰期 Tb。

1.2.2.3 放射性活度

单位时间内原子核衰变的数目称为放射性活度(radioactivity)，简称活度，表示为：

$$A = dN/dt \tag{1-15}$$

式中，A 为放射性活度，dN 为核衰变数，dt 为单位时间。

上式表明，放射性活度的含义是一定量的放射性核素在一个很短的时间间隔内发生的核衰变数。放射性活度的单位是秒$^{-1}$(s^{-1})，专用名词为贝可[勒尔](Becquerel, Bq)。1 Bq 表示：在 1 s 内发生 1 次核衰变，即 1 Bq = 1 s^{-1}。核医学诊治中使用的放射性核素，其放射性活度一般均在 1×10^4 Bq 以上，为了方便，习惯沿用千贝可(kBq)、兆贝可(MBq)、10 亿贝可(GBq)、1 万亿贝可(TBq)。

$$1 \text{ kBq} = 10^3 \text{ Bq}$$

$$1 \text{ MBq} = 10^6 \text{ Bq}$$

$$1\ \mathrm{GBq}=10^{9}\ \mathrm{Bq}$$

$$1\ \mathrm{TBq}=10^{12}\ \mathrm{Bq}$$

放射性活度的旧制单位是居里(Ci),派生单位有毫居里(mCi)、微居里(μCi)等,新旧单位换算如下:

$$1\ \mathrm{Ci}=3.70\times10^{10}\ \mathrm{Bq}=37\ \mathrm{GBq}$$

$$1\ \mathrm{mCi}=3.70\times10^{7}\ \mathrm{Bq}=37\ \mathrm{MBq}$$

$$1\ \mu\mathrm{Ci}=3.70\times10^{4}\ \mathrm{Bq}=37\ \mathrm{kBq}$$

应当指出的是,放射性活度相同的两种放射性核素,只表示它们每秒的衰变次数相同,并不表示它们所发射的粒子数目、粒子种类、粒子能量相同,更不表示它们的辐射生物效应一定相同。例如活度同为 37 MBq 的 ^{32}P 和 ^{60}Co,它们每秒的衰变次数相同,但所发射的粒子不同。^{32}P 每秒发射 3.70×10^{7} 个能量为 1.711 MeV 的 β 粒子,而 ^{60}Co 除发射 3.70×10^{7} 个能量为 0.315 MeV 的 β 粒子外,还发射 3.70×10^{7} 个能量为 1.173 MeV 的 γ 光子和 3.70×10^{7} 个能量为 1.332 2 MeV 的 γ 光子。

1.2.2.4 放射性比活度

放射性比活度(specific radioactive)简称比活度,是指单位质量放射性物质的放射性活度。其单位可用 MBq/mg、GBq/mg、TBq/g 等。在标记化合物中,比活度常用每毫摩尔分子所含的放射性活度来表示,如 MBq/mmol、GBq/mmol 等。放射性比活度也称放射性比度。

比活度是放射性核素标记化合物质量鉴定的重要指标,反映了规定化学形式的物质中放射性核素在其所属的元素的全部原子中所占比例的大小。

理论比活度是指在规定形式的放射性物质中,给定标记要求时,该放射性物质理论上所能达到的最大比活度。

$$A=\lambda N=(0.693/t_{1/2})\times N \tag{1-16}$$

$$N=M\mathrm{N_A} \tag{1-17}$$

式中,M 为放射性核素的摩尔数,$\mathrm{N_A}$为阿伏伽德罗(Avogadro)常数 $6.022\times10^{23}\ \mathrm{mol^{-1}}$。

$$A=(0.693/t_{1/2})\times M\times 6.022\times10^{23} \tag{1-18}$$

如核反应生产的 ^{32}P ($t_{1/2}=14.20$ d,原子量 $A=32$),每摩尔的放射性活度为:

$$A=\frac{0.693}{14.20\times24\times3\ 600}\times M\times6.022\times10^{23}=338\times10^{3}\ \mathrm{TBq} \tag{1-19}$$

即 ^{32}P 的理论比活度为 338×10^{3} TBq/mol,以 TBq/g 表示时则为 $(338\times10^{3})/32=10\ 583$ TBq/g。此为无载体(意即不含非放射性核素及其他杂质)时 ^{32}P 的理论比活度。实际上由于核反应的复杂性和生产技术上的限制,核反应生产的 ^{32}P 的实际比活度低于其理论比活度。

从计算公式 $A=(0.693/t_{1/2})\times N$ 可以看出，对于相同摩尔数的放射性核素而言，半衰期愈长，则其理论比活度愈小。

1.2.2.5 **放射系列及放射平衡**

有的放射性核素衰变后子体核素（daughter nuclide）仍是放射性核素，后者按自身规律继续衰变，这一连续过程称为放射系列。放射系列有 4 种，其中自然存在 3 种，分别称为铀系、锕系、钍系，以 ^{238}U、^{235}U、^{232}Tb 为母核，^{226}Ra 在铀系中，镎（Np）系是人工生产的，另外，如 $^{9}Mo\rightarrow^{99m}Tc\rightarrow^{99}Tc\rightarrow^{99}Ru$ 分为数阶段衰变的系列也不少。各个系列最终都形成稳定核素。

以两级连续衰变为例，放射性母体核素（parent nuclide）A 衰变成放射性子体核素 B，子体 B 衰变成第二代子体 C，C 为稳定核素：

$$\underset{T_A}{\overset{\lambda_A}{A\longrightarrow}}B\underset{T_B}{\overset{\lambda_B}{\longrightarrow}}C$$

λ_A和 λ_B分别表示母体 A 和子体 B 的衰变常数，假设如 t_0时母核 A 的原子数为 N_0，t 时刻母体 A 和子体 B 的原子数分别用 N_A和 N_B表示。

子体 B 的原子数既因母体 A 的衰变而增加，其增长速率即为 A 的衰变率 $\lambda_A N_A$，又因本身衰变为 C 而减少，其减少速率则是 B 的衰变率（$-\lambda_B N_B$），故 t 时刻 B 的净变化率为：

$$dN_B/dt = \lambda_A N_A-\lambda_B N_B \tag{1-20}$$

由于 $N_A=N_0 e_A^{-\lambda t}$代人上式并积分后可得下列连续衰变公式：

$$N_B=[\lambda_A/(\lambda_B-\lambda_A)]N_0(e_A^{-\lambda t}-e_B^{-\lambda t}) \tag{1-21}$$

若 t 时刻母体 A 和子体 B 的放射性活度分别为 A_A和 A_B，t_0时 A 的活度为 A_0，则：

$$A_0=\lambda N_0 \tag{1-22}$$

$$A_B=\lambda_B N_B \tag{1-23}$$

代入上式后得到：

$$A_B=[\lambda_A/(\lambda_B-\lambda_A)]\ A_0(e_A^{-\lambda t}-e_B^{-\lambda t}) \tag{1-24}$$

如用和 T_A、T_B分别表示 A 和 B 的半衰期，则上式可写为：

$$A_B=\ [T_A/(\ T_A-T_B)]\ A_0(e_A^{-0.693/Tt}-e_B^{-0.693/Tt}) \tag{1-25}$$

母核 A 和子核 B 都具有放射性，当母核的 λ_A小于子核的 λ_B时，即母核的半衰期比子核的半衰期长时，经过一定的时间后，两种核素的原子数之比可达到一定的平衡，称为放射平衡（radioactive equilibrium）。

实际工作中还可根据 λ_A和 λ_B（或 T_A和 T_B）的差异对上式做不同的简化。如果母体的半衰期远远大于子体的半衰期，即 $T_A>>T_B$或 $\lambda_A<<\lambda_B$，而且衰变的时间足够长，经过一定时间后，子体的放射性活度与母体基本相同，这称之为长期平衡（secular equilibrium），即以上式可简化成 $A_B\approx A_A$。例如锡（Sn）-铟（In）发生器属于这一类。

$$^{113}Sn(t_{1/2}=115\ d)\rightarrow{}^{113m}In(t_{1/2}=1.66\ h)\rightarrow{}^{113}In$$

如果母体的 $t_{1/2}$ 比子体的长，但相差不太悬殊，$T_A > T_B$ 或 $\lambda_A<\lambda_B$，经过一段足够长的时间之后，上式可简化为：

$$A_B=[\lambda_B/(\lambda_B-\lambda_A)]\times A_A \tag{1-26}$$

此后子体 B 的活度以 $\lambda_B/(\lambda_B-\lambda_A)$ 的比值随母体 A 的活度的降低而降低，此种情况称作暂时平衡（transient equilibrium）。如 ^{99}Mo-^{99m}Tc 发生器就属于暂时平衡。

$$^{99}Mo\xrightarrow{t_{1/2}=66.02\ h}{}^{99m}Tc\xrightarrow{t_{1/2}=6.02\ h}{}^{99}Tc$$

1.3 射线与物质的相互作用

射线与物质的相互作用（interaction of radiation with matter），实质上就是核射线的能量传递过程。一方面是射线对物质的作用，如引起物质的电离、激发等；另一方面是物质对射线的作用，如引起射线减速、散射、吸收等。射线与物质的相互作用是产生辐射生物效应、放射性探测、核医学显像和放射性核素治疗的物质基础。核医学常见的是带电粒子（α、β 粒子）和 γ 射线与物质的相互作用，两者与物质相互作用时的机制是不同的。

1.3.1 带电粒子与物质的相互作用

1.3.1.1 电离和激发

当带电粒子（charged particle）如 α、β 射线通过物质时，和物质原子的核外电子发生静电作用，使电子脱离轨道形成一个带负电荷的自由电子，失去核外电子的原子带有正电荷，两者形成一对离子。凡原子或原子团由于失去电子或得到电子而变成离子的过程称为电离（ionization）。自由电子具有一定的能量，它可以使其他原子发生电离，由自由电子引发的这种电离称为次级电离。

如果核外电子获得的能量比较小，不足以使其形成自由电子，只能由低能级轨道跃迁到高能级轨道，使整个原子处于能量较高的激发态，这种现象称为激发（excitation）。

电离和激发所需要的能量来自带电粒子，故电离和激发可使带电粒子的能量转换。带电粒子在电离路径上形成一定数量的离子对，单位路径上形成离子对的数目称为电离密度（ionization density）。电离密度可用来表示带电粒子电离能力的大小，与带电粒子的电量、速度以及物质的密度有关。如带电粒子的电量大，其与物质原子核外电子发生静电作用的范围和电离能力也大；若带电粒子的速度慢，它与核外电子作用的时间长，电离密度就大。反之，带电粒子的电量小、速度快，它的电离密度就小。例如，能量同为 1 MeV 的 α 粒子和 β 粒子在与同一物质相互作用时，由于 α 粒子的电量为 β 粒子的两倍，速度比 β 粒子慢，因此 α 粒子比 β 粒子的电离密度大。

反映带电粒子的电离能力强弱的另一个物理量是传能线密度（linear energy transfer，LET），亦称线性能量传递。所谓传能线密度，是指带电粒子穿过物质时，在单位距离内释放的能量,常用单位是 keV · μm^{-1}。LET 取决于两个因素:粒子所载能量的高低和粒子射程的长短。高 LET 射线的电离能力强,能有效杀伤病变细胞;低 LET,则射线的电离能力弱,不能有效杀伤病变细胞。α 粒子和俄歇电子都是高 LET 射线,分别为 100 ~ 200 keV · μm^{-1}和 10 ~ 25 keV · μm^{-1},而 β 粒子是低 LET 射线(<1 keV · μm^{-1})。如使用 α 射线,仅需 1 ~ 2 个 α 粒子穿过细胞核就可致死细胞,如用 β 射线,则需 2 000 ~ 3 000 个 β 粒子穿过细胞核才能致死细胞。所以说,尽管目前治疗用的放射性核素多为 β 粒子发射体,但 α 粒子发射体在内放射治疗(简称放疗)中有着巨大的发展潜力。

1.3.1.2 散 射

带电粒子受到物质原子核电场的作用而发生偏折,称为散射(scattering)。α 粒子的质量远大于 β 粒子,故 α 粒子的散射不明显,而 β 粒子的散射比较明显,可发生多次散射,使它在物质中的径迹是弯曲的。散射对测量及防护都有一定的影响,如 β 粒子的散射可造成探测时计数的增加,在进行 β 射线绝对测量时应做校正。

1.3.1.3 韧致辐射

高速运动的带电粒子经过物质的原子核附近时,受到原子核电场力的作用急剧减速,其部分或全部动能转化为连续能量的电磁辐射(即 X 射线),称为韧致辐射(bremsstrahlung)。韧致辐射发生的概率与带电粒子质量的平方呈反比,与带电粒子的能量呈正比,与介质的原子序数的平方呈正比。可见 α 粒子的韧致辐射可忽略不计(与带电粒子质量的平方呈反比)。高能 β 射线的韧致辐射效应显著(与入射粒子的能量呈正比),因此,在防护中为防止 β 粒子产生韧致辐射,应选用原子序数较低的物质,如有机玻璃、铝等。

近来有报道,用 ^{90}Y(β 射线能量为 2.28 MeV) 韧致辐射产生的 X 射线显像,进行体内分布检测、核辐射剂量测定。

1.3.1.4 湮灭辐射

正电子与物质作用能量耗尽时,与物质中的自由电子结合,正负电荷抵消,转化为两个方向相反、能量各为 0.511 MeV 的 γ 光子,这一过程称为湮灭辐射(annihilation radiation)或光化辐射。正电子发射计算机断层扫描(PET)就是通过测定正电子发射体湮灭辐射所产生的一对 γ 光子,而进行脏器的代谢、灌注等显像的。

1.3.1.5 吸 收

在射线使物质的原子发生电离和激发的过程中,射线的能量逐渐消耗,当其能量全部耗尽时,该射线消失,称为吸收(absorption)。吸收前该射线所行路径的路程称为射程,单位为 μm 或 mm。

β 射线在物质中所通过的距离与介质的密度有关,如将介质的密度与 β 射线在该物质所通过的距离相乘,则同一射线在不同密度物质中的乘积基本相同,故射程可用 mg/cm^2 表示,这样就使得射程与所通过介质的密度无关,而只与 β 射线的能量有关。

1.3.2 光子与物质的相互作用

γ 射线、湮灭辐射、韧致辐射等产生的都是光子流,本身不带电荷,初级电离很少,主要通过与物质相互作用的3种方式——光电效应、康普顿效应(Compton effect)和电子对生成所产生的次级电子引起次级电离和激发。由于X射线实际上是由高速电子引起的一种轫致辐射,与物质的相互作用和γ射线相同,不另做讨论。

1.3.2.1 光电效应

光子与物质相互作用时,可将全部能量交给核外电子(主要是K层电子),光子本身消失。核外电子获得光子能量后脱离原子,这一过程称为光电效应(photoelectric effect),图1.11。形成的高能电子称为光电子,光电子的动能可引起其他原子发生次级电离。同时,发射光电子的原子内层电子(core electron,芯电子)出现空位,故可发射特征X射线(characteristic X-ray)。当光子能量小于1 MeV,介质的原子序数较高时,发生光电效应的概率占主导地位。

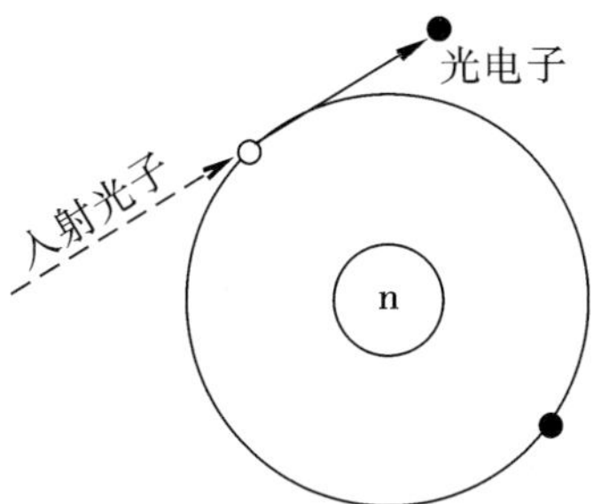

图1.11 光电效应模式

1.3.2.2 康普顿效应

当光子能量远大于壳层电子的结合能时,光子仅将一部分能量传递给轨道电子,使其释出,而光子本身发生散射,这种效应称为康普顿效应(Compton effect),图1.12。释出的电子称为康普顿电子(其可引起次级电离),散射后的光子称为康普顿光子。当光子能量大体在0.50~5 MeV,介质的原子序数较低时,这种效应比较明显。

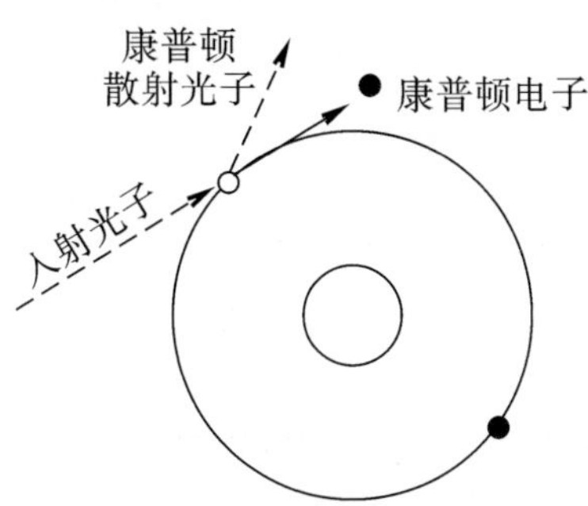

图1.12 康普顿效应模式

1.3.2.3 电子对生成

当光子能量大于1.022 MeV,在光子与介质原子核电场的相互作用下,转化为一个正和一个负电子,此过程称为电子对生成(electron pair production),见图1.13。这种效应通常发生在γ光子的能量较大、介质的原子序数较高时。X射线能量较小,一般不发生电子对生成。

电子对中的正电子在物质中不能长期存在,当它逐渐失去动能后,就与一个电子结合,转化为一对能量相同(都是0.511 MeV)、方向相反的光子。这称为电子对湮灭,可以看作为电子对生成效应的逆过程。

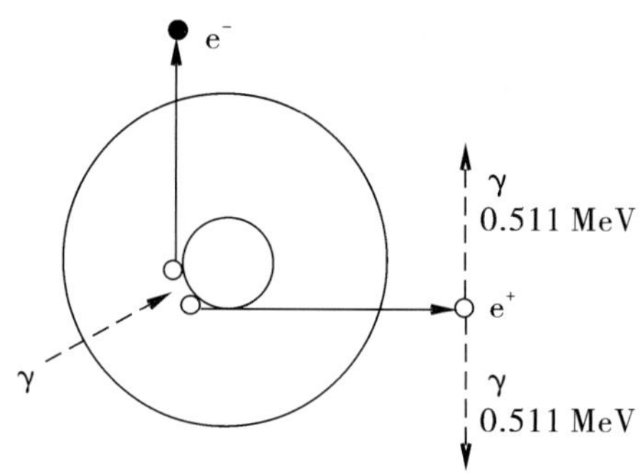

图1.13　电子对生成模式

1.4　辐射量及其单位

辐射量及其单位是用来描述辐射场的性质、辐射与物质相互作用时能量的传递关系以及反映与辐射效应相关的量和单位。常用的辐射量有照射量、吸收剂量、剂量当量及放射性活度。

1.4.1　照射量

照射量(exposure)是直接度量X射线、γ射线对空气电离能力的量,可间接反映X射线、γ射线辐射场的强弱,并用来度量辐射场的一种物理量。其定义是:光子在质量为dm的空气中释放出来的全部电子(负电子和正电子)完全被空气所阻止时,在空气中产生任一种符号的离子总电荷的绝对值dQ,与空气质量dm之比。即:

$$X=\mathrm{d}Q/\mathrm{d}m \tag{1-27}$$

按照定义测量照射量时要求电子平衡条件,鉴于目前的测量技术及对精确度的要求,在电子平衡条件下只能测量光子能量在几个keV至3 MeV的照射量。

照射量的国家法定计量单位是库仑/千克(C/kg),即照射量采用国际单位制单位。

单位时间内的照射量称为照射量率($\dot{X}$)。

$$\dot{X}=\mathrm{d}x/\mathrm{d}t \tag{1-28}$$

照射量率的单位为C/(kg·s)(C·kg^{-1}·s^{-1})。

1.4.2 吸收剂量

吸收剂量(absorbed dose)是指单位质量被照射物质吸收任何电离辐射的平均能量,用 D 表示,即它是用来说明物质所受照射吸收能量多少的一个物理量。

$$D = \mathrm{d}\bar{E}/\mathrm{d}m \tag{1-29}$$

式中,$\mathrm{d}\bar{E}$是电离辐射授予质量为 dm 的物质的平均能量。

吸收剂量的国家法定计量单位是焦耳每千克($\mathrm{J \cdot kg^{-1}}$),单位名为戈[瑞](Gy)。即吸收剂量采用国际单位制单位。1 Gy 等于 1 kg 被照射物质吸收 1 J 的辐射能量。

单位时间内的吸收剂量称为吸收剂量率($\dot{D}$),单位为戈[瑞]每秒(Gy/s),即:

$$\dot{D} = \mathrm{d}D/\mathrm{d}t \tag{1-30}$$

式中,dD 是时间间隔 dt 内的吸收剂量。

1.4.3 剂量当量

由于不同的射线和照射条件在相同的吸收剂量下产生的生物效应不同,为统一各种射线所致生物效应的物理量,由国际辐射单位与测量委员会(International Commission Radiation Units and Measurements,ICRU)和国际放射防护委员会(International Commission on Radiological Protection,ICRP)共同商定,并在 ICRU 第 10 号报告(1962 年)中正式提出了剂量当量(dose equivalent)这一名称。其定义是:组织中某点处的剂量当量是吸收剂量 D、品质因数 Q 以及其他修正因数乘积 N 的乘积,即:

$$H = D \cdot Q \cdot N \tag{1-31}$$

式中,Q 是与辐射品质有关的修正因数,可反映不同类型辐射诱发损伤的概率和严重程度,不同种类辐射的品质因数 Q 值见表 1.1。N 是其他任何修正因数的乘积,ICRP 建议 $N=1$。

剂量当量的国家法定计量单位专名为:希[沃特](Sievert),单位符号是 Sv,即剂量当量也采用国际单位制单位。

单位时间内的剂量当量称为剂量当量率,用 $\dot{H}$ 表示,单位是希沃特每秒(Sv/s)。

剂量当量在放射医学和放射防护中有重要意义,用其描述人体受电离辐射的危害程度可以反映不同种类、不同能量射线及不同照射条件产生生物效应的差异。由于这一问题很重要,加以剂量当量是以组织或器官中一个点的吸收剂量乘以该类的辐射品质因数求得的,这在理论上和实验条件下是可信的,但实际上人体受照射时组织或器官不可能在一个点上受到照射,为此如何获得描述人体受电离辐射危害程度及反映不同种类、不同能量射线产生不同生物效应的更佳物理量,一直是研究中的重要课题。例如,在 1990 年 11 月国际辐射防护委员会通过的第 60 号出版物中,就建议用当量剂量(equivalent dose)取代剂量当量。它与剂量当量主要不同之处是以器官或组织的平均吸收剂量乘以辐射权重因子，而权重因子又是以入射到人体的辐射种类和能量来选取的。

表 1.1 不同种类辐射的品质因数

辐射种类	通用值	建议值*
X 射线、γ 射线及粒子	1	1
热中子	3	5
快中子	10	20
质子	10	20
α 粒子	20	20

＊此建议值是1986 年美国国家辐射防护委员会(U. S National Commission on Radiological Protection，NCRP)建议提高的 Q 值

（韩星敏　杜晓光　李彦鹏）

参考文献

[1]卢希庭. 原子核物理[M]. 北京:原子能出版社,2005.
[2]张永学. 核医学[M]. 北京:人民卫生出版社,2005.
[3]郭江. 原子及原子核物理[M]. 北京:科学出版社,2014.
[4]胡新珉. 医学物理学[M]. 北京:人民卫生出版社,2004.

2 核医学仪器

2.1 概　述

临床常用的核医学仪器主要分为两类，一类为核素成像装置，另一类为免疫检测设备。成像装置使用射线的种类有单光子核素、正电子核素，所用的仪器分别为 γ 相机、单光子发射计算机断层扫描（single photon emission computed tomography，SPECT）仪和正电子发射计算机断层扫描（positron emission computed tomography，PET）仪。免疫检测设备分为 γ 计数器、液体闪烁计数器、化学发光仪及时间分辨仪等，前两种为常用的核医学仪器，后两种是非放射性测量设备。

核医学的早期成像装置采用的是闪烁扫描机，成像方法是探头沿患者身体做“弓”字形逐点扫描，并按脏器放射性分布的强度打印成图像。1957 年 Anger 发明了 γ 拍摄机，利用光学相机拍摄显示屏闪烁点成像。其探头是大视野探头，能够完成一次成像，使采集图像时间大为缩短，图像的灵敏度、分辨率得到极大提高，同时使动态采集成为可能。

20 世纪 70 年代随着小型计算机的应用，γ 相机的数据采集和图像处理走上了数字化道路。20 世纪 70 年代末在 X 射线计算机断层扫描（X-ray computed tomography，X-CT）或计算机断层扫描（computed tomography，CT）的影响下，单光子发射计算机断层扫描仪问世，并从早期的断层型发展为旋转型 γ 相机。这主要因为断层型 SPECT 仅能做断层显像，而核医学相当部分的工作是进行平面采集，让 γ 相机的探头旋转就既能做平面又能采集断层数据。但 SPECT 对组织器官的解剖结构及毗邻关系显示不如 CT、MRI，而 SPECT/CT 就是将两个成熟的医学影像学技术 SPECT 和 CT 有机地融合在一起，实现了功能图像与解剖结构图像的同机融合，为临床提供更多的诊断信息。

正电子发射型计算机断层扫描仪主要应用 ^{11}C、^{13}N、^{15}O 和 ^{18}F 等发射正电子核素，通过标记人体的生理物质如糖、氨基酸和脂肪酸，在不影响内环境平衡的生理条件下诊断和研究人体内的病理生理异常，使核医学达到了分子显像水平。随着临床应用的不断发展，PET 在肿瘤、心血管和神经系统疾病的诊断方面越来越显示出其重要价值。为了满足临床低成本的正电子成像需要，1996 年前后推出一种双探头符合线路断层显像（dual-head tomography with coincidence,DHTC)仪,价格明显低于 PET,属于 SPECT 的一种。DHTC 符合线路显像分辨率低,不能绝对定量,因此,不能代替 PET 使用。目前癌症患者的诊断评价和治疗计划越来越离不开 PET,我国近年来 PET 装机量猛增,成像检查日益普及。PET/CT 实现了 PET 和 CT 图像的同机融合,两种显像技术相互补充,使 PET/CT 的诊断效能及临床实用价值更高。PET/MRI 是将 PET 的分子成像功能与磁共振成像(magnetic resonance imaging,MRI)卓越的软组织对比功能结合起来的一种新技术。PET/MRI 检查与目前常用的 PET/CT 比较,放射线对人体的损伤可以大幅度减低。

核医学乳腺专用显像仪包括乳腺专用 γ 射线显像(breast-specific gamma-imaging,BSGI)仪和正电子发射乳腺显像(positron emission mammography,PEM)仪,两者分辨率高,不受乳腺组织密度、假体植入、瘢痕形成等因素的影响,对乳腺癌的检出灵敏度与钼靶 X 射线机相近,特异性明显高于钼靶 X 射线机,对于高密度乳腺组织,与 MRI 相似,具有良好的应用前景。

小动物核医学显像仪器是基于核医学临床诊断技术发展起来的专门用于小动物的断层显像装置,主要包括小动物 PET(micro-PET)、小动物 SPECT(micro-SPECT),主要提供功能代谢和生物分布等信息,解剖形态及毗邻关系显示不如 CT 清晰。小动物 CT(micro-CT)则主要提供解剖结构信息。随着各项技术的日益发展和成熟,小动物影像设备从单功能显像仪器逐步发展为双功能(micro-PET/CT、micro-SPECT/CT)显像仪器及三功能(micro-PET/SPECT/CT)显像仪器等多功能成像平台。

传统的放射免疫检测仪器 γ 计数器和液体闪烁计数器均是通过测定样品反应生成物所含放射性计数值的大小,从而求出该样品的浓度值或比值。临床常用的是 γ 计数器,而液体闪烁计数器主要用于科研等方面的工作。

放射免疫分析(radioimmunoassay,RIA)具有灵敏度高、特异性强等优点,但操作中存在放射性污染、放射性核素衰变以及标准曲线不稳定等问题。因此,近年来出现了一系列非放射性标记技术,如酶标记、化学发光、时间分辨免疫分析技术等,其中化学发光法检测周期短,患者随到随测,深受临床欢迎,而时间分辨免疫分析技术检测的灵敏度和准确性明显优于其他技术。

2.2 γ 相机与 SPECT 结构和原理

单光子发射计算机断层扫描仪是核医学临床中使用最多、最普及的设备。目前临床使用的 SPECT 均为 γ 相机为基础的旋转型设备,其核心部件为 γ 相机,可用于获得人体内放射性核素的三维立体分布图像。SPECT 由 γ 相机旋转构成,具有 γ 相机的所有功能,其性能高于普通 γ 相机。γ 相机与 SPECT 系统均由硬件系统及软件系统组成。硬件系统由探头、电子线路部分、机架、扫描床及计算机组成;软件系统由采集软件、校正软件、图像处理软件及显示软件等组成。

本节重点介绍探头、机架、患者检查床、采集与处理工作站的结构和断层图像重建的原理。

2.2.1 探　头

探头(probe)是γ相机和SPECT探测人体放射性分布的重要部件,基本作用是探测射线并将其转换成电信号。临床使用的γ相机(图2.1)通常只有1个探头,而SPECT通常配有2个探头或3个探头。探头由准直器、闪烁晶体、光电倍增管、前置放大器、信号处理电路、定位电路、校正系统等组成并置于铅屏蔽的装置中。

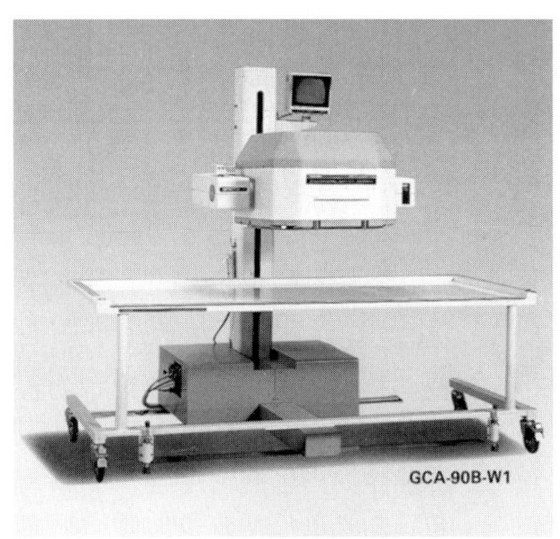

图2.1　γ相机

2.2.1.1　准 直 器

准直器(collimator)置于闪烁晶体之前,γ射线通过准直器与闪烁晶体发生作用。准直器由铅或其他合金铸成,上面有许多小孔,γ射线经过小孔到达闪烁晶体表面。准直器的主要功能是限制散射光子,允许特定的γ光子通过准直器。按照外形分,准直器可分为针孔准直器、平行孔准直器、扩散孔准直器和扇形准直器。平行孔准直器又可按照准直器孔径大小分为高灵敏度准直器、通用型准直器(中分辨、中灵敏度)和高分辨准直器。按照准直器所能接受的最佳能量将准直器又分为低能准直器、中能准直器、高能准直器和超高能准直器。

2.2.1.2　闪烁晶体

闪烁晶体(scintillation crystal)位于准直器之后,光电倍增管列阵之前。主要功能是将穿过准直器的γ射线转化为可见的闪烁荧光,即完成射线能与光能的转换。常见的闪烁晶体有碘化钠(铊激活)晶体即NaI(Tl)、碘化铯(铊激活)晶体即CsI(Tl)、锗酸铋晶体(bismuth germanium oxide,BGO)等,其中NaI(Tl)晶体是目前SPECT设备常用的闪烁晶体。

γ射线穿过准直器后直接和晶体相作用,共分3种类型,即:①γ射线穿过晶体;②γ射线在晶体内被晶体完全吸收;③γ射线在晶体内发生康普顿效应和光电效应。后者在晶体内产生次级电子并与晶体中的原子相互作用，使之受激处于激发态，在退激过程中以荧光形式出现。荧光持续时间极短，通常在 10^{-6} s 数量级，这就是所称的闪烁荧光。

2.2.1.3 光电倍增管

光电倍增管位于 NaI(Tl)晶体之后，功能是将射线与闪烁晶体相互作用后产生的闪烁荧光转换成电脉冲信号。其转换过程是闪烁荧光打在光电倍增管阴极上产生光电子，由于阴极与一级次阴极间加有正电场，光电子(带负电的电子)高速向高电位方向运动，撞击在第一次阴极上，分离出多个电子并继续向下一个次阴极高速运动，产生更多的电子。这样经过 10 级倍增，最后在阳极上得到 $10^6 \sim 10^8$ 倍的电子数。大量的负电子流使得阳极电位瞬间变低并立即恢复，在 RC 电路上形成一个负脉冲信号，随着射线连续射入晶体，光电倍增管输出端会产生一系列的电脉冲信号，即实现了光电转换。

光电倍增管是按照列阵形式排列在晶体后面，并通过硅油进行良好的光耦合。圆形探头晶体的直径一般≥400 mm，矩阵探头的晶体一般≥360 mm×510 mm。根据晶体视野的大小，光电倍增管的数量从 37 ~65 只不等。

2.2.1.4 定位电路

一般在探头内有 37 ~65 只光电倍增管按照一定规律排列在 NaI(Tl)晶体上面并经光导进行良好的耦合，γ 射线穿过准直器打在晶体上所产生的荧光会被对应位置光电倍增管接收放大，输出脉冲信号。在晶体内产生的荧光随着离开产生荧光位置变远，荧光的强度呈指数衰减，所以对应荧光位置的光电倍增管输出脉冲幅度最高。利用这个幅度最高的脉冲可以确定入射 γ 射线在准直器或晶体中的位置。我们将探头表面设置成中心为(0,0)的坐标系，并分为 4 个象限，4 个坐标轴分别是 X^+、X^-、Y^+、Y^-。每一只光电倍增管后连接 4 个电阻，阻值取决于管子所在位置，并将探头内所有管子并联到 4 极 X^+、X^-、Y^+、Y^- 四条总线中组成一个电阻矩阵。将 X^+、X^-、Y^+、Y^- 信号相加得到能量脉冲信号，用以下方程式表达上述关系：

$$Z = X^+ + X^- + Y^+ + Y^- \tag{2-1}$$

$$X = (X^+ - X^-)/Z \tag{2-2}$$

$$Y = (Y^+ - Y^-)/Z \tag{2-3}$$

式中，X、Y 是位置信号，利用其电压的大小、正负反映入射射线所处的位置。将能量信号送至脉冲幅度分析器进行能量分析，以便能够定量区分不同位置光电倍增管接收到固定位置荧光时的光电倍增管输出脉冲高度的差别。对于固定放射性核素发射同一能量的 γ 射线探头内不同位置的光电倍增管输出脉冲高度不同，从人体内发射出的 γ 射线在人体内发生不同程度康普顿散射效应，因此，在探头内接收到的是在某一能量范围内连续的 γ 射线能谱。康普顿散射的 γ 射线会影响到 γ 射线的定位，所以通过调整脉冲高度分析的能量窗，限制 γ 射线能量范围，减小康普顿散射，更加精确地确定 γ 射线的位置。在 X、Y 方程式中加 Z 主要是利用比例电路消除统计涨落。

2.2.1.5 校正系统

探头的校正系统主要由 3 部分组成：探头能量校正、探头线性校正、探头均匀性校正。

早期模拟探头的校正系统硬件部分置于主机柜中，通过采集得到的不同校正因子存储在硬盘上，部分校正是在采集过程实施，部分是在图像采集结束后进行校正。如均匀性校正，在原始图像采集时图像的均匀性是未校正的，当采集完成后再用均匀性校正因子校正图像。随着数字化技术发展，目前的全数字化探头已经实现自动校正。数字化技术是将光电倍增管输出的模拟信号直接转换成数字化信号，这样能直接确定 γ 射线的位置，将事先做好的校正数据存入探头内只读存储器便可实现采集时实时校正。以均匀性校正为例，数字化探头在采集图像的同时便实时同步校正，采集结束后的图像即为校正后的图像。

2.2.2 机 架

SPECT 机架与 γ 相机的机架不同。γ 相机的机架的功能仅为固定支撑探头，并使之能在一定范围内移动及旋转方向。SPECT 机架除了上述功能外还提供使探头绕扫描床旋转的功能。SPECT 探头位于机架的旋转环上，由旋转环带动探头做平面或断层图像的采集。

就机架本身而言，可分为静止机架和移动机架，这主要是为完成全身扫描而设。静止机架是指机架固定不动，全身扫描时依靠患者床运动完成扫描采集。而移动机架做全身扫描时，机架本身横向左右或纵向前后移动使探头探测患者全身。由于探头是铅屏蔽制成，加上准直器具有相当的重量，这就要求机架有良好的机械性能，在做断层旋转采集时，旋转稳定、定位准确、步进时探头不存在启动或停止时发生抖动现象，在做全身扫描时保证机架本身运动平稳、调速精确等。

从机架结构上来分，目前常采用平衡机架、双环闭环机架、开放式机架和开放式滑环机架等。平衡机架多用于单探头 γ 相机，做全身扫描时采用机架运动方式。双环闭环机架将单探头或双探头置于两环之间，双探头呈 180°相对而置，可做可变角度采集，并能实现双探头符合线路采集。双环闭环机架做全身扫描时也是采用机架运动方式。开放式机架是将单探头或双探头置于机架整体之外，有利于采用切向技术采集患者立位或坐位图像。双探头也可采用可变角度和符合电路成像，全身扫描采用机架静止和机架运动两种方式。开放式滑环机架外观类似开放式机架，不同点是探头置于一个滑动旋转环上，探头和机架相连的信号线、控制线通过滑环技术相连而不是由电缆连结，所以探头可以做大于 360°的连续旋转。断层图像采集的准确度和精确度明显高于非滑环系统，滑环功能非常适合于符合电路成像方式，同时在断层采集过程中通过断层图像实时监控患者身体的移动情况。

2.2.3 患者检查床

患者检查床的床板一般是由碳纤维或铝质材料制成，主要目的是尽量减少床板对患者体内发出的 γ 射线的衰减作用。患者检查床可分为单一功能的检查床和混合型床。单一型分专用断层床和专用全身扫描床，做断层显像和平面显像时可用断层床，做全身显像和平面显像可用全身床。混合型床分为床板固定型和床板运动型。床板固定型一般将床板固定仅可做升降运动,全身扫描则需要机架运动。床板运动型一般是固定床架,根据采集的需要运动床板完成平面、断层和全身显像。

2.2.4 采集与处理工作站

探头输出的位置信号、能量信号通过电缆送往计算机接口电路,同时计算机的控制信号接至机架,在计算机的控制下,按预先设定的采集程序,旋转探头、移动机架或患者床完成图像数据采集,并将采集数据存入硬盘中。应用核医学临床处理软件,对原始数据进行断层重建、动态分析、全身扫描成像和平面图像处理等。上述过程可以看出核医学图像由两个阶段产生,即图像或数据的采集与图像的处理,这就要求所用的计算机系统能够完成这两部分工作。目前 SPECT 的计算机系统可大致分为两种类型:采集与处理合一的计算机工作站和采集与处理相互独立的计算机工作站。前者操作简单,故障少,但在采集图像的同时处理图像不方便且影响处理速度;后者采集与处理独立进行,操作过程较复杂,适合于患者流动量大的医院,也是目前较为流行的计算机系统。为使读者对采集与处理工作站有一个较好的了解,以下分别介绍采集工作站与处理工作站。

2.2.4.1 采集工作站

采集工作站由计算机主机、显示器和键盘等组成。采集工作站的操作系统一般采用多任务系统。随着个人计算机(personal computer,PC)的普及,临床医生越来越感觉到采集与处理工作的操作系统和 PC 机的适用性,这就产生了 Windows 系统应用于采集与处理工作站,其优点是文件格式与 PC 机相互兼容,便于临床医生通过网络传输和数据光盘的交换对患者疾病快速诊断和远程会诊,同时也有利于医生通过开发新的采集与处理软件提高图像诊断质量。

采集工作站常用的采集软件主要有 4 个方面:①平面显像,包括静态采集、动态表模式采集、门控采集和全身扫描;②断层采集,包括普通断层采集、门控断层采集和全身断层采集;③符合线路采集,包括心脏符合线路采集和肿瘤符合线路采集;④双核素同时采集(dualisotope simultaneous acquisition, DISA),可做心肌灌注[^{99m}Tc-甲氧基异丁基异腈(^{99m}Tc-methoxyisobutyl isonitrile,^{99m}Tc-MIBI)]和代谢[^{18}F-2-氟-2-脱氧-D-葡萄糖(^{18}F-2-fluoro-2-deoxy-D-glucose,^{18}F-FDG),也称^{18}F-脱氧葡萄糖(^{18}F-fluorodeoxyglucose,^{18}F-FDG)]同时采集成像。

采集工作站采集到的数据通过网络与处理工作站进行通信连接。采集工作站不仅具有采集菜单的显示和功能设置,同时本身也具有图像显示功能。

2.2.4.2 处理工作站

处理工作站从使用角度来讲实际上就是一个图像处理工作站,主要用于对原始采集的图像进行处理。对原始平面图像可进行局部放大、定量分析、灰度调节。对原始动态图像可进行图像平滑、滤波,通过感兴趣区(region of interest,ROI)的勾画做出时间-放射性曲线并对曲线进行定量分析、振幅分析和相位分析等。对于原始断层数据可进行常规的滤波反投影法重建断层图像或采用迭代法重建符合成像的断层图像。

核医学图像处理工作站的操作系统同采集工作站一样,一般总使用同一种类如 Unix

或 Windows 系统等,这样有利于图像的传输和操作。临床应用软件除常规处理软件外还有一些特殊软件,如断层或全身倍速采集处理软件(缩短患者检查时间,提高流通量)、全身放射性剂量分布计算软件、心脏“追心”采集与处理软件、心脏冻结采集与处理软件。

2.2.5 断层图像重建

断层数据的采集是利用探头绕人体按特定的角度间隔旋转半周或 1 周得到。探头运动的方式分步进式和连续式两种,不管哪一种方式均要预先设定一个采集间隔。对于步进方式而言,探头每旋转一定的角度,停下来采集一帧图像,直至采集结束。而连续方式则是在旋转过程中以某一角度间隔范围内采集数据。探头旋转一周得到的一组数据称为沿人体轴线不同位置的放射性投影。每一个投影都是由该位置不同剖面的投影值组成。沿人体轴采集的范围取决于探头视野和放大因子的大小,重建后断层图像的层数和厚度取决于所选采集矩阵大小、放大倍数以及重建时断层厚度所包含的像素个数。包含的像素个数越少,断层图像的厚度就越薄。从这里可以看出断层图像的切片厚度在重建之后产生。

断层图像的重建实际上就是将原始采集的投影反投影至断层剖面图的过程。断层中未知放射性分布是将已知的投影值通过数学方法求得。重建的方法有多种类型,仅以常用的滤波反投影法为例介绍如下。

2.2.5.1 反投影与滤波

将原始采集的投影剖面投影至断层的过程称为反投影。我们以采集线源模型为例来了解反投影成像的结果。

将一根玻璃吸管内充满放射性液体,置于断层床上。探头以 6°/帧步进采集,旋转 360°得到 60 帧投影。取某一断层剖面,实为一个点源,该点源对应了 60 条投影剖面放射性曲线,每一条曲线即为一个倒钟形放射性曲线,中央计数最高,两旁有高平台,然后计数迅速下降。将投影剖面曲线反投影至重建断面,其结果造成断层图像的发散,在中心亮点周围有逐渐减弱的云晕状阴影,使亮点图像模糊,这种现象称为影像的发散。发散是由于相邻反投影剖面曲线两侧边缘部分重叠所致。

清除发散现象,可以通过修改原始投影剖面曲线来实现。具体方法是保留倒钟形投影曲线的中间部分不变,使两侧边缘部分为负值,利用反投影后负值不显影的方法抑制影像的发散。为此我们引入滤波的概念,即将原始投影剖面曲线由空域变换为频域,乘以线性斜坡函数(linear ramp function),经滤波后反变换再反投影至断层图像。这种先滤波再反投影的方法称滤波反投影法。

线性斜坡函数实际上是一个低频滤波器,它能剔除低频本底靶值部分从而达到清除由发散引起的云晕阴影(或称星状伪影),使断层光源影像清晰如实,散在的放射性影像可由窗/阈技术抑制。

2.2.5.2 清除高频噪声

实际的投影值中不仅包含着靶值和低频本底,同时也包含着由散射、统计涨落和高频本底组成的高频噪声。线性斜坡函数对低频本底有明显的抑制作用。当投影值较高(即放射性较强)时,统计涨落不明显,单独使用线性斜坡函数可取得较好的滤波作用。然而实际上投影值一般并不高,高频噪声所带来的影响使单独应用线性斜坡函数会造成伪影现象,使断层图像分辨力下降。消除的办法是在线性斜坡函数基础上加入一个窗函数,并使其在高频段截止到某一频率,从而剔除高频噪声对断层图像带来的不利影响。

实际的滤波函数由两部分组成,即线性斜坡函数和窗函数。线性斜坡函数是为了满足滤波反投影的需要,对于一些高剂量、低噪声图的重建能起作用。窗函数主要是为实际临床应用中清除高频噪声而设置。由于窗函数的类型较多,仅以 Butterworth 为例介绍。

$$\text{Butterworth}: Rcf = f / [1+(f/fc)^{2n}] \tag{2-4}$$

函数中有两个参数,截止频率 fc 和陡度因子 n。截止频率决定了滤波函数谱中高低频的百分比,陡度因子 n 决定了滤波函数衰减至零的快慢。截止频率的选择主要取决于探头系统空间分辨率、注入的放射性剂量大小和探测病变大小。通常噪声愈大,截止频率应选愈小(截止频率的变化范围在 0~1)。^{99m}Tc-胶体肝显像由于肝部位摄取放射性情况良好,反映在采集图上计数很高,属于低噪声类,高频时信噪比极弱,截止频率此时可选大一些。^{99m}Tc-甲氧基异丁基异腈(^{99m}Tc-methoxyisobutyl isonitrile,^{99m}Tc-MIBI)心肌灌注显像则心肌摄取放射性相对较少,重建断层图像时高频噪声影响较突出,因此截止频率可选小一些。除此之外,采集时所使用的矩阵大小、图像放大因子都会使截止频率的选择有所不同。如何选择窗函数的类型和使用其参数,将对断层图像的质量好坏起着重要作用。

2.3 CT 的原理、结构与技术

2.3.1 CT 的工作原理

X 射线计算机断层扫描(CT)的工作原理是:X 射线照射到物体时,物体会吸收 X 射线能量,使透射的 X 射线的强度衰减,其衰减程度与物体对 X 射线的吸收系数 μ 和穿透厚度 d 有关。设 X 射线入射强度为 I_0,穿过 d 厚度的物体,其透射的 X 射线的强度 $I = I_0 e^{-\mu d}$。如果 X 射线穿透不均匀的多种物质,例如人体,将人体分成多个体素,X 射线束穿过人体选定层面,探测器接收到沿 X 射线束方向排列的各体素吸收后的射线,透射的射线强度 $I = I_0 e^{-(\mu_1 + \mu_2 + \mu_3 + \cdots \mu_i)d}$。其中 μ_i 为第 i 个体素的吸收系数,为未知数,d 为每个体素的厚度。X 射线源和探测器围绕人体旋转一周,得到不同角度处透射的 X 射线的强度,通过计算机迭代重建,求出每一体素对 X 射线的衰减系数,按照衰减系数的大小获得该层面灰度图像,即 CT 图像。

CT 的重建过程与前述的 SPECT 图像重建原理类似,CT 图像只是显示组织衰减系数的差异,其衰减系数主要由密度决定,因此显示的仍然是组织密度的差异,属于解剖影像。

对 CT 图像,为了更好描述人体组织的吸收程度,采用 CT 值(CT number)描述每个体素的衰减系数的大小。

CT 值的定义为:

$$\text{CT 值}=(\mu_{\text{物质}}-\mu_{\text{水}})/\mu_{\text{水}}\times K \tag{2-5}$$

式中，K 是分度因数，常取 1000，$\mu_{\text{物质}}$ 为物质的线性吸收系数，$\mu_{\text{水}}$ 为水的线性吸收系数。

CT 值的单位以 CT 的发明者霍斯菲尔德（Hounsfield）表示，简称为 HU。规定水的 CT 值为 0，空气的 CT 值为-1 000。

2.3.2 CT 的基本结构与技术

CT 机主要由机架、扫描床及控制扫描及图像重建的计算机组成，在 PET/CT 中，机架与 PET 的机架组装在一起，而扫描床和计算机与 PET 共用。

机架是 CT 的主要组成部分，其内包含高压发生器、X 射线球管、探测器以及准直器等。

高压发生器的功能是为 X 射线球管提供高压。X 射线球管为发射 X 射线的装置，是 CT 设备最关键的部件，只有当 X 射线球管提供稳定高质量的 X 射线时，CT 的功能才得以实现。X 射线球管的管电压和管电流分别决定了发出 X 射线的硬度和强度。

探测器是探测透过人体后的 X 射线强度的部件，是 CT 的核心部件。探测器接收透过被检体的 X 射线并将其转换为可供记录的电信号。目前 CT 使用的探测器为固体探测器和气体探测器。

准直器的作用是减少病人的 X 射线剂量和对 CT 成像所不必要的散射线，其次还决定了 CT 扫描的厚度。滑环技术（slip ring technique）是螺旋 CT 采用的一种重要技术。滑环技术去掉了常规 CT 扫描过程中旋转的电缆，以铜制的滑环和导电的碳刷代之，通过碳刷和滑环的接触导电使机架做单向的连续旋转。

传统 CT，在扫描时扫描床静止不动，通过移动扫描床到另一层面继续扫描。螺旋 CT 采用滑环技术，球管和探测器沿人体长轴连续高速旋转的同时，扫描床同步匀速递进，扫描轨迹呈螺旋状前进，可快速、不间断地完成容积扫描。多层螺旋 CT 能高速完成较大范围的容积扫描，图像质量好，成像速度快，具有很高的纵向分辨率和很好的时间分辨率。

2.4 SPECT/CT

核医学图像反映示踪剂在体内的功能分布，缺乏解剖学信息，并且核医学图像信息量小，分辨率低。CT 具有精细的解剖结构，分辨率高，但缺乏功能信息。SPECT/CT 把有价值的功能信息影像与精确的解剖结构影像结合在一起，可以给临床医生提供更加全面和准确的资料。

SPECT/CT 将 CT 的 X 射线球管和探测器安装在 SPECT 系统的旋转机架上，使患者可同机进行 CT 和 SPECT 检查。一般 X 射线球管和 SPECT 探头并排安装在系统的旋转机架上，X 射线球管在后方，SPECT 探头在前方。扫描过程中，系统会自动移动检查床的位置，使检查部位位于 X 射线球管下或 SPECT 探头下。SPECT/CT 可以实现同机 CT 图像与 SPECT 图像的融合，对位准确，可获得精确的融合图像。

早期的 SPECT/CT 中,CT 为单排,扫描一个探头视野约需 10 min,其功能仅提供 SPECT 图像的衰减校正及 SPECT 图像的融合定位。目前的 SPECT/CT(图 2.2),其 CT 的档次已提升为诊断 CT,除上述衰减校正及融合定位功能外,还可以提供诊断信息。但是,由于患者同时接受 X 射线及放射性核素的辐射,所受辐射剂量会增加。

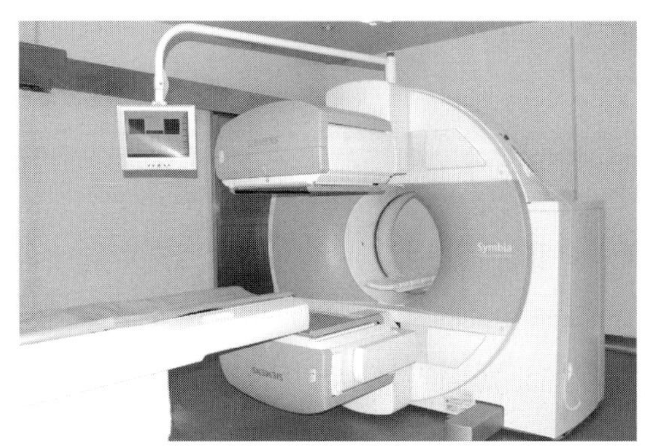

图 2.2 SPECT/CT

2.5 PET

20 世纪 90 年代后,随着 ^{18}F-脱氧葡萄糖(^{18}F-FDG)获准临床应用,正电子发射计算机断层扫描(PET)仪在核医学设备的占有率逐年提高,在临床检测方面起到越来越重要的作用。本节主要介绍正电子符合探测原理、PET 的探测器以及相关技术问题。

2.5.1 正电子符合探测原理

单光子核素成像时,由于发射的 γ 光子是单个的,成空间 4π 分布,因此要对测定的脏器和组织进行射线的空间定位,这就是前面提到的准直器。而探测正电子核素则不然,它所测定的是一对由湮灭辐射产生 γ 光子,且大小相同(511 keV),方向相反(呈 180°方向)。所以 PET 探测中不需要几何准直,将两个探测器互设成 180°,便可探测脏器或组织中发射出来的湮灭辐射 γ 光子。这种方法称为电子准直(electronic collimation)。

仅有电子准直还不能确定闪烁事件的空间位置。必须把一对 γ 光子同时产生的闪烁事件同时测定记录下来才能确定湮灭辐射发生的空间位置。单独测到的一个 γ 光子不能确定空间位置,因此探测器不能记录下来。为了探测同时发生的一对 γ 光子,采用了符合探测技术,即两个闪烁事件同时进入探测器被记录,不同时进入的闪烁事件则被剔除。

实际上,任何符合技术触发两个探测器的时间都不是绝对相同,总有一定的时间差,这个时间间隔称为符合分辨时间。一般将这一时间间隔定为 15 ns,在 15 ns 内进入的两个 γ 光子予以记录,在 15 ns 外的两个光子则不予探测。

2.5.2 探头的结构

PET 的探头多呈环形。符合探测装置,从形状上分为扇形探测器符合探测、多探头对符合探测和多晶体多环符合探测,后者为最常见型。探头由晶体、光电倍增管、前端电子学线路及射线屏蔽装置组成。常用晶体有锗酸铋晶体(bismuth germanium oxide,BGO)和硅酸镥晶体(lutetium siticon oxide,LSO)。BGO 密度最大,所以能够明显提高系统的计数率,更适合于 ^{18}F 正电子核素的探测。LSO 因光输出量强、密度大、衰减时间短的特性而成为替代 BGO 的首选闪烁晶体材料之一。对于多晶体多环符合探测而言,单个晶体与光电倍增管构成分离的探测器,许多分离探测器排列在 360°圆周上形成环状结构。第一代 PET 为单环结构,随着纵向视野加大及性能的提高,第二代 PET 为双环和多环结构,第三代为多环模块结构,第四代为多环模块、三维(3D)结构。

早期的分离探测元件采用的光电倍增管多、造价高、灵敏度低、机械稳定性差。目前常用的是块状结构探测器,这种结构是在一块大晶体上刻许多槽,把晶体分成 8×8 或 13×13 的小矩阵,后面连接 4 个光电倍增管。许多模块结构的探测器排列在 360°圆周上,可以构成不同直径、不同环数的 PET,机械稳定性大大提高,同时节省了光电倍增管数量,改善了光的收集效率,灵敏度和空间分辨率也有所提高。单一模块构成的 PET 为8 环,2 个模块并列则可构成 16 环的 PET。就其纵向视野采集得到断层面数而言,断层面数= 环数×2-1。8 环有 15 个断面,32 环有 63 个断面。环数越多,一次采集得到的断层面数越多,成像速度也就越快。

PET 设备常用的有两种探测模式:二维(2D)和三维(3D)采集模式。2D 采集是在同一环内进行符合采集,与相邻环的符合为交叉符合。3D 采集是对多环 PET 纵向全视野进行电子对符合计算。2D 采集的优点是图像受散射影响小,分辨率高,适宜肿瘤小病灶的探测;缺点是患者用药量大,采集时间较长。3D 采集由于采用全视野符合计算,增加了探测的计数率,减少患者用药量,缩短了采集时间;缺点是散射对图像影响增加。随着散射校正技术的改进,3D 采集模式已广泛应用于临床。近年来,"飞行时间"技术引入 PET/CT 扫描技术领域,大大提高了微小病灶检出能力和确诊率,使得探测人体神经系统微量功能代谢变化成为可能,病灶的清晰度和特异性都大有提高,更有利于诊断和准确定位,被认为是未来 PET/CT 技术发展的主要趋势。

2.5.3 相关技术问题

2.5.3.1 图像重建方法

滤波反投影法是 SPECT 常用的重建方法,其过程是将采集得到的投影剖面(不同角度的 γ 相机平面像)滤波,再反投影到同一坐标体系上,即得到横向断层影像。

PET 图像重建也可采用滤波反投影法,但投影影像的含义及坐标表示法却有所不同,探测器符合探测到的是一对互成 180°的湮灭光子,构成了一条符合线,称为线响应(line of response,LOR)。LOR 在极坐标系中可用两个参数来表示,角度 Q 及半径 r。Q 和 r 都是相对视野中心而言。$L(Q,r)$ 构成 PET 投影影像的基本点。PET 中的每一个湮灭闪烁点可以有许多条 LOR。在极坐标中,以半径为横坐标,以角度为纵坐标,众多的 LOR 形成一条正弦曲线。每一个湮灭辐射闪烁点有一条正弦曲线,众多的闪烁点构成一幅重叠交错的正弦图。正弦图的矩阵大小就是横断断层影像的矩阵大小。正弦图经滤波反投影构成断层影像。

PET 断层重建的另一种方法是迭代重建法。迭代重建法的优点是减少假阳性,提高图像的对比度,对于改善图像质量具有重要的临床价值。

目前应用最多的图像重建方法是预分组有序子集最大期望值(ordered subsets expectation maximization,OSEM)法。

2.5.3.2 衰减校正

由于正电子符合图像计数率非常低,图像的统计误差非常大,故光子在组织中的衰减对影像质量的影响 PET 比 SPECT 严重得多。如果直接进行衰减校正会影响图像质量,正电子符合图像需要进行组织分类,然后进行衰减校正处理。

正电子符合成像常用的衰减法是外源穿透校正法。穿透法大致可分为两类,一类是正电子源 ^{68}Ge(511 keV,271 d)或单光子源 ^{137}Cs(662 keV,30.70 年),另一类是 CT 的 X 射线。前者将外源装在环形模型内,模型固定在探头的准直器环内。患者数据采集前先做衰减采集,单光子源用单光子探测法采集,正电子源用符合探测法采集,然后给患者注入正电子核素进行患者数据采集。将穿透源数据和发射源数据送入计算机系统进行断层重建和衰减校正处理。X 射线的衰减校正过程与前者大致相同,不同的是探头机架装有 X 射线球管和射线接收装置。

同机螺旋 CT 不仅能完成 PET 图像的衰减校正,同时还能通过 CT 断层的组织解剖结构和 PET 的分子功能代谢情况进行同机图像融合,对病灶定位非常有利。目前 PET/CT 上使用的 CT 为多层螺旋 CT。

2.5.3.3 真符合、随机符合和散射符合

真符合是 PET 探头环内两个相对应探测器能够探测到湮灭辐射 γ 光子对的事件。真符合数越多,断层图像质量越好。由于湮没辐射事件发生的空间位置及组织的吸收影响,探测到的真符合数受到一定的限制。因此,提高探头的探测效率是增加真符合数,改善图像质量的关键。

随机符合是一种假符合,是两个毫无时间与空间相互关系的 γ 光子,被探头的符合时间窗误认为“同时”发生而探测下来。随机符合增加了图像噪声,严重影响了图像的对比度。减少随机符合有 3 种方法:①控制核素的注入量。这是由于真符合只与探头计数率一次方成正比。在低计数率时,增加计数,随机符合增加明显。也就是说,并不是注入剂量越多,图像质量越好。②减少符合分辨时间。③从总符合数中减去随机符合。常采用延迟时间窗的方法扣除随机符合,延迟时间窗的时间宽度与采集时间窗相同,但延迟了一段时间。采集时系统同时记录两类时间窗符合事件,采集时间窗包括真符合和随机符合,延迟时间窗仅包括随机符合。因为延迟的第二个探测器时间已很长,它不可能记录来自同一个湮灭时间的另一个 γ 光子(湮灭辐射的时间是很短暂的,约 10^{-9} s)。总符合计数减去延迟时间窗计数,即对随机符合进行了校正。

散射符合为真符合，是同一湮灭时间所产生，仅产生位置畸变。散射符合有多种来源：成像物体本身的散射（包括靶器官以及非靶器官，如人体组织中的散射使某个光子散射后方向与原方向发生偏差）、成像视野外的散射、晶体内的散射。散射线的特点是光子能量小于 511 keV，多数在 400 keV 以下，不在光电峰窗内，且方向不呈 180°，符合线响应（line of response，LOR）随散射产生的空间位置而变化。散射符合影响图像探测的位置精度，造成 PET 图像空间分辨率降低，对比度变差。探头外的散射包括被测物体本身的散射、成像视野外的散射，可通过控制能量窗及其他一些数字方法校正。

2.6　PET/CT

PET/CT 是把 PET 与 CT 两种影像设备有机结合在一起，形成的一种新设备。PET/CT 的产生是医学影像技术的又一次革命，它能将体内功能及解剖信息同时再现。因此，2000 年 PET/CT 一问世，立即引起医学界的瞩目，装机量迅速增长。

PET/CT（图 2.3）的探头由分离的 PET 探头和 CT 探头组成，CT 探头在前，PET 探头在后。有的设备将 PET 探头和 CT 探头装在同一个机架上，有的设备则将 PET 探头和 CT 探头分别装在不同的机架上，使之能单独移动。PET/CT 是先进行 CT 扫描，然后检查床自动移动到 PET 视野，进行 PET 扫描。把 CT 扫描得到的图像和 PET 扫描得到的图像通过软件融合在一起，获得 PET/CT 图像。PET/CT 也可以单独进行 PET 扫描和 CT 扫描。

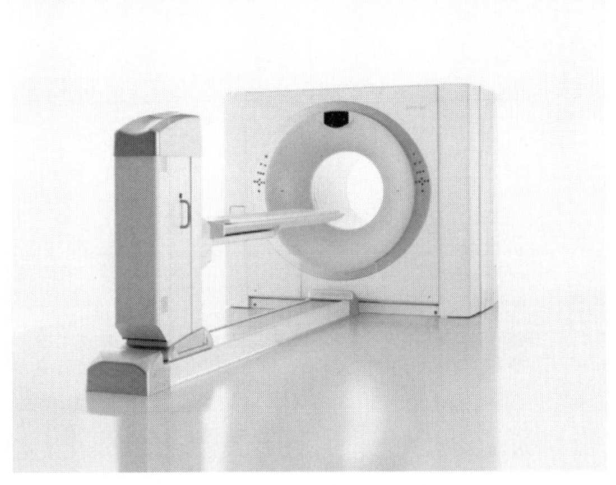

图 2.3　PET/CT

PET/CT 整体的性能指标包括检查床的移动精度、PET 图像和 CT 图像的融合精度。由于目前的 PET/CT 中，PET 探头和 CT 探头是分离的，要通过检查床的移动，将成像部位置于 PET 和 CT 视野，如果检查床水平重复定位及在 PET 和 CT 视野垂直方向有偏差，会导致 PET 图像和 CT 图像融合时的错位。因此 PET/CT 对扫描床的水平及垂直偏差有较高的要求。通常要求承重 180 kg 时水平及垂直偏差小于 0.25 mm。PET 图像和 CT 图像融合精度除与检查床的偏差有关外，还与融合软件及系统的性能有关。

PET/CT 图像上不仅有 PET 的功能信息，还增加了 CT 的解剖位置信息，CT 对病变具有精确的定位作用，这点对临床诊断很重要。另外，单独 PET 采用放射性核素棒源进行衰减校正，由于棒源的活度限制，每个床位一般需要 5 min 左右的透射扫描，所用时间与发射扫描接近。CT 扫描在数秒内即可获得高分辨、大信息量的衰减校正图像，提高了衰减校正的精度，缩短了扫描时间。PET/CT 图像充分利用 CT 的诊断信息，和 PET 提供的信息互相印证、补充，对临床诊断如虎添翼，提高诊断的准确率。另外，由于 CT 与用 ^{68}Ge 放射源采集透射图像相比提高了扫描速度，所以 PET/CT 的采集时间要比常规 PET 缩短 25%~50%。采集时间的缩短，能使患者有更好的耐受性，减少患者可能出现的躯体运动伪影。

2.7 PET/MRI

正电子发射计算机断层扫描/磁共振成像（positron emission computed tomography/magnetic resonance imaging，PET/MRI）是将 PET 的分子成像功能与 MRI 卓越的软组织对比功能结合起来的一种新技术。它可以对在软组织中扩散的疾病细胞进行成像。它使病患能够在各个模式下进行扫描，该系统还可以分别采集 PET 和 MR 影像。

PET/MRI（图 2.4）检查与目前常用的 PET/CT 比较，放射对人体的损伤可以大幅度减低，因为不像 CT，MRI 对人体无任何放射损伤，它的灵敏度高、准确性好，对许多疾病，尤其是肿瘤和最为常见的心脑疾病具有早期发现、早期诊断的价值。

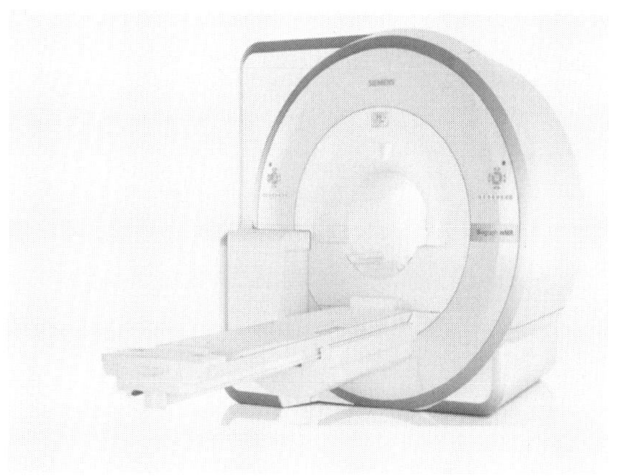

图 2.4 PET/MRI

PET/MRI 检查持续时间长，可以在检查过程中实现门控显像，进一步提高 PET 图像质量。PET/MRI 目前价格昂贵及 MRI 能否用于 PET 图像衰减校正等问题需要进一步确认。然而未来 PET/MRI 会有广阔的发展空间，在疾病诊断中发挥它的重要作用。

2.8 γ 放射免疫计数器

γ 放射免疫计数器(gamma radioimmunoassay counter)(图 2.5)的组成包括 4 部分:闪烁探测器、脉冲信号放大器、单道脉冲高度分析器、定标器或电子计算机。

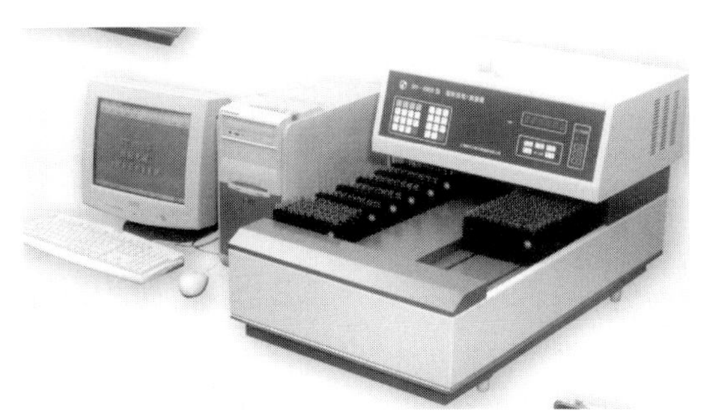

图 2.5 γ 放射免疫计数器

(1)闪烁探测器 包括 NaI(Tl)晶体、光电倍增管、前置放大器。NaI(Tl)晶体采用薄壁侧井型,主要用于测量 ^{125}I 放射性核素标记的放免样品,样品位于晶体的井内,可做近似 4π 测量,探测效率较高。

(2)脉冲信号放大器 其作用是将探测器输出的脉冲信号进行倒相放大,有利于对脉冲信号的分析。

(3)单道脉冲高度分析器 其作用是将放大器送来的脉冲信号进行脉冲高度分析和整形输出。脉冲高度分析就是要剔除无用的输入信号,选择有用的脉冲信号。在实际工作中,从探测器来的信号,除有用信号外还包括了由宇宙射线、周围环境的放射性、仪器本身所造成的本底信号。这些信号使仪器在没有放射源时,依然能够测量到计数,此信号应剔除。选择有用信号就是让被测样品放射性(如 ^{125}I)有用的能量信号通过(20 ~ 80 keV),无用能量信号去除,使仪器计数率提高、本底降低。脉冲高度的分析是基于 NaI(Tl)探测器入射 γ 射线的能量与输出脉冲高度成正比的特点完成。在脉冲高度分析器中设置上限甄别器、下限甄别器和反符合电路来选择脉冲高度,从而达到选择入射 γ 射线能量的目的。

$E2$、$E1$ 为单道脉冲高度分析器上下限甄别器的阈值电压并可调节,当输入脉冲信号电压高于阈值电压(即被测定放射性能量高于甄别器所选能量值)时,甄别器打开,输入信号送至反符合电路,反之甄别器关闭。ΔE 为道宽,$\Delta E = E2 - E1$。

反符合电路输出原理:①输入脉冲高度低于 $E1$,反符合电路无输出;②输入脉冲高度低于 $E2$,高于 $E1$,反符合电路有输出;③输入脉冲高度高于 $E2$,反符合电路无输出。

反符合电路的输出是将有用信号整形为高度和宽度一样的矩形脉冲信号,有利于定标器或计算机对测量信号的记录与分析。

(4)定标器或电子计算机 是将单道脉冲高度分析器输出的矩形脉冲信号进行二进

制计数，并转换成人们习惯用的十进制计数，通过显示器显示，计数是在基时脉冲的控制下进行“停止”和“计数”工作，反映被测量样品的计数率。在放射免疫测量中计数率通常以1 min为单位，即每分计数(counts per minute，CPM)。目前国内外生产的自动γ放射免疫计数器均以计算机取代定标器，不仅可以自动控制测量过程，更重要的是通过先进的数据处理方法提高放免测定的精确性。

(孙秉奇　王　旭)

参考文献

[1]金永杰. 核医学仪器与方法[M]. 哈尔滨:哈尔滨工程大学出版社,2010.
[2]张永学,黄钢. 核医学[M]. 北京:人民卫生出版社,2010.
[3]张晓康,张卫萍. 医学影像成像原理[M]. 3版. 北京:人民卫生出版社,2014.

3 放射性药物

3.1 概 述

放射性药物在核医学诊断、治疗工作中起着至关重要的作用,离开放射性药物,核医学的诊断、治疗将无从谈起。

核医学区别于其他影像学科的关键是其显像结果不仅可了解脏器的结构变化,同时也可反映脏器的功能改变。而其之所以能反映脏器的功能,是由于使用了不同的放射性药物,通过放射性药物在体内不同脏器、组织的选择性聚集而完成同一脏器的核医学检查。使用不同的显像剂可得到不同的功能图像,从而了解脏器不同的功能。例如,做脑灌注显像,利用 ^{99m}Tc-双半胱乙酯(^{99m}Tc-ethyl cysteinate dimer, ^{99m}Tc-ECD)作为显像剂,可了解脑的血流灌注情况,而利用^{18}F-2-氟-2-脱氧-D-葡萄糖(^{18}F-2-fluoro-2-deoxy-D-glucose, ^{18}F-FDG),也称^{18}F-脱氧葡萄糖(^{18}F-FDG),则可了解脑的葡萄糖代谢情况。

放射性药物、核医学仪器和工作场所是核医学的必备条件,且放射性药物是核医学发展的基石。核医学的飞速发展,一方面有赖于核医学仪器的发展;另一方面,也是很重要的一个方面,就是放射性药物的迅猛发展。正确理解、掌握各种放射性药物的理化特性,对学习核医学知识、合理使用核医学手段进行疾病的诊断、治疗、研究将起着至关重要的作用。

3.1.1 定义及分类

3.1.1.1 放射性药物定义

放射性药物(radiophar maceutical)是一类含有放射性核素、用于人类疾病诊断和治疗的特殊药物。放射性药物通常不具有普通药物所必需的药理作用,它是依靠所荷载的放射性核素起诊疗作用。放射性药物可以是放射性核素本身,也可以是放射性核素标记的药物。因此,放射性药物亦有许多别称,如放射性示踪剂(radiotracer)、放射诊断试剂(radiodiagnosis agent)等。用于体内显像诊断的放射性药物,通常亦称为显像剂(imaging agent)。

绝大多数放射性药物由两部分组成，即放射性核素和被放射性核素标记的药物，放射性药物的性质是这两部分的综合体现。被标记的药物通常是化合物，也可以是多肽、蛋白质、激素、血液成分、抗体(antibody，Ab)或一段寡核苷酸链等生理活性物质。

3.1.1.2 放射性药物分类

放射性药物的分类方法较多，现分别介绍。

(1)按放射性药物用途分类

1)诊断用放射性药物　其主要作为患者体内的示踪剂用于诊断目的。这些药物大部分发射γ射线，可以通过体外监测装置记录它们在体内的位置、在不同器官中的浓度及随时间的变化。体外监测装置一般是γ射线探测器。用于诊断的放射性药物主要有 ^{99m}Tc 标记的各种药物，它占目前核医学诊断用药的80%～90%。其他还有 ^{201}Tl、^{67}Ga、^{123}I、^{75}Se、^{51}Cr、^{113m}In 和 ^{111}In 等标记的各种化合物；几种与正电子发射计算机断层扫描(PET)配套使用的发射正电子的核素，如 ^{68}Ga、^{11}C、^{13}N、^{15}O、^{18}F 等标记药物；还有少数 ^{131}I 标记的药物仍用于诊断目的。

2)治疗用放射性药物　对其生物学特性的要求与诊断用放射性药物相同，既要在靶器官中积聚快，从血液中清除快，并且在靶器官中及病变组织要比正常组织分布的多(即要有高的靶/非靶比值)。在衰变方式方面，多是发射β射线，如 ^{131}I、^{32}P、^{89}Sr 等，而发射α射线和电子俘获衰变释放的俄歇电子在治疗方面也具有潜在的优势，正处于研究中。射线在组织中合适的射程是临床治疗所需要的。β射线在组织中的射程是 mm 水平，α射线是 μm 水平，俄歇电子是 nm 水平。在能量方面，α射线和俄歇电子是单能，具有优越性，而β射线是连续能谱，即同一放射性核素发射的β射线，可以具有从零到最大能量范围的任一能量。

(2)按放射性药物理化特性分类

1)离子型放射性药物　是以离子形式在体内通过生理、代谢途径进行分布的药物。如 $Na^{131}I$ 中的 I 是以 $^{131}I^-$ 形式被甲状腺选择性摄取。

离子型药物在体内的分布受许多因素的影响，如离子在血中的化合价、溶解度、pH值，与有机物结合的情况及与体内离子发生离子交换反应的情况等。

ⅰ. 化合价的影响：$Na^{99m}TcO_4$ 称为高锝酸钠(^{99m}Tc-sodium pertech netate，$Na^{99m}TcO_4$)或锝淋洗液，其中的 Tc 为+7 价，在水溶液中呈稳定型，和血浆蛋白结合不紧密，且较快地从血液中消失，呈全身分布，不能行血池显像，但能通过被破坏的血-脑屏障(blood-brain barrier，BBB)而使脑肿瘤显像；由于与 I 元素同族，其代谢与 I 类似，亦可被甲状腺摄取，临床上常用于甲状腺显像、麦克憩室显像等。若用 Sn^{2+} 将其还原成+4 或+5 价的低价 Tc，则可与血红蛋白结合，可较长时间停留在血内，因此可进行血池显像，如门控心血池显像、肝血池显像等。

ⅱ. pH 值的影响：放射性药物溶液的 pH 值不同，其存在的形式也不同。如 ^{113m}In，当溶液 pH 值<2 时，^{113m}In 的化学结构是 $^{113m}InCl_3$，其进入血液可迅速与转铁蛋白结合而可行血池显像；当溶液 pH 值增至 7 左右时，^{113m}In 则以氢氧化铟胶体的形式存在，而可行肝、脾、骨髓显像。

2）胶体型放射性药物　放射性药物以胶体溶液的形式用于临床，胶体颗粒大小介于真溶液与悬浮液之间，一般为 10 nm ~ 10 μm，引入体内后作为异物被机体网状内皮系统的巨噬细胞吞噬，可使肝、脾、骨髓及淋巴系统显像。

胶体型放射性药物在体内的分布取决于胶体颗粒大小、表面电荷、分散度及注入方式等因素。小于 20 nm 的放射性胶体多聚于骨髓，中等颗粒大小的主要聚集在肝，500 ~ 1 000 nm 的则在脾聚集。若皮下注射颗粒直径介于 30 ~ 50 nm 的放射性药物，则可首先被局部吞噬细胞吞噬，然后进入毛细淋巴管并引流至淋巴结，可显示淋巴链的影像，用以观察区域性淋巴系统的形态和功能。

10 ~ 100 μm 的则成为悬浮液，不属于胶体型放射性药物。因其颗粒直径大于肺毛细血管管径（8 μm），静脉注入体内后可栓塞于肺毛细血管床而用作肺灌注显像，了解有无肺动脉栓塞。

3）放射性标记化合物　各种化合物中的某一原子或某些原子被放射性核素所取代，这一物质便称为放射性标记化合物，被标记物化学性质不变。放射性标记化合物在体内的生物学特性取决于被标记物本身固有的特性，临床上绝大多数放射性药物属于此类。如 ^{99m}Tc-甲氧基异丁基异腈（^{99m}Tc-methoxyisobutyl isonitrile，^{99m}Tc-MIBI）可用于心肌灌注显像，^{99m}Tc-亚甲基二膦酸盐（^{99m}Tc-methylene diphosphonate，^{99m}Tc-MDP）可用作骨显像剂，^{99m}Tc-二乙三胺五乙酸（^{99m}Tc-diethylenetriamine pentaacetic acid，^{99m}Tc-DTPA，也称^{99m}Tc-喷替酸）可用于肾动态显像。

4）放射性核素标记的生物活性物质　各种生物活性物质，如蛋白质、多肽、氨基酸等均可应用放射性核素标记。这些药物作为分析试剂或示踪剂可用于体内微量物质测定和示踪研究，已广泛应用于生物医学领域。如放射免疫分析用的 ^{125}I 标记的三碘甲腺原氨酸（triiodothyronine，T_3）、四碘甲腺原氨酸（tetraiodothyronine，T_4；也称甲状腺激素，thyroxine，Thx）、甲胎蛋白（α-fetoprotein，AFP 或 α-FP）、癌胚抗原（carcinoembryonic antigen，CEA）等，用于测定体内的这些微量物质；又如用放射性核素标记的单克隆抗体可对特定肿瘤进行显像或定向治疗。这类放射性药物是目前发展最快，也是最有发展前途的放射性药物。随着分子生物学技术的不断发展与完善，此类放射性药物在临床的应用将越来越多。

（3）按药物的剂型分类　可将放射性药物分为：①气态药物，如 ^{133}Xe，可用于肺通气显像；②液态药物，多数放射性药物属于此类；③胶体药物；④悬浮颗粒；⑤胶囊，如用于测定甲状腺吸碘率的 ^{131}I，可制成胶囊形式应用；⑥冻干品，为便于运输，放射免疫试剂、许多放射性显像剂的半成品均做成此种形式。

3.1.2　放射性药物特点

3.1.2.1　具有放射性

放射性药物主要利用其放射性核素发出的粒子或射线达到治疗或诊断的目的，而不像普通药物有目的地调节机体生理功能。

由于放射性药物标记有放射性核素，能不断衰变放出射线，可对人体产生生物效应，故在制备、贮存、应用和运输过程均须严格按照国家制定的放射防护条例的规定执行，注意辐射防护，废气、废液和固体废物要按放射性物质进行妥善处理。

3.1.2.2 具有不恒定性

放射性药物中的放射性核素总是按一定规律进行衰变，这不仅使放射性药物的量随时间而衰减，其内在质量也可能受到影响，因此，放射性药物从生产、制备、质量控制到临床应用都要强调“记录时间”的观念。此外，具有短半衰期放射性核素的放射性药物不能长期贮存，每次使用时均需做衰减校正。

3.1.2.3 引入量少

普通药物的一次用量大多以 g 或 mg 计算，而放射性药物的引入量相对少得多，如 370 MBq(10 mCi) ^{99m}Tc 的质量仅为 1.90 ng，其化学量不足以显示出药理作用，甚至对碘油造影剂过敏者仍然可以使用放射性碘进行诊断和治疗。

3.1.2.4 放射性药物的脱标和辐射自分解效应

放射性药物在贮存过程中，其标记的放射性核素会脱离标记物，致使放射性药物的放射化学纯度改变。另外，放射性核素衰变发出的粒子或射线的物理效应、化学效应、生物效应，直接作用于放射性药物本身，有可能引起化合物结构的改变或生物活性丧失，或导致放射性药物在体内的生物学行为改变。辐射分解通常与其浓度或比活度有关，放射性浓度越大，比活度越高，辐射分解越明显。例如 ^{131}I-邻碘马尿酸(^{131}I-orthoiodohippurate，^{131}I-OIH)溶液在放射性浓度大于 50 MBq/ml 时，随着存放时间的延长放射化学纯度会逐步下降；浓度低于 10 MBq/ml 时，即使存放 1 个月，该药品的放射化学纯度也基本保持不变。

3.1.3 放射性药物使用原则

3.1.3.1 正确使用总原则

正确使用总原则：①在决定是否给患者使用放射性药物进行诊断和治疗时，首先要做出正当性判断，即权衡预期的好处与辐射引起的危害，得出该项检查或治疗是否值得的结论；②医用内照射剂量必须低于国家有关法律的规定；③若有几种同类放射性药物可供诊断检查用，选择所致辐射吸收剂量最小者，对于治疗用放射性药物，选择病灶吸收剂量最大而全身及紧要器官辐射吸收剂量较小者；④诊断检查时，尽量选择先进的测量和显像设备，以便获得更多的信息，提高诊断水平，同时尽可能降低使用的放射性活度；⑤采用必要的保护(如封闭某些器官)和促排措施，以尽可能减少不必要的照射；⑥对恶性疾病患者可以适当放宽限制；⑦对儿童、孕妇、哺乳妇女、育龄妇女应用放射性药物要从严考虑。

3.1.3.2 儿童应用原则

由于儿童对辐射较为敏感，所以在一般情况下，放射性检查不作为首选方法。

儿童所用的放射性活度必须低于成年人。一般根据患儿的年龄、体重或体表面积按成年人剂量折算，可按年龄组粗算用药量，即 1 岁以内用成人量的 20%~30%，1~3 岁用 30%~50%，3~6 岁用 40%~70%，6~15 岁用 60%~90%。

3.1.3.3 妊娠及哺乳期妇女应用原则

原则上妊娠期妇女应禁用放射性药物。育龄妇女需要进行放射性检查时，要将检查安排在妊娠可能性不大的月经开始后的 10 d 内进行，即世界卫生组织提出的“十日法则”。哺乳期妇女慎用放射性药物，必要时可根据放射性药物的有效半衰期，在用药后的 5 ~ 10 个有效半衰期内停止哺乳。

3.1.4 放射性药物被机体摄取的基本原理

放射性药物只有经过一定途径被机体组织器官所摄取，才能通过探测体内放射性的分布情况来对疾病进行诊断，或利用其发射的 β 或 α 射线产生的放射生物学效应来达到治疗疾病的目的。放射性药物被摄取的机制，可以概括为以下几种情况。

3.1.4.1 参与机体的合成与代谢

（1）参与机体的合成　脏器和组织的正常合成功能需要某种元素或化合物，若用该元素的放射性核素，或利用放射性核素标记特定的化合物引入体内，则可进行脏器和组织的体外显像和疾病的治疗。

例如，甲状腺对碘元素有选择性摄取的功能。利用放射性^{131}碘（^{131}I）作为示踪剂，在一定时相内显示甲状腺的影像，可判断甲状腺的形态、大小及甲状腺结节的功能状态。同样原理使用较大剂量的 ^{131}I，利用其发射的 β 射线可进行甲状腺功能亢进及甲状腺癌转移灶的治疗。

（2）标记组织细胞的能源物质　如正电子发射体 ^{11}C 标记的 ^{11}C-脂肪酸软脂酸（^{11}C-palmetic acid，^{11}C-PA）可被心肌摄取利用，用于心肌脂肪酸代谢显像，诊断冠心病，了解心肌存活情况。^{18}F 标记的脱氧葡萄糖（^{18}F-FDG）与天然葡萄糖一样可以作为能源物质被心肌细胞、脑细胞及肿瘤细胞摄取利用，故可用正电子发射计算机断层扫描仪来观察心肌、脑及肿瘤的葡萄糖代谢状况，诊断心血管、神经系统疾病，更重要的是用于肿瘤疾病的诊断。

3.1.4.2 细胞吞噬作用

（1）单核-巨噬细胞吞噬异物的功能　将放射性胶体颗粒或聚合人血清白蛋白等引入体内后，作为机体的异物被单核-巨噬系统的巨噬细胞所吞噬，主要集中于含单核-巨噬细胞丰富的组织，如肝、脾和骨髓等。放射性胶体在这些器官内分布多少，主要随胶体颗粒的大小而异，通常直径小于 20 nm 的颗粒在骨髓中的浓集较多，中等颗粒主要被肝的库普弗细胞吞噬，大颗粒（直径 500 ~ 1 000 nm）主要聚集于脾。常用的放射性胶体有 ^{99m}Tc-植酸钠（^{99m}Tc-sodium phytate，^{99m}Tc-PHY）、^{99m}Tc-硫胶体（^{99m}Tc-sulfur colloid，^{99m}Tc-SC）等。其中^{99m}Tc-植酸钠为水溶性，呈无色透明状，当静脉注入后与血液中的 Ca^{2+} 螯合，才形成不溶性的 ^{99m}Tc-植酸钙（^{99m}Tc-calcium phytate）胶体，被单核-巨噬细胞吞噬。

（2）白细胞的吞噬作用　用放射性核素标记白细胞注入体内后，被标记的白细胞可聚集于脓肿和血栓部位，则可用于深部脓肿和血栓的定位诊断。

3.1.4.3 循环通路

利用放射性核素进入循环通路的过程，可以显示该通路和有关器官的影像。

(1)流经通道　经腰椎穿刺将放射性药物如 ^{99m}Tc-二乙三胺五乙酸(^{99m}Tc-diethylenetriamine pentaacetic acid, ^{99m}Tc-DTPA)注入蛛网膜下隙,不仅可以测得脑脊液(cerebro-spinal fluid,CSF)流动的速度和通畅情况,同时可使蛛网膜下隙、脑池相继显影,若有脑脊液漏存在,可在相应部位出现异常影像。吸入密闭系统中的放射性气体(如 ^{133}Xe 或 ^{81m}Kr 等),或吸入放射性气溶胶(如 ^{99m}Tc-DTPA 气溶胶雾粒)使呼吸道、肺泡显像,可显示放射性气体从气道中清除的动态影像,从而了解呼吸道通畅情况,与肺灌注显像联合应用诊断肺栓塞、慢性阻塞性肺疾病等。

(2)血管灌注　由静脉"弹丸式"快速注入放射性药物后,它将依序通过腔静脉、右心房、右心室、肺血管床、左心房、左心室、升主动脉、主动脉弓而到达降主动脉,用以判断心脏及大血管的畸形等先天性心血管疾病和某些获得性心脏疾病,这种检查方法称为放射性核素心血管显像。当显像剂随血流从动脉向相应脏器血管床灌注时,也可获得该脏器的动脉灌注影像,用于观察某些脏器或组织的血流灌注情况,借以判断血管性病变或对占位性病变进行定性。

(3)微血管暂时性栓塞　颗粒直径大于红细胞(10 μm)的放射性药物,如 ^{99m}Tc-大颗粒聚合人血清白蛋白(^{99m}Tc-macroaggregated albumin, ^{99m}Tc-MAA)等,注入静脉后随血液循环流经肺毛细血管床时,由于这些颗粒直径大于肺毛细血管直径而受阻不能通过,暂时性地阻塞(嵌顿)于部分肺毛细血管床而使肺显影,由此可以观察肺内血流灌注的情况,可用于诊断肺栓塞。

当放射性微球(如 ^{32}P-微球、^{131}I-微球)直径为 15 ~ 100 μm,经选择性动脉插管注入后(如肝动脉),其微球可将相应靶器官远端毛细血管栓塞,一方面阻断动脉血流,另一方面使放射性微球停留在局部,利用放射性核素放出的 β 或 α 射线的放射生物学效应达到治疗肿瘤的目的。

(4)血池分布　将放射性药物引入体内某一空间,可以显示该空间的大小和形态。如 ^{99m}Tc-红细胞(^{99m}Tc-red blood cell, ^{99m}Tc-RBC)或 ^{99m}Tc-人血清白蛋白(^{99m}Tc-human serum albumin, ^{99m}Tc-hSA)静脉注入体内达到平衡后,均匀地分布于血池内,可做心、肝、胎盘及大血管等血池显像,如门控心血池显像了解心脏各种功能、肝血池显像诊断肝血管瘤等。

3.1.4.4 选择性摄取浓集

病变组织对某种放射性药物有选择性摄取浓集作用,静脉注射该药物后,在一定时相内能浓集于病变组织使其显像。例如,某些放射性药物可渗入或结合于梗死的心肌组织中,而不被正常心肌所摄取,利用这一点可进行心肌梗死的定位诊断。

亲肿瘤的放射性药物进入体内后,对恶性肿瘤细胞有较高的亲和力。例如,^{99m}Tc-葡庚糖酸盐(^{99m}Tc-glucoheptonate, ^{99m}Tc-GHA)、^{99m}Tc-葡萄糖酸盐(^{99m}Tc-gluconate, ^{99m}Tc-GLU)和 ^{67}Ga-枸橼酸盐(^{67}Ga-citrate)等可使肺、脑、鼻咽部等处的恶性肿瘤显像,据此可进行恶性肿瘤的定位和定性诊断。

3.1.4.5 选择性排泄

某些脏器对一些引入体内的放射性药物具有选择性排泄功能,这些脏器的特定细胞可选择性摄取某些代谢产物并将其排出体外，这样一方面可显示脏器的形态，另一方面又可观察其分泌、排泄功能和排泄通道。例如，静脉注射经肾小管上皮细胞分泌或肾小球滤过的放射性药物如^{131}I-邻碘马尿酸(^{131}I-orthoiodohippurate，^{131}I-OIH)、^{99m}Tc-DTPA 等后，连续动态显像可以显示肾的形态、功能及尿路通畅情况。使用经肝多角细胞分泌并经胆道排泄的放射性药物，如^{99m}Tc-依替菲宁，中文化学名为^{99m}Tc-N-(2,6-二乙基乙酰苯胺基)亚氨二乙酸［^{99m}Tc-N-(2,6-diethyl phenylcarbamoyl-methyl) iminodiacete，^{99m}Tc-EHIDA］或^{99m}Tc-吡哆醛-5-甲基色氨酸(^{99m}Tc-pyridoxylidine-5-methyl tryptophan，^{99m}Tc-PMT)等，则可显示肝、胆囊及胆道的影像，用以判断肝、胆疾病，以及了解胆道是否通畅、有无扩张及胆汁反流等。此外，分化较好的肝细胞癌，亦具有摄取和分泌这类放射性药物的功能，但瘤体组织无完整的胆道系统，因此不能将放射性药物排泄到正常的胆道系统而呈持续显影。据此用延迟显像的方法可对肝细胞癌进行阳性显像。

3.1.4.6 通透弥散

进入体内的某些放射性药物借助于通透弥散作用聚集于某些脏器、组织使其显像。例如，静脉注射放射性 ^{133}Xe 生理盐水后，流经肺组织的放射性惰性气体 ^{133}Xe 从血液中弥散至肺泡内，可进行肺灌注和肺通气显像。某些放射性药物，如 $^{99m}TcO_4^-$(高锝酸盐)、^{99m}Tc-葡庚糖酸盐(^{99m}Tc-GHA)等可以通过破坏的血-脑屏障弥散至颅内的病变区，用以进行颅内占位性病变的定位诊断。另一些放射性药物，如^{123}I-安菲他明(^{123}I-iodoamphetamine，^{123}I-IMP)、^{99m}Tc-d-1-六甲基丙二胺肟(^{99m}Tc-d-1-hexamethyl propyleneamine oxime，^{99m}Tc-d,1-HMPAO)等为不带电荷、脂溶性的小分子稳定化合物，能扩散通过正常的血-脑屏障，较长久地滞留于脑组织，脑组织对其摄取量与局部脑血流量成正比，可以进行脑灌注显像(cerebral perfusion imaging)。

3.1.4.7 细胞拦截

衰老的和经过热或化学处理后的变性红细胞，可以被脾拦截。用 ^{99m}Tc 标记后，可进行脾显像。

3.1.4.8 化学吸附和离子交换

静脉注射 ^{99m}Tc 标记的各种磷酸盐，如 ^{99m}Tc-亚甲基二膦酸盐(^{99m}Tc-methylenediphosphonate，^{99m}Tc-MDP)后，可使骨骼清晰显像。使用能发射 β 射线的放射性核素标记的磷酸盐，如^{153}Sm-乙二胺四甲撑膦酸(^{153}Sm-ethylene diamine tetramethylene phosphonic acid，^{153}Sm-EDTMP)、^{186}Re-羟基亚乙基二膦酸(^{186}Re-hydroxyethylidene diphosphonate acid，^{186}Re-HEDP)等，由于其可选择性地被骨骼特别是骨转移病灶所摄取，故可用其治疗骨转移癌。

另外，羟基磷灰石晶体除含有丰富的 PO_4^{3-}、Ca^{2+}、OH^-外，还有一些性质类似的阳离子(如 Na^+、K^+、Mg^{2+}、Sr^{2+})和阴离子(如 F^-、Cl^-)等，它们犹如离子交换树脂一样，除与其相接触的血液和组织中相同离子进行交换外，与性质类似者也可进行交换。如 Ba^{2+}、Sr^{2+}等可与 Ca^{2+}交换，$^{18}F^-$ 可与 OH^- 进行交换等，据此可用其进行骨骼显像和心肌梗死阳性显像。

3.1.4.9 特异性结合

如放射免疫显像是以放射性核素标记多克隆抗体(polyclone antibody，PcAb)或单克隆抗体(monoclone antibody,McAb)为显像剂,引入体内后能与相应的抗原(antigen,Ag)产生特异性结合,从而达到特异性阳性显像目的,临床上用于肿瘤的定位和定性诊断等,又称特异性结合显像或导向显像。此外,单克隆抗体作为特异性载体,用发射 β 或 α 射线的放射性核素标记后,以生物导弹的方式自动导向肿瘤组织,并在肿瘤组织内发射射线,利用其产生的电离辐射效应达到治疗目的。这种治疗方法称为放射免疫治疗,特点是特异性强,正常组织损伤小,为内照射治疗开辟了一条新途径。

放射受体显像(radioreceptor imaging,RRI)亦属特异性结合显像,是利用放射性核素标记的能和体内某种受体特异结合的配体为显像剂,用以了解受体的分布、数量(密度)和功能等。放射受体显像的出现标志着核医学进入了分子核医学阶段。

^{131}I-间位碘代苄胍(^{131}I-meta-iodobenzyl guanidine,^{131}I-MIBG)的结构与去甲肾上腺素相似,进入肾上腺素能神经末梢和肾上腺髓质细胞的儿茶酚胺贮存小囊使其显影,从而可用于嗜铬细胞瘤的诊断和治疗。

3.1.5 放射性药物应用的基本考虑

3.1.5.1 选择正确的放射性药物

根据使用目的正确选择放射性药物,且选择的放射性药物应具有适宜的核性质、优良的化学和生物学性质。在放射性药物中,定位性能是须考虑的关键指标,此外,还须考虑放射性药物的药代动力学性能、内照射剂量及与普通药物的相互作用等。

3.1.5.2 内照射剂量限定

放射性药物引入人体后,人体所接受的辐射剂量称为内照射剂量(medical internal radiation dose,MIRD)。在内照射中,受照射剂量最大的器官为紧要器官。在放射性新药临床应用前必须进行内照射剂量计算,医用内照射剂量必须低于国家有关法规的规定。

根据内照射剂量可进行辐射危险度预测,从而进行“代价与效益”评估,确定临床实践的正当性,达到安全有效使用放射性药物的目的。

3.1.5.3 使用放射性药物防护最优化原则

使用放射性药物进行疾病诊断和治疗时,其实践具有正当性,防护应最优化,患者接受剂量应该是符合医学目的的尽量低水平。但在防护最优化中应设置剂量约束值。对某些经常性诊断项目应由专业或审查机构设置适当的剂量约束值(目前常用的诊断用放射性药物已有成熟、可行的约束值,少数治疗用放射性药物也有可用的剂量约束值),临床使用的放射性药物剂量必须在设定的约束值之内。

其他常用防护最优化方法包括:采用必要的保护(如封闭某些器官)和促排措施,以尽可能减少不必要的照射;对小儿、孕妇、哺乳妇女、育龄妇女应用放射性药物要从严考虑等。

3.1.5.4 放射性药物与普通药物的相互作用

某些药物与放射性药物会发生化学反应或药物毒性作用,同时使用可能导致放射性药物的生物学行为发生变化,这称为放射性药物与普通药物的相互作用。某些放射性药物与普通药物的相互作用是有利的，如在心肌灌注显像中，使用双嘧达莫（潘生丁）可替代运动的方法进行心肌负荷显像；但大多数放射性药物与普通药物的相互作用是不利的，它可能引起毒性反应或影响诊疗结果。在使用放射性药物前的24～72 h，一般应停止使用会产生不利的相互作用的药物，少数药物需要停用更长时间。

常见的放射性药物与普通药物的相互作用如下。

（1）$^{99m}TcO_4^-$（高锝酸盐） 含碘、溴药物可减少甲状腺对 $^{99m}TcO_4^-$ 的摄取；过氯酸钾、铝制剂可使异位胃黏膜显像呈假阴性；轻泻药可导致腹部局部放射性药物摄取，使梅克尔憩室显像呈假阳性；磺胺类药物可减少梅克尔憩室摄取。

（2）^{99m}Tc-DTPA（^{99m}Tc-二乙三胺五乙酸） 利尿药、卡托普利（巯甲丙脯酸）可使肾动态显像失真；含铝药物可使肾小球滤过率（glomerular filtration rata，GFR）结果异常；肾毒性药物如氨基糖苷类、磺胺类和环孢素及血管紧张素酶抑制剂等可使GFR结果偏低；阿片类药物、抗胆碱类药物及氯氮革可使胃排空时间延长。

（3）^{99m}Tc-MDP（^{99m}Tc-亚甲基二膦酸盐） 磷苏打、双磷化合物可使骨吸收减少、肾内放射性增多、血本底增高；铁制剂可使血池和肾的放射性增高，放射性蓄积在肌内注射点，肝弥漫性摄取；阿霉素可使心肌弥漫性吸收，肾滞留增加；含铝药物可使骨吸收减少，肝、肾内放射性增多；雌激素、口服避孕药、可的松可使乳房放射性聚集，骨外伤的摄取减少；局部注射含钙、铁的药物可使局部放射性浓聚；硝苯地平（心痛定）、二膦酸盐化合物［如羟基亚乙基膦酸（帕米膦酸二钠，pamidronate）等］可使骨摄取减少。

（4）^{99m}Tc-MIBI（^{99m}Tc-甲氧基异丁基异腈）和 ^{201}Tl（^{201}铊） 阿霉素可使 ^{99m}Tc-MIBI 和 ^{201}Tl 在心肌呈弥漫性摄取，加压素可使心肌显像呈假阳性。

（5）^{99m}Tc-EHIDA（^{99m}Tc-依替菲宁） 吗啡、哌替啶可使胆囊呈假阳性；烟草酸可使肝吸收少而清除极缓；红霉素由于肝毒性，可使肝摄取增加。

（6）^{99m}Tc-PYP（^{99m}Tc-焦磷酸盐） 二膦酸盐化合物（如羟基亚乙基膦酸、帕米膦酸二钠等）可减少梗死心肌摄取，显像呈假阴性；含铝药物可减少梗死心肌摄取，增加肝、脾摄取；阿霉素可使心肌弥漫性摄取；己雌酚、吩噻嗪类、西咪替丁可使乳房摄取。

（7）^{99m}Tc-植酸盐 甲氨蝶呤、亚硝基脲（nitrosourea）可使肝外放射性聚集，雄性激素、制酸剂可使肺内放射性浓聚。

（8）^{99m}Tc-RBC（^{99m}Tc-红细胞） 肝素、洋地黄、亚锡酸铁、地高辛、哌唑嗪、阿霉素、肼屈嗪（肼苯哒嗪）、甲基多巴、硝苯地平、奎尼丁可使体内标记红细胞的标记率减低，心腔影像边缘不清。

（9）^{131}I（^{131}碘） 含碘、溴药物，如碘制剂、卢氏液、维生素制剂、镇咳剂、乙胺碘呋喃、碘造影剂、甲状腺功能亢进治疗药物（如甲硫）、甲丙氨酯（眠尔通）、保泰松、磺胺类药物、皮质类固醇、促肾上腺皮质激素（adrenocorticotrophic hormone，ACTH）、磺脲、过氯酸盐、抗组胺药，可减少甲状腺对 ^{131}I 的摄取。

（10）^{131}I-MIBG（^{131}I-间位碘代苄胍） 利血平、三环类抗抑郁药可使心肌不显影，抗高血压药（拉贝洛尔、利血平、肾上腺素能神经阻滞剂）、抗抑郁药（三环类如马普替林、曲唑酮）、抗精神药物（吩噻嗪类、硫杂蒽类、丁酰苯类）可使嗜铬细胞瘤显像呈假阴性，钙拮抗剂可增加肿瘤对其摄取。

(11)^{67}Ga(^{67}镓) 苯妥英钠可致假阳性,硝酸镓、甲氨蝶呤、顺氯氨铂(platinol)可使软组织肿瘤假阴性。

3.1.5.5 放射性药物的不良反应及其防治

放射性药物的不良反应是指注射了一般皆能耐受而且没有超过一般用量的放射性药物后,出现异常的生理反应。放射性药物的不良反应与放射性本身无关,而是机体对药物中化学物质(包括细菌内毒素)的一种反应。放射性药物不良反应的发生率极低(仅万分之二左右),主要为变态反应、血管迷走神经反应,少数为致热原(pyrogen)反应。

防治措施:注射室和检查室备有急救箱,其中有血压计、听诊器,处理虚脱的各种药物等,备有氧气袋。受检者出现荨麻疹、水肿、瘙痒和胸闷等症状,可用抗过敏药物治疗;致热原反应按常规处理;血压明显降低,出现休克时,成人可立即注射 1 ∶ 1 000 肾上腺素 0.50 ~ 1.00 mg,严重者可用生理盐水稀释 10 倍后静脉注入,吸氧,静脉开放,必要时静脉滴注氢化可的松。

3.1.6 质量控制

对于临床核医学所使用的、需要引入体内的各种放射性药物,为了确保其安全有效性,使用前必须经过严格的质量控制(quality control,QC)。按照放射性药物的分类,药厂生产供应的成品和半成品放射性药物,由药厂在药物的生产过程中进行质量控制,药检部门通过严格的监督来保证。在用药现场,即医院的放射性药房中制备的放射性药物,在给患者用药前进行即时质量控制。

3.1.6.1 质量控制项目

质量控制通常分为物理化学检验和生物学检验两方面。

(1)物理化学检验

1)澄明度及颜色 本项质量控制是指放射性药物的外观检查。对于新鲜制备和经过保存的放射性药物物理外观都很重要,如真溶液中不应含有颗粒状物质。多数静脉给药的体内放射性药物是无色透明液体,但也有很多具有特定的外观,如 ^{99m}Tc-MAA 是乳白色悬浮液体、^{99m}Tc-硫胶体呈半透明状。放射性药物的射线对其本身、对容器内壁的辐射作用,常常使药物性质改变,并体现在外观上发生变化。用 ^{131}I 标记的人血清白蛋白溶液是清澈透明的,略显浅黄色,但是辐射会使玻璃容器和溶液变黑。任何颜色和透明度的偏差都应引起重视。这是因为,这种差异可以改变放射性药物的生物行为。

2)颗粒大小 胶体型放射性药物或悬浮液,必须具有规定的胶体或颗粒大小。例如,用于单核-吞噬细胞系统显像的显像剂 ^{99m}Tc-硫胶体,其胶体颗粒直径应为 80 ~ 500 nm,因批次不同其胶体颗粒直径会有所变化,因而每批制剂都应该监测,可通过电镜或超高倍显微镜检测。用于肺灌注显像的 ^{99m}Tc-MAA,颗粒直径要求在 10 ~ 100 μm 之间,过大(>150 μm)将栓塞于肺小动脉,过小(<1 μm)将为网质内皮细胞吞噬。^{99m}Tc-MAA 检测可用血细胞计数器在普通光学显微镜下进行,也可进行动物组织分布进一步证实。

3)pH 值和离子强度 放射性药物的理想 pH 值应同血液一样,为 7.40,通常可依反应条件的要求在 pH 值 2 ~ 9 范围变动。多数放射性药物在偏酸时稳定,少数偏碱时稳定。pH 值的测定最常采用灵敏度为±0.20 个 pH 值单位的精密 pH 试纸。每一种放射性药品都在说明书上说明了规定的 pH 值,质控时如发现 pH 值超出规定范围,则该放射性药物质量异常,通常会发现其他质控指标也发生了变化。

体内放射性药物还必须具有适当的离子强度,以保证其等渗性和体内稳定性。离子强度可通过在制备过程中加入酸、碱或缓冲液等电解质来调节,溶液中电解质的浓度反映了该放射性药物的离子强度。pH 值和离子强度对胶体类放射性药物的稳定性影响尤其显著,因为电解质可影响胶体颗粒表面所带电荷,引起胶体颗粒的聚集。

4)化学纯度　化学纯度(chemical purity)是描述放射性药物中指定化学成分的含量,与放射性无关。原则上说,放射性药物中的指定化学成分是与放射性核素相结合的载体物质,它的纯度越高越好,除了制备过程中加入的添加剂、酸、碱和缓冲液外,其他非载体的化学成分均可视为化学杂质。化学杂质可在标记制备之前、之后,以及整个过程中的任何时间介入。化学杂质的存在可能引起药物的毒副反应,也可能在放射性核素标记过程中产生不需要的放射性化学杂质,从而干扰放射性药物的使用。通常用比色法可以快速鉴别化学杂质。使用沉淀、萃取、离子交换和蒸馏等化学分离手段,可以除去放射性药物中的化学杂质。

5)放射化学纯度　放射化学纯度(radiochemical purity)定义为,在放射性药物中,指定化学形态的放射性强度占该放射性药物总放射性强度的百分比,简称放化纯度。通常要求>95%。

放射化学纯度反映了放射性药物中放射化学杂质的含量,放化杂质含量愈高,放化纯度愈低。放化杂质直接影响放射性药物的使用,它可以由溶剂效应引起的降解、pH 值和温度的改变、光照、辐射自分解等因素而产生,因此放射性药物的贮存条件对保证其放化纯度非常重要。

化合物保存的稳定性取决于光的照射时间、温度变化和辐射作用。一种化合物在这些条件下暴露的时间越长,被破坏的趋势越大。因此,放射性药品的说明书上均有贮存条件的说明,标示出在何种贮存条件下,放化纯度符合标准的时间,即有效期。超过有效期后使用不能得到质量保证。为了维持放射性药物的稳定性,常加入一些抗坏血酸钠或亚硫酸钠。为了减少制剂的分解,许多制剂都被贮存在冰箱内或阴暗干燥的地方。

在很多 ^{99m}Tc 标记的化合物中游离的 $^{99m}TcO_4^-$ 和水解 ^{99m}Tc 就属于杂质。^{131}I 标记的蛋白质中游离 ^{131}I 的碘化物也属于放射性杂质。放射性杂质的存在会导致组织本底增高和器官浓度降低,从而使成像的质量降低。

由于辐射作用而产生的标记化合物的分解取决于下列因素:放射性物质的比活度、辐射的能量及放射性核素的半衰期。

放化纯是衡量放射性药物质量的最重要指标之一,临床上将其作为常规质控项目。最常采用的放化纯度测定法有纸层析法、聚酰胺薄层层析法、快速硅胶薄层层析法、离子交换色谱法、高效液相色谱法以及纸或凝胶电泳法,对某些特殊理化性质的放射性药物,亦采用过滤法、溶剂萃取法和沉淀法。

6)放射性核素纯度　放射性核素纯度(radionuclide purity)定义为,放射性药物中,指定放射性核素的放射性强度,占该放射性药物总放射性强度的百分比。通常要求>99%。

放射性核素纯度是放射性核素沾染的监测指标。放射性核素的沾染通常是在放射性核素的生产过程中发生,例如,反应堆生产放射性核素时重金属的裂变、加速器生产放射性核素时靶材料中的放射性核素杂质、发生器生产放射性核素时母体核素的漏穿。这些放射性核素杂质均会影响放射性药物的质量,因此,各国药典均对放射性药物所用的医用放射性核素,做出了放射性核素纯度的相应规定。

放射性核素纯度可利用目标核素与杂质核素的半衰期与辐射特性不同来测量。生产厂家使用多道谱仪,鉴别和精确定量测定具有不同辐射特性的核素。临床上可利用杂质核素与医用放射性核素半衰期的不同,通过放射性强度计量仪测定放射性核素杂质。

(2)生物学检验　在体外应用中,对一些放射性配体要求具有与标记前一样的免疫活性或受体结合活性;在体内脏器显像和功能测定中,要求该放射性药物能迅速被靶器官摄取、浓聚;在功能测定的情况下则要求其摄取量、浓聚量和排泄速度能直接反映脏器的功能状态。

放射性药物在应用时还必须进行药物评价,主要从理化、药学和临床 3 个方面对该放射性药物的质量、有效性和安全性进行实验和评价。

放射性药物的生物学检验除上述指标外,还必须进行无菌、无致热原和无毒性 3 个项目的检验。

1)无菌　药物制备过程中,随时有细菌或其他微生物沾染的可能,而体内用的放射性药物必须保证无菌。因此,要随时考虑无菌处理的问题。

放射性药物常用的灭菌方法,与其他药物类似,有高压灭菌法和微孔滤膜过滤法。

ⅰ.高压灭菌法:是将放射性药物放入高压消毒釜,在 121 ℃,2.00 kg/cm^2 的热水蒸气中消毒 15 ~20 min,这种方法只适用于热稳定性很好的放射性药物溶液。

ⅱ.微孔滤膜过滤法:多数放射性药物更常采用微孔滤膜过滤法,所用滤膜是用高分子材料做成的孔径 0.22 ~0.45 μm 的膜片,细菌或其他微生物可被膜片挡住,而药物溶液得以滤过。最常用的微孔过滤器孔大小是 0.45 μm,而对于血清制品或者是怀疑有微生物污染物的制剂的灭菌有必要用更小的 0.22 μm 的微孔膜。由于滤膜过滤法灭菌条件温和,操作简便快速,除适用于热敏性和脂溶性药物溶液外,还大量地用于超短半衰期放射性核素标记药物的制备。在实际工作中,如果放射性药物的体积不大,那么将溶液吸入注射器,将一个微孔过滤片接在注射器前端,通过过滤器将溶液注入一个无菌容器内;如果放射性药物的体积大一些,就要用适合于过滤器的防漏圆柱滤片和可动的活塞。

另外,对特殊的放射性药物,亦可采用 γ 射线辐射消毒法、干热灭菌法和环氧乙烷气体消毒法。作为质控项目之一,经过无菌处理的放射性药物尚须进行无菌检测。

2)无致热原　体内放射性药物必须是无致热原(pyrogen)的。致热原是黏多糖或微生物代谢产生的蛋白(亦称内毒素),可溶并且热稳定。致热原反应表现为发热、寒战、恶心、呕吐、出汗、头痛、关节痛和瞳孔放大等,但罕有致命危险,可在给药后 0.50 ~2 h 发生,10 ~12 h 消退。目前尚无专门方法除去药物中的致热原。致热原可通过制备过程中严格保持无菌来预防。

3)无毒性　像其他药物一样,体内放射性药物在获准用于临床之前,必须评价它的毒性效应以确保用药安全。药物的毒性反应可引起体内组织和生理功能的变化,严重时可致命。但体内放射性药物特别是用于诊断的放射性药物,由于其化学量极小(0.10 ~ 1.00 mg),而且是一次性用药,其化学毒性微乎其微,所以通常先做药典规定的异常毒性试验,不合格时再进行常规的急、慢性毒性试验。放射性药物还有由射线引起的辐射安全性问题,其评价指标称为医用内照射剂量(medical internal radiation dose,MIRD)。MIRD 的大小与用药剂量直接相关,可通过动物实验估算,也可经特别批准后在人体直接测算。MIRD 值必须低于国家有关法规的规定。

3.1.6.2 质量控制的指导原则

(1)锝(^{99m}Tc)标记的放射性药品 生产企业或医疗机构在发货或使用前必须进行性状、pH 值、放射化学纯度和放射性活度测定,凡规定有颗粒大小检查项的必须进行颗粒大小测定,检测方法按相应的质量标准规定进行,且测定结果应符合规定。但是质量标准规定的放射化学纯度测定方法耗时较长,为适应快速质量控制的要求,企业或医疗机构可以采用经过验证的快速测定方法进行测定。快速测定方法必须经过测定本单位配制的 3 批以上样品,每批样品不少于 3 个时间点(即制备后即刻、有效期中间点和有效期末点)的严格验证,其限值不得低于标准中的限值。在日常使用过程中,应定期对该快速测定方法进行再验证(每年至少验证一次),确保其准确有效。此外,其他质量控制项目包括细菌内毒素、无菌和生物分布试验可以边检验边发货或使用。如果上述检验项目有不符合标准规定的结果,应立即停止该批锝(^{99m}Tc)放射性药品的制备、发货或使用,并查找原因。对已用于临床的,应对患者进行跟踪随访,采取必要的预防措施,并向当地药品监督管理部门和卫生行政主管部门报告。如果有足够的数据(连续 6 批以上)说明产品细菌内毒素、无菌和生物分布试验结果均符合规定,则细菌内毒素、无菌和生物分布试验可定期检验。间隔时间应视检验结果规定。

(2)正电子类放射性药品 为保证正电子类放射性药品用药安全有效,应当依据国家药品质量标准对制备的正电子类放射性药品进行质量控制。如果某种正电子类放射性药品尚无国家标准,制备单位应起草该药品的质量标准,并经过中国药品生物制品检定所复核,在确认后方可用于该药品的质量控制。由于正电子类放射性药品半衰期较短,临床使用前不可能对每一批正电子类放射性药品进行全项检验,根据《放射性药品管理办法》和《医疗机构制备正电子类放射性药品管理规定》的相关规定,对回旋加速器制备的正电子类放射性药品进行即时检验和追溯性检验。

即时检验项目包括性状、pH 值、放射化学纯度、放射性活度或浓度测定。其中,对于放射性核素的半衰期大于 20 min 的正电子类放射性药品(如含氟-[^{18}F]的放射性药品),每批药品在使用前,必须进行上述检测;对于放射性核素的半衰期小于或等于 20 min 的正电子类放射性药品(如含碳 [^{11}C]、氮 [^{13}N]、氧 [^{15}O]的放射性药品),对在相同条件下制备的第一个亚批进行质量控制,在制备其他亚批前,至少完成对性状、pH 值、放射化学纯度、放射性活度或浓度的测定。除上述即时性检验项目外,其他项目进行追溯性检验,追溯性检验应对在同一操作规范下制备的成品进行至少连续 6 批样品检验。如结果均符合规定的则可定期进行抽验,但至少 1 个月进行 1 次全检。在即时检验和追溯性检验中,如有一项不符合标准规定的,应立即停止制备和使用。待查明原因,合理解决,并经过3批成品验证符合规定后,方可继续制备。已用于临床的,应对患者进行跟踪随访,采取必要的措施;如发生严重不良事件的按规定向当地药品监督管理部门和卫生行政部门报告。

3.1.6.3 **相应的质量保证措施**

ⅰ.制备和检验放射性药品的生产企业和医疗机构,应具备相适应的环境、仪器和设备。仪器设备应定期校验,确保状态正常,并有仪器设备操作和校验规程、使用记录、维修记录。

ⅱ.制备和检验放射性药品的相关人员,应具备放射性药品有关知识,并经相应培训。质量控制人员应经中国药品生物制品检定所或国家食品药品监督管理局授权的机构有关放射性药品检验知识的培训。

ⅲ.应制定放射性药品制备和检验的标准操作规程,并严格按照操作规程实施各项操作。应有制备和检验记录,记录至少保存1年(正电子类放射性药品制备和检验记录至少保存3年)。

ⅳ.确保制备和检验放射性药品所用有关原料药和物料符合相关规定的品质要求,并制定原料药和物料的订购、贮存和使用管理规定。

ⅴ.定期对用于放射性药品制备的净化间或超净台的洁净性能进行验证,确保其洁净情况符合要求。

ⅵ.对于制备含锝(^{99m}Tc)放射性药品的生产企业,在购进新的钼-锝发生器后,应对从其淋洗得到的高锝(^{99m}Tc)酸钠注射液按标准进行全检[核纯度项可只检验含钼(^{99}Mo)量]。如果同一厂家生产的连续多批(6批以上)钼-锝发生器淋洗得到的高锝(^{99m}Tc)酸钠注射液的细菌内毒素和无菌检验结果均符合规定,则从该厂家生产的钼-锝发生器淋洗所得高锝(^{99m}Tc)酸钠注射液的细菌内毒素和无菌检查可定期进行。但每月至少对高锝(^{99m}Tc)酸钠注射液进行一次全检。在注射用配套药盒批号更换时,应对首批制备的含锝(^{99m}Tc)放射性药品进行验证性全检。

ⅶ.对于制备正电子类放射性药品的生产企业和医疗机构,要保证正电子类放射性药品自动化合成工艺的稳定,对计算机和相关自动化设备应予以控制,不得擅自改变参数。如需改变,必须经授权人员按规定进行,每次修改应予以记录和验证。应定期对操作规程和控制工艺流程的计算机软件进行产品验证,一年至少验证一次。如变更操作规程或计算机软件,应进行重新验证,并对至少连续制备的3批成品进行检验,结果符合质量标准规定时,方可用于正电子类放射性药品的制备。

ⅷ.医疗机构首次制备的正电子类放射性药品用于临床前,须连续制备3批样品经过中国药品生物制品检定所或国家食品药品监督管理局授权的药品检验机构检验,检验结果应符合规定。

3.2 医用放射性核素的来源

医用放射性核素主要有3个来源:核反应堆(nuclear reactor)、加速器(accelerator)和放射性核素发生器(radionuclide generator)。

3.2.1 核反应堆生产的放射性核素

核反应堆是生产医用放射性核素的主要方式,可生产多种放射性核素。表3.1列出了由核反应堆生产的常用放射性核素。

用核反应堆中子流轰击引起核反应制备放射性核素的主要核反应有:(n,γ)反应、(n,p)反应、(n,f)反应、次级核反应和齐拉-却尔曼斯效应(Szilard-Chalmers effect)反冲富集等。也可以从使用过的核燃料裂变产物直接分离生产放射性核素,如 ^{99}Mo 和 ^{131}I。

表3.1 核反应堆生产的常用放射性核素

放射性核素	半衰期	核反应
^{3}H	12.35 年	$^{6}Li(n,\alpha)^{3}H$
^{14}C	5 730 年	$^{14}N(n,p)^{14}C$
^{32}P	14.30 d	$^{32}S(n,p)^{32}P$
^{51}Cr	27.80 d	$^{50}Cr(n,\gamma)^{51}Cr$
^{75}Se	120.40 d	$^{74}Se(n,\gamma)^{75}Se$
^{99}Mo	66.02 h	$^{98}Mo(n,\gamma)^{99}Mo$
^{113}Sn	118 d	$^{112}Sn(n,\gamma)^{113}Sn$
^{125}I	40 d	$^{124}Xe(n,\gamma)^{125}Xe\rightarrow^{125}I$
^{131}I	8.10 d	$^{130}Te(n,\gamma)^{131m}Te\rightarrow^{131}I$
^{153}Sm	46.80 h	$^{152}Sm(n,\gamma)^{153}Sm$

3.2.1.1 (n,γ)反应

这种核反应一般是由热中子(能量范围在0.025 eV)引起的,几乎周期表中所有元素均可发生(n,γ)反应。在(n,γ)反应中,生成核与靶核原子序数相同,一般不能用化学方法将它们分离,因而得到的是有载体放射性核素。

为了获得高比活度放射性核素,可利用高通量反应堆生产。常用的一些医用放射性核素,如 ^{24}Na、^{42}K、^{51}Cr、^{59}Fe、^{75}Se、^{89}Sr、^{99}Mo、^{153}Sm 等,就是通过(n,γ)反应生产的。

3.2.1.2 (n,γ)反应继β衰变

当原子核俘获1个热中子后生成放射性核素中间体,这个中间体可继续发生衰变生成所需的放射性核素,这一过程称为(n,γ)反应继β衰变。

3.2.1.3 (n,p)和(n,α)反应

有些元素的原子核,在反应堆俘获1个快中子(即能量较高的中子)后,放出质子或α粒子,生成的放射性核素与靶元素不同,可用化学方法将它们分离得到无载体放射性核

素。目前核医学上常用的 ^{3}H、^{14}C、^{35}S、^{32}P 和 ^{58}Ce 等就是利用(n,p)和(n,α)反应制备的。

3.2.1.4 (n,f)反应

核燃料在反应堆受中子照射后发生裂变(fission)即(n,f)反应,生成几百种核素,有的核素无放射性。经过复杂的化学处理工艺,可得到核医学上常用的放射性核素,如 ^{90}Sr-^{90}Y、^{99}Mo-^{99m}Tc、^{131}I、^{133}Xe 等。

3.2.1.5 间接核反应

利用反应堆的中子诱导 ^{6}Li 裂变反应,产生能量为 2.73 MeV 的氚核,同较轻元素的原子核作用,生成少数有用的短寿命放射性核素。例如,医学上颇受欢迎的 ^{18}F 可用 $^{6}Li(n,t)^{4}He$ 和 $^{16}O(t,n)^{18}F$ 间接核反应制备。

3.2.1.6 齐拉-却尔曼斯效应反冲富集

一些元素的稳定化合物用热中子照射时,由(n,γ)反应生产的一部分放射性核素,其化学形态与原来靶子不同,它可以用简单的放射化学方法从靶子中分离出去,可得到高比活度的放射性核素。例如, ^{51}Cr 就是用热中子照射纯 K_2CrO_4 晶体,通过 ^{50}Cr (n,γ)反应并采用齐拉-却尔曼斯效应反冲富集得到的。

3.2.2 加速器生产的放射性核素

加速器是利用被加速的带电粒子轰击靶物质引起核反应,主要生产短寿命放射性核素。加速器加速的带电粒子有质子、氘核、氦核、α 粒子等,轰击金属靶后,产生与靶元素不同的放射性核素,再通过化学分离法,可得到高放射性浓度甚至是无载体(载体:与放射性核素化学状态相同的稳定性核素及其标记物)的医用放射性核素(表 3.2)。

表 3.2 加速器生产的放射性核素

放射性核素	半衰期	生成反应	用途
^{11}C	20.39 min	$^{10}B(d,n)^{11}C$, $^{11}B(d,2n)^{11}C$, $^{14}N(p,\alpha)^{11}C$	PET
^{13}N	9.96 min	$^{12}C(d,n)^{13}N$, $^{10}B(\alpha,n)^{13}N$	PET
^{15}O	122 s	$^{14}N(d,n)^{15}O$	PET
^{18}F	109.70 min	$^{18}O(p,n)^{18}F$, $^{16}O(2He,p)^{18}F$	PET
^{67}Ga	78 h	$^{66}Zn(d,n)^{67}Ga$, $^{67}Zn(p,n)^{67}Ga$, $^{68}Zn(p,2n)^{67}Ga$	SPECT
^{111}In	2.80 h	$^{109}Ag(\alpha,2n)^{111}In$, $^{111}Cd(p,n)^{111}In$	SPECT
^{123}I	13.20 h	$^{124}Te(p,2n)^{123}I$, $^{121}Sb(\alpha,2n)^{123}I$	SPECT
^{201}Tl	74 h	$Hg(d,2n)^{201}Pb \rightarrow ^{201}Tl$, $^{203}Tl(p,3n)^{201}Pb \rightarrow ^{201}Tl$	SPECT

这些放射性核素的标记物是非常理想的显像剂,特别适于进行 SPECT 和 PET 显像,

图像清晰，对患者辐射危害小。有些核素为组成生物体的重要元素的同位素，其标记化合物是人体的组成成分，用其作为示踪剂能反映脏器的功能代谢状况。但由加速器生产放射性核素，由于其产量低、成本高，故费用昂贵，目前尚不能广泛应用。

3.2.3 放射性核素发生器生产的放射性核素

3.2.3.1 放射性核素发生器

放射性核素发生器俗称“母牛”，是一种从较长半衰期的母体核素中分离出由母体核素衰变而产生的短寿命子体核素的一种装置。它可以商品化供应，每天通过淋洗发生器，使医院或实验室能够方便地为自己“生产”出理想的医用放射性核素。表3.3是几种常用的发生器生产的放射性核素。

表3.3 发生器生产的放射性核素

母体核素	母体核素半衰期	子体核素	子体核素半衰期	子体核素主要光子能量(keV)	发生器色谱柱填料	发生器色谱柱洗脱液
^{99}Mo	67 h	^{99m}Tc	6.02 h	140	Al_2O_3	0.90% NaCl
^{113}Sn	115 d	^{113m}In	99.50 min	392	ZrO_2	0.05 mol/L HCl
^{68}Ge	271 d	^{68}Ga	68 min	511	Al_2O_3	0.005 mol/L EDTA
^{62}Zn	9.30 h	^{62}Cu	9.70 min	511	Dower 树脂	2 mol/L HCl
^{81}Rb	4.60 h	^{81m}Kr	13 s	190	BioRad AG50	H_2O
^{82}Sr	25.50 d	^{82}Rb	75 s	511	SnO_2	0.90% NaCl
^{87}Y	80 h	^{87m}Sr	2.80 h	388	Dower 树脂	0.15 mol/L $NaHCO_3$
^{132}Tc	78 h	^{132}I	2.28 h	668	Al_2O_3	0.90% NaCl
^{188}W	69.40 d	^{188}Re	16.90 h	155	Al_2O_3	0.90% NaCl

在发生器中，由反应堆生产的较长半衰期的母体核素(parent nuclide)，自身不断衰变并生成较短半衰期的子体核素(daughter nuclide)，即所需的医用放射性核素，如^{99m}Tc，直到达到“衰变-生长”的放射性平衡(图3.1)。发生器中的母体核素和子体核素通常不是同位素，可选择合适的化学分离法，使母体核素留在发生器中，而子体核素被分离出发生器。母体核素不断衰变，子体核素不断产生，分离过程可重复进行，直到母体核素衰变后其放射性活度不足以满足临床需要。

发生器按母体核素与子体核素分离方法的不同，可分为柱色谱发生器、溶剂萃取发生器和升华发生器。目前用得最多的^{99}Mo-^{99m}Tc发生器是柱色谱发生器。

图3.2为一种典型的柱色谱发生器。中心部位是一个底部带烧结玻璃板的玻璃或特种塑料柱，柱中装有既可牢固吸附母体核素，又允许子体核素被适当溶剂分离的柱填料，

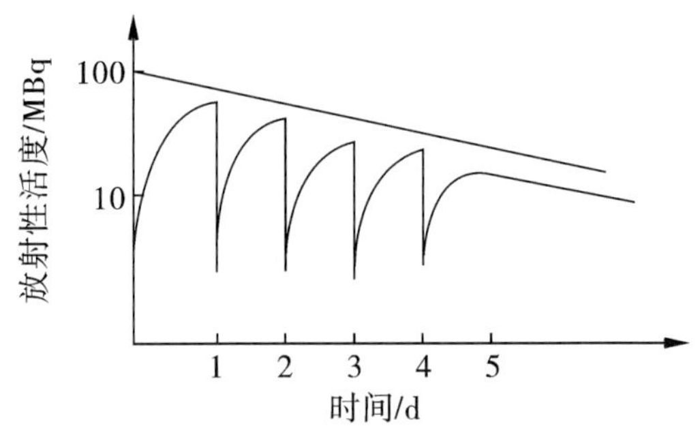

图 3.1 $^{99}Mo-^{99m}Tc$ 发生器内 ^{99}Mo 衰变和 ^{99m}Tc 生长曲线

柱外包被铅屏蔽和塑料外壳，柱子的顶部和底部由软管引接到位于发生器上端的进出口，整个系统由无菌滤器阻隔，以防止染菌。

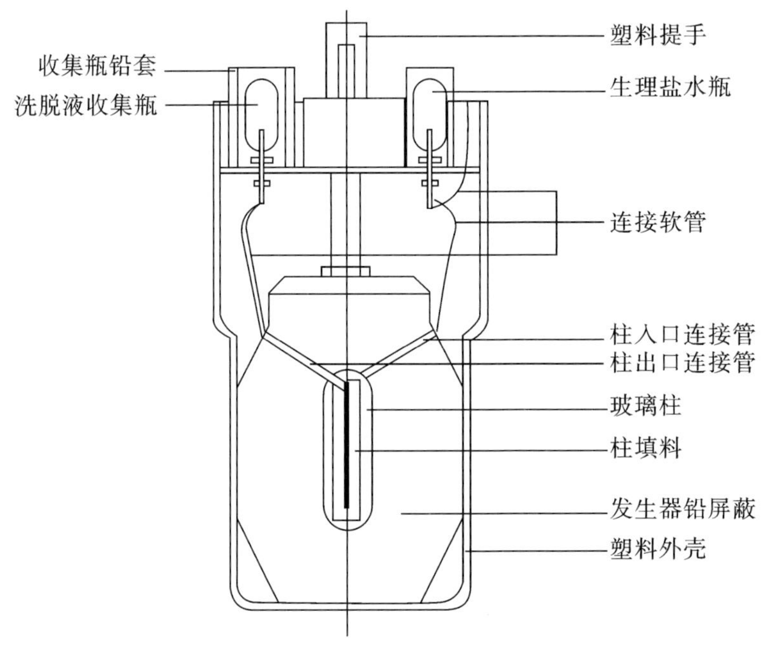

图 3.2 放射性核素发生器

目前用得最多的发生器是 $^{99}Mo-^{99m}Tc$ 发生器，现在国内外 ^{99m}Tc 的用量占全部医用放射性核素用量的 90% 左右。

3.2.3.2 $^{99}Mo-^{99m}Tc$ 发生器

$^{99}Mo-^{99m}Tc$ 发生器分为裂变 $^{99}Mo-^{99m}Tc$ 发生器、色层柱型堆照 $^{99}Mo-^{99m}Tc$ 发生器、萃取型 $^{99}Mo-^{99m}Tc$ 发生器、升华型堆照 $^{99}Mo-^{99m}Tc$ 发生器及凝胶型堆照 $^{99}Mo-^{99m}Tc$ 发生器。目前用于临床的是裂变 $^{99}Mo-^{99m}Tc$ 发生器和凝胶型堆照 $^{99}Mo-^{99m}Tc$ 发生器。

(1)裂变 ^{99}Mo-^{99m}Tc 发生器　在核反应堆中辐照铀靶,^{235}U 裂变生成 ^{99}Mo,利用放射化学分离方法从铀、超铀元素和裂变产物中分离纯化 ^{99}Mo,然后将 ^{99}Mo 吸附于 Al_2O_3 色层柱上,最后用无菌、无致热原的生理盐水洗脱,即可得到高锝酸钠($Na^{99m}TcO_4$)。由于裂变产物 ^{99}Mo 的比活度高[约 3.70×10^8 MBq(1×10^4Ci)/g],因而制成的发生器体积小、活度高,洗脱液中 ^{99m}Tc 的浓度高,便于使用。目前这种发生器在国际上应用最广,但也存在一些缺点,如洗脱液中除 ^{99m}Tc 和少量 ^{99}Mo 外,还可能有未彻底分离干净的其他放射性核素,如裂变产物 ^{131}I、^{103}Ru、^{95}Zr/^{95}Nb、^{89}Sr、^{90}Sr 和其他 α 放射性核素,这些放射性核素多属于高毒性和极毒性组。为达到医学要求,所用分离纯化工艺和设备较为复杂,因此制备这种发生器的成本较高。

1)使用程序　①打开运输包装铁桶,取出发生器和淋洗用试剂瓶。②取一个 10 ml 或 5 ml 生理盐水瓶(开始时选用 10 ml 瓶,当淋洗液放射性浓度下降后,改用 5 ml 瓶),用消毒碘酒和乙醇消毒橡皮塞,取下发生器双针插座保护盖,把准备好的生理盐水瓶插到双针上。③把一个有刻度的真空瓶放入铅防护容器内,用消毒碘酒和乙醇消毒瓶塞,取下发生器的单针插座保护盖,把准备好的真空接收瓶插到针头上。④插上真空瓶,利用负压作用即开始淋洗。可以从生理盐水瓶中观察到淋洗情况,有气泡进入则表示淋洗在进行,如未见气泡产生,可能是真空瓶负压不够,应换新瓶。待气泡不再进入,即淋洗完毕。整个淋洗过程约需 2 min。⑤当淋洗完成后,暂不要把生理盐水瓶取下,以保持针头清洁,待下次淋洗时再更换新的生理盐水瓶。⑥淋洗结束后连同铅防护容器一起取下 ^{99m}Tc 溶液收集瓶。同时为保持输出针头无菌和发生器的 ^{99m}Tc 淋洗效率高,必须再插入一个无刻度真空瓶,待下次淋洗时再用有刻度的真空瓶替换此真空瓶。⑦测 ^{99m}Tc 淋洗液活度,计算 ^{99m}Tc 放射性浓度,准备使用。⑧淋洗过程中应保持无菌操作。在建立 ^{99}Mo-^{99m}Tc 发生器的洗脱条件时,应先绘制洗脱曲线。洗脱曲线描绘了该发生器洗脱液的每一段流分的放射性浓度。绘制方法是:用生理盐水恒速洗脱,每次收集 1.00 ml,共收集 10.00～20.00 ml,测定每毫升洗脱液的放射性强度。图 3.3 给出 2 个 ^{99}Mo-^{99m}Tc 发生器洗脱曲线,曲线 A 的洗脱效果优于 B。

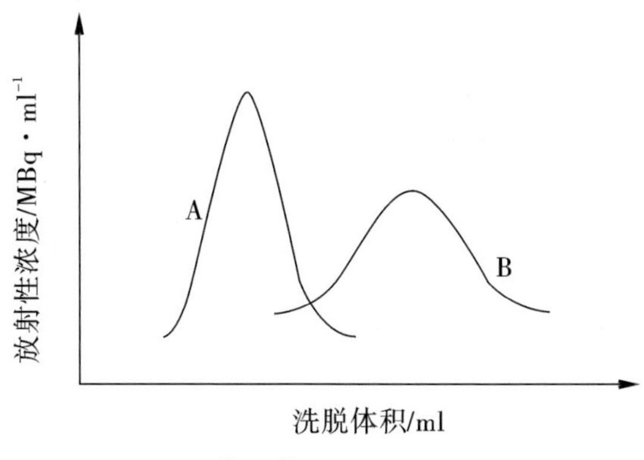

图 3.3　^{99}Mo-^{99m}Tc 发生器洗脱曲线

2)注意事项　除严格按上述步骤操作外,还需注意如下几点:①严格无菌操作;②保持淋洗管道系统的密闭性和畅通；③淋洗结束后必须保留原洗脱液瓶不动，换新的真空瓶，以保证抽干色层柱，下一次洗脱效率才能高，若未按常规进行或新放上的真空瓶真空度很差，不能将色层柱内残液抽入瓶中，则将使下次洗脱效率明显降低，所以必须抽干后再用；④每一批淋洗液开始使用前皆应检测 pH 值，pH 值在 6 ~ 7 范围内的淋洗液一般可以保证洗脱液的 pH 值符合标准规定（4 ~ 7），pH 值过低或过高不仅不宜注射，还将影响 ^{99m}Tc 的标记率；⑤首次洗脱液需按规定进行质检（如 ^{99}Mo 及 Al^{3+} 含量、放化纯度、pH 值等），合格后方可使用；⑥淋洗的时间间隔不要超过 48 h，最好不超过 24 h，每天淋洗两次更好，这样，不仅可保持洗脱液的新鲜，而且也提高了发生器的利用率。不新鲜的洗脱液内有较多的子体 ^{99}Tc，也将明显影响 ^{99m}Tc 的标记率。

（2）凝胶型堆照 ^{99m}Tc 发生器　凝胶型堆照 ^{99m}Tc 发生器是一种新型堆照 ^{99m}Tc 发生器。将堆照后的 MoO_3 用化学方法制备成疏松多孔的钼酸锆酰（$ZrOMoO_4$）凝胶，其颗粒为 60 ~ 180 目。钼酸锆酰难溶于中性和微酸性溶液中，当 ^{99}Mo 衰变生成 ^{99m}Tc 后，用生理盐水洗脱高锝酸钠（$^{99}MoO_4^{2-} \rightarrow {}^{99m}TcO_4^-$），$^{99}Mo$ 仍留在固定相中，从而达到分离 ^{99}Mo 和 ^{99m}Tc 的目的。每克 $ZrOMoO_4$ 中 ^{99}Mo 含量可达 300 mg 以上，一个发生器通常用 6 g $ZrOMoO_4$ 即含有约 2 g ^{99}Mo，因此，如果堆照 ^{99}Mo 的比活度大于 37 GBq（1 Ci）/g ^{99}Mo，则制备用于临床的小体积、高活度的凝胶型 ^{99m}Tc 发生器就很容易了。制备凝胶型 ^{99m}Tc 发生器的关键在于钼酸锆酰凝胶必须是无定形的，要疏松多孔，以便 $^{99m}TcO_4^-$ 能顺利地从固定相中转移到洗脱液中，使 ^{99m}Tc 的洗脱效率高并且稳定。我国现在已能生产这种发生器，药典名为钼胶体锝（^{99m}Tc）发生器。与裂变产物 ^{99}Mo-^{99m}Tc 发生器约各占一半市场。

与裂变 ^{99m}Tc 发生器比较凝胶型堆照 ^{99m}Tc 发生器在淋洗过程中要特别注意以下几点。

ⅰ. 如上所述，由于凝胶型 ^{99m}Tc 发生器的制备原理与裂变 ^{99m}Tc 发生器的无机交换剂表面吸附不同，^{99m}Tc 的分离是一个从凝胶颗粒内部转移到液相的过程，因此凝胶必须经常浸泡在液相中，不能干涸。操作中一定要先把生理盐水瓶插在引入针头上，然后再将负压瓶插入输出针头上，淋洗完毕，一定要拔出负压瓶，保留生理盐水瓶，否则发生器的凝胶柱会被吸干，影响下次使用。如果凝胶柱干了，洗脱效率会明显减低。此时，应换一个新的生理盐水瓶插在引入针头上，然后取一个新的负压瓶插在输出针头上，待把发生器柱内的气泡排出，负压瓶内出现约 2 ml 生理盐水时，将负压瓶拔出，换上一个新的生理盐水瓶，并保持过夜，次日可恢复正常操作。

ⅱ. 凝胶型 ^{99m}Tc 发生器的洗脱曲线比较宽，起峰点在 1 ml 左右处，峰顶在 4 ~ 6 ml 处，落峰点在 20 ml 左右处。洗脱效率约为 80%。若连续淋洗两次（每次 10 ml），则总的洗脱效率可提高到 95% 左右。4 ~ 7 ml 段 ^{99m}Tc 的放射性浓度最高。分段收集必须技术熟练、快速、准确，否则难以达到单取高峰值的目的。有时随着时间延长，峰值稍有后移，故需根据需要和洗脱曲线实际情况决定如何洗脱。

ⅲ. 洗脱效率常随时间而降低。如有人报道，第 1 周为 95% 左右，第 2 周则下降至 75% 左右。

ⅳ. 由于凝胶型 ^{99m}Tc 发生器的制备需时稍长，若遇运输延误，到货时发生器内 ^{99}Tc 含量已积累很多。同时由于凝胶柱内一直充满液体，存留时间的延长使水的辐解产物也有明显增加。质检表明，其中 ^{99}Mo 含量也常见明显增高。因此到货后最好用50 ml（甚至更多）生理盐水进行彻底淋洗，实验表明，这一措施多能保证第 2 天洗脱液的质量达到要求。

3.3 放射性药物的标记方法

3.3.1 标记方法的分类

3.3.1.1 化学合成法

这是制备放射性化合物最经典、最基本的方法之一，其原理与普通化学合成法类似，只是使用了含有放射性核素的合成原料。化学合成法又分为逐步合成法（以最简单的放射性化合物按预定合成路线一步步合成复杂的有机标记化合物）、加成法（通过加成反应将不饱和有机分子制备成标记化合物）、取代法（有机分子中的原子或原子基团被放射性核素或其基团所置换）和间接标记法（见双功能螯合剂法）。

3.3.1.2 同位素交换法

同位素交换法是标记分子中的一个或多个原子，被具有不同质量数的同种原子的放射性同位素所置换的标记方法。由于标记上的放射性核素与被标记物分子上被置换的非放射性原子是同位素，因此除了有同位素效应外，它们的理化和生物性质是相同的。同位素交换反应为可逆反应，可通过调节反应条件（温度、pH 值等）和加入催化剂控制反应的进行。碘标记物和氚标记物最常用此法制备。

3.3.1.3 非同位素介入法

放射性核素以形成共价键或配位键的形式结合到标记分子中，被标记分子不含有标记的放射性核素的同位素，这种标记法称为非同位素介入法。由于引入了外来的放射性核素，被标记物的理化和生物性质与其标记物有所不同。

所有的 ^{99m}Tc 标记化合物，各种放射性核素标记的多肽、抗体蛋白、血细胞、激素等，其标记方法都属此类。

3.3.1.4 双功能螯合剂法

双功能螯合剂法是一种间接标记法，在这种标记法中，先把某种双功能螯合剂，如二乙三胺五乙酸（diethylenetriamine pentaacetic acid，DTPA）、乙二胺四乙酸（ethylene diaminete traacetic acid，EDTA）结合到被标记物分子上，再将放射性核素标记到此螯合剂上，由此形成稳定的“放射性核素-螯合剂-被标记化合物”的复合物。由于螯合剂的存在，标记的多肽或抗体蛋白分子有可能出现理化和生物性质的改变，在临床应用前应予注意。

使用诸如 DTPA、EDTA 这样的双功能螯合剂，已在标记多肽、抗体蛋白上获得成功。临床上使用的 ^{111}In-DTPA-D-Phe1-octreotide、^{99m}Tc-DTPA-抗体，就是用此法制备的。

3.3.1.5 **生物合成法**

生物合成法是利用动植物或微生物的代谢过程或生物酶的活性作用，将放射性核素引入到被标记分子上的方法。对于生物大分子和结构复杂的难以通过化学反应途径进行标记的物质，以及为获得那些在生化过程中有重要意义的标记化合物，生物合成法是一种很有用的方法。生物合成法分为全生物合成法和酶促合成法。前者是利用完整的生物体或其某一个器官的生物代谢过程来进行标记，后者是利用生物组织中某种特定的酶，促进放射性核素与被标记物分子的反应，生成所需的标记物。

3.3.1.6 **其　他**

除了上述标记方法外，还有热原子反冲标记法、加速离子标记法和辐射合成法等。这几种方法一般产率不高，产物组分复杂，且要求具备一些特殊设备和条件，因此实际应用不多。

3.3.2 放射性药物标记制备中要考虑的重要因素

3.3.2.1 **选择有效的标记方法**

高标记产率是标记制备放射性药物的基本要求。标记率愈高，说明选择的标记方法愈有效。选择标记方法时还需要综合考虑多种因素，如标记过程不能对标记物有损伤，花费要尽量少，产物的纯度尽量高等。

3.3.2.2 **标记产物的化学稳定性**

标记产物的稳定性与放射性核素和被标记物之间键合的形式密切相关。通常共价键合的标记化合物在各种理化条件下相对稳定。

3.3.2.3 **失活或变性问题**

标记物的结构或生物性质可能在标记过程中，受理化条件的影响而发生改变，例如，蛋白可在加热、强酸或强碱、超量的射线照射等条件下失去活性。

3.3.2.4 **同位素效应**

由同位素质量不同而引起的理化和生物性质的改变称为同位素效应（isotope effects）。原子量大的同位素之间的同位素效应微乎其微，但氚标记物是个例外，已发现当化合物中的 ^{1}H 原子被 ^{3}H 原子取代后，^{3}H 化合物的性质明显地不同于 ^{1}H 化合物。

3.3.2.5 **无载体或无载体加入状态**

放射性药物的稳定同位素化学态部分，称为载体（carrier）。放射性药物在无载体（carrier-free，CF）或无载体加入（no-carrier-added，NCA）状态时，有吸附于容器壁上的倾向。在放射性药物制备过程中，常通过加入载体达到抗容器壁吸附的作用。由于 CF 标记化合物的摩尔浓度非常低（< nmol/L 量级），其化学行为很难被研究清楚。标记制备时亦要注意 CF 或 NCA 状态的低浓度示踪剂对标记率的影响。

3.3.2.6 **贮存条件**

许多放射性药物对温度和光照敏感，在较高温度和较强光照下，可引起分解，应在标记制备中予以注意。容器壁对无载体放射性药物的吸附损失,可用硅胶处理容器来解决。

3.3.2.7 比放射性或放射性浓度

实际应用中,常常需要高比放射性或高放射性浓度的放射性药物,但这又常会引起放射性药物的辐射自分解。

3.3.2.8 辐射自分解

辐射自分解(autoradiolysis)是指标记化合物自身被其所带放射性核素发出的射线分解的现象。放射性药物的比放射性愈高,愈易引起辐射自分解。辐射对溶剂作用也有可能产生游离基,游离基能破坏标记物的共价键,这种现象称为间接辐射自分解。放射性核素的半衰期愈长,辐射能量愈高,也愈容易引起辐射自分解。辐射自分解作用产生放射性杂质,影响放射性药物的质量。

3.3.2.9 放射性药物有效期

放射性药物在有效期内是安全有效的,有效期受辐射自分解作用、放射性核素的物理半衰期、溶剂、添加剂及被标记分子的性质等因素影响。一般将有效期定在3倍物理半衰期,^{99m}Tc 标记物的有效期多在0.50～18.00 h。

3.4 常用诊断放射性药物

理想的体内诊断用放射性药物,应该具有如下特征:①标记制备简便快速;②适当的有效半衰期(Te),Te 由核素的物理半衰期(Tp)和药物在体内的生物半衰期(Tb)共同决定,其计算公式为:$1/T\mathrm{e}=1/T\mathrm{p}+1/T\mathrm{b}$;③发射单一的 γ 射线,γ 射线穿透力强、电离能力弱,α 和 β 粒子电离能力强,对人体组织有电离辐射损伤,因此发射单一 γ 射线的放射性核素是显像剂的理想核素;④合适的射线能量,通常在 30～300 keV,用于 SPECT 显像时最好为 100～200 keV;⑤足够高的靶/非靶(T/NT)比值。

目前用于临床的诊断用放射性药物主要有以下几类:①^{99m}Tc 标记放射性药物;②碘标记放射性药物;③正电子放射性药物;④其他。

3.4.1 ^{99m}Tc 标记放射性药物

3.4.1.1 概　述

^{99m}Tc 是近乎理想的诊断用放射性核素,是临床应用最广的放射性核素,其用量占放射性核素总用量的80%～90%。^{99m}Tc 的理化特性如下。

(1)^{99m}Tc 的核物理特性　^{99m}Tc 的衰变方式是 γ 衰变,发射纯 γ 射线,γ 射线的能量是 140.40 keV(96%)、142.70 keV(少量)和 2.10 keV(少量)。^{99m}Tc 衰变后为 ^{99}Tc,基态的 ^{99}Tc 其半衰期为 2.13×10^5 年,经 β^- 衰变转变为 ^{99}Ru,极少部分直接衰变到基态 ^{99}Ru。^{99m}Tc 的半衰期为6.02 h。

(2)^{99m}Tc 的化学特性　Tc 是周期表中 ⅦB 族元素,外层具有 7 个电子,都很容易失去,形成的 TcO_4^- 在溶液中最稳定,而 Tc 的+3、+4、+5 价还原态,由于具有未充满的电子轨道,可以被其他化学基团(含 N、O、S、P、As)的电子所填充,因此容易形成各种络合物和螯合物,成为具有特异性的放射性药物。

1)Ⅶ价锝化学　从 ^{99}Mo-^{99m}Tc 发生器用生理盐水淋洗得到的 ^{99m}Tc,其化学形态是高锝酸钠(Na^{99m}TcO$_4$),为+7 价,写作 ^{99m}Tc(Ⅶ)。在各种价态的 Tc 化合物水溶液中,它最稳定。高锝酸根本身不与络合配体或其他生物医学上有用的分子结合,因此必须先将高锝酸根还原,然后才能把低价态的 Tc 结合到各种有用的配体上。高锝酸根可被许多普通的还原剂还原,但只有在高酸度介质或有络合剂存在时,才能保持溶解状态,否则容易生成不溶性的氧化物 TcO_2。各种还原剂中用得最多的是亚锡离子(Sn^{2+}),还原反应一般都在有配体的条件下进行,以稳定低价态的锝。

2)Ⅴ价锝化学　^{99m}Tc(Ⅶ)在适当的配体存在时可被过量的氯化亚锡($Sn^{2+}Cl_2$)还原为+5 价,写作 ^{99m}Tc(Ⅴ)。$^{99m}TcO_4^-$ 是研究Ⅴ价锝化学常用的起始物。如采用过量的 $SnCl_2$ 作为还原剂,在适当的配体存在时,Tc(Ⅶ)被还原为 Tc(Ⅴ)。这种还原一般认为是氧原子[O]反应的结果。反应式为:

$$\text{Tc(Ⅶ)} + 2H^+ + 2e^- \rightarrow \text{Tc(Ⅴ)} + H_2O \quad (3\text{-}1)$$

$$\text{Tc(Ⅶ)} + E \rightarrow \text{Tc(Ⅴ)} + EO \quad (3\text{-}2)$$

反应式(3-1)是氧原子结合成水,而(3-2)式是氧原子被还原剂氧化,此处 E 是还原剂,可以是 Sn(Ⅱ)或者磷及砷。还原的Ⅴ价锝络合物具有 1 个或 2 个氧基,如 $^{99m}TcO^{3+}$ 过渡性的 $^{99m}TcO^{2+}$、$^{99m}TcO^{4+}$ 和 $^{99m}TcO^{6+}$。对称和不对称的双齿和四齿的螯合剂,可稳定 5 价锝氧基。而 O_2、N_2、S、As、P 具有共用电子对,即配体功能。

5 价锝中心氧代基团(O=O)的数目对于中和 Tc(Ⅴ)高电荷极为重要。如果附属二巯基配体向 Tc(Ⅴ)中心提供足够的负电荷,只需一个氧代基团;如果是中心的附属吡啶配体,则需要 2 个氧代基团。

氧的共价络合物可用葡萄糖酸盐、枸橼酸盐制备。利用 Tc(Ⅴ)的葡萄糖酸盐可合成 Tc(Ⅴ)-巯基络合物,还可制备 N-供体配位络合物,如吡啶和乙二胺等。

用 ^{99m}Tc(Ⅴ)合成的放射性药物主要有:脑灌注显像剂 ^{99m}Tc-双半胱乙酯(^{99m}Tc-ECD)、^{99m}Tc-六甲基丙二胺肟(^{99m}Tc-HMPAO);肾功能显像剂 ^{99m}Tc-巯基乙酰基三甘氨酸(^{99m}Tc-mercaptoacetyltriglycine,^{99m}Tc-MAG$_3$);肿瘤显像剂 ^{99m}Tc-(Ⅴ)-二巯基丁二酸[^{99m}Tc-(Ⅴ)-dimercaptosuccinic acid、^{99m}Tc-(Ⅴ)-DMSA 或 ^{99m}Tc-DMSA]等。

3)Ⅳ价锝化学　由 Tc(Ⅳ)合成的药物是临床应用中最普遍的放射性药物。$^{99m}TcO_4^-$ 与卤酸作用,可得到$[TcOX_4]^-$卤原子配体,若 TcO_4^- 与热 HX 反应可制得$[TcX_6]^{2-}$。而$[TcOX_4]^-$和$[TcX_6]^{2-}$是制备其他 Tc(Ⅳ)化合物的原料。TcO_4^- 被亚锡离子还原为 Tc(Ⅴ),然后在 pH 值=7 的柠檬酸盐缓冲液中,慢慢还原为 Tc(Ⅳ)。在 HCl 中,Tc(Ⅶ)被亚锡离子还原为 Tc(Ⅳ)。若有适当配体存在,则形成 Tc(Ⅳ)络合物。在水溶液没有适宜的配体存在时,则生成不溶解的 $TcO_2 \cdot H_2O$。常用的 ^{99m}Tc(Ⅳ)放射性药物主要有:^{99m}Tc-植酸钠、^{99m}Tc-二乙三胺五乙酸(^{99m}Tc-DTPA)和 ^{99m}Tc-亚甲基二膦酸盐(^{99m}Tc-MDP)等。

4)Tc(Ⅲ)和 Tc(Ⅰ)化学 TcO_4^- 用不同还原剂还原时,由于其氧化-还原电势不同,可得到不同氧化态的 Tc。用硫代硫酸钠还原,通常得到 Tc(Ⅰ)。当溶液存在不同配体时,可得到不同氧化态的 Tc 标记物。如:

$$TcO_4 + Na_2S_2O_3 + HaCaL \rightarrow [Tc(acac)_3] \tag{3-3}$$

$$TcO_4 + Na_2S_2O_3 + CNR \rightarrow [Tc(CNR)_6]^+ \tag{3-4}$$

(3-3)式 Tc 为+3 价,(3-4)式 Tc 为+1 价。具有 O_2、N_2 供体的氨基多羧酸盐配体,可明显地稳定 Tc(Ⅲ)。这种行为导致了用 DTPA-蛋白质连结体进行 Tc 标记。Tc 和异腈构成的+1 价络离子,在心肌摄取方面显示了良好的性能。下式是用硫脲(tn)制备异腈类络合物的一般反应式:

$$Tc^{3+}(tn) + \text{过量异腈} \rightarrow [Tc(CNR)_6]$$

临床上常用的 Tc(Ⅲ)放射性药物主要有:^{99m}Tc-三环己二酮二肟-甲基硼(^{99m}Tc-CDO-MEB)、^{99m}Tc-特丁基异腈(^{99m}Tc-TBI)和 ^{99m}Tc-甲氧基异丁基异腈(^{99m}Tc-MIBI)等。

3.4.1.2 ^{99m}Tc 标记化合物的标记方法

用 ^{99m}Tc 标记化合物有直接标记法和间接标记(配体交换标记)法两种。

(1)直接标记法 ^{99m}Tc 直接标记化合物的反应通式为:

$$^{99m}TcO_4^- + \text{还原剂/配体} \xrightarrow{\text{一定的 pH 值或加热}} \begin{matrix} ^{99m}Tc(V) \\ ^{99m}Tc(IV) \\ ^{99m}Tc(III) \end{matrix} \ \text{络合物或聚合物} \xrightarrow{H_2O} \text{被还原或水解的 } ^{99m}Tc \tag{3-5}$$

由上述通式可知,影响制备的主要因素是 ^{99m}Tc 溶液的纯度、配体量、Sn^{2+} 量、pH 值和温度等。

首先 $^{99m}TcO_4^-$ 溶液应是淋洗后不超过 24 h 的新鲜溶液,其放射性浓度不能过高或过低,生理盐水也应不含制菌剂。

常用亚锡离子作为还原剂,Sn^{2+} 还原能力强,本身易被氧化成 Sn^{4+},一般用适当过量的 Sn^{2+},且将 Sn^{2+} 保存在充氮排氧的密封青霉素瓶中。

配体的量应选择得比较适宜。应能完全抑制 ^{99m}Tc 的水解,提高 ^{99m}Tc 的标记率,并应在毒性数据上有足够的安全性。

在 ^{99m}Tc 标记化合物制备过程中,除严格控制上述原料配比外,还应仔细选择反应条件。标记时 pH 值十分重要。pH 值的改变明显影响产物的放射化学纯度,甚至化学状态。制备每种 ^{99m}Tc 标记化合物均要求一定的 pH 值,多数在弱酸介质中进行。为减少反应体系 pH 值的变动,还采用缓冲液系统。

此外,反应体积要适当。还原剂先与配体混合,然后加入 $^{99m}TcO_4^-$ 洗脱液。有些制备过程要求加热,必须在水浴或恒温箱内进行。当达到反应温度后,才将 $^{99m}TcO_4^-$ 洗脱液加入反应瓶中。只有严格控制反应条件,方可获得最佳的放射化学纯度和重复性。

(2)间接标记法 间接标记法是先用 $^{99m}TcO_4^-$ 标记一个络合能力较弱的配体,然后反应物再与待标记的络合能力较强的配体反应,后者可取代前一配体,而与 ^{99m}Tc 络合成所

需要的 ^{99m}Tc 标记化合物。优点是可合成具有确定价态的标记化合物，并可在较高 pH 值条件下进行反应。这对标记蛋白质和具有生物活性的物质尤为重要。配体与 Tc(Ⅳ)的络合能力与配体结构和标记条件有关。

对不同原子的配体，其络合能力是 S>N>O>X(卤素原子)。因此络合物的稳定性是含 S 络合物>含 N 络合物>含 O 络合物>简单卤离子形成的络合物。同一原子的配体是多齿配体络合能力>二齿配体>单齿配体。^{99m}Tc 与配体的络合能力还随配体浓度和酸度等条件的不同而改变。

常用卤原子配体，如 $[^{99m}TcOX_4]^-$、$[^{99m}TcX_6]^{2-}$和含氧配体(如枸橼酸、葡萄糖酸)等，以及含氮配体(如 EDTA、DTPA 等)作为配体交换反应的中间体制备与 ^{99m}Tc 络合能力更强的配体络合物。例如，脑显像剂 ^{99m}Tc-ECD 就是采用配体交换法合成的。先用 ^{99m}Tc 在氯化亚锡还原下标记葡庚糖，因为 ECD 是含有 N、S 的配体，它与 ^{99m}Tc 的络合能力要比葡庚糖强。用 ECD 与 ^{99m}Tc-葡庚糖进行配体交换反应，便可获得 ^{99m}Tc-ECD。

为了方便使用，保证质量，现已研制了大量的商品化标记药盒供临床使用。^{99m}Tc 的标记药盒主要由还原剂、络合剂、赋形剂等组成。一般是由专门药厂根据最佳配方，在无菌条件下配成溶液，经微孔漏斗过滤，分装到小瓶，放入冷冻干燥机内冻干，充氮封装。每批产品要抽样进行质检，合格后才能发货。在 2～8 ℃暗处保存。使用时，一般只需将从发生器新鲜淋洗得到的 $^{99m}TcO_4^-$ 注入冻干品瓶中，放置数分后或加热等简单的操作即可得到符合临床需要的放射性药物。

3.4.1.3 临床常用 ^{99m}Tc 标记的药物

(1)神经系统显像

1)^{99m}Tc-d-1-六甲基丙二胺肟(^{99m}Tc-d-1-hexamethyl propyleneamine oxime，^{99m}Tc-d，1-HMPAO) ^{99m}Tc 与丙烯胺肟的 4 个 N 原子以配位键结合，整个络和分子呈中性零价态。

^{99m}Tc-HMPAO 注射液用作脑血流灌注显像剂，它可穿透血-脑屏障并通过自毁机制停留于脑中，用于诊断脑肿瘤、短暂性脑缺血发作(transient ischemic attack，TIA)、癫痫、痴呆和中风等，也可作标记白细胞的试剂，制备 ^{99m}Tc-HMPAO-WBC，用于体内炎症和感染的定位显像。

配套药盒：HMPAO 冻干品，含 dl-HMPAO 0.50 mg，$SnCl_2 \cdot 2H_2O$ 0.01 mg，NaCl 14.50 mg。临用前，在无菌操作条件下，10 ml 针筒内含 5 ml $^{99m}TcO_4^-$ 淋洗液(必须是新鲜的淋洗液，即间隔淋洗 24 h 内，淋洗后 2 h 内)，使用比活度为 1 110 MBq/5 ml(30 mCi/5 ml)经橡皮塞注入瓶内，注入后吸去 5 ml 气体，取出针筒，振摇 10 s，即得 ^{99m}Tc-HMPAO 注射液，pH 值 7～8，制备完成后必须在 30 min 内使用。一般注射用量为 10～20 mCi。

^{99m}Tc-HMPAO 的标记率或放化纯度测定方法见表 3.4。从Ⅰ系统可测出水溶性成分和胶体 $^{99m}TcO_2$的百分比(A%+C%)；Ⅱ系统可测出$^{99m}TcO_4^-$ 的百分比 B%；Ⅲ系统可测出胶体 $^{99m}TcO_2$的百分比(C%)。脂溶性成分的百分比为 100 -(A%+B%+C%)，脂溶性成分的百分比大于 80%，注射液 pH 值 9.00～9.80 为合格。

2)^{99m}Tc-双半胱乙酯(^{99m}Tc-ethylcysteinate dimer，^{99m}Tc-ECD) 属 N_2S_2化合物，^{99m}Tc 与 N_2S_2原子形成配位键，整个分子呈电中性。

表 3.4 注射液中各组分在 3 个层析系统中的 Rf* 值

编号	层析系统		^{99m}Tc-HMPAO			
	固定相	移动相	脂溶性	水溶性	$^{99m}TcO_4^-$	$^{99m}TcO_2$
Ⅰ	ITLC-SG	MEK	0.80～1.00	0～0.10	0.80～1.00	0～0.10
Ⅱ	ITLC-SG	0.90% NaCl	0～0.10	0～0.10	0.80～1.00	0～0.10
Ⅲ	Whatman No.1	50% CH_3CN	0.80～1.00	0.80～1.00	0.80～1.00	0～0.10

* Rf value 写作 Rf 值(比较值)，主要是纸上层析法的用词，源自流速(rate of flow)

^{99m}Tc-ECD 是继 ^{99m}Tc-HMPAO 之后发展起来的另一种脑血流灌注显像剂，亦可透过血-脑屏障，因一个乙酯基团的水解而停留于脑中，临床作用与 ^{99m}Tc-HMPAO 类似。

配套药盒：ECD 药盒冻干品由 A 瓶和 B 瓶组成。A 瓶含 ECD 1 mg，葡庚糖酸钠 5 mg，尿素 10 mg；B 瓶含 $SnCl_2 \cdot 2H_2O$ 60 μg，尿素 10 mg。临用前，先取所需量 $^{99m}TcO_4^-$ 淋洗液注入 A 瓶，另取 1 mg 生理盐水注入 B 瓶，吸出全部溶液再注入已溶解的 A 瓶中，混匀，放置 10 min，即得 ^{99m}Tc-ECD 注射液(pH 值 5～7)。成人一次用量 370～740 MBq(10～20 mCi)。注意：不同厂家生产的药盒，标记方法略有不同，详见药盒说明书。^{99m}Tc-ECD 注射液的有效期为室温下 8 h。

^{99m}Tc-ECD 注射液的标记率或放化纯度测定，可以用 ITLC-SG 板作固定相，乙酸乙酯作展开剂。在这一系统中，^{99m}Tc-ECD 的 Rf 值为 1.00，其他放射性成分保留于层析板的原点。^{99m}Tc-ECD 注射液中，有效成分 ^{99m}Tc-ECD 的放射化学纯度要求大于 90%，pH 值为 7～8。

(2)骨显像

1)^{99m}Tc-焦磷酸钠(^{99m}Tc-pyrophosphate，^{99m}Tc-PYP)　^{99m}Tc-PYP 分子中含有—P—O—P—的基本结构，静脉注射后，可被骨中的羟基磷灰石晶体吸附或被未成熟骨胶原结合，沉积在骨骼内，特异性地显示骨骼影像。^{99m}Tc-PYP 除可用作骨显像剂外，尚可用作体内标记血池显像剂。

配套药盒：焦磷酸冻干品，含 $Na_4P_2O_7 \cdot 10H_2O$ 10 mg，$SnCl_2 \cdot 2H_2O$ 1 mg。临用前，在无菌条件下取所需剂量 $^{99m}TcO_4^-$ 淋洗液，注入冻干品瓶中，充分振摇，使冻干物溶解，静置 5～10 min，即得 ^{99m}Tc-PYP 注射液(pH 值 5～7)。一次用量 370～555 MBq(10～15 mCi)，最多注入量不超过 10 ml。

2)^{99m}Tc-亚甲基二膦酸盐(^{99m}Tc-methylenediphosphonate，^{99m}Tc-MDP)　是我国最常用的骨显像剂。分子中含有—P—C—P—的基本结构，静脉注射后，和 ^{99m}Tc-PYP 一样，可被骨中的羟基磷灰石晶体吸附或被未成熟骨胶原结合，沉积在骨骼内，特异性地显示骨骼影像。

配套药盒：亚甲基二膦酸盐冻干品，含 MDP 5 mg，$SnCl_2 \cdot 2H_2O$ 0.50 mg。在无菌条件下注入所需 $^{99m}TcO_4^-$ 淋洗液，充分摇匀，使冻干物溶解，静置 5 min，即得 ^{99m}Tc-MDP 注射液(pH 值 5～7)。一次用量 370～555 MBq(10～15 mCi)。注射后 2～3 h 进行骨骼显像。

(3)心血管系统显像

1)^{99m}Tc-甲氧基异丁基异腈(^{99m}Tc-methoxyisobutyl isonitrile,^{99m}Tc-MIBI,别名^{99m}Tc-RP30、^{99m}Tc-SESTAMIBI、^{99m}Tc-HEXAMIBI) 是一种呈+1价态的六异腈配体络合物,其中正离子^{99m}Tc为不可还原的+1价氧化态,整个络合离子具有亲脂性。

^{99m}Tc-MIBI注射液用作心肌灌注显像剂,可反映心脏功能、心肌血流灌注及心肌细胞的存活等情况。目前认为,其被心肌细胞摄取的机制是像K^+、Na^+等+1价阳离子一样,通过心肌细胞膜上的离子泵主动转运,或通过膜内外浓度差跨膜扩散进入心肌细胞。此外^{99m}Tc-MIBI尚可作为肿瘤阳性显像剂用于脑、甲状腺、肺、乳腺等肿瘤的诊断。

配套药盒:MIBI冻干品,含甲氧基异丁基异腈络铜氟硼酸盐1 mg,二氧硫脲0.30 mg。临用前,在无菌操作条件下,将高锝酸钠淋洗液1~5 ml(放射性不低于100 MBq/ml)注入冻干品瓶中,摇匀后放入100 ℃沸水浴中反应10~15 min,取出冷却至室温,即得^{99m}Tc-MIBI注射液。一次用量370~740 MBq(10~20 mCi),静脉注射后1~3 h显像。

2)^{99m}Tc-三环己二酮二肟-甲基硼(^{99m}Tc-cyclohexanedione dioxime-trimethyl borane,^{99m}Tc-CDO-MeB) 是一种中性Tc二肟络合物(boricacid adducts of technetium oxime,BATO)的硼酸加合物,其中^{99m}Tc处于+3价氧化态。

^{99m}Tc-CDO-MeB的摄取效率和心脏放射性峰值明显高于^{99m}Tc-MIBI,但是它从心肌中的洗出也很快。因此^{99m}Tc-CDO-MeB进行临床检查可在注药后2 min开始,但必须在30 min内完成。

3)^{99m}Tc-1,2-双[双(2-乙氧基乙基)膦基]乙烷{^{99m}Tc-1,2-bis[bis(2-ethoxyethyl)phosphino]ethane}tetrofosmin,^{99m}Tc-tetrofosmin代号P53。^{99m}Tc-tetrofosmin是以+1价^{99m}Tc为中心离子的+1价阳离子二膦络合物,是最近发展的一系列膦配体+1价阳离子中较好的一个。

^{99m}Tc-tetrofosmin注射液的标记率或放化纯度测定,采用ITLC-SG板,丙酮∶二氯甲烷(35∶65)展开,^{99m}Tc-tetrofosmin位于层析板中部(Rf=0.30~0.80),标记率大于90%即可使用。

^{99m}Tc-tetrofosmin注射液的药理机制和临床应用与^{99m}Tc-MIBI类似,是继^{99m}Tc-MIBI后发展的又一种心肌灌注显像剂,亦可用作肿瘤阳性显像。临床使用前的标记可通过将$^{99m}TcO_4^-$注射液加入到含有tetrofosmin配体的药盒中实现,与^{99m}Tc-MIBI不同,其标记反应条件为室温下15 min,标记操作更便利。

(4)呼吸系统 ^{99m}Tc-大颗粒聚合人血清白蛋白(^{99m}Tc-macroaggregated albumin,^{99m}Tc-MAA)。

配套药盒:MAA冻干品,含MAA 1~2 mg,$SnCl_2$ 80~300 μg。药盒在2~8 ℃下可保存半年。向MAA药盒中加入适量$^{99m}TcO_4^-$注射液,轻轻摇晃,几分钟后可得到标记率90%~99%的^{99m}Tc-MAA,颗粒直径10~100 μm。

^{99m}Tc-MAA用作肺灌注显像剂。显像原理是,直径10~100 μm的^{99m}Tc-MAA可通过血流一过性地嵌顿在肺毛细血管床,通过探测肺部放射性强度,即可了解局部肺灌注情况,用于诊断肺栓塞等。

(5)泌尿系统显像

1)^{99m}Tc-喷替酸(^{99m}Tc-二乙三胺五乙酸,^{99m}Tc-diethylenetriamine pentoacetic acid,

^{99m}Tc-DTPA） 结构中的5个—CH_2COOH提供配位电子，与^{99m}Tc形成络合物。

配套药盒：亚锡喷替酸冻干品，含DTPA 2.10 mg，$SnCl_2 \cdot 2H_2O$ 0.13 mg，NaCl 17.80 mg。通过向DTPA药盒中加入适量$^{99m}TcO_4^-$注射液，可制备^{99m}Tc-DTPA。药盒在国内外均有商品供应，药盒的室温稳定性1年，^{99m}Tc-DTPA注射液放化纯度大于95%，pH值4～6为合适。

^{99m}Tc-DTPA注射液主要用作肾小球滤过型肾功能显像剂，一般用量185～555 MBq（5～15 mCi），体积不超过1 ml，可以"弹丸式"注入静脉。也可用作血-脑屏障显像剂，进行脑普通显像，诊断脑肿瘤、脑梗死、脑外伤等。通过腰穿将其注入蛛网膜下隙可行脑脊液间隙显像。

2）^{99m}Tc-二巯基丁二酸（^{99m}Tc-dimercaptosuccinic acid，^{99m}Tc-DMSA） 配套药盒：亚锡二巯基丁二钠冻干品，含二巯基丁二酸0.679 mg，$SnCl_2 \cdot 2H_2O$ 0.266 mg，同上制得澄明的^{99m}Tc（Ⅲ）-DMSA注射液（pH值2.40～3.50）。^{99m}Tc-DMSA注射液用作肾静态显像剂，一次用量55.50～185 MBq（1.50～5.00 mCi）。体积不超过4 ml。

3）^{99m}Tc-巯基乙酰基三甘氨酸（^{99m}Tc-mercaptoacetyl triglycine，^{99m}Tc-MAG_3） 配套药盒：亚锡苯甲酰硫乙甘肽冻干品，含MAG_3 1 mg，葡庚糖酸钠50 mg，$SnCl_2 \cdot 2H_2O$ 40 μg。在无菌条件下，取1～5 ml $^{99m}TcO_4^-$，185～3 700 MBq（5～100 mCi）淋洗液加入冻干品，摇匀，并于100 ℃水浴上加热8～10 min，即得^{99m}Tc-MAG_3注射液（pH值≥6），标记率大于95%时合格。成人一次用量185～555 MBq（5～15 mCi）。MAG_3药盒在国内外均有商品生产和供应，2～8 ℃下保存，有效期6～12个月，注射液室温稳定4 h。

^{99m}Tc-MAG_3注射液与^{131}I-邻碘马尿酸（^{131}I-OIH）的生物性质相似，是肾小管分泌型肾功能显像剂。

4）^{99m}Tc-双半胱氨酸（^{99m}Tc-ethylenedicystein，^{99m}Tc-EC） 配套药盒：双半胱氨酸冻干品，A瓶含EC 1 mg、0.067 mol/L PBS（pH值12）1 ml，B瓶含葡庚糖酸钠（GH）12 mg、$SnCl_2 \cdot 2H_2O$ 0.01 mg、尿素15 mg、0.10 mol/L PBS（pH值6.70）1 ml。临用前在无菌条件下取$^{99m}TcO_4^-$淋洗液1～5 ml、185～3 700 MBq（5～100 mCi）注入B瓶（亚锡葡庚糖酸钠冻干品瓶）中，充分摇匀，放置5 min，再将此液全部转入A瓶，振摇使溶，放置5～10 min，即得澄明^{99m}Tc-EC注射液（pH值8.30～9.30），要求放化纯度大于95%。EC药盒国内外均有商品生产和供应。

^{99m}Tc-EC注射液具有同MAG_3类似的生物性质，临床上亦用作肾小管分泌型肾功能显像剂。

（6）肝、胆显像

1）^{99m}Tc-依替菲宁［中文化学名为^{99m}Tc-N-（2，6-二乙基乙酰苯胺基）亚氨二乙酸，^{99m}Tc-N-（2，6-diethyl phenylcarbamoyl-methyl）iminodiacete，^{99m}Tc-EHIDA］ 它是亚氨基二乙酸类化合物（IDA类）的一种，国内最常用。

配套药盒：亚锡依替菲宁（Sn^{2+}-EHIDA）冻干品，含EHIDA 42.70 mg，$SnCl_2 \cdot 2H_2O$ 0.40 mg。注入$^{99m}TcO_4^-$淋洗液后，静置5～10 min，即得澄明的^{99m}Tc-EHIDA注射液（pH值3.80～4.80），要求放化纯度大于95%，室温稳定8 h，一次用量75～185 MBq（2～

5 mCi)。

^{99m}Tc-EHIDA 静脉给药后,能迅速为肝摄取并经胆囊分泌入肠道,临床用作肝胆功能显像剂。

2)^{99m}Tc-甲溴菲宁[中文化学名为^{99m}Tc-三甲基溴乙酰苯氨二乙酸,^{99m}Tc-mebrofenin,^{99m}Tc-bromotrimethyl iminodiacetic acid,^{99m}Tc-TMBIDA] 配套药盒:亚锡甲溴菲宁(Sn^{2+}-TMBIDA)冻干品,含甲溴菲宁 50 mg,$SnCl_2 \cdot 2H_2O$ 0.60 mg,取所需$^{99m}TcO_4^-$ 淋洗液注入冻干品中,充分振摇,即得 ^{99m}Tc-TMBIDA 注射液(pH 值 6.00~6.50),一般使用 185~370 MBq(5~10 mCi)。

3)^{99m}Tc-亚锡吡哆-5-甲基色氨酸(^{99m}Tc-N-pyrodoxyl-5-methyltryptophan,^{99m}Tc-N-PMT) 配套药盒:(Sn^{2+}-PMT)冻干品,含 PMT 5 mg,$SnCl_2 \cdot 2H_2O$ 30 μg,加入 $^{99m}TcO_4^-$ 淋洗液后,振摇使溶,置沸水浴中 10~15 min,冷却后即得 ^{99m}Tc-PMT 注射液(pH 值 8~9),用作肝胆动态显像,一次用量为 74~185 MBq(2~5 mCi)。而用作肝细胞癌阳性显像则用 555 MBq(15 mCi)。

4)^{99m}Tc-植酸钠(^{99m}Tc-sodium phytate) ^{99m}Tc-PHY 进入血循环后,与血中的 Ca^{2+} 离子反应生成植酸钙胶体,可被单核-巨噬细胞摄取,用作肝静态显像剂。

5)^{99m}Tc-硫化锑胶体(^{99m}Tc-antimony sulfide colloid,^{99m}Tc-ASC) 它的胶体颗粒平均直径较 ^{99m}Tc-SC 要小,更适合作淋巴系统显像剂。^{99m}Tc-ASC 的标记率要求大于 99%,室温稳定性 12 h,外观呈粉红色透明状。

6)^{99m}Tc-硫胶体(^{99m}Tc-sulfur colloid,^{99m}Tc-SC) 制备时,向含有硫代硫酸钠的药盒中加入适量 $^{99m}TcO_4^-$ 注射液,然后在药盒内的酸性条件下加热(95~100 ℃)5 min,即形成标记率大于 99% 的 ^{99m}Tc-SC,用配套的缓冲液将 pH 值调到 6~7,成为注射液。

^{99m}Tc-SC 的胶体颗粒平均直径 10~500 nm,平均 100 nm,室温稳定性 6~12 h,外观呈半透明白色,可被体内的单核-巨噬细胞吞噬,最常用于肝、脾显像,也可用于骨髓和淋巴系统显像;将其混合于指定食物中口服,亦用作胃排空功能的检查。

(7)淋巴系统显像

1)^{99m}Tc-亚锡右旋糖酐 105(^{99m}Tc-Dextran105,^{99m}Tc-DX105) 配套药盒:亚锡右旋糖酐 105(Sn^{2+}-DX105)冻干品,含 DX105 25 mg,$SnCl_2 \cdot 2H_2O$ 0.25 mg。临用前,在无菌操作条件下,将 $^{99m}TcO_4^-$ 淋洗液 1~4 ml 370~740 MBq(10~20 mCi)注入亚锡右旋糖酐冻干瓶中,振摇片刻,使内容物溶解,放置 5 min 即得澄明的 ^{99m}Tc-DX105 注射液(pH 值 3~9),用作淋巴显像。不同器官的淋巴显像,采取不同的注射点,每一注射点用 ^{99m}Tc-DX105 37~74 MBq(1~2 mCi)。

2)^{99m}Tc-PHY 同前。^{99m}Tc-PHY 除可用于肝实质显像外,也可作为小颗粒胶体进行淋巴显像。

3.4.2 碘标记放射性药物

3.4.2.1 *I 的理化特性

碘位于周期表ⅦA 族,其价电子层构型为 $5s^25p^5$,再得到 1 个电子便可达到稳定的 8

个电子构型,因而I^-是稳定的。碘的单质是双原子分子,即I_2,由于碘原子半径较大,双原子分子在极性溶剂或某些溶质分子的作用下,易极化形成极性分子$I^{\delta+}$-$I^{\delta-}$。碘的氧化态有+1价(ICl及IO^-)、+3价(IO_2^-)、+5价(IO_3^-)及+7价(IO_4^-)。由人工核反应生产的放射性碘经过放化分离,可得到稳定的$^*I^-$。为防止它被氧化,有时加入Na_2SO_3等还原剂作为保护,或者有时它确已被氧化而有部分高价态的化合物存在,这两种情况都对放射性碘药物的制备不利。

核医学中常用的较重要的放射性碘同位素有^{131}I、^{125}I、^{123}I。

^{131}I的$t_{1/2}$= 8.04 d,半衰期较长是其主要缺点。发射的γ射线能量较高(365 keV),不适合SPECT使用,而且有β射线,给患者增加额外的辐射剂量而不提供有用信息。然而它可由反应堆大量生产,价格便宜,所以目前还是制备体内诊断用放射性碘标记药物的主要核素之一。另外利用其放射的β粒子,可做治疗应用,如治疗甲状腺功能亢进、甲状腺癌转移等。

^{125}I作为体外竞争分析用的标记试剂,有两个重要优点:一是半衰期60.14 d,有利于试剂的商品化及贮存应用;二是它只发射27 keV的X射线及35 keV的γ射线,无β射线,因而辐射自分解少,标记试剂有足够的稳定性,且用于竞争分析时,制样、测量均较^3H、^{14}C标记物简便。

^{123}I的半衰期为13.30 h,发射159 keV的γ射线,最适合于核医学SPECT应用。用于甲状腺显像时,患者所受剂量仅为^{131}I制剂的1%,且分辨率高,图像清晰。但是^{123}I系加速器产品,需高能回旋加速器将质子加速到58~65 MeV,产额低,价格高,故目前^{123}I较难广泛使用。

3.4.2.2 制备$^*I$标记药物的方法

制备$^*I$标记药物的一般方法包括同位素交换法和化学合成法。

(1)同位素交换法 是利用同一种元素的两种不同的同位素,在两种不同的化学状态中通过亲质子交换反应来制备放射性药物。

交换法的必要条件是药物原料分子中已具有碘原子,且在分子中并非处于中心位置,因而具有可交换性。$RI+Na^*I=R^*I+NaI$的交换反应为可逆反应,反应速度的快慢与反应条件有关,故选择最佳反应条件是交换反应成功的关键。该方法简便、需时短、标记率高。一般不需分离纯化便可直接应用。利用这种方法制备的放射性药物有:放射性碘标记邻碘马尿酸钠、放射性碘标记IMP、放射性碘标记的间位碘代苄胍、放射性碘标记的脂肪酸等。

1)放射性碘标记邻碘马尿酸钠($^*I$-OIH) 取1 mg OIH,加0.20 mol/L HCl 10 μl及所需放射活度的Na^*I 10~15 μl,使反应体系的初始pH值在4左右,封入10 ml安瓿中,在155 ℃恒温油浴中加热20 min,反应完毕,标记率可在95%以上,产品加适量$NaHCO_3$溶液并用生理盐水稀释,就可直接使用。当用^{123}I时,可在热压法基础上,加$CuSO_4\cdot 5H_2O$作催化剂,此时反应温度可降低至115~121 ℃,反应时间缩短至10~15 min,标记率可>99%。为了获得高标记率、高放化纯度,且又简便、快速、重复性好,可配制与^{123}I配套使用的OIH药盒,其配方为:1 ml 0.20 mol/L pH值为4的乙酸盐(或磷酸盐)缓冲液;5 mg OIHA溶于0.20 ml乙醇中;1 mg $CuSO_4\cdot 5H_2O$溶于0.20 ml水中。这种液体药盒可保存

3 个月，如制成冻干品则可保存 9 个月。

2）放射性碘标记安菲他明（amphetamine） 在一支安瓿中，依次加入 $SnCl_2 \cdot 2H_2O$ 1 mg，96% $Cu(NO_3)_2$的乙酸液 5 μl（含 Cu^{2+}为 0.125 μmol/L），待溶液中 Cu^{2+}的蓝绿色被过量 Sn^{2+}还原而消失后，加入 IMP · HCl 1 mg 及 *I-NaI 溶液 10 ~ 20 μl，熔封安瓿，在 175 ℃的油浴中加热反应 30 min，最高标记率可达 99%。如需分离纯化，可将反应液碱化，再用乙醚萃取，除乙醚后，调 pH 值至 4 ~ 7，用生理盐水稀释，0.22 μm 微孔滤膜去菌后，即可供静脉注射用。

3）放射性碘标记的间位碘代苄胍（meta-iodobenzyl guanidine，^{131}I-MIBG） 取 MIBG 硫酸盐 2 mg 及 $(NH_4)_2SO_4$ 5 mg，溶于少量水中，与 37 ~ 74 MBq（1 ~ 2 mCi）Na*I 混合，蒸干，然后在 140 ℃下加热 30 min，反应结束后冷却，反应物中加 5 mmol/L pH 值 4.50 的乙酸钠缓冲溶液溶解，并通过阴离子交换柱以除去*I$^-$，再用 0.22 μm 微孔滤膜去菌后使用。这种固相同位素交换反应，标记率可达 90% ~ 98%。

4）放射性碘标记的脂肪酸（fatty acid） 脂肪酸的放射性碘标记方法取决于欲标记化合物的性质，归纳起来大致有：①以不饱和脂肪酸为前体，用*ICl 或$^*I_2$使不饱和脂肪酸的双链通过加成反应标记碘；②烷基脂肪酸的末位放射性碘标记可用卤素交换法，如用 ω-Br-$CH_2(CH_2)_{15}COOH$ 与 Na*I 反应而制备 ω-*I-$CH_2(CH_2)_{15}COOH$；③目前认为最好的苯基脂肪酸放射性碘标记方法是用 Cu^{2+} 催化同位素反应，即原料为 I-$C_6H_4(CH_2)_{14}COOH$，加入 Na*I、$CuSO_4 \cdot 5H_2O$，用维生素 C 作还原剂，反应液需保持一定酸度，100 ℃下反应1 h，在此条件下标记率可达 98%。放射性碘标记的脂肪酸难溶于水，要制成合适的注射液，有两种方法：一是将反应溶剂蒸除后，加入一定量的 25% BSA，并用超声波处理 30 min，经稀释后，再通过 0.22 μm 微孔滤膜；二是使用混合溶剂 TDP，即 10% Tween-80，80% Dexlose（5% 水溶液）及 10% 1，2-丙二醇，使之溶解。要注意用电镜监测所得制剂中脂肪酸颗粒的大小，使其进入人体后，能在心肌中有一定的摄取水平，而不致在肺和肝的摄取过高。

（2）化学合成法 由于待标记药物分子中无碘，需要通过各种化学反应将放射性碘引入药物分子中，它们是非同位素标记。药物中引入放射性碘原子的化学反应很多，可概括为两大类——氧化法和取代基法。

氧化法是将放射性*I$^-$通过各种氧化剂，氧化成$^*I_2$即$^*I^{\delta+}$-$^*I^{\delta-}$，$^*I^{\delta+}$与药物中的芳环和杂环上的氢原子进行亲电取代而完成标记。蛋白质、多肽的放射性碘标记，即用此类反应。

取代基法则是在化合物欲标记部位，预先加上取代基，如重氮盐、硼、甲锡烷、硅烷及氯化汞，然后用$^*I^{\delta+}$或$^*I^{\delta-}$取代这些基团而达到标记。各种受体配体的放射性碘标记，大都应用此类反应。

下面介绍蛋白质、多肽的碘标记。

蛋白质分子中常含有酪氨酸残基，其羟基邻位易发生碘化反应，一般是一碘酪氨酸，一碘化后，其反应性就大大降低，所以，只要含有酪氨酸或人为地接上酪氨酸或类似基团的化合物，都可用放射性碘标记。因此，影响蛋白质碘化效率的因素主要取决于蛋白质分子中酪氨酸残基的数量及它们在分子中暴露的程度。另外，碘化物的用量、反应条件（pH

值、温度、反应时间等)及所用氧化剂的性质及用量等,都有影响。常用的标记方法,可根据将 $^{*}I^{-}$ 氧化为 $^{*}I_2$ 的方法分类。

1)氯胺 T 法 氯胺 T(chloramine-T,Ch-T)是一种较温和的氧化剂,化学名称为 N-氯代对甲苯磺酰胺钠盐。在水溶液中产生次氯酸,可使放射性碘化物中的 $^{*}I^{-}$ 氧化为 $^{*}I_2$。蛋白质、多肽和单克隆抗体均可用此法直接标记。但对一些不是蛋白质的小分子药物,联结上一个酪氨酸分子后也可用该法进行碘标记。一些体外放射免疫分析用的抗原,就是用此法进行碘标记,即先将 $^{*}I^{-}$ 离子氧化成 $^{*}I_2$,然后再与酪氨酸芳香环上的羟基邻位上的两个氢原子产生置换反应,进而制成放射性碘标记的化合物。

步骤如下:①蛋白质 5 μg 溶于 1.50 mol/L、pH 值 7.50 的 PBS 50 μl 中;②$Na^{*}I$ 74 MBq(2 mCi)50 μl;③Ch-T 100 μg,50 μl;④室温反应≤1 min;⑤偏重亚硫酸钠200 μg,100 μl;⑥1% KI 溶液 1 mg,100 μl。

然后用凝胶过滤等方法将碘标记蛋白与 $^{*}I^{-}$ 分离。

标记过程中应注意的问题:Ch-T 水溶液遇光及暴露于空气中很不稳定,需临用时配制;Ch-T 用量,按氧化 74 MBq 无载体 $Na^{*}I$ 理论值只需 0.15 μg,而实际要大大超过此值,达到 100 μg,用量不足将降低标记率,用量过大会明显降低标记化合物的免疫活性和生物活性;加入 Ch-T 后必须迅速混匀,以防止标记不均匀;加入 $Na_2S_2O_3$ 的量一般为 Ch-T 的 1.00~1.50 倍;反应体积要小,使微量蛋白质保持高浓度才能保证一定的碘化效率,反应体积一般控制在 50~300 μl;pH 值对标记率影响很大,一般 pH 值应为 7.30~7.80。

2)乳过氧化物酶法 在标记蛋白质或抗原等生物活性试剂时,通常采用酶标法。利用牛乳中提取的乳过氧化物酶(lactoperoxidase,LPO)与过氧化氢(H_2O_2)形成络合物,促进微量过氧化氢氧化 $^{*}I^{-}$ 生成 $^{*}I_2$,以取代蛋白质分子中的酪氨酸残基苯环上的氢原子,使蛋白质碘化。LPO 用量最好不超过蛋白质用量的 1%。例如,蛋白质的用量 2~10 μg,那么 LPO 的投入量为 2~100 ng。

此法是利用 LPO 促进微量 H_2O_2 氧化 I^{-} 生成 I_2 再进行蛋白质碘化反应。$Na^{*}I$ 一般为无载体 37~370 MBq,5~10 μl,H_2O_2 15~150 ng,4.50~45 μl。

该法的优点是操作简便,产品放射性比活度较高,反应条件温和,只需微量的 H_2O_2,便可保持标记化合物原有的生物和免疫活性。缺点是标记率低,只有 20%~40%;其次,若有少量酶被乳化,便给分离纯化带来许多困难。

为了避免酶自身碘化后分离困难,并简化操作,可先将 LPO 交联在琼脂糖凝胶(sepharose 4B)固相上,反应完成后,通过离心除去固相酶。

3)氯苷脲法 氯苷脲(iodogen),化学名称为 1,3,4,6-四氯-3α,6α-二苯苷脲。属于氯酰胺类化合物,其氧化 $^{*}I^{-}$ 的本质与 Ch-T 法相同。虽然它与 Ch-T 同属氯酰胺类化合物,但是氯苷脲在一定 pH 值及温度范围内,在水中溶解度极小,故可制成固相氧化剂。其过程为:①涂管:将氯苷脲溶于二氯甲烷,然后吸取此二氯甲烷溶液加到每支反应管底部,室温下用氮气吹干,于管下部壁上形成一层氯苷脲的薄膜,涂管量少至 0.40 μg,多至 100 μg,视需要而定。涂管在-20 ℃下保存,6 个月内不影响标记效果。②碘化:向涂好的管内加磷酸盐或硼酸盐缓冲液、欲标记蛋白和 $Na^{*}I$。一般认为,氯苷脲对蛋白质的最适摩尔比为 8∶1,pH 值范围为 6.00~8.50,通常在 7.50 左右,反应温度范围为 0 ℃到室温,反应时间为 2 ~20 min,终止反应不需加还原剂,可直接从反应管中倾倒出来,再按常规方法进行分离纯化。氯苷脲法标记率高,与 Ch-T 法接近,由于它是固相氧化,反应体系中无过量氧化剂存在,对蛋白质的损伤小,可与 LPO 法媲美,但它的产物分离纯化步骤较 LPO 简单,故使用量正逐渐增加。

4)碘珠(iodo-bead)法　是 Ch-T 法与氯苷脲法的改进,用无孔聚苯乙烯小珠连接 Ch-T 衍生物 N-氯代苯磺酰胺钠盐,使用方便,贮存期可达 1 年。例如,用此法标记 h-AFP,可向带盖塑料管 2 ml 中加 5 μl h-AFP,0.10 mol/L pH 值为 7 的磷酸盐缓冲液 45 μl,$Na^{*}I$ 5 μl(约 37 MBq),加入 1 粒碘珠,立即盖好盖子,轻轻摇动约 5 min,用注射器将管中溶液转移入另一支试管,用缓冲液洗碘珠和反应管,合并各次清洗液,经分离纯化得到标记产物,反应时间、温度、pH 值范围较宽。

5)联接标记法(conjugation labeling)　是近年来发展起来的一种间接标记方法。反应过程是先用放射性碘分子标记某一化合物,再将此标记物与欲标记蛋白相接,即得所需要的碘标记化合物。此法操作较麻烦,且放射性碘利用率较低,而且标记后引入一个较大的有机基团,所以不适于标记短肽,而适于相对分子量大于 1 万的蛋白质。

(3) $^{*}I$ 标记药物的纯化和质量检查　影响 $^{*}I$ 标记药物纯度的因素主要是含有游离 $^{*}I^{-}$,通常可通过凝胶过滤等方法予以去除,采用高效液相色谱法(high performance liquid chromatography,HPLC)或薄层色谱法(thin layer chromatography,TLC)鉴定。下面简单介绍 3 种常用 $^{*}I$ 标记药物的鉴定方法。

1) $^{*}I$-邻碘马尿酸　主要的杂质是 $^{*}I^{-}$ 和 $^{*}I^{-}$邻碘苯甲酸($^{*}I$-OIBA)。可采用硅胶-G 薄板加以鉴定。以 V(三氯甲烷)∶V(冰乙酸)=9∶2 为展开剂,也可用 V(苯)∶V(冰乙酸)∶V(水)=2∶2∶1 展开。在此条件下 $^{*}I^{-}$、$^{*}I$-OIH 及 $^{*}I$-OIBA 的 Rf 值分别为 0 ~0.10、0.40 ~0.50 和 0.90 ~1.00。由于产品中[$^{*}I^{-}$]<0.30%,[$^{*}I$-OIBA]<0.20% 可不再纯化而用生理盐水稀释后就可直接使用。

2) $^{*}I$-MIBG　可用硅胶 G 薄板层析,V(无水乙醇)∶V(乙酸乙酯)=1∶1 作展开剂。$^{*}I$-MIBG 和 $^{*}I^{-}$的 Rf 值分别为 0.10 和 0.90。

3) $^{*}I$-碘胆固醇类　用硅胶 G 薄层层析测定放射化学纯度,展开剂为 V(苯)∶V(乙酸乙酯)= 9∶1,$^{*}I^{-}$的 Rf = 0,$^{*}I$-碘胆固醇为 0.40 ~0.50。

3.4.2.3　常用的碘标记放射性药物

(1) ^{131}I-邻碘马尿酸(^{131}I-orthoiodohippurate,^{131}I-OIH)　它是利用同位素交换法,在 pH 值=6 的邻碘马尿酸中与 ^{131}I-NaI 混合,100 ℃反应 2 ~3 h 制备的。有效期 4 周,临床用作肾图的放射性示踪剂。

(2) ^{123}I/^{131}I-间位碘代苄胍(^{123}I/^{131}I-meta-iodobenzyl guanidine,^{123}I/^{131}I-MIBG)　它也是利用同位素交换法制备。它是一种去甲肾上腺素的类似物,可和肾上腺素能受体结合,作为肾上腺髓质显像剂。临床用于诊断肾上腺内或异位的嗜铬细胞瘤及神经内分泌肿瘤。大剂量 ^{131}I-MIBG 可用于治疗恶性嗜铬细胞瘤、神经母细胞瘤和恶性副神经节瘤等。

(3) $^{*}I$ 标记胆固醇　放射性碘(^{123}I、^{125}I、^{131}I,合写作 $^{*}I$)标记胆固醇,按其标记在胆固醇分子上的位置不同有很多种,$^{*}I$-6-IC($^{*}I$-6-碘代胆固醇,$^{*}I$-6-iodocholesterol)、$^{*}I$-

19-IC(*I-19-碘代胆固醇,*I-19-iodocholesterol)和*I-NP-59(*I-6β-碘甲基-19-去甲胆固醇,*I-6β-iodomethyl-19-norcholesterol)是3种正在临床应用的放射性标记胆固醇。胆固醇是肾上腺皮质合成皮质激素的原料,能被肾上腺皮质细胞摄取,摄取量和速度与皮质功能有关。因此,放射性碘标记胆固醇类药物是一类良好的肾上腺皮质显像剂。它不仅显示皮质形态,并可反映皮质功能状态。

3.4.3 其他放射性核素标记的药物(镓、铟和铊)

镓(Ga)、铟(In)和铊(Tl)属于元素周期表中第ⅢA族元素,具有相似的化学性质,3个元素中的某些核素具有适合医用的核性质,如^{67}Ga-枸橼酸镓用于诊断肿瘤和炎症,近年来又用于诊断霍奇金病(Hodgkin disease,HD)、肺部和腹部其他疾病等。^{68}Ga是正电子发射体,在与PET配合的放射性药物应用中是一个重要核素。在核医学中用途最广的铟的放射性核素是^{111}In,制备了大量用于特殊目的的^{111}In标记化合物,如用于细胞标记、单克隆抗体的标记和脓肿定位等。铊的放射性核素很多,核医学中用得最多的是^{201}Tl,主要用于心肌疾病和肿瘤的诊断。

3.4.3.1 镓的药物

(1)理化特性 镓的同位素有20多种,自然界中存在的镓仅有^{69}Ga(60.10%)和^{71}Ga(39.90%)两种稳定核素,其余均为放射性核素。在核医学中最有用的是^{67}Ga和^{68}Ga。

^{67}Ga的半衰期为7.30 h,通过电子俘获(EC)衰变,并发射能量为93 keV(40%)、185 keV(24%)、300 keV(16%)和393 keV(70%)的γ射线,无β射线,用于SPECT显像;^{68}Ga半衰期为68.10 min,正电子衰变,通过发生湮灭辐射放射511 keV的γ射线,用于PET显像。

镓可形成氧化物、卤化物、硫化物、硫酸盐和磷酸盐以及一些有机盐类。镓的常见价态是+3,但也存在稳定的+2价盐和+1价的氧化物。在枸橼酸[$HO_2CCH_2,C(OH)(CO_2H)CH_2CO_2H$]存在时,镓溶液的pH值可升高至7~8而不发生水解。

(2)制备 ^{67}Ga可以在加速器上用质子或氘核轰击锌靶通过天然锌的(p,xn)、(d,xn)反应或用α粒子轰击铜靶,通过铜的(α,2n)反应得到。例如,将天然锌电镀在铜衬底上作靶子,用氘束照射即可得到^{67}Ga。照射过的锌层溶于盐酸中,用异丙醚的7 mol/L HCl萃取^{67}Ga,再用水反萃取,并将溶液蒸发至干,残渣溶于pH值5.50~6.50的NaCl-Na_3Cit等渗溶液中,过滤灭菌,得到医用无载体的^{67}Ga-枸橼酸镓。无载体时^{67}Ga放射性浓度为37 MBq/ml,相当于2.80×10^{-8} mol/L。^{67}Ga中主要的放射性杂质是^{66}Ga($t_{1/2}$为9.40 h)和^{65}Zn($t_{1/2}$为244.10 d),后者的半衰期较长,应特别注意。

枸橼酸镓和胶体镓可用调至pH值为6的水∶乙醇∶吡啶(体积比4∶2∶1)进行纸层析鉴别。胶体镓在原点,枸橼酸镓的Rf值为0.75~0.90。稳定常数大于枸橼酸镓的放射性络合物可通过与枸橼酸配合物交换进行制备。

^{68}Ga由^{68}Ge-^{68}Ga发生器得到,母体^{68}Ge的半衰期为275 d,它可在加速器上通过^{66}Zn(α,2 n)^{68}Ge反应得到。市售的^{68}Ge-^{68}Ga发生器通常把^{68}Ge吸附在活性氧化铝上,用

0.005 mol/L的 EDTA 钠盐淋洗^{68}Ga,此时母体核^{68}Ge被牢固地吸附在柱上,从而可把^{68}Ga分离出来,得到无载体的^{68}Ga。37 MBq/ml 无载体^{68}Ga相当于4×10^{-10}mol/L 的^{68}Ga浓度,^{68}Ga淋洗液中母体^{68}Ge的泄漏应不超过0.01%。

由于 PET 的发展,^{68}Ga在核素显像中的重要性更加突出。虽然通常选择^{18}F、^{11}C、^{13}N、^{15}O等正电子发射体作为 PET 的放射性核素使用,但是在没有医用小型回旋加速器的地方,^{68}Ga不失为很好的替代品,并处于主导地位。

(3)应用 ^{67}Ga-枸橼酸镓是一种摩尔比为 1∶1 的中等热稳定络合物,口服、皮下或肌内注射时吸收都很差,因此必须通过静脉或腹膜内给药。国内生产的^{67}Ga-枸橼酸镓浓度> 37 MBq/ml 无载体,pH 值 6.00~7.50 放射化学纯度不低于90%,成人一次静脉注入量为 74~148 MBq,体积小于 10 ml。一般在给药后 6~24 h 内显像。

^{67}Ga在临床中主要用于肿瘤定位和炎症疾病的诊断。^{67}Ga的枸橼酸盐也被用于肝胆显像。此外,最近也有人试验用^{67}Ga诊断艾滋病和标记单克隆抗体。加速器生产的^{67}Ga价格较高,且不能区分肿瘤和炎症病灶,使它的应用受到一定的限制。

正常生物学分布:注射后 24 h 内,10%~15% 的注射剂量通过肾排泄。注射后48 h,75% 的注射剂量仍然分布在肝、肾、骨髓及软组织。正常还可分布在鼻咽部、泪腺、唾液腺、乳腺(尤其哺乳、应激时)、胸腺及脾。

(4)摄取机制 ^{67}Ga在病灶中的摄取机制迄今仍不十分清楚。对肿瘤的定位机制大致可归纳出以下几种可能:游离的Ga^{3+}离子进入恶性肿瘤细胞后,结合到分子量约为 40 000 的特殊大分子上;在肿瘤、脾、肝、肾和胃中存在钙和镁,能被放射性Ga^{3+}置换,而使Ga^{3+}聚集在肿瘤中;与肿瘤组织中的乳铁蛋白结合;与运铁蛋白的受体结合,通过细胞膜到达溶酶体。

对脓肿的定位可归结为 3 种可能:白细胞载带放射性镓到脓肿部位;^{67}Ga与炎症病灶的乳铁蛋白结合;^{67}Ga被炎症部位的微生物摄取。目前对^{67}Ga的定位机制仍有不同看法,有待进一步探讨。

3.4.3.2 铟的药物

已知铟在固体化合物中有 3 种价态,铟的氯化物有 InCl、$InCl_2$和$InCl_3$。在水溶液中,3 价的铟最稳定,制备放射性药物时,基本上用In^{3+}。

在水溶液中,In^{3+}具有形成络合物的能力。它与无机离子如Cl^-、F^-、Br^-、I^-、SO_4^{2-}和SCN^-等形成络合离子,而用途最广的是铟与Cl^-形成的络合离子。与有机配体如乙酸根、草酸根、枸橼酸根、酒石酸根和甲酸根等形成的有机络合物则比无机络合物稳定得多。由于所有铟的有机络合物稳定常数都比铟的氯化物高,因此氯化铟容易转化成铟的各种有机络合物。

^{111}In与^{67}Ga一样,也通过电子俘获衰变,无 β 发射,级联 γ 射线的能量分别为 173 keV(89%)和 247 keV(94%)。^{111}In衰变到稳定镉的半衰期为 67 h,^{111}In的 γ 光子产额比^{67}Ga高,在同样的条件下,用^{111}In的计数率是^{67}Ga的 2 倍。

^{111}In标记的化合物药物主要有$^{111}InCl_3$、^{111}In-DTPA、^{111}In-博来霉素和^{111}In标记的 8-羟基喹啉($^{111}In-HO_x$),以及^{111}In标记的红细胞、白细胞、血小板、淋巴细胞和单克隆抗

体等。

(1)^{111}In 的氯化物　用于肿瘤、脓肿和骨髓显像，但作为肿瘤显像剂，它不如 ^{67}Ga-枸橼酸镓用得普遍；用于脓肿诊断时，其特异性差。^{111}In 的氯化物作为骨髓显像剂虽不及 ^{99m}Tc 的硫化物胶体用得多，但也很普遍。这两种药物的放射性分布情况相似。另外，$^{111}InCl_3$ 常用于标记其他化合物。

(2)^{111}In-DTPA　是放射性铟的多胺乙酸络合物中临床应用较多的化合物。

可通过下列方法制备：在少量生理盐水中，加入 5 ml 含有 Fe^{3+} 5 mg 的 $FeCl_3$溶液、0.1 ml 含 DTPA 0.16 mg 的稀盐酸溶液和 18.50 MBq 的无载体 $InCl_3$溶液，把 pH 值调于 7.60，再用生理盐水稀释至所需体积即可。在异丙醇、冰乙酸、水的体积比为 8∶8∶2 溶剂中进行纸层析，可测定 ^{111}In-DTPA 的放化纯度。$^{111}In^{3+}$ 的 Rf 值为 0.70～0.80，^{111}In-DTPA 的 Rf 值为 0～0.20。注射 ^{111}In-DTPA 可用于脑脊液(CSF)流的研究。

(3)^{111}In 标记的博来霉素　可被肿瘤细胞选择性地摄取。与 ^{67}Ga-枸橼酸盐显像相比，^{111}In-博来霉素在腹部肿瘤的显像中占优势，这主要是因为 ^{67}Ga 的结肠摄取影响了对显像的判断。对于纵隔以上的肿瘤显像，则^{67}Ga 比^{111}In-博来霉素更好。在妇科诊断中，可以把 ^{111}In-博来霉素与超声诊断结合使用。^{111}In-博来霉素的缺点是结合不牢固，注药后 10 min，99% 以上的 ^{111}In 仍与博来霉素结合，但 4 h 以后，所有的循环放射性核素都结合到转铁蛋白上。

(4)^{111}In 标记的 8-羟基喹啉　是由一个 3 价的铟和 3 个 HOx 分子螯合并形成中性络合物。^{111}In-HOx 络合物的络合常数为 10^{10}，大大低于运铁蛋白络合物。因此，当 ^{111}In 加入血浆时，全部结合到运铁蛋白上。

如果需用 ^{111}In-HOx 标记白细胞则应使细胞悬浮在无运铁蛋白的介质中如等渗生理盐水中，这时 80% 以上的 ^{111}In-HOx 和白细胞结合。

^{111}In 标记的白细胞可用于脓肿定位，与 ^{67}Ga-枸橼酸镓比较。用 ^{111}In 标记的白细胞，其脓肿对血液、脓肿对肌肉的放射性之比要高得多，诊断腹部和骨脓肿用 ^{111}In 标记的白细胞更有价值，而这些脓肿用 ^{67}Ga 扫描则不容易鉴别，此外，还可用于急性心肌梗死的显像。

^{111}In 标记的血小板在许多生理和病理过程(如血栓、动脉硬化和细菌性心内膜炎的诊断)中起着重要作用。另外，^{111}In 标记的淋巴细胞等在免疫学中的许多应用也正在研究中。

^{111}In-HOx 虽然是一个非特异性试剂，在用 ^{111}In 标记细胞前需要把血细胞从其他细胞组分中分离出来。但 ^{111}In 的物理、化学性质比较适合医用，且其与细胞结合的比例较高为其优点。目前它仍是用于标记白细胞和血小板较理想的放射性核素，用它标记的血细胞仍被大量地用于临床和实验研究。

3.4.3.3 铊的药物

(1)理化特性　铊(thallium，Tl)有 20 多种同位素，质量数从 184～210，其中自然界中存在的稳定核素有 ^{203}Tl (29.50%)和 ^{205}Tl(70.50%)。铊有 3 价和 1 价化合物，相比之下 1 价化合物更稳定，而且表现出较强的离子键特征。Tl(1)盐与相应的碱金属钾(K)、铷(Rb)等的盐具有相同的晶型,其水合离子半径与 K^+ 和 Rb^+ 接近,生物学行为与钾很相似。因此在心肌显像中,用 ^{201}Tl 来代替辐射剂量较高的 ^{43}K。^{201}Tl 是目前用于临床的铊的主要放射性核素,^{199}Tl 的应用也有报道,但远不如 ^{201}Tl 广泛,因其半衰期只有 7.40 h,临床使用不如 ^{201}Tl 方便,目前只用于研究。

^{201}Tl 半衰期为 73 h,通过电子俘获衰变,发射 135(12%)keV 和 167(18%)keV 的 γ 射线,可供探测的还有它的衰变子体 Hg 的 X 射线,能量为 69~83 keV(93%)。

(2)生物学特性 铊的生物学特性与钾相似,因此,它的主要用途是作为心肌灌注显像剂,代替 ^{43}K。一般认为,钾和具有与钾相似生物学作用的同族元素如铷、铯和铊的某些化合物,可经冠状动脉被心肌细胞摄取。心肌组织内 ^{201}Tl 的浓度与局部心肌血流灌注量呈线性关系,心肌细胞的缺血或坏死都可导致 ^{201}Tl 在心肌内蓄积的减少。

^{201}Tl 血清除很快,在给药后的最初 24 h 内,4%~8% 的注射剂量通过尿排放,正常人的全身半清除时间为(9.80±2.50)d,有效半减期为 2.30 d。全身辐射剂量为 44 μGy/MBq(162 mrad/mCi)。^{201}Tl 注射后 5 min,心肌摄取量达到高峰,约占总注入量的 3.50%。

(3)应用 ^{201}Tl 可用于心肌灌注显像及肿瘤显像。^{201}Tl 用于心肌灌注显像时,常通过运动试验后显像和静息状态下显像的比较来诊断心肌缺血性疾病。^{201}Tl 的缺点:因 Tl^+ 在体内的生物半衰期近 10 d,所以致使肾的辐射剂量较高,可达 0.27 mGy/MBq(1 rad/mCi),从而限制了给药的剂量。另外,铊离子最初被心肌摄取以后,在心肌中的量会随时间有所减少。

^{201}Tl 能聚集在肿瘤组织中,聚集量与肿瘤的血流量、细胞增殖能力等因素有关,可用于甲状旁腺瘤、甲状腺癌、脑肿瘤、肺癌等的显像诊断。近来研究的另一种 ^{201}Tl 标记物 ^{201}Tl-DDC(二乙基二硫代氨基甲酸盐,diethyldithiocarbamic acid),用作脑血流显像剂。研究表明,脑摄取在注射后 90 s 完成,几小时内未见明显的放射性减少或重新分布,颈内动脉注射认为在首次通过时,几乎 100% 被摄取,脑的摄取量在 90 min 时为全身剂量的 4.30%,8 h 仍达到 4.17%,而用 ^{201}Tl 时的脑摄取,只有0.90%,注射 111 MBq(3 mCi) ^{201}Tl-DDC 可得到很好的 SPECT 显像图像。

由于 ^{201}Tl 的生产需用加速器,昂贵的价格限制了它的广泛使用。

3.4.4 发射正电子核素的药物

^{18}F、^{11}C、^{13}N、^{15}O 等是发射正电子的核素。用上述核素标记的药物,称为发射正电子核素药物。它们具有如下特点:①发射正电子($β^+$),产生湮没辐射,使用湮没辐射符合探测线路型计算机断层测量,又称为正电子发射计算机断层扫描(PET),PET 是目前所有影像技术中最有前途的显像技术之一,可获得目前核医学显像中最理想的三维图像,它空间分辨率好,灵敏度高,且不受深度影响;②^{18}F、^{11}C、^{13}N 和 ^{15}O 等发射正电子核素属人体组织的基本元素,用它们标记各种生物活性物质可不改变其原有的性质,因此,用它们制备的放射性药物多为组成人体的成分(如葡萄糖、氨基酸、脂肪酸、受体的配体等),不仅用于诊断疾病,而且为研究人体的生化、生理、病理状况及各种药物在体内的分布、代谢途径

等创造了有利条件,曾经被称为“活体生化显像”;③发射正电子核素一般半衰期特别短,因而可给予患者较大剂量,在瞬间达到足够计数,获得清晰的图像,而患者所接受的辐射剂量却相对较少。

正电子核素药物的使用也需要符合一定的条件和要求:①发射正电子核素是缺中子核素,由加速器生产,且医用的发射正电子核素半衰期特别短(以分或秒计),这就需要就地生产,就地使用,要求快速标记技术(一般不超过3个半衰期的时间);②需要用PET与之配套才能获得优良的图像,因此回旋加速器、正电子发射的放射性药物、PET三者缺一不可。

发射正电子核素的来源有二:①^{18}F、^{11}C、^{13}N和^{15}O等正电子核素可通过小型回旋加速器生产,这种小型回旋加速器可安装在20 m^2的房间内,操作简便,可供医院使用;②通过发生器获得^{68}Ga、^{82}Rb、^{62}Cu、^{122}I等正电子核素。

3.4.4.1 ^{18}F标记的药物

氟(F)与碘同族,都属周期表中ⅦA族卤族元素。氟的外层电子结构为$2s^22p^5$,它没有空的d轨道,氟在卤素中原子半径最小,因此有时表现出反常的变化规律;氟的氧化性最强,易获得1个电子,形成-1价的稳定结构。氟也是双原子分子,但是F—F键较弱,容易解离。

氟在常温下是气体,其化学性质活泼,易和金属、非金属作用,并可与氢直接化合。氟的范德华半径(1.35×10^{-8} cm)与氢(1.20×10^{-8} cm)的接近,在生理系统中的行为往往与氢相似,化合物分子中的氢被氟取代后,如果取代部位不是直接影响生物活性的受点,则不会影响化合物的生物活性,且多种肿瘤化学治疗(简称化疗)药物中含有氟。因此,近年来,在肿瘤显像、心脏功能研究及受体显像等领域中研制了大量^{18}F标记的药物。

^{18}F由回旋加速器生产,其核反应主要有$^{20}Ne(d,\alpha)^{18}F$、$^{16}O(^3He,p)^{18}F$及$^{18}O(p,n)^{18}F$ 3种,其中,第1种反应能制备无水^{18}F,有利于标记合成,第3种方法需用富集$^{18}O_2$作靶子,产额虽高,但成本也高,它适用于小型回旋加速器生产。

^{18}F的半衰期110 min,是用小型加速器生产核素中半衰期最长的一种,这有利于标记合成,它放出的β^+能量与^{11}C、^{13}N、^{15}O相比最低,在组织中的射程为4~5 mm,可获得比^{11}C、^{13}N、^{15}O更清晰的图像。因此,^{18}F的药物近年来发展很快,其中反映葡萄糖代谢水平的显像剂^{18}F-脱氧葡萄糖(^{18}F-FDG),在肿瘤诊断、心肌活性检测等方面有重要价值,是目前最常用的发射正电子核素药物。

^{18}F药物的制备既可利用同位素交换反应,将^{18}F引入有机化合物分子中,也可采用化学合成,如取代反应、加成反应等。从回旋加速器生产出来的^{18}F的初级产品,其化学形式为$^{18}F_2$、$Na^{18}F$及^{18}F-含水氟化物(这是由于采用^{16}O或^{18}O核反应时,其靶材为$H_2^{16}O$或$H_2^{18}O$所致),可迅速将它们转化成用于有机合成的前体,如$H^{18}F$、$B^{18}F_3$、$Ag^{18}F$及$K^{18}F$-冠醚等,再从此类前体进一步合成各种^{18}F的药物。

临床常用^{18}F标记的药物如下。

(1)^{18}F-脱氧葡萄糖(^{18}F-FDG) 葡萄糖在细胞内被己糖激酶磷酰化成葡萄糖-6-磷酸盐,葡萄糖-6-磷酸盐被糖原酵解酶进一步作用,生成葡萄糖-1-磷酸盐或果糖-6-磷酸盐，再进一步生成糖原和丙酮酸盐。而氟-2-脱氧-D-葡萄糖（F-FDG）被酰化成氟-2-脱氧葡萄糖-6-磷酸盐，由于底物与酶的不匹配，不能进一步代谢而被“滞留”于细胞内。当氟-2-脱氧葡萄糖-6-磷酸在细胞内达到平衡浓度（在正常的大脑、心肌和肿瘤织组内，这种平衡一般需45～60 min），此时细胞内2-FDG-6-磷酸盐反映了该细胞葡萄糖的利用率。图3.4介绍了葡萄糖、脱氧葡萄糖和 ^{18}F-FDG 的结构式；图3.5介绍了 ^{18}F-FDG 代谢的模型。

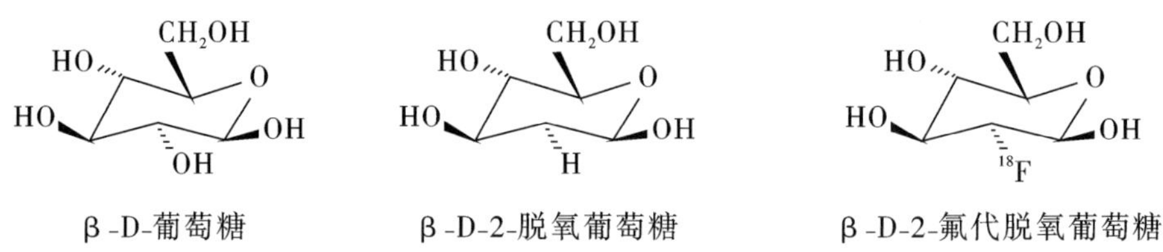

图3.4　3种葡萄糖类化合物的结构式

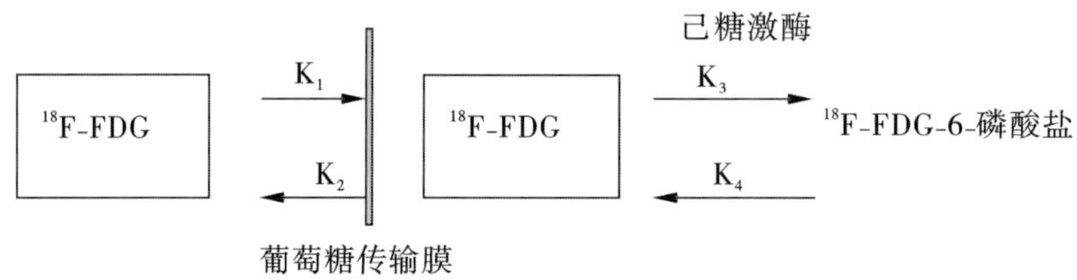

图3.5　^{18}F-FDG 代谢的房室模型，K_1～K_4 为常数

1）制备　制备 ^{18}F-FDG 的方法视所获 ^{18}F-原料的化学形式不同而有所不同，如用D-己烯糖-3，4，6-三乙酸酯为原料，在其氟利昂-11（一氟三氯甲烷，CCl_3F）溶液中通入 $^{18}F_2$，进行加成反应。产品溶于生理盐水中，通过0.22 μm微孔薄膜，即可使用，整个合成、纯化过程在1 h以内完成。

如果所获 ^{18}F 原料为 ^{18}F 含水氟化物，则需用甘露醇-1，3，4，6-四乙酸酯-2-三氟甲基磺酸酯为原料，并将 ^{18}F-含水氟化物加入到 K_2CO_3 及冠醚 KryPtofix 222 之中，用乙腈与之共沸而将水除去，再与甘露醇-1，3，4，6-四乙酸酯-2-三氟甲基磺酸酯反应。反应物经水解后，即得 ^{18}F-FDG，且无异物体。

2）质量控制　^{18}F-FDG 应该是无色透明、无菌、无热源、稳定的水溶液。放射性浓度测量误差小于10%。^{18}F-FDG 的质量控制除无菌、无热源、稳定等外，pH 值范围应在4.50～8.50之间；用适当γ能谱仪，只能测到0.511 keV和1.02 keV两个峰；最终产品中KryPtofix 2.2.2含量不能高于50 mg/L；采用TLC方法以硅胶板为支持体，95%乙腈作展开剂，测定的放射化学纯度不应小于90%。

3）临床应用　^{18}F-FDG 是目前临床应用最广泛的PET放射性药物，据了解90%以上的PET显像，包括肿瘤、脑与心血管方面，均使用 ^{18}F-FDG。因此 ^{18}F-FDG 被称为PET显像的“work horse”。推荐注射量为74～370 MBq，显像时间为45～60 min。

（2）^{18}F-3′-脱氧-3′-胸腺嘧啶核苷（^{18}F-3′-fluoro-3′-deoxy-l-thymidine，^{18}F-FLT）　嘧啶

类似物胸腺嘧啶核苷参与 DNA 的合成，而增殖细胞在细胞周期 S 期合成 DNA，因此理论上放射性核素标记的胸腺嘧啶核苷可以进行肿瘤增殖特性的显像。研究表明，^{18}F-FLT 通过被动扩散和 Na^{+}依赖的载体进入细胞，随后（^{18}F-FLT）在胸腺嘧啶核苷激酶 1（TK1）的作用下发生磷酰化，同 FDG 一样，由于 3 位上的羟基被 ^{18}F 取代，不能同胸腺嘧啶核苷一样再回到起始物，从而生成的磷酸盐滞留在细胞内。TK1 是 DNA 修复合成途径中一个重要的酶，在静止细胞中 TK1 无活性，但增殖细胞的 G1 期和 S 期该酶活性达到最大，因此 ^{18}F-FLT 通过 TK1 催化发生磷酸化停留在细胞内反映了细胞增殖状态，是肿瘤显像的基础。但由于 3 位羟基的取代，^{18}F-FLT 不能真正掺入 DNA，因此，它仅部分反映了 DNA 修复合成途径。

1）制备　同其他常用 ^{18}F 标记的药物不同，目前 ^{18}F-FLT 的合成有几种不同的方法。

第一种，以环化的化合物为前体，亲核反应时将环打开，再水解，如图 3.6。

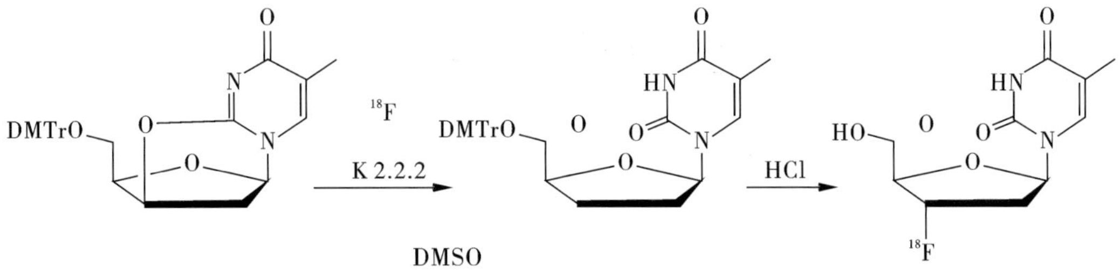
O
N
DMTrO
O
N
O
^{18}F
K 2.2.2
DMSO
O
HN
DMTrO
O
O
N
O
HCl
O
HN
HO
O
O
N
O
^{18}F

图 3.6　^{18}F-FLT 的合成

该反应的优点是前体用量较少，但合成温度高（160 ~ 170 ℃），合成效率低（10%）。为了提高效率，可用第二种，即开环取代环化前体，同时保护氨基，如图 3.7。

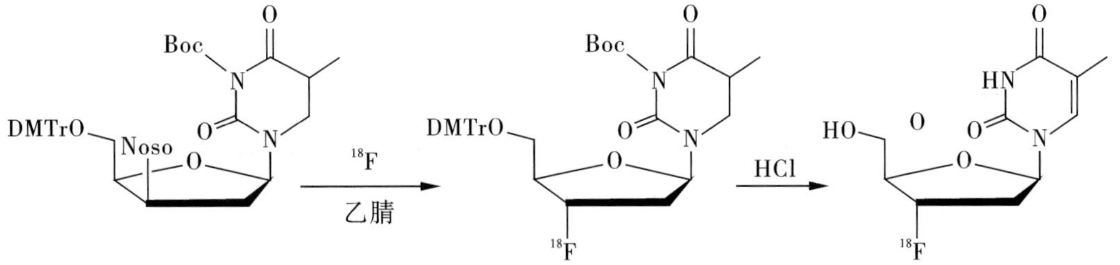
O
Boc
N
DMTrO
Noso
O
N
O
^{18}F
乙腈
O
Boc
N
DMTrO
O
N
O
^{18}F
HCl
O
HN
HO
O
O
N
O
^{18}F

图 3.7　^{18}F-FLT 的合成

该反应的优点反应条件明显温和，在 100 ~ 130 ℃下乙腈溶液中即可反应，合成效率较高，可达 40% ~ 50%，缺点是反应时前体用量较大，一般需 30 mg。

以上两种方法制备的 ^{18}F-FLT 均需用制备型 HPLC 分离、纯化，目前常用的方法是以 10% ~ 15% 乙醇为流动相。分离、收集有效组分后，过无菌滤膜得到 10% ~ 15% 的乙醇溶液，注射时将产品稀释使用。近年来有报道将产品转入旋蒸瓶，除去乙醇后用生理盐水溶解产品，过无菌滤膜后再进行临床使用。

2）质量控制　注射液为无色透明、无菌、无热源溶液；比活度不低于 10 TBq/mmol；用适当γ能谱仪，只能测到0.511 keV和1.02 keV两个峰；最终产品中KryPtofix 2.2.2含量不能高于50 mg/L；采用TLC方法以硅胶板为支持体，85%乙腈作展开剂，测定的放射化学纯度不应小于90%。

3）临床应用　^{18}F-FLT主要用于反映细胞增殖，用于补充^{18}F-FDG进行肿瘤诊断与鉴别。推荐注射量为148～370 MBq，显像时间为注射后60 min。

（3）^{18}F-2-羟基丙基-2-硝基咪唑（^{18}F-fluoromisonidazole，^{18}F-FMISO）　FMISO是放疗中常用的放射增敏剂，它能浓集于成活的乏氧细胞中，因此，放射性标记的硝基咪唑类的衍生物（如^{18}F-FMISO）可用于乏氧细胞的显像。^{18}F-FMISO通过主动扩散进入细胞，硝基在硝基还原酶作用下被还原。在正常细胞内，硝基还原产物可立即被氧化，而在缺氧细胞内，硝基还原产物则不能发生再氧化，还原产物与细胞内大分子物质发生不可逆结合，滞留于缺氧细胞中，其浓集程度与乏氧程度成正比。因此，^{18}F-FMISO可以用来表示肿瘤组织中细胞的缺氧程度，在评价放疗的乏氧状态中起了重要的作用，它适于^{18}F-FDG不易鉴别的肿瘤，同时与FDG结合可以勾画肿瘤的生物靶区，以确定最佳治疗视野。

1）制备　^{18}F-FMISO合成有两种方法。

一种是以缩水甘油甲苯磺酰酯为原料，生成3-脱氧-^{18}F-缩水甘油，再与硝基咪唑反应生成^{18}F-FMISO，反应式如图3.8。

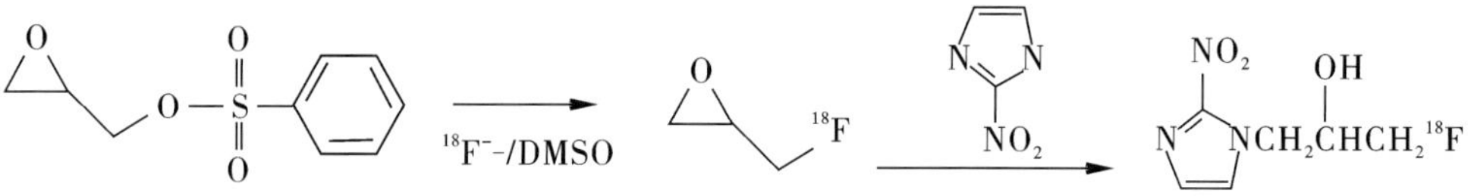

图3.8　^{18}F-FMISO的合成

该反应的特点是合成原料简单，但合成分为两步，每步纯化复杂，最终产品经HPLC纯化，不便于自动化合成，合成效率低，为23%～37%（EOB）。

第二种是以商品化的前体1-（2′-硝基-1′-咪唑基）-2-O-四氢吡喃基-3-O-甲苯磺酰基丙二醇［1-（2′-nitro-1′-imidazolyl）-2-O-tetra-hydropyranyl-3-O-toluenesulfonyl propanediol，NITTP］为原料，进一步亲核反应再水解而成。具体合成步骤如下：^{18}F-离子与KryPtofix 2.2.2混合后除水，残余物中加入2 ml乙腈溶解的5 mg的前体（NITTP），100 ℃下反应10 min，加入10 ml乙醚，过Silica柱除KryPtofix 2.2.2和未反应的氟离子，除乙醚后加入2 ml 1N HCl在100 ℃下水解3 min，加入1 ml 2N NaOH/1 ml 1N $NaHCO_3$中和，过C-18柱和铝柱，最后用4 ml 10%的乙醇冲洗C-18柱，过无菌滤膜。反应式如图3.9。

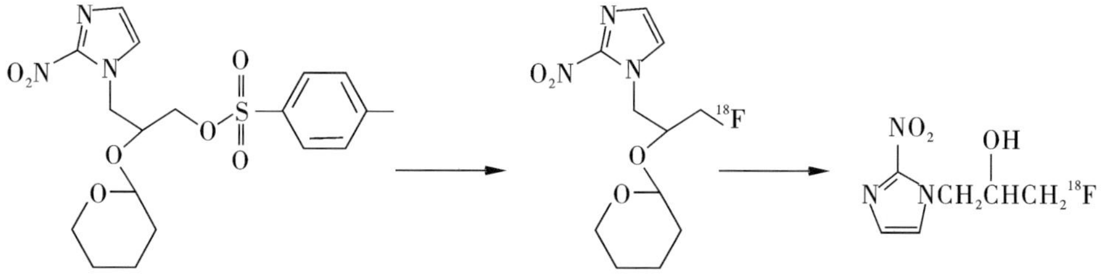

图3.9　^{18}F-FMISO的合成

该合成的特点是前体较特殊,但放射性合成较简单,最终产品经柱色层纯化,避免了HPLC的纯化,适于自动化合成器上合成,同时合成效率较高(40%,EOB)。

2)质量控制　注射液为无色透明、无菌、无热源溶液;比活度不低于10 TBq/mmol;用适当γ能谱仪,只能测到0.511 keV和1.02 keV两个峰;最终产品中KryPtofix 2.2.2含量不能高于50 mg/L;TLC采用乙酸乙酯作展开剂,硅胶板作支持体,测定的放射化学纯度不应小于90%。

3)临床应用　^{18}F-FMISO用于显示乏氧组织,在肿瘤特征化、配合放疗方面应用较多,在心、脑血管疾病中有一定价值。推荐注射量为370~555 MBq,显像时间为注射后90~240 min。

3.4.4.2　^{11}C 标记的药物

碳是非金属元素,C—C键、C—H键和C—O键均有很高的稳定性,它的有机化合物超过百万种。碳又是组成生命有机体的主要元素之一,因此碳的核药物在核医学中具有特殊的地位。

碳的同位素有10种以上,其中^{12}C和^{13}C为稳定核素,自然界中^{12}C占98.90%,^{13}C占1.10%。放射性同位素中,对核医学有用的主要是^{11}C和^{14}C。

^{11}C的$t_{1/2}$为20.40 min,发射β^+,主要与PET配套使用。利用回旋加速器,通过如下核反应制得:^{10}B(d,n)^{11}C,^{14}N(p,α)^{11}C。^{14}C的$t_{1/2}$为5 730年,由于半衰期太长,不适于体内显像,但可用作生物与医学研究中的示踪剂。稳定碳的化合物,大量的是^{12}C,因此常用^{12}C制备稳定碳的标记药物。因碳原子在有机化合物分子中处于骨架地位,制备碳标记化合物不能用同位素交换法,而是用化学合成及生物合成法。

由于^{11}C半衰期只有20.40 min,因此制备时间一般应控制在3个半衰期以内,且投料时放射性活度大。^{11}C标记物产品大都用作静脉注射,质量要求高,故每一步骤需要快速、精确、严格控制质量。每种^{11}C药物,在反应条件、纯化方法成熟后,需将整个制备过程在严密防护的全自动化操作系统(称"化学暗盒",chemical black box)内进行。从加速器生产出来的^{11}C初级产品的化学形式是$^{11}CO_2$及^{11}CO(它们之间通过氧化或还原可方便地相互转换)。由$^{11}CO_2$作为原料,已有很成熟的方法,制得H^{11}CHO、H^{11}CN、$^{11}CH_3I$、R^{11}COCl等有机合成中有用的中间体。

(1)L-^{11}C-蛋氨酸(L-^{11}C-L-methylmethionine,L-^{11}C-MET)　是除^{18}F-FDG以外应用较多的药物,它代表了体内氨基酸的转运、代谢和蛋白质的合成情况。与^{18}F-FDG相比,其优点是肿瘤/正常组织比高、图像清晰,易于诊断,该显像剂在炎症部位不像FDG浓聚,易于区别肿瘤和炎症。^{11}C-MET在低分化的胶质瘤显像优于FDG,还可用于低分化胶质瘤放疗敏感性指标和化疗化效的评价。美国27版药典将之收载,我国将其作为医院制剂,未收录于药典。

1)制备　^{11}C-蛋氨酸的原料是^{11}C-二氧化碳。^{11}C-二氧化碳是采用^{14}N(p,n)^{11}C核反应,靶材料是含1%氧的氮气。碳标L-蛋氨酸有两种,一是将^{11}C标记到硫上,称为L-S-甲基-^{11}C蛋氨酸,二是将^{11}C-二氧化碳转换成^{11}C碘代甲烷后与前体L-高胱氨酸硫代内酯在-70 ℃反应,经纯化能得到较纯的L-^{11}C-蛋氨酸。采用溶剂蒸发法可得到可供注射用的

L-^{11}C-蛋氨酸。反应式如图 3.10。

将以上反应改进,使烷基化反应在 Al_2O_3/KF 上进行,可使反应在常温下进行,反应溶液过 C-18 柱后即符合注射要求。该方法的不足是催化剂 Al_2O_3/KF 极易吸水,不便保存,一旦吸水,制备失败。研究者将前体 L-高胱氨酸硫内酯吸附在 C-18 柱上,成功地实现了在柱上的反应,并将合成自动化,达到了合成时间短、效率高的目标(Pascali C,1999 年)。具体合成步骤如下:取 15.40 mg 的 L-高胱氨酸硫内酯溶于新鲜配制的 0.50 M NaOH 和无水乙醇溶液中 50∶50 (V/V,1 ml),在合成前 2 min 取 210 μl 装于 C-18 柱,将 C-18 柱安装在碘代甲烷的出口处,当生成的碘代甲烷通过时在线与前体在 C-18 柱上反应,生成蛋氨酸。用 6 ml pH 值=3.00、3 mM NaH_2PO_4溶液淋洗,经 C-18 柱纯化后过无菌滤膜即可。

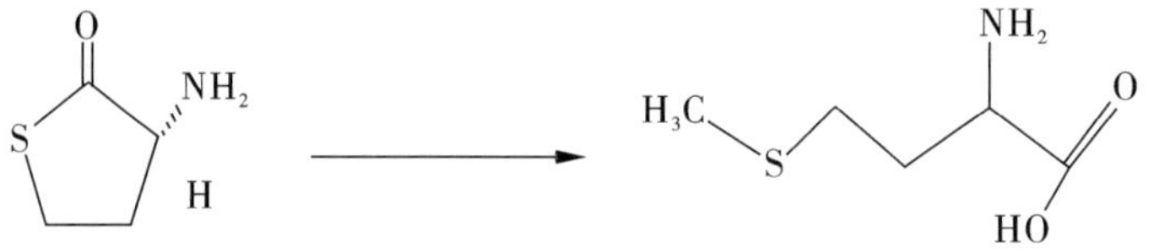

图 3.10 L-^{11}C-蛋氨酸反应式

2)质量控制　注射液为无色透明、无菌、无热源、稳定的水溶液;化学纯度因合成工艺不同,杂质不同,L-^{11}C-蛋氨酸中不纯物为外消旋物和衍生物,用 C-18 反相 HPLC 法可将这些杂质去除; L-^{11}C-蛋氨酸主要放射化学杂质是^{11}C-甲醇,可采用 HPLC 法进行放射化学纯度测定,分离柱为:Alltech C-18(25 mm×84.60 mm),流动相为0.001 mol/L 磷酸二氢钠,产品参考保留时间为3 min,甲醇为 2 min,产品的放射化学纯度不应小于 90%。

3)临床应用　^{11}C-MET 主要用于肿瘤显像,可作为 ^{18}F-FDG 的补充。推荐注射量为 148~370 MBq,显像时间为 15~20 min。

(2)^{11}C-胆碱(^{11}C-choline)　肿瘤细胞的分裂和增殖极为旺盛,其细胞膜的生物合成也同样活跃,细胞膜合成需以大量胆碱为原材料以合成磷脂酰胆碱,一旦胆碱在肿瘤细胞中被磷酸化后就停留在细胞内,此即"化学停滞",因此,^{11}C-胆碱可用于肿瘤显像。

1)制备　^{11}C-胆碱的原料是^{11}C-二氧化碳。^{11}C-二氧化碳是采用 ^{14}N(p,n)^{11}C 核反应,靶材料是含 1% 氧的氮气。回旋加速器产生的^{11}C-二氧化碳与氢化锂铝反应生成^{11}C-甲醇,^{11}C-甲醇再与 HI 反应生成^{11}C 碘代甲烷。生成的^{11}C 碘代甲烷在 C-18 柱上与前体 N,N-二甲基乙醇胺反应生成^{11}C-胆碱,并吸附在离子交换柱 CM 柱上,然后分别用乙醇和水淋洗 C-18 柱和 CM 柱,最后用生理盐水将产品洗脱,过无菌滤膜即可。

2)质量控制　注射液为无色透明、无菌、无致热原、生理盐水溶液。在注射液中主要杂质为前体 $^{11}CH_3I$ 和碳酸根,测量 $^{11}CH_3I$ 的条件为:2487 紫外分光光度计,分析柱为反相 Nova-Park C-18 柱(3.90 mm×150 mm),Bio-Scan Flow-Count 放射性检测器。流动相为 0.10 mol/L 甲酸铵(pH 值=4)∶乙腈(710∶290 V/V),流速 1 ml/min。^{11}C-胆碱为水溶性化合物,其参考 Rt=4.70 min,其放射化学纯度不应小于 90%;而碘代甲烷有一定的脂溶性,参考 Rt=10 min。

3)临床应用 ^{11}C-胆碱反映细胞内磷脂代谢,常用于作为 ^{18}F-FDG 的补充进行多种肿瘤的显像与鉴别。推荐注射量为 148～370 MBq,显像时间为注射后 5 min。

(3)^{11}C-乙酸钠(^{11}C-sodium acetate) ^{11}C-乙酸钠是一种心肌代谢药物,但近年来,^{11}C-乙酸钠被发现在一些肿瘤如肺癌、前列腺癌特别是在肾癌和肝癌的显像上可以弥补 ^{18}F-FDG 的不足,具有较高的特异性。^{11}C-乙酸钠在肿瘤组织中浓聚的原理尚不十分清楚,其代谢途径有 3 条:氧化反应、乙酰化反应、磷酸化反应。目前对于 ^{11}C-乙酸钠显像原理的研究有 3 种观点。第一种观点认为:^{11}C-乙酸钠被细胞摄取后,在线粒体内被合成酶转变为 ^{11}C-乙酰辅酶 A,乙酰辅酶 A 是三羧酸循环的始动物质,经三羧酸循环氧化,产生 ^{11}C-CO_2,反映细胞内有氧代谢;第二种观点认为:乙酸钠是氨基酸及甾醇合成的前体,所以可用于肿瘤显像;第三种观点认为:^{11}C-乙酸钠在肿瘤组织中的浓聚主要与肿瘤组织中脂肪合成增加有关,细胞摄取 ^{11}C-乙酸钠的量与脂肪合成和磷脂膜的形成呈正相关,肿瘤细胞脂肪代谢旺盛,因此 ^{11}C-乙酸钠在肿瘤中浓聚。

1)制备 ^{11}C-乙酸钠一般以加速器生产的 ^{11}C-二氧化碳与格氏试剂甲基溴化镁羧基化制备。^{11}C-二氧化碳是采用 $^{14}N(p,n)^{11}C$ 核反应,靶材料是含 1% 氧的氮气。在靶内生产的 ^{11}C-二氧化碳一般需用冷肼捕获,除去少量氮氧化合物,然后经氦气载带进入含用新蒸 200 μl 四氢呋喃稀释了的 50 μl 50 mmol/L 的溴化甲基镁溶液中,反应用乙醇终止。采用蒸发方法,或离子柱方法纯化,或商品化柱法纯化产品。目前国内主要采用柱色层法纯化,将粗产品流经 3 根 Chrofix 柱,第一根为 PS-H^+ 阳离子柱,吸附反应液中的金属阳离子,第二根为 PS-AG 柱,吸附溶液中的氯离子,第三根为 PS-OH 阴离子柱,吸附 ^{11}C-乙酸根,用水冲洗该柱,最后用柠檬酸盐将 ^{11}C-乙酸根从 PS-OH 柱上淋脱下来,经无菌滤膜滤过后得到可供注射用的 ^{11}C-乙酸钠。反应式如下:

$$CH_3MgCl+{}^{11}CO_2 \longrightarrow CH_3{}^{11}CO_2MgCl \longrightarrow CH_3{}^{11}COONa \tag{3-6}$$

整个合成过程占时 20 min,放射化学效率为:60%～65%。

2)质量控制 注射液为无色透明、无菌、无热源、稳定的水溶液;pH 值在 5.00～7.50 之间;HPLC 法测量放射化学纯度,流动相为 0.001 mol/L 的硫酸,流速为0.60 ml/min,其放射化学纯度不应小于 90%。

3)临床应用 ^{11}C-乙酸盐反映有氧代谢率,目前在肝、肾、前列腺肿瘤中应用较多。推荐注射量为 370～555 MBq,显像时间为注射后 15～20 min。

(4) ^{11}C-雷氯必利(^{11}C-raclopride) raclopride 本身是一种多巴胺 D_2 受体特异性拮抗剂,其对多巴胺 D_2 受体有高度的选择性和亲和力。^{11}C-raclopride 是研究 D_2 受体的金标准 PET 显像剂,用于各种与 D_2 受体有关的精神和神经疾病的研究,如精神分裂症、帕金森病等。^{11}C-raclopride 给药后 30 min 纹状体/小脑比值为 10。美国 27 版药典将之收载。

1)合成 通常 ^{11}C-raclopride 标记是将 ^{11}C-CH_3I 通入到 400 μl DMSO 溶液(含2 mg nor-raclopride)中,为了提高氧核的亲核性,溶液中加入 10 μl 5N NaOH,将反应瓶密封,在 90 ℃水浴中加热 5 min,用制备型 HPLC 纯化,分离柱为反相 Nova-Park C-18 柱,流动相为 0.10 mol/L 甲酸铵(pH 值=4):乙腈(710:290 V/V),流速 5～7 ml/min,收集主要成分,蒸发有机溶剂,生理盐水溶解即可,标记率在 20%(EOS)(图 3.11)。

由于$^{11}C\text{-}CH_3I$的反应活性不高，可改用活性更高的$^{11}C\text{-}CH_3$-triflate 反应。过程如下，将$^{11}C\text{-}CH_3$-triflate 通入到含 0.10 mg 的 nor-raclopride（游离胺）的 100 μl 的丙酮溶液中，溶液中加入 0.10 N NaOH 2～3 μl，混合液在 50 ℃下加热 1 min 后分离即可，标记率约 40%（EOS）。

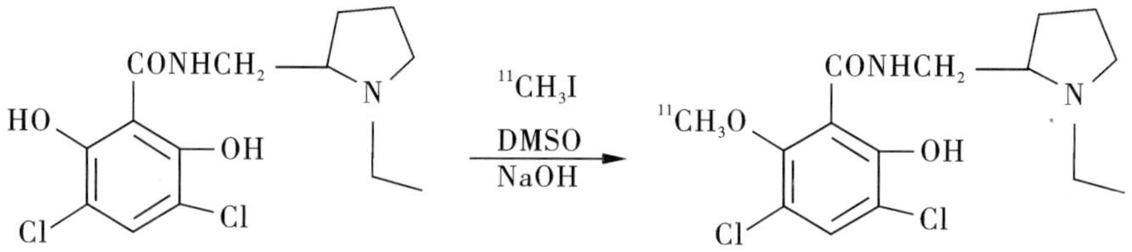

图 3.11 ^{11}C-raclopride 标记反应式

2）质量控制 注射液为无色透明、无菌、无热源的水溶液；HPLC 法测量放射化学纯度，分析柱为反相 Nova-Park C-18 柱（3.90 mm×150 mm），流动相为 10 mmol/L 磷酸：乙腈（70：30 V/V），流速 1 ml/min，测得的放射化学纯度不应小于 90%。

3）临床应用 ^{11}C-raclopride 是Ⅱ型多巴胺（D2）受体显像剂，用于帕金森病、其他中枢性运动失常和药物依赖性检查与研究。推荐注射量为 148～370 MBq，显像时间为注射后 30 min。

3.4.4.3 ^{13}N 和 ^{15}O 标记的药物

^{13}N 和 ^{15}O 的半衰期分别为 9.96 min 和 2.04 min，都很短，主要用它们的简单无机物，特别是^{15}O，目前尚无它的有机标记物。

（1）^{13}N 氮（N）是周期表中ⅤA 族元素，其外层价电子结构为 $2s^22p^3$，即有 3 个成单电子和 1 个孤电子对。氮的最高氧化态为+5。氮原子有较高的电负性，同电负性较高的非金属可形成各种共价化合物如 NH_3 等，也可形成氮分子配合物。氮是生命有机物中的主要元素，各种含氮的药物主要通过生成各种氨基酸参加生物体代谢过程。而放射性的或稳定氮标记的各种氨基酸或有机物质进入体内，有助于了解生物体内某种物质的活动规律及病理过程。

氮只有两种稳定放射性核素 ^{14}N 和 ^{15}N（丰度分别为 99.60% 和 0.37%），放射性核素中对核医学最有用的是^{13}N，其他几种同位素半衰期太短，目前尚难应用。

^{13}N 可用加速器通过核反应 $^{12}C(d,n)^{13}N$ 或 $^{16}O(p,\alpha)^{13}N$ 生产，初始产物的化学形式为 $N^{13}N$ 及氧化物$^{13}NO_2$、^{13}NO，它仍可被还原而得 $^{13}NH_3$。$^{13}NH_3$ 可应用于心肌、脑血流显像。

^{13}N-氨的合成有两种方法，一是戴氏合金还原法，将含^{13}N 的系列化合物溶液加到戴氏合金的氢氧化钠溶液中还原，用气流将^{13}N-氨载出，生理溶液捕获，该方法被 GE 公司用于加速器药物生产。二是在靶水中加入 5 mmol/l 的乙醇（或乙酸），以消除由于核反应生成的自由基，在靶中直接生产出^{13}N-氨，该方法用于住友和 Simens 公司的^{13}N-氨靶。由于该方法收集的为靶水，因此可能含有少量的 ^{18}F 离子和氮的其他化合物，为进一步提高

^{13}N-氨离子的纯度,可将靶水的^{13}N-氨离子吸附在弱的阳离子交换柱 CM 柱上,将靶水分开,再用生理盐水淋洗。该方法不仅能提高^{13}N-氨离子的纯度,同时可提高放射化学浓度。

(2)^{15}O　氧(O)是周期表中ⅥA 元素,它的外层电子结构为$2s^22p^4$,具有 6 个价电子,因此能结合 2 个电子形成-2 价态的阴离子。氧是生物体赖以生存的基本元素,因此生命运动中无处不存在氧。从这个意义上来说,含氧的示踪剂在核医学中应该是非常有用的。自然界中的氧含有 ^{16}O(含量 99.76%)、^{17}O(含量 0.038%)、^{18}O(含量 0.200%)。放射性氧中,核性质比较适合于医用的是^{15}O。

生产 ^{15}O 的核反应有两个,一是通过 $^{14}N(d,n)^{15}O$ 反应制得 $O^{15}O$,该反应适于有氘核的加速器,反应后的气体通过活性炭滤器,除去辐射诱导产生的臭氧,即可供使用;另一是$^{15}N(p,n)^{15}O$ 反应,适用质子加速器,但靶材料^{15}氮同^{18}氧水一样,是富集放射核素,价格昂贵。$O^{15}O$ 容易转化成 $C^{15}OO$ 或 $C^{15}O$。如将 $O^{15}O$ 通过加热到 450 ℃的活性炭,则生成 $C^{15}OO$;若通过>850 ℃的活性炭,即生成 $C^{15}O$。将 $C^{15}OO$ 溶于水中可发生如下反应:

$$C^{15}OO + H_2O \longleftrightarrow H_2CO_2{}^{15}O \longleftrightarrow COO + H_2{}^{15}O \tag{3-7}$$

反应很快达到平衡,约有 33% 的 $C^{15}O$ 转到水中,若反应在血液中进行,因受血液中酶的催化,甚至不到 1 min 即可制得 99.90% 的 $H_2{}^{15}O$。$CO^{15}O$ 及 $H_2{}^{15}O$ 的主要用途是溶于血液中用于血流动力学测定,如测量心脏的分流和局部肺血流量。

3.5 常用于治疗的放射性药物

利用放射性药物治疗疾病主要依赖于其射线在病变组织中产生的电离辐射生物学效应。以半衰期较长的 β^-粒子为宜。近年也有利用发射 α 粒子的报道。

β^-粒子在组织中的电离密度大,在局部组织中所产生的生物学效应一般比具有相同能量的 X 射线和 γ 射线大得多;同时由于它在组织内具有一定的射程,能保证有一定的作用范围,而对稍远的正常组织不造成明显损伤。

α 粒子的能量为 1 ~ 10 MeV,生物组织内最大射程在 100 μm 内,α 粒子的质量是 β^-粒子的 8 000 多倍,其携带的巨大能量在仅几个细胞的短距离内全部释放,可形成强大杀伤力。肿瘤乏氧细胞对射线敏感性减低,以及各细胞周期对射线敏感性问题,使用 α 射线核素可获解决。常用的放射性核素有 ^{211}At、^{213}Bi、^{225}Ac、^{223}Ra 等。

一个理想的放射性治疗药物应该具有如下特征:①体内稳定性好,能够较长时间的在靶组织浓集停留;②合适的有效半衰期,目前认为,在 1 ~ 5 d 之间较为合适;③放射性核素应发射 β^-或 α 射线,或兼有适合 γ 显像的 γ 射线;④发射的 β^-或 α 射线能量适中,要求能在相对短的时间内完全沉积在靶组织中;⑤足够高的靶/非靶(T/N)比值,通常要求至少在 3 以上。

下面简单介绍国内临床核医学正在使用或国际上已经有效应用的几种重要的放射性治疗药物。

3.5.1 放射性碘化钠制剂

放射性碘化钠可简写为 ^{131}I-NaI。该制剂主要有放射性碘化钠(^{131}I-NaI)口服溶液和放射性碘化钠口服胶囊。^{131}I 的物理半衰期为 8.06 d,主要发射 610 keV 的 β 射线和 364 keV 的 γ 射线。甲状腺对放射性核素^{131}I 有特异性的摄取。利用它的 β 射线,可对甲状腺疾病,如甲状腺功能亢进、甲状腺癌及其转移灶、功能自主性甲状腺结节等进行靶向放射性治疗;利用它的 γ 射线,可对甲状腺疾病进行诊断,如甲状腺吸 ^{131}I 试验、甲状腺显像。

^{131}I-NaI 还可用于制备放射性碘标记化合物,用于多种疾病的诊断和治疗。

3.5.2 ^{131}I-碘油

^{131}I-碘油(^{131}I-lipiodol)原为支气管造影剂,经放射性核素^{131}I 标记后,可通过肝动脉插管引入到病灶部位,治疗肝癌及其转移灶。

3.5.3 ^{131}I-间位碘代苄胍

^{131}I-间位碘代苄胍(^{131}I-MIBG)是抗神经元的阻断剂,能被具有神经分泌颗粒的所有肿瘤,如嗜铬细胞瘤、恶性嗜铬细胞瘤及其转移灶、神经母细胞瘤等所摄取,同时能浓聚在类癌及甲状腺癌组织内。除利用 ^{131}I 发射的 γ 射线作为肾上腺髓质显像剂外,还可利用 ^{131}I 发射的 β 射线治疗恶性嗜铬细胞瘤、神经母细胞瘤和恶性副神经节肿瘤等。

3.5.4 放射性磷制剂

^{32}P 制剂主要分为^{32}P-磷酸钠口服溶液、^{32}P-磷酸钠注射液(简写为 $^{32}P\text{-}Na_3PO_4$)、^{32}P-胶体酸铬注射液(^{32}P-colloidal chromium phosphate, $^{32}P\text{-}CrPO_4$)以及^{32}P-玻璃微球。

^{32}P 发射 β 射线的最大能量为 1.70 MeV,平均 0.69 MeV。在人体组织内的平均射程 3.20 mm,最大射程 8 mm。虽然其物理半衰期较长,为 14.30 d,其 87.50% 的能量在 42.50 d 才完全释放,但药物保存期较长,运输方便,便于临床使用。其发射的 β 射线不仅对瘤细胞具有较强的杀伤力,同时有使微动脉内壁渗出增加、血栓形成、管壁变厚、血栓机化、管腔闭塞等作用,导致瘤体血供不足,缺血、缺氧而坏死,达到治疗目的。

3.5.4.1 ^{32}P-磷酸钠溶液

^{32}P-磷酸钠(^{32}P-sodium phosphate)可被造血组织选择性摄取,并参与脱氧核糖核酸(deoxyribonucleic acid,DNA)和核糖核酸(ribonucleic acid,RNA)的合成,^{32}P 衰变后成为 ^{32}S,这种元素的改变也导致核酸结构的改变,从而抑制增生性血液疾病的细胞异常增生。迄今,^{32}P 是治疗真性红细胞增多症和原发性血小板增多症的有效方法。

3.5.4.2 ^{32}P-胶体

^{32}P-胶体(^{32}P-colloid)作为一种颗粒状惰性物质,注入腹腔后很少被体液或血液吸收,

而绝大部分附着于腹腔浆膜表面或集中停留在肿瘤转移灶附近,其发射的 β 射线对游离癌细胞及粟粒样转移灶有直接破坏和杀伤作用,可以消除术中肉眼未能发现的微小转移灶,从而达到预防腹腔内种植转移和提高疗效的目的。^{32}P-$CrPO_4$胶体用于抑制癌性胸腹水、卵巢癌术后和对某些恶性肿瘤进行介入性的辅助治疗。

3.5.4.3 ^{32}P-玻璃微球

^{32}P-玻璃微球(^{32}P-glass microspheres,^{32}P-GMS 或^{32}P-GTMS)。本品为灰褐色粉末的甘油悬浮剂,颗粒直径在 40 ~ 80 μm 之间,通过局部动脉灌注或局部肌内注射的方法,使之驻留于恶性肿瘤组织或栓塞于恶性肿瘤的营养血管,利用其发射的 β 射线,达到治疗癌症的目的。

^{32}P-GTMS 经肝动脉灌注后,可栓塞至肝窦前小动脉,玻璃微球栓塞后不被吸收,故栓塞作用持久而不易形成肝内侧支循环,同时具有定向高效内放射作用,其癌/肝放射强度比为 3.30 : 1。

3.5.5 ^{153}Sm-EDTMP 和 ^{186}Re-HEDP

^{153}Sm-乙二胺四甲撑膦酸(^{153}Sm-ethylene diamine tetramethylene phosphonic acid,^{153}Sm-EDTMP)和 ^{186}Re-羟基亚乙基二膦酸(^{186}Re-hydroxyethylidene diphosphonate acid,^{186}Re-HEDP),这是两个近年来发展起来的对原发性骨癌及癌症骨转移灶有显著疗效的放射性治疗药物,特别对缓解骨痛疗效显著。

3.5.5.1 ^{153}Sm-EDTMP

以浓缩放射性核素^{152}Sm 的氧化物为靶子,在反应堆中通过 $^{152}Sm(n,\gamma)^{153}Sm$ 反应,容易制得大量的 ^{153}Sm。

^{153}Sm 的半衰期为 46.27 h,β 射线能量分别为 0.805 MeV(20%)、0.702 MeV(46%)和 0.63 MeV(33%),同时还发射 103.20 keV 的 γ 射线,适于 γ 拍摄和 SPECT 显像。由于 ^{153}Sm 具有良好的辐射特性,可作为肿瘤治疗剂标记用核素。

^{153}Sm-EDTMP 具有很高的亲肿瘤性和亲骨性,可选择性的积聚在癌骨转移灶上,非骨组织吸收少,血液清除快,可用于治疗骨转移癌,缓解骨疼痛。

3.5.5.2 ^{186}Re-HEDP

以浓缩放射性核素^{185}Re 为靶子,在反应堆中通过$^{185}Re(n,\gamma)^{186}Re$ 反应,制得 ^{186}Re。Re 的化学性质类似于周期表中的同族元素锝,可以用来标记多种化合物和生物大分子。^{186}Re 的半衰期为 3.80 d,发射能量为 1.07 MeV(77%)和 0.936 MeV(23%)的 β 射线,其射线在骨密质中的平均射程约为 0.50 mm,在软组织中的射程为 1 mm。它同时还能发射适于显像的 137 keV 的 γ 射线,而又对骨周围组织和患者周围的人不产生明显的辐射剂量。故而 ^{186}Re 也是一种理想的治疗用放射性核素。

^{186}Re-HEDP 具有满意的生物学分布,血液清除快,骨的选择性摄取和病灶的亲和力都很强,对造血系统的损害轻,骨髓不会受到抑制。可明显缓解骨转移癌患者的疼痛,能延缓骨肿瘤的生长速度。

3.5.6 ^{90}Y-玻璃微球(^{90}Y-GTMS)

^{90}Y 是一种发射纯 β 射线的放射性核素,其 β 射线的最高能量为 2.26 MeV,平均能量为 0.937 MeV,半衰期为 64 h,组织内最大射程为 10.30 mm,平均射程为 2.50 mm,很适合用作内照射放射源。^{90}Y-玻璃微球(^{90}Y-glass microspheres,^{90}Y-GTMS)用于肝癌治疗主要通过两种方式:一是动脉灌注;二是在超声引导下经皮穿刺瘤内直接注射。肝动脉注射 ^{90}Y-GTMS 有双重作用即栓塞和辐射杀伤作用。

3.6 其 他

3.6.1 放射受体显像药物

放射受体显像(radioreceptor imaging,RRI)是利用放射性核素标记的受体的配体与肿瘤高亲和力特异受体相结合的原理显示肿瘤受体空间分布、密度与亲和力的显像技术。它具有亲和力与特异性较高、放射性标记配体到达靶点和血液清除速度快、能在较短时间内获得肿瘤与正常组织高对比度的图像、几乎无人体免疫反应发生等优点。自 1989 年 Krenning EP 等用 ^{123}I-奥曲肽(^{123}I-octreotide)成功地进行肿瘤定位以来,肿瘤受体显像已引起人们广泛的关注。尽管目前尚未得到广泛应用,但它必将为肿瘤生物学研究、肿瘤显像与治疗开创新纪元。

用于肿瘤受体显像的放射性核素主要有,^{18}F、^{123}I、^{131}I、^{111}In、^{99m}Tc 等。目前常用的肿瘤受体显像如下。

3.6.1.1 神经多肽受体显像

研究与应用最广泛的是生长激素释放抑制素(somatostatin,SST)受体显像与血管活性肠肽(vasoactive intestinal peptide,VIP)受体显像。

(1)SST 受体显像 SST 受体显像剂包括 ^{123}I-奥曲肽或^{111}In-奥曲肽(^{111}In-octreotide;lanreotide,兰瑞肽),^{99m}Tc 标记的善得定(sandostatin)、RC-160[代善肽(vapreotide)]、P587 与 P829[地普奥肽(depreotide)]等。SST 受体显像主要应用于诊断神经内分泌肿瘤、神经系统肿瘤、淋巴瘤、乳腺癌、肾癌及小细胞肺癌等。

(2)VIP 受体显像 VIP 受体在胃肠胰腺肿瘤、嗜铬细胞瘤、成神经细胞瘤、无功能垂体瘤等神经内分泌肿瘤以及乳腺癌、卵巢癌、肺癌、脑瘤、淋巴瘤等肿瘤中具有高表达,故 VIP 受体显像可用于上述肿瘤诊断。^{131}I 标记的 VIP 已经应用,^{99m}Tc 标记的 VIP 正在研究中。VIP 受体显像不仅可诊断肿瘤,而且可预测不同肿瘤对 VIP 类似物或 VIP 受体拮抗剂治疗的有效性,有助于患者治疗方案的选择。它还为生理状态下从体外显示机体内 VIP 受体的组织分布及密度提供了一种独特的研究手段,对研究某些组织器官的生理、病理和药理作用均有重要意义。

3.6.1.2 类固醇受体显像

乳腺癌和前列腺癌的癌细胞常常保留着类固醇激素受体,应用类固醇受体显像有助于乳腺癌和前列腺癌的定位诊断与分期诊断,指导治疗决策和估计预后。

(1)雌激素受体显像　雌激素受体显像剂包括 ^{18}F、^{123}I 或 ^{131}I 标记的雌二醇及其衍生物、己雌酚或去甲己雌酚,^{111}In 标记的三苯氧胺类似物等。雌激素受体显像可用于乳腺癌的初诊、分期诊断以及良性与恶性病变的鉴别诊断,还可对抗雌激素治疗过程进行监控与疗效评估。

(2)孕激素受体显像　孕激素受体显像剂包括 ^{18}F 及 ^{131}I 标记的黄体酮(孕酮)及其衍生物。孕激素受体显像从另一角度判断乳腺癌的病理性质,尤其对接受了抗雌激素治疗后雌激素受体已被阻断者,该显像方法更为实用。

(3)雄激素受体显像　雄激素受体显像剂包括 ^{18}F、^{123}I 与 ^{77}Br 标记的睾酮、双氢睾酮及其衍生物。雄激素受体显像可用于前列腺癌的诊断、分期、预后及激素治疗疗效评估。

3.6.1.3　σ 受体显像

σ 受体为阿片受体的一种类型。目前 σ 受体显像剂主要包括乙二胺或苯甲酰胺衍生物、芳基璜酰胺类、哌啶衍生物。σ 受体在黑色素瘤、前列腺癌、乳腺癌、结肠癌及非小细胞肺癌等恶性肿瘤中可以过度表达,因此可应用与上述肿瘤显像。

3.6.2　放射免疫显像与放射免疫治疗药物

3.6.2.1　放射免疫显像

放射免疫显像(radioimmuno imaging,RII)的原理与受体显像相似,只不过将受体和配体反应改为抗原抗体反应,利用放射性核素标记的识别特定抗原的抗体或其片段对相应的组织或细胞进行定位。与受体显像一样,放射免疫显像也可以利用肿瘤特异的抗原成分,通过抗体标记进行诊断和定位,且也可用于放射性治疗,即放射免疫治疗。

3.6.2.2　放射免疫治疗

放射免疫治疗(radioimmuno therapy,RIT)是一种新的、有前途的临床治疗方法,随着单克隆抗体(McAb)的发展,在癌症治疗中将发挥越来越大的作用。

放射免疫治疗剂是由 McAb 和放射性核素两部分组成。单克隆抗体作为一种特异性载体与放射性核素相结合。前者以生物导弹的方式通过识别肿瘤细胞的相应抗原自动导向肿瘤组织,它本身和载带的放射性核素同时定位在肿瘤组织。利用浓集在肿瘤组织内的放射性核素发射的 β 粒子或 α 粒子所产生的放射生物学效应,破坏干扰靶细胞的结构与功能,达到杀死肿瘤细胞的目的,而对正常组织影响较小,为肿瘤内辐射免疫治疗开辟了新途径。

标记 McAb 的放射性核素包括 3 类:①α 辐射体放射性核素,有 ^{211}At 和 ^{212}Bi;②β 发射体放射性核素,有 ^{32}P、^{33}P、^{67}Cu、^{77}As、^{126}I、^{90}Y、^{186}Re、^{188}Re、^{153}Sm、^{161}Tb、^{111}Ag、^{109}Pb、^{131}I、^{177}Lu 等;③电子俘获、俄歇电子和内转换电子发射体,有 ^{125}I 和 ^{119}Sb 等。

由于放射免疫显像和治疗还存在以下问题,在一定程度上限制了单克隆抗体在核医学临床的推广应用。主要是适合的特异抗原缺乏,交叉反应的存在,目前在体内还得不到高的靶/非靶比值,特别是在人体内对外源性抗体蛋白的交叉免疫应答反应,产生人抗鼠抗体(human anti-mouse antibody,HAMA)而限制了其用量和重复使用,并使单抗的导向作用减弱而影响其显像效果(因为目前大多数为鼠源性抗体)。近年来的进一步深入研究,正在逐步克服这些缺点,抑制 HAMA 产生,提高靶/非靶比值的方法也不断问世。放射性核素标记单克隆抗体正在成为放射性药物的重要组成部分。

3.6.3 反义显像及反义治疗药物

反义技术(antisense technology)是利用人工合成的一段寡核苷酸序列特异的结合到靶基因上,达到封闭或裂解靶基因使其不能表达,从而达到治疗肿瘤的目的。要达到完全的配对且能灭活靶序列,靶序列的长度一般为 15 ~25 聚体。靶序列既可以是胞质信使核糖核酸(messenger ridonucleic acid,mRNA),也可以是核内不均一核糖核酸(ribonucleic acid,RNA)。人工合成的反义寡核苷酸是小分子物质,可以经胃肠道以外的途径通过一定的手段导向靶基因。反义技术的发展和应用为反义显像和反义治疗技术提供了技术保证,使之成为肿瘤显像和治疗的又一手段。

反义显像是反义技术与核医学结合的产物,它是利用标记的人工合成的短链反义寡核苷酸与体内基因表达产物 mRNA 结合,从而将目标基因进行定位。如用 ^{111}In、^{99m}Tc 标记反义寡核苷酸探针,通过体内分子杂交和体外显像,显示肿瘤发生时呈超表达状态的 mRNA,达到早期诊断肿瘤的目的。

另外,用发射 α、β 或俄歇电子的放射性核素进行标记,定向到达肿瘤组织,可抑制癌基因的过度表达,进而抑制癌细胞的增殖;又可利用放射性核素的电离辐射生物效应,破坏癌细胞,达到反义治疗和内照射治疗的双重目的。这方面的研究已在细胞水平、动物水平做了大量实验,在临床上也做了一些有益的尝试,可能会成为治疗肿瘤的理想方法。

c-myc 基因编码的一个定位于核内的 DNA 结合蛋白转录因子,其亮氨酸拉链结构能结合一种称之为 Max 的蛋白质,形成的复合物能够结合到许多基因的 5′末端顺序(CACGTG)。这样,*c-myc* 基因的开启和过度表达就导致一系列基因表达,从而导致细胞的恶性增殖。*c-myc* 的过度表达常出现在 Burkittis 淋巴肉瘤及小细胞肺癌等恶性肿瘤中。Dewanjee 等用 ^{111}In 标记的 *c-myc* 反义寡核苷酸研究了其在白血病细胞 P388 内的转运及杂交过程,结果显示,60 min 时,70% ~ 80% 的反义核苷酸与 *c-myc* mRNA 结合。在另一实验中,他们把^{111}In 通过络合物 DTPA 标记到 *c-myc* 反义寡核苷酸上,进行荷瘤小鼠显像。结果表明在 0.50 h、2 h、4 h、24 h 各时相,瘤体/血激和瘤体/肌肉均有较高的比值,分别为3.55±0.23、3.05±0.31、2.86±0.22、2.59±0.26 和 21.48±3.27、20.69±2.68、20.34±3.19、18.34±2.57,使肿瘤早期显像成为可能。

c-erb B2 是另一种癌基因,它的表达产物是生长因子受体,具有酪氨酸激酶活性,能够增强转录和增殖信号。*c-erb* B2 在乳腺癌中有过度表达,可以其 mRNA 作为反义显像的合适靶序列。Dewanjee 等用人工合成 15 聚体的 *c-erb* B2 反义寡核苷酸,通过络合物 DTPA 把^{111}In 标记在这段反义寡核苷酸上制成探针,静脉注射给荷乳腺癌小鼠,同时用 *c-erb* B2 正义(Sense)探针作对照,于 1 h、4 h、8 h、24 h 行 γ 显像,结果^{111}In 标记的反义寡核苷酸于 4 h 在瘤体内有最大摄取,且组织学分布、瘤体/血液比值和瘤体/肌肉比值均为反义显像高于正义对照,说明 *c-erb* B2 反义寡核苷酸在乳腺癌显像中特异、灵敏、无创伤。

将寡核苷酸定向运送到靶细胞或组织的方法如下。

(1) 用脂质体作载体　将放射性核素标记的反义寡核苷酸与脂质体融合,进入细胞后,由于细胞内 pH 值较细胞外低,脂质体破碎,释放出放射性核素反义序列,然后反义序列与靶 mRNA 结合,抑制蛋白质的产生;同时放射性核素释放的射线还可以破坏肿瘤细胞。

(2)通过受体介导放射性核素标记反义寡核苷酸的摄取　受体与配体的相互作用具有高特异性、高亲和性、饱和性及可逆性等特性,用适当的放射性核素标记癌基因或其 mRNA 的反义序列,再与配体或其类似物结合,可导向到含有高密度受体的靶组织或靶器官。这样会大大提高导入反义序列的转染效率,增强反义抑制作用;同时,到达肿瘤组织中的放射性核素的量也随之增加,可望达到较高的浓度,提高内照射治疗的疗效。将 *c-myc* 或其 mRNA 的反义序列标记上适当的治疗用放射性核素,然后与生长抑素或其类似物奥曲肽相耦联,注入体内后,由于受体与配体的特异性结合而定向到达小细胞肺癌细胞,达到反义抑制与内照射治疗的双重目的;*neu* 基因是乳癌中的一个瞩目的癌基因,它编码一个与上皮生长因子受体相关的生长因子受体,在人类乳腺癌中有明显的扩增和超表达,而乳腺癌中含有高密度的雌激素受体,具有放射性核素反义治疗的基础。

3.6.4　放射性微球

早在20 世纪60 年代,就有人开发 ^{90}Y 和 ^{32}P 标记的陶瓷、树脂和石蜡,并在临床上获得明显的治疗效果。但这种微球很易脱落和游离出 ^{32}P 和 ^{90}Y。近年来采用 ^{90}Y 标记的玻璃微球,这种微球的特点是机械性能好、化学稳定、颗粒均匀,没有任何毒性,不降解和不溶出,适于临床选择性动脉灌注治疗肝肿瘤。

放射性微球介入内辐射治疗是利用微球作载体,把放射性核素导向定位到所需部位,一方面利用微球本身的栓塞作用,阻塞营养血管,使病灶逐渐坏死,更主要是借助放射性核素发射的 β 射线产生的辐射效应,杀死肿瘤细胞,达到治疗肿瘤的目的。

常用的放射性微球有 ^{32}P 和 ^{90}Y 标记的玻璃微球。制备方法是:首先制备含 ^{31}P 和 ^{89}Y 的玻璃微球,直径约为 30 μm,密度为 3.29 g/cm^3,1 mg 含 2.20 万 ~7.30 万微球。将这种微球用 A.R 级乙醇洗涤数次,随后离心、分离、干燥。然后置入反应堆活化一定时间,通过(n,γ)反应便可制得相应的放射性^{32}P-玻璃微球和 ^{90}Y-玻璃微球。最后分别进行 γ 谱和 β 谱分析测定其放射性核纯度,用生理盐水测其溶出率,并准确称取一定重量的微球测其放射性比活度。使用前用无菌无致热源生理盐水稀释或用碘油、甘油分散。^{32}P-玻璃微球货架寿命长,运输和使用均很方便,能量要比 ^{90}Y 低,适于较小肿瘤的治疗。

(韩星敏　李彦鹏　杜晓光)

参考文献

[1]王吉欣,卢玉楷. 放射性药物学[M]. 北京:原子能出版社,1999.
[2]田嘉禾. PET、PET/CT 诊断学[M]. 北京:化学工业出版社,2007.

[3]国家药典委员会. 中华人民共和国药典[M]. 2010 版. 北京：中国医药科技出版社，2012.

[4]中华人民共和国国务院. 放射性药品管理办法，1989.

[5]张永学. 核医学[M]. 北京：人民卫生出版社，2005.

[6] IISE ZOLLE. Technetium-99m Pharmaceuticals[M]. Springer Berlin Heidelberg：New York，2007.

[7] GRIERSON J R，SHIELDS A F. Radiosynthesis of 3′-Deoxy-3′-[^{18}F] fluorothymidine：[^{18}F]-FLT for imaging of cellular proliferation In Vivo[J]. Nucl Med Biol，2000，27：143.

[8] ISHIKAWAA Y，IWATAA R，FURUMOTO S，et al. Simple automated preparation of O-[^{11}C] methyl-L-tyrosinefor routine clinical use[J]. Appl Radiat Isot，2005，63：55.

[9] KIMHW，JEONG J M，LEE Y S，et al. Rapid synthesis of [^{18}F] FDG without an evaporation step using an ionic liquid[J]. 2004，61：1241-1246.

[10] MITTERHAUSER M，WADSAK W，KRCAL A，et al. New aspects on the preparation of [^{11}C] acetate-a simple and fast approach via distillation[J]. Appl Radiat Iso，2004，61：1147.

[11] OH S J，MOSDZIANOWSKI C，CHI D Y，et al. Fully automated synthesis system of 3-deoxy-3-[^{18}F]fluorothymidine[J]. Nucl Med Biol，2004，31：803.

[12] WIELAND B，BIDA G，PADGETT H，et al. In-target Production of [^{13}N] Ammonia via Proton Irradiation of Dilute Aqueous Ethanol and Acetic Mixtures[J]. Appl Radiat Isot，1991，42：1095.

[13] ZHANG J M，TIAN J H，WANG W S，et al. Anew technique for labeling of ^{11}C-Choline，a position emiation trace for tumor imaging[J]. J Radioanal and Nucl Chem，2006，267：665.

[14] VERA R H，WOLFA P. Direct synthesis of Oxygen-15 labelled water at high specific activities[J]. J Label Comp Radiopharm，1978，15：185.

4 体外免疫分析在肿瘤诊断中的应用

4.1 体外放射分析

体外放射分析是指在体外实验条件下，以结合反应为基础，以放射性核素标记物为示踪剂，以放射性测量为定量手段，对微量物质进行定量检测的核技术的总称。它主要包括放射免疫分析、免疫放射分析、放射受体分析、受体放射分析、竞争性蛋白结合分析、放射酶分析法、酶放射化学测定法等。此类分析技术具有灵敏度高、特异性强、精密度好、应用范围广、方法简便等优点，是核医学不可缺少的重要组成部分。

4.1.1 放射免疫分析

4.1.1.1 放射免疫分析基本原理

放射免疫分析(radioimmunoassay,RIA)是体外放射分析技术建立最早、应用最广泛的一类技术。它与放射受体分析(radioreceptor assay,RRA)、竞争性蛋白结合分析(competitive protein binding assay,CPBA)都属于竞争性体外放射分析。其基本原理均为竞争性抑制，不同的只是配体和结合剂的种类。下面以放射免疫分析为例概述这类技术的基本原理。

放射免疫分析是以抗原与其特异性抗体的免疫反应为基础，利用待测抗原及定量标记抗原与限量的特异性抗体进行竞争性结合反应，以放射性测量为定量手段，检测待测抗原浓度的方法。其竞争抑制可用下式来表示：

$$\begin{matrix} Ag & & AgAb \\ & +Ab \underset{K_2}{\overset{K_1}{\rightleftharpoons}} & \\ {}^{*}Ag & & {}^{*}AgAb \end{matrix}$$

式中，Ag 代表未标记抗原(标准品或待测抗原)，*Ag 代表标记抗原，Ab 代表抗体，AgAb 代表未标记抗原抗体复合物，*AgAb 代表标记抗原抗体复合物。

在 RIA 反应体系中，如果加入的 Ab 和 *Ag 都是一定限量，且 Ab 的结合容量小于 Ag 和 *Ag 两者的抗原决定簇容量时（一般控制 Ab 量只结合 50% 的 *Ag），随着 Ag 的增加，形成 *AgAb 的量相应减少，即 *AgAb 的数量与 Ag 的剂量呈负相关函数关系，见图 4.1。

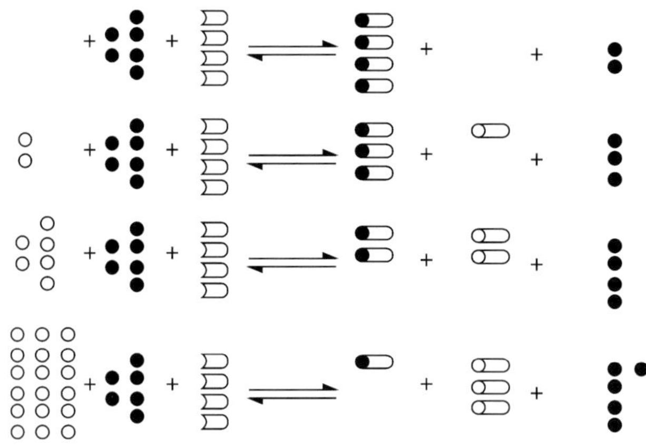

图 4.1　放射免疫分析技术的基本原理

反应达到平衡后，分离反应物中结合部分 B（AgAb 与 *AgAb）和游离部分 F（Ag 与 *Ag），分别测量 B 和 F 的放射性水平。以标准抗原的浓度为横坐标，以标记抗原的结合百分率 B/T、B/F、F/T 为纵坐标，绘制剂量反应曲线，也称标准曲线或剂量效应曲线。通过该曲线可查得待测抗原的浓度值，见图 4.2。

下面我们利用反应式及计算式推导 RIA 反应体系中的量变关系。

抗原与抗体的结合反应遵循质量作用定律，反应是可逆的，呈双向进行。当反应达到动态平衡状态时，反应式两端物质的摩尔浓度保持相对稳定。

$$Ag+Ab \underset{K_2}{\overset{K_1}{\rightleftharpoons}} AgAb \tag{4-1}$$

式中，K_1 和 K_2 分别代表结合速度常数和解离速度常数，K_a 为平衡结合常数，也即亲和常数，当反应达到平衡状态时，

$$K_a = \underset{K_2}{\overset{K_1}{\rightleftharpoons}} = \frac{[AgAb]}{[Ag][Ab]} \tag{4-2}$$

式中，[Ag]、[Ab]、[AgAb] 分别代表反应达到平衡时游离抗原、游离抗体及抗原抗体复合物的摩尔浓度。由于反应过程中，只有部分抗原、抗体参与结合反应，设 $[Ag_0]$、$[Ab_0]$ 分别代表抗原、抗体的初始浓度，B 和 F 分别代表反应达平衡状态时，结合抗原和游离抗原，则平衡时：

$$[Ag] = [Ag_0] - [AgAb] \tag{4-3}$$

$$[Ab] = [Ab_0] - [AgAb] \tag{4-4}$$

$$B/F = [AgAb]/Ag \tag{4-5}$$

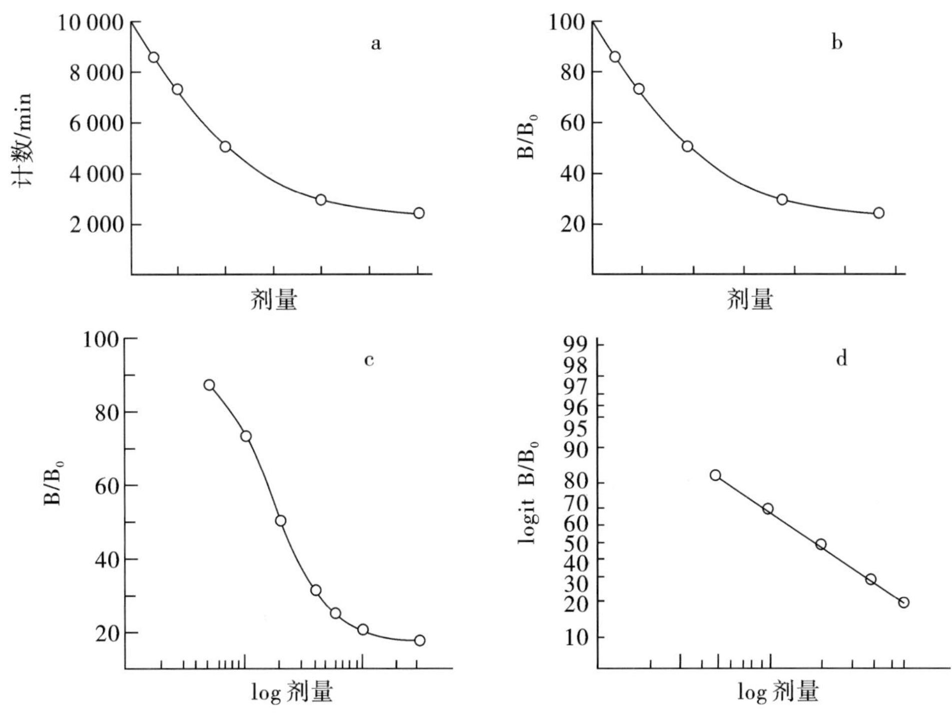

图 4.2 标准曲线的几种拟合方式

a:直接作图法 1(y=计数率) b:直接作图法 2(y=B/B0) c:半对数法 d:logit-log 模型

将(4-3)式代入(4-5)式得:

$$B/F=[AgAb]/[Ag_0]-[AgAb] \tag{4-6}$$

经移项整理得:

$$[AgAb]=\frac{[Ag_0]B/F}{(B/F+1)} \tag{4-7}$$

将式(4-2)与(4-3)相结合:

$$B/F=K_a[Ab] \tag{4-8}$$

将式(4-4)和(4-7)代入(4-8):

$$B/F=K_a\{Ab_0-Ag_0 B/F/(B/F+1)\}$$

经移项整理得:

$$(B/F)^2+B/F(1+K_a[Ag_0]-K_0[Ab_0])-K[Ab_0]=0 \tag{4-9}$$

式(4-9)可见,它是以 B/F 为函数的一元二次方程式。在直角坐标纸上,几何图形为双曲线,B/F 值随 K_a、$[Ab_0]$、$[Ag_0]$而变化。对每一特定的 RIA 系统,$[Ab_0]$、K_a、$[^*Ag]$是固定的,因此 B/F 值实际上仅随未标记抗原(标准品或待测抗原)的浓度而变化,两者之间呈一定的函数关系。当标准品或待测抗原浓度增高时,B/F 值变小。

在实验设计中,K_a 值、[Ab_0] 的浓度值及标记抗原的浓度均对检测的质量有明显影响。

4.1.1.2 放射免疫分析基本技术

建立放射免疫分析必须具备以下条件:可靠的标准品、高比活度的标记抗原、特异性抗体、良好的分离技术及合理的数据处理。

(1)标准品　标准品是用于制作标准曲线的一组不同梯度浓度的抗原,是样品定量的基础,它的质和量的变化直接影响样品的测定值。对标准品的要求:①标准品与待测抗原属同一物质;②在与抗体发生反应时,应与待测配体有相等的活性和亲和能力;③必须高纯度,不含任何可影响分析的物质;④定量一定精确,标示值与实测值的偏差不应超过±10%。

(2)高比活度的标记物　常用的标记核素有 ^{125}I、^{3}H 等。标记物直接影响 RIA 的灵敏度和精密度。对标记物的要求如下。

1)比活度　比活度即为单位质量物质内,所具有的放射性强度。高比活度的标记物可使测量误差控制在一定限度,但比活度过高时,可导致抗原免疫活性丧失(下降),所以要求标记物应有合适的比活度。标记物的化学用量应等于或低于被测物的最小量,以得到较好的灵敏度。

2)放射化学纯度　放射化学纯度是指该标记配体的放射性活度占标记产物总放射性活度的百分率。一般要求标记物的放射化学纯度应在 95% 以上。若低于 95% 应纯化后再使用。

3)免疫活性　标记物在标记及贮存过程中,多种因素可使其受到"损伤",使标记物的免疫活性下降,甚至丧失,因此,标记抗原免疫活性的检测十分必要。要求标记抗原与未标记抗原免疫活性一致。

常用的检测方法如下:在一组试管中加入一定量的抗体、标记抗原和不同浓度的标准抗原进行反应,制备剂量反应曲线;在另一组试管中以不同量的标记抗原(与前一组所加的标准抗原量相等)代替标准抗原。如果标记抗原的免疫活性未受损伤,则标记抗原与抗体的亲和能力不会变化,由于是以等量的标记抗原代替标准抗原,两个反应体系的初始抗原总量(包括标记抗原和未标记抗原)和抗体量是相等的,反应达到平衡后的[Ab]浓度是相等的,由于 K_a 值不变,所以 B/F 值相等,因此两条曲线应该重合,但由于标记抗原定量的误差,两条曲线常表现为相互平行。如果两条曲线分离或交叉,说明标记抗原的免疫活性受到某种程度的损伤。

4)稳定性　指在合理的贮存条件下,标记抗原能保持其原有性能的能力。有许多因素可影响其性能的稳定性,如标记的方法、标记的位置、置换水平、理化环境等都可使放射性核素从抗原分子结构上脱落下来或导致抗原分子结构的破坏,从而使放射化学纯度下降或活性降低。

(3)特异性结合剂(抗体)　结合剂质量的好坏是影响体外放射分析结果的关键因素之一,常用的结合剂有抗体、结合蛋白、受体蛋白及敏蛋白。而应用最为广泛的放射免疫分析法所用的特异性结合剂为抗体。评价其质量的指标有:滴度、亲和力和特异性。

1)抗体的制备　抗体是存在于抗血清中的特异结合蛋白质,放射免疫分析法的特异性在很大程度上取决于抗体的特异性和亲和力,而抗体的特异性主要取决于免疫原上抗原决定簇。传统的抗血清制备方法是用适宜的纯化的免疫原注入动物体内诱发其产生抗体。免疫的成效取决于免疫原纯度及分子大小、动物种类、佐剂的使用、免疫途径、注射及收集抗血清的时间等因素。分子量超过 5 000 的蛋白质抗原具有良好的免疫原性,可使多数动物产生免疫应答;分子量小于 5 000 的肽类物质,免疫原性低,免疫应答差或缺乏,需交联载体蛋白后方能引起明显的抗体形成(抗血清中往往存在多种杂抗体,必须通过吸附的方法除去)。应该指出,动物对抗原的免疫反应个体差异很大,一批动物用同样抗原和免疫程序进行免疫时,往往只有部分动物产生满意的反应。所得抗体是否适合放射免疫分析,要先经过特异性、亲和力、滴度等鉴定。

2)抗血清的质量鉴定

ⅰ.滴度测定:通过绘制滴度曲线来测定抗体的滴度,方法是将抗血清用缓冲液稀释成不同浓度,各取一定量至试管中,分别加入一定量的标记抗原,在 4 ℃或 37 ℃温育至达到平衡后,加入适当的分离剂分离结合部分和游离部分,计算出不同浓度的抗体和标记抗原的结合百分率。以结合率为纵坐标,抗体的稀释度为横坐标,绘制出抗血清的稀释度曲线,见图 4.3。

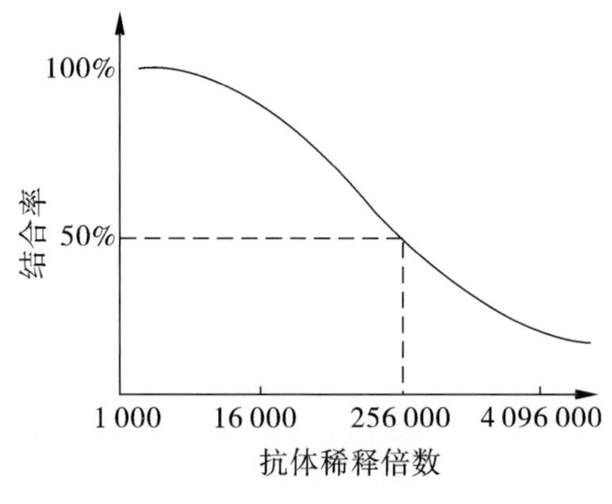

图 4.3　抗血清稀释曲线

抗血清的使用滴度一般选择结合率为 50% 时所对应的稀释度作为抗血清的最佳稀释度,该稀释度即为该抗体的滴度。在同样的条件下,如果滴度越大,则抗体的质量越好。结合率可选择在 40%~60%,结合率过低虽然能提高灵敏度,但标准曲线可用范围变小,如果选用结合率过高的抗血清稀释度,则方法的灵敏度降低,适合于高浓度抗原的检测,使低浓度的样品测定的准确度降低。实验者应根据实践要求的灵敏度和检测范围来选择合适的抗血清滴度。

ⅱ.特异性:抗血清的特异性是指抗体与待测物以外的结构类似物结合的程度。以抗体的交叉反应率来进行评价。检验的方法多采用 Abraham 法,即将抗原结构类似物配制成比正常血清浓度大 100 倍的检测液,按待测抗原相同的 RIA 法同批检测,分别求出结合率为 50% 时所对应的剂量,见图 4.4。

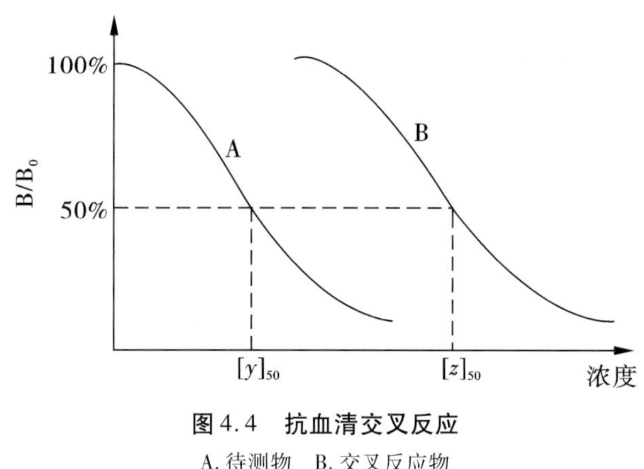

图 4.4 抗血清交叉反应

A. 待测物 B. 交叉反应物

按下列公式计算交叉反应率：

$$交叉反应率=\frac{[y]_{50}}{[z]_{50}}\times 100\% \tag{4-10}$$

其中$[y]_{50}$为被测物结合率 50% 时所对应的浓度值；$[z]_{50}$为结构类似物结合率为 50% 时所对应的浓度值 。

交叉反应率越小，说明抗体的特异性越好。

ⅲ. 亲和力：亲和力表示特定抗原、抗体之间的结合能力。常用抗原抗体平衡常数（亲和常数）K_a来表示，从数量上来讲，抗体对抗原的亲和力等于抗原对抗体的亲和力。亲和力越强表示抗原抗体间的结合越牢固越不易解离。K_a的测定方法有以下几种。

- 常规计算法：是在未知标记抗原的比活度及化学量时求亲和常数的方法。计算公式为：

$$K_a=(6\times B_0\%)/[(1-B_0\%)(2-B_0\%)(4-B_0\%)(3ED_{50}-ED_{25})] \tag{4-11}$$

式中，$B_0\%$为零标准管的结合率，以小数值表示；ED_{50}及ED_{25}分别为结合率为 50% 及 25% 时所对应的有效剂量值。使用本方法的限制条件为：3 倍的ED_{50}值必须大于ED_{25}值，否则分母为负数而无法计算，如果出现这种现象，表明抗体的质量已很差，回归直线的斜率已很小，已无法用于分析系统。

- Scatchart 作图法：是已知标记抗原比活度及化学量时通过 Scatchart 作图法求出 K_a值，见图 4.5。

$$K_a=[AgAb]/[Ag]\{[Ab_0]-[AgAb]\} \tag{4-12}$$

$$[AgAb]/[Ag]=K_a\cdot[Ab_0]-K_a\cdot[AgAb] \tag{4-13}$$

设 B=[AgAb]，F=[Ag]

$$B/F=K_a\cdot[Ab_0]-K_a\cdot B \tag{4-14}$$

上等式可看作用以 B 为自变量，B/F 为因变量的直线方程式，在直角坐标系上作图，以 B 为横坐标，以 B/F 为纵坐标，在图形上是以 K_a为其斜率的一条直线，K_a为负号，表示

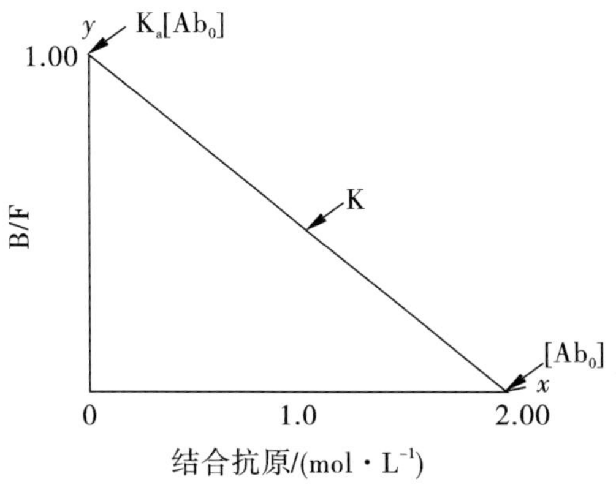

图 4.5　Scatchart 作图法

B 与 B/F 呈负相关。该直线的延长线在纵坐标上的截距为 $K_a \cdot [Ab_0]$，在横坐标上的截距为$[Ab_0]$，故 K_a值即等于两截距的商。

$$K_a = \frac{K_a[Ab_0]}{[Ab_0]} \tag{4-15}$$

ⅳ. 亲和常数、抗体浓度和灵敏度的关系：从公式 $B/F = K_a \cdot [Ab_0] - K_a \cdot B$ 中可知，在其他条件都相同时，K_a值大的抗体，其 B/F 值就越大，方法的灵敏度就越高；如果$[Ab_0]$过大，则 B 的微小变化并不能使 B/F 发生明显改变，所以抗体浓度小，方法的灵敏度高。因此，在选择抗体时，既要考虑抗体的滴度，又要考虑抗体的亲和能力，只有这样才能使方法达到理想的灵敏度。

3）单克隆抗体（monoclonal antibody，McAb）　是由免疫淋巴细胞与瘤细胞融合形成的淋巴细胞杂交瘤所分泌的只作用于某一抗原决定簇的绝对均一性的抗体，具有较高的特异性。而常规免疫动物所得到的抗体为多克隆抗体，其与抗原的某些结构类似物有不同程度的交叉反应。随着单克隆技术的建立对免疫分析技术有着很大的促进作用。

ⅰ. 提高放射免疫分析法的特异性：在生物体复杂的内环境中，许多生物活性物质都有一些结构类似物如垂体前叶激素中的卵泡刺激素（follicle-stimulating hormone，FSH）、促黄体生成素（luteotropic hormone，LH）、促甲状腺激素（thyroid stimulating hormone，TSH）及人绒毛膜促性腺激素（human chorionic gonadotropin，hCG），都有两条肽链组成，其 α 链完全相同，β 链只有小部分差异，因此，常规免疫获得的上述某一激素的多克隆抗体与上述其他激素会有一定程度的交叉反应，从而影响检测的准确性。

ⅱ. 提纯抗原：利用单克隆抗体的高特异性的优点，制备理想的亲和层析柱，可获得高纯度抗原。

ⅲ. 生产抗原来源困难的抗体：某些抗原如人垂体激素，来源困难，量少价昂，若用常规免疫动物法制备抗体，抗原用量大，产生的抗体量有限，而用杂交瘤技术法生产单克隆抗体，对抗原的纯度要求低，抗原用量也小。

（4）分离技术　在放射免疫分析中，抗原、抗体经一定时间温育反应达平衡后，必须采用有效的分离技术将游离部分（F）与结合部分（B）分离，分别测量其放射性。分离技术直接影响分析结果的准确度和精密度。有效的分离技术应具备:①B 与 F 分离完全而且迅速,并不改变原有的平衡状态;②分离时不受测定物以外的因素干扰;③分离试剂廉价易得,操作简单,重复性好。以下仅介绍几种常用的分离技术。

1)双抗体法　为一种免疫分离技术,用第一抗体免疫另一动物得到抗抗体或第二抗体,它能与第一抗体形成的复合物结合而沉淀下来。通常的一抗为兔血清,因此用单抗兔 IgG 即可得第二抗体。抗原抗体反应达平衡后,由于抗原、抗体及抗原抗体复合物的浓度都很低,而且是可溶的,当加入第二抗体后,形成抗原—第一抗体—第二抗体复合物,变为不溶性大颗粒,经离心沉淀即可分离 B 与 F。此方法的优点为稳定和非特异性结合低,是一种特异性分离技术。缺点为加第二抗体后会破坏原有平衡,需重建平衡,使分离时间延长;二抗用量大费用高;易受血清蛋白浓度及补体的干扰。

2)沉淀法　常用的试剂为有机试剂(如聚乙二醇,polyethylene glycol,PEG)或中性盐(如硫酸铵、硫酸钠等),其有很强的脱水作用,使抗体分子失去表面水壳层而沉淀下来,而抗原在同样浓度的分离剂中不会沉淀,从而达到分离结合抗原和游离抗原的目的。此方法的优点是操作简便、分离迅速、试剂易得价廉。缺点为非特异性结合高,易受蛋白浓度、pH 值、离子强度与环境温度等影响。

3)双抗体+PEG　如上所述,双抗体法非特异结合低,但所需时间长,抗体用量大,PEG 法操作简便快速,但非特异结合高。采用双抗体与 PEG 联合使用,它既兼顾了双抗体法和沉淀法的优点,又克服了两者的缺点,使分离更快速,非特异结合低,减少二抗用量,此方法目前已被广泛应用。

4)吸附分离法　主要利用表面活性物质能吸附小分子的游离部分,经过离心,F 沉淀下来,B 仍保留在溶液中,从而达到分离 B 和 F 的目的。常用的吸附剂有葡聚糖包被的活性炭[葡聚糖包囊活性滤液吸附法(dextran coated chercoal,DCC)]、硅酸镁、滑石粉、离子交换树脂等。吸附法的优点是简单快速、价廉易得、不受反应体积的限制;缺点是非特异结合高,易受温度影响。

5)固相分离法　是将抗体(包括第一抗体和第二抗体)或抗原吸附在固相载体上完成,反应达平衡后,倒去上清液中的游离部分,直接测量固相的放射性活度即为 B 的量。此方法的优点是操作简便,无须离心,分离效果好、迅速、非特异结合低。缺点是制备较麻烦。

固相分离技术有多种,按固相材料不同,可分为:试管法(聚苯乙烯、聚乙烯);颗粒法(交链葡聚糖、琼脂糖、聚丙烯酰、对氨苯纤维素、特氟隆聚苯乙烯颗粒);小盘法(塑料纽扣);小球法;纸片法和磁性材料法 6 种。如按联结方法不同,可分为:物理吸附法、共价结合法(溴化氢或戊二醛活化)。按反应性质不同,可分为:竞争性固相法、非竞争性固相法。按抗体不同,可分为:一抗固相法、二抗固相法、抗原与固相材料联结法。

6)磁化分离技术　是将磁化材料引入 RIA 体系,反应达到平衡后,借助磁力将 B 和 F 分离。按磁化材料的不同,可分为:磁化活性颗粒法、磁化固相抗体分离法。其优点为操作简便、快速、分离完全、非特异性结合低、重复性好、无须离心。适合大批样品检测。

(5) 数据处理　通过放射性测量可获得结合部分的放射性计数率(B)、游离部分的放射性计数率(F)及分离前标记抗原的总放射性计数率(T)。通过这些数据绘制曲线,进行数据处理分析。

放射免疫分析的数据处理是以标准品的检测结果为依据，拟合出标准曲线，再通过标准曲线求出待测样本的浓度值，所以标准曲线是衡量样品浓度的客观尺度，也是测量质量的客观反映，通过分析标准曲线，有助于发现检测过程中存在的问题，并提出改进方法。

目前推出的免疫分析数据处理的模式很多，哪一种曲线拟合的程序是最佳选择要视不同的免疫分析项目而定，最简单的区别方法是比较标准的真实剂量与计算所得的剂量是否吻合。下面介绍两种常用的曲线拟合方式。

1）logit-log 转换及线性回归法　这是目前仍较常用的一种曲线拟合方法。它是将标准品浓度转换成对数 log$x$，作为横坐标，纵坐标以 logit$y$ 表示。

$$\text{logit } y=\text{logit } B/B_0=\ln\frac{B/B_0}{1-B/B_0} \tag{4-16}$$

在 logit-log 坐标系上以最小二乘法对各点进行线性回归，所得曲线是一条直线，其回归方程为 logit $y=a-b\log x$，式中 y 表示结合率，x 表示标准抗原浓度，a 表示截距，b 表示斜率。这种拟合方法简便，可用手工绘于 logit-log 图纸上，也可用函数计算器或计算机编制线性回归程序进行计算。用此法作直线拟合的质量，可用线性回归的相关系数 r 来判断，一般要求 $r\geqslant 0.99$。这种拟合方式适合大多数检测项目，不足之处是在曲线的两端仍有较小的偏离现象，不能自动剔除坏点。如果实践证明本法不适用时，应选更适合的拟合方式来处理实验数据。

2）四、五 logistic 参数法　四参数 logistic 模型是国际原子能机构（International Atomic Energy Agency，IAEA）和世界卫生组织（World Health Organization，WHO）推荐的数据处理模型，可以看作是 logit-log 拟合法的发展。其数学表达式为：

$$y=\frac{a-d}{1+\left(\frac{x}{c}\right)^{b}}+d \tag{4-17}$$

式中，x 是抗原剂量，y 是结合率，a、b、c、d 为 4 个参数。a 为未标记抗原浓度为零时标记抗原与抗体的最大结合率 $B_0\%$；d 为非特异结合率 NSB%；c 为零标准管结合率下降一半时所对应的分析物的浓度值，即 ED_{50} 值；b 为斜率，由 logit-log 坐标系标准曲线的斜率，乘以 -1，取其正值。

待测样品分析物的浓度值，可通过测出的反应参数 y，代入上公式，求出其浓度值 x。

四参数 logistic 模型是对称性的，它适合于大多数放射免疫分析检测项目的剂量效应关系。当标准曲线呈非对称型时，就需要加一个不对称因子 e，成为五参数 logistic 模型：

$$y=\frac{a-d}{\left[1+\left(\frac{x}{c}\right)^{b}\right]^{e}}+d \tag{4-18}$$

式中，e 是描述标准曲线拐点位置的一个参数，当标准曲线呈对称性分布时，拐点在曲线中点，$e=1$，上式变为四参数型，当标准曲线呈非对称型时，拐点位于中点上方时，$e<1$，则为五参数型。

由于坐标系统的改变,较好地处理了最大结合率及非特异性结合率变化对标准曲线的影响,另外横坐标用剂量而不用 log x,灵敏度无损失。本法具有更好的拟合性能,适合大多数放射免疫分析项目,并可剔除“坏点”。

4.1.1.3 放射免疫分析的质量控制

放射免疫分析具有灵敏度高、样品用量少、结果准确可靠、重复性好和操作简便等优点。但易受各种因素的影响而使检测结果产生误差。所以为确保检测质量,就必须建立严格的质量控制体系。质控的实质就是控制误差,监督测定结果。根据不同的目的,质量控制可分为实验室内部质量控制和实验室间质量控制。两者密切联系,各有侧重。

(1) 误差及其来源　按误差发生的统计学性质可将其分为系统误差和随机误差。

1)系统误差　指由一些可以确定的原因而引起的误差,如仪器故障、试剂变质、实验方法设计不合理、操作程序反常、其他系统性干扰因素等。这种误差常表现为检测结果呈倾向性的偏高或偏低。这种误差通过检明原因纠正后可以完全避免。通常用偏差和准确度来评价实验的系统误差。

2)随机误差　指由于多种难以确定且无法控制的原因所引起的误差。如仪器性能不稳定、样品采集不当、样品制备不合适、试剂配制不准确、加样技术不熟练、分离技术掌握不好、其他人为干扰因素等。由于误差的出现是随机的,由各种偶然因素造成,所以检测结果与真值的偏离是双向性的,呈正态分布,小误差发生的概率多于大误差发生的概率。通常用精密度来评价随机误差。

(2) 实验室内部质量控制　主要对检测质量的控制,它包括从采集生物样品起直到发出检测报告为止的全过程中,及时发现误差,确定其原因,找出纠正的办法,以确保检测的质量。常用的评价指标有:精密度、准确度、灵敏度、特异性、稳定性、健全性。

1)精密度　所谓精密度指在一定条件下,一种方法下,对同一样品多次重复检测所得结果的一致性。故精密度又称重复性。常用标准差(standard deviation,*SD*)、变异系数(coefficient of variation,*CV*)、反应误差关系(response error relationship,*RER*)、精密度图等来反映其精密度。

ⅰ. *SD*、*CV* 的计算公式:

$$SD=\sqrt{\frac{\sum(X_1-\overline{X})^2}{n-1}} \qquad SD_{\text{双管}}=\frac{X_1-X_2}{\sqrt{2}} \tag{4-19}$$

式中,*SD* 为标准差,*X* 为平均值,X_i 为各次测定值,n 为测定次数,X_1、X_2 为每对复管的测定值。

$$CV=\frac{SD}{\overline{X}}\times 100\% \tag{4-20}$$

标准差(*SD*)表示各个测定值与平均值的偏离程度,偏离度越大,表示平均值代表性越小。所以一份样品用同一方法连续测定多次,其标准差越小表示重复性越好,反之则重复性差。

变异系数(*CV*)可分为批内变异系数和批间变异系数两种。批内变异系数指同一批测定中平行样品间的变异系数,不应大于 10% ,否则应将结果舍弃。批间变异系数指同一样品在不同批的测定中,所得结果的重复性。不应大于 15% 。

ⅱ. 反应误差关系(*RER*):它是指样品计数与其计数误差间的关系函数值,是反应实验中随机误差大小的重要指标。如选用某批的实验数据,则反映该批实验的随机误差,如选用既往在相同条件下获得的多批数据,则可得到一个较为稳定的期望值。

$$RER = \frac{\text{误差均值}}{\text{反应均值}} = \frac{0.7071\sum(X_1 - X_2)}{\sum\frac{(X_1 + X_2)}{2}} \times 100\% \tag{4-21}$$

RER 值越小,表明检测过程中引入的随机误差越小,精密度越高,通常以 0.04 作为界限。

ⅲ. 精密度图:它是指在分析系统中,以系列标准管的浓度值(x)为横坐标,以其相应的计算误差值(*SDx* 或 *CVx*)为纵坐标而绘制的一条函数关系曲线,直观显示整个测量范围内的精密度水平。在放射免疫分析中,精密度是随剂量水平而变化的,根据研究需要(实验检测目的),选择适当的 *SDx* 或 *CVx* 值作为界值,据此来确定标准曲线的可用曲线区段。一般 RIA 中要求 *CVx*% ≤10% 的曲线范围为可信工作范围(图 4.6)。

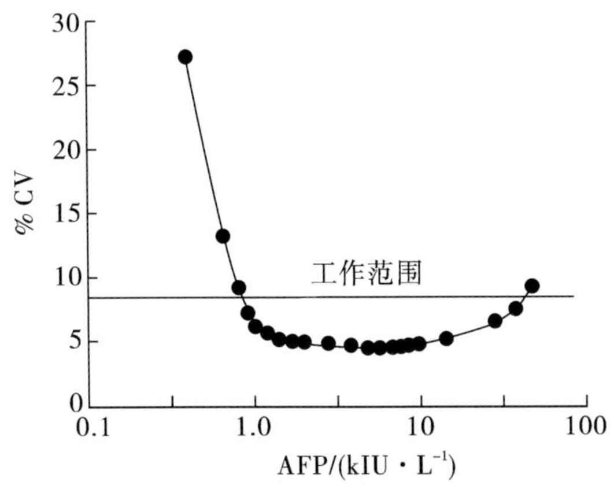

图 4.6 RIA 的精密度图

2)准确度 指测量值与真值的相符程度。评价方法如下。

ⅰ. 回收率的测定:回收率是反应测定值偏差的质控指标,测定方法是设回收管和对照管,对照管中加入待测样品,回收管中加入待测样品和已知量的分析物,经过测定全过程,比较已知量和待测量之间的一致程度,称为回收率。理论上应为 100% ,但由于实验误差的引入,回收率一般介于 90%~110% 。回收率的计算有两种方式。

$$\text{回收率} = \frac{\text{回收管测得值}-\text{对照管测得值}}{\text{回收管内加入的已知量}} \times 100\% \tag{4-22}$$

$$\text{回收率} = \frac{\text{回收管测得值}}{\text{对照管测得值}+\text{回收管内加入量}} \times 100\% \tag{4-23}$$

ⅱ.二样本 rouden 图:将含有高、中、低浓度的质量控制样品适当的放置于全部试管的首位及末位,如同所有试管一样参加检测,将所得结果绘制于直角坐标系上,将首位值作为纵坐标,末位值作为横坐标,根据质量控制样品的测得值标示于坐标系上。如果测定的精密度及准确度均满意,则实验点将密集于靶值或标准值附近,且位于等分线上。如果误差较大,则实验点分散;偏差越大,则偏离靶值越远(图 4.7)。

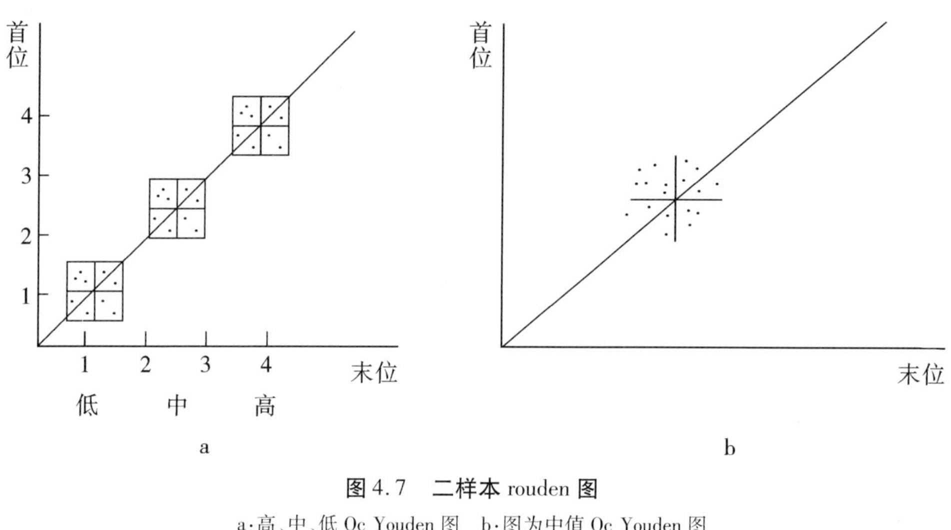

图 4.7 二样本 rouden 图

a:高、中、低 Qc Youden 图 b:图为中值 Qc Youden 图

它既可以监测分析的精密度,又可以监测准确度;既可作为内部质控的批内和批间的监测方法,又可用于外部质量控制。

ⅲ. Shewart 质控图:Shewart 图是一种利用质量控制血清样品值作图的实验误差检测分析方法,是临床检验误差常用的批间指标之一。

作图方法:以质量控制血清样品(QC)测定数值为纵坐标,画出均值 x 和 1 ~ 3*SD* 水平线;再将以往 10 ~ 20 次测定值点在图上,并用直线相连(图 4.8)。

评价标准:WHO 建议在一批实验中有下列情况均应考虑整批数据舍弃。①3 个质控血清中有 1 个测定值超过 3 *SD*;②3 个质控血清中在同一方向上有 2 个超过 2 *SD*;③3 个质控血清在同一方向超过 1 *SD*。

3)灵敏度 灵敏度是指测定方法的最小检出量。在放射免疫分析中,常用测“0”标准管法来确定。测定 10 个或 10 个以上“0”标准管,计算出零标准管结合率(B/T%)的平均值,再减去两个标准差(2 *SD*),对应于结合率为 $B_0\%-2$ *SD* 的剂量值,即为这个方法的最小检出值,即灵敏度。它与标记试剂的比活度高低及方法的精密度好坏有关,从实践要求,灵敏度以能满足检测目的为度。

4)特异性 特异性指该反应体系不受干扰物质影响的程度。反映对分析物测定的专一程度。常以交叉反应率的大小来定量反映,特异性的好坏与结合剂的特异性能好坏有密切关系。

5)稳定性 稳定性是指测定所用试剂在合理的保存及使用的条件下,在规定的有效

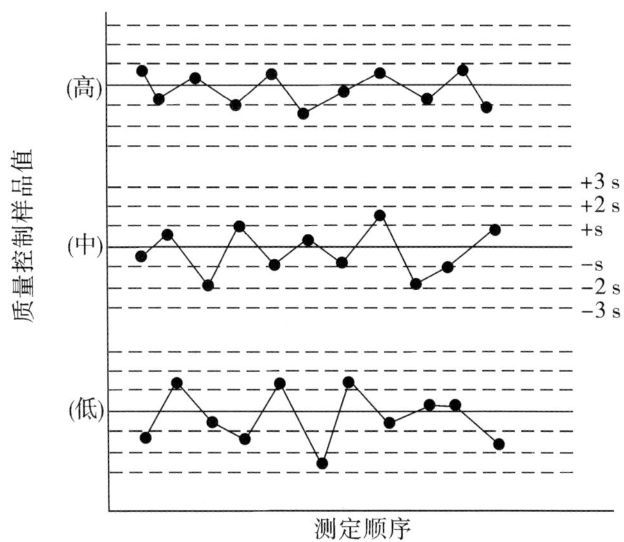

图 4.8　批间质控 Shewart **图**

期内,保持其全部原有性能不变的能力。也既是各项指标在连续的工作条件下保持稳定的程度。可以从标准曲线的稳定性验证方法的稳定性。常用指标:"零"标准管结合率 $B_0\%$、非特异性结合率(NSB%)、有效剂量值(ED_{50}、ED_{25}、ED_{75})、标准曲线的截距(a)、斜率(b)、相关系数(r)和质控图等。这些指标应保持恒定,允许在一定范围内有些波动。

ⅰ."零"标准管结合率:它是指在没有待测物及标准品时(即标准品浓度为零,B_0),仅有标记物与结合剂之间的结合百分率,即标记物与结合剂之间的最大结合率 $B_0\%$,它是反映结合剂质量的指标之一,一般要求 B_0 应大于 40%,并且在有效期内保持稳定。如果在逐次测定中,零标准管结合率逐渐下降,或突然变化,提示结合剂质量或其他环节可能存在问题。

ⅱ.非特异性结合率:它是指在没有结合剂存在的情况下,标记物与其他物质的结合百分率。它的形成受许多因素的影响,如标记物脱落、辐射自分解、缓冲液和分离剂质量等。一个质量好的检测方法中,非特异结合率应当低且稳定,一般要求应控制在 10%以下。

ⅲ.标准曲线的稳定性:截距(a)表示零标准管的结合率所对应的剂量值,反映该批测定的最小可测剂量,一般要求尽可能小;斜率(b)表示该批测定的灵敏度,它与结合剂的亲和常数 K 密切相关,K 值越大,检测的灵敏度越高,但斜率过大,可测范围变窄,因此需根据检测目的合理选择,一般以 45°斜率为宜;如果一个试剂盒的标准曲线在每次拟合后 a、b 不变或相近,则说明标准曲线结果很稳定。相关系数(r)反映各标准管之间的相关程度,其指标应达 0.99 以上。ED_{25}、ED_{50}、ED_{75} 是结合率为 25%、50%、75%时对应的浓度值,主要用来判断标准曲线有无位移和转动。

另外,绘制质控图对于观察检测的稳定性也是十分有效的办法。

6)健全性　健全性一般借助于标准曲线与样本稀释曲线的平行性分析来判断,做法是将待测样品,用不含该分析物的血清按系列浓度标准品的稀释倍数进行稀释,然后与标准管在完全相同的条件下进行检测,将所得结果,绘于标准曲线坐标系上,如果各稀释度测定值在标准曲线上,或其连线与标准曲线平行,则说明被测样本与标准品具有一致的免疫活性,也说明被测样本的测定值不会因稀释度不同而发生变化,方法的健全性好;如果出现明显的不平行现象,它提示健全性可疑。造成此情况的原因可能有:①在反应体系内存在有特异性干扰物或非特异性干扰因素,如氢离子浓度、离子强度、介质等,使反应出现差异;②配体与结合剂之间的亲和力常数不同。

(3)常规检测工作中的内部质量控制 上面提到的各种质控指标,对于全面分析评价检测系统的质量及检测者的操作水平是必要的,然而在实验室常规检测工作中,要完成如此众多的指标,是不可能的也是没有必要的。通常可根据实际需要和实验室条件,选择数项质控指标,用于批内和批间质量控制。①批内质量控制主要用于监测每批测定结果的质量水平,并为批间提供依据,它侧重于精密度和准确度的评价,如变异系数 *CV%* 、反应误差关系 *RER*、精密度图和回收率测定等。②批间质量控制主要是在批内质控的基础上,监测结果的稳定性。并从质控指标的相关分析中,及时发现产生误差的原因,找出控制误差的途径,以保证检测的质量。常用指标如:零标准管结合率、非特异性结合率、标准曲线的截距(a)、斜率(b)、ED_{25}、ED_{50}、ED_{75}以及质控图等。

(4)实验室外部质量控制 实验室外部质量评价是对各实验室之间的测定结果按统一的评价方案及方法比较分析,发现误差,找出原因,提出改进办法,以提高各实验室之间测定结果的可信性和可比性。外部质量评价要在做好内部质量控制的基础上才能进行。通常的做法是:根据工作或研究的需要,一个负责单位来领导,提出计划及要求,提供实施外部质量评价用的统一样品,分发至各参加单位进行检测,然后将所得结果反馈给负责单位进行整理分析,对各有关单位的检测质量进行评价,促进检测质量的提高和资料的可比性。用于评价的质量指标有:标准曲线的拟合方式和可用范围,分析测定的精密度和质控 Shewart 图或二样本 Youden 图,通过这些分析,为改进实验设计和实验方法提供线索。

4.1.2 免疫放射分析

4.1.2.1 原 理

免疫放射分析(immunoradiometric assay,IRMA)是 Miles 和 Hales 于 1968 年建立的一种定量测定法。经典的免疫放射分析是将放射性核素标记抗体,并以过量的标记抗体与待测抗原结合(非竞争性结合),未结合的标记抗体通过和固相的抗原免疫吸附剂反应而被除去,标记抗体-抗原复合物留于上清液中,测量其放射性,上清液中的放射性计数率与待测抗原浓度呈正相关函数关系。这种方法运用范围有限,目前多采用双位点夹心法免疫放射分析,此法采用固相抗体来替代经典的固相抗原,即用过量的固相第一抗体先与待测物(或标准品)结合,形成抗原第一抗体复合物,再加入过量的标记第二抗体(单克隆抗体),形成第一抗体-抗原-标记第二抗体复合物,未结合的标记第二抗体留在上清液中被弃去,测固相放射性。通常亦先以系列已知浓度的标准抗原与抗体进行反应,制作出标准曲线,那么测得待测样品管的放射性结合率,即可从标准曲线中求出抗原的浓度。由于用标记抗体作示踪剂，且反应系统中加入过量的抗体，待测抗原全量参与结合反应，故灵敏度比放射免疫分析可提高 6～10 倍，并且标准曲线的测量范围也明显扩大（图 4.9）。

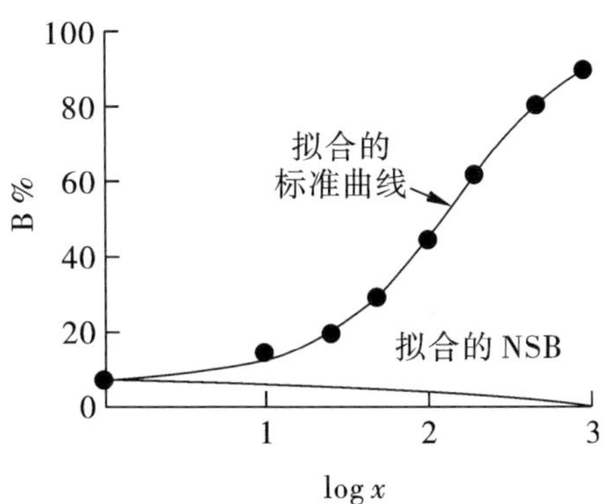

图 4.9　IRMA 的标准曲线及非特异结合曲线

4.1.2.2　**IRMA 法与 RIA 法的比较**

（1）相同点　①均系免疫反应；②都是检测生物样品中特定抗原的浓度；③反映的是抗原抗体的免疫活性；④都是采用放射测量作为定量手段等。

（2）不同点　①反应机制不同：RIA 是竞争性反应，IRMA 是非竞争性反应。②放射性核素标记对象不同：RIA 法放射性核素标记的是抗原，IRMA 法标记的是抗体，且为过量的标记抗体参与反应，所以 IRMA 的灵敏度比 RIA 高。③抗体的质与量均不同：RIA 多采用多克隆抗体，用量少，抗原只需一个抗原决定簇；IRMA 采用两株单克隆抗体，所以其抗原需两个或两个以上抗原决定簇，且抗体用量多。④剂量-效应曲线的特征不同：RIA 中生成的标记抗原抗体复合物的量与未标记抗原的量呈负相关，可测范围窄；IRMA 法中抗原标记抗体的生成量与待测抗原的量呈正相关，可测范围宽。⑤对误差引入的程度不同：RIA 法 3 次加样，引入误差的概率大，误差大；IRMA 法二次加样，引入误差的概率小，误差小。⑥非特异性结合值对标准曲线及测值的影响不同：RIA 法中 NSB 主要影响高剂量端；IRMA 法主要影响低剂量端。⑦检测结果的可比性：RIA 中抗体系多克隆抗体，批间结果的可比性不如 IRMA；IRMA 法应用的固相抗体和标记抗体是针对抗原的两个决定簇的单抗，不易发生一般的交叉反应，所以 IRMA 法的特异性高。

4.1.3　放射受体分析

放射受体分析（radioreceptor assay，RRA）是一类利用配体与相应受体特异性结合的测定方法。配体一般指激素、生长因子、神经递质和药物等活性物质。受体是指细胞膜或细胞质、细胞核内能够与其在结构上具有互补特征的配体发生特异性结合，并且通过信息传递产生一定生物效应的生物活性大分子物质。

4.1.3.1　**原理**

放射受体分析的原理与 RIA 相似，所不同的是以组织受体代替抗体作为结合剂。这类方法的设计有竞争结合与非竞争结合两类。前者系以定量标记配体和待测配体(或受体抗体)与限定量受体发生竞争结合,以标记配体被置换的量来反映待测配体或受体抗体的量。后者则将定量受体与待测配体在非竞争条件下发生结合反应,然后加入标记配体,以形成待测配体-受体-标记配体复合物,它的放射性水平与待测配体浓度呈正相关而得到定量结果。

4.1.3.2 优点与缺点

(1)优点 ①放射受体分析法表达的是配体的生物活性而不是免疫活性,如:甲状旁腺激素(parathyroid hormone,PTH),使用识别 C-端的抗体时,既能测定有生物活性的 PTH,也能测定无生物活性的 C-末端片段。在这一点上,RRA 只能测定与受体结合的具有生物活性的物质。故 RRA 可用于简单初筛生物活性物质,而且是研究物质结构与功能关系的不可缺少的手段。②动物受体制剂可用于人的某些配体测定。③由于不同的配体可能具有同一靶组织,一种靶细胞的受体试剂,可用于多种配体的放射受体分析。④检测方法简便、步骤少,而且结果快速。

(2)缺点 ①受体不易保存、不耐热,与配体结合后更易失活,-20 ℃低温冰冻保存 2 个月,其生物活性可下降 30%;②灵敏度不如放射免疫分析法;③受体与配体结合受许多因素影响,如样品中蛋白浓度、盐浓度等。

4.1.3.3 应 用

受体有多种:①脑神经受体及肾上腺素能、胆碱能和纹状体 DA-2 亚型多巴胺受体;②阿片受体;③神经毒受体;④多肽激素受体,三碘甲腺原氨酸(T_3)、促甲状腺激素(thyroid stimulating hormone,TSH)、卵泡刺激素(follicle-stimulating hormone,FSH)、人绒毛膜促性腺激素(human chorionic gonadotropin,hCG)、人生长激素(human grouth hormone,hGH)和胰岛素受体;⑤甾体激素受体,孕酮、睾酮、皮质醇、糖盐皮质激素受体等。

(1)测定受体抗体 以研究一些自身免疫疾病的发病机制和判断预后,RRA 测定受体抗体日益受到重视。体内产生受体抗体是某些疾病的原因,目前已经确定产生受体抗体的疾病有 Graves 病(TSH 受体抗体)、胰岛素 B 型抗症(胰岛素受体抗体)、重症肌无力症(乙酰胆碱受体抗体)等。

(2)测定激素或药物浓度 如 hGH、氯丙嗪等。

(3)研究受体的激动剂及拮抗剂 其对受体功能的影响。

(4)研究受体 通过分析标准曲线数据可计算亲和常数和受体数目,临床上可根据受体异常(数目减少、缺陷、亲和力下降或受体机制障碍等)来诊断疾病。如非酮性糖尿病、肥胖症和 A 型黑棘皮病属受体遗传缺乏;酮性糖尿病和先天性泛黄性脂质营养不良属受体亲和力降低;激素水平正常,但内分泌功能下降者属受体障碍等。

(5)为治疗提供依据 RRA 技术可用于抗癌药物筛选,人体内受体显像和受体定量分析正取得进展,受体导向疗法已开始研究。

乳腺癌组织内有受体者手术治疗后应采用激素治疗,无受体者激素治疗无效。

4.1.4 受体放射分析

受体放射分析(radioassay of receptors)也称为受体的放射性配体结合分析(radioligand binding assay of receptors,RBA),它是研究受体生化药理学最灵敏,且简单、可靠的测试方法。受体放射分析技术是建立在标记配体和受体间物理、化学作用的基础上,以分析受体的数量及性质为目的。其技术主要是:理想的标记配体(具有生物活性、高比活度、高放射化学纯度及较好的稳定性);含有受体的组织制剂;分离结合和游离配体的有效方法。同时受体的测定结果应与同一组织的生化、生理和药理作用进行综合比较分析,以做出正确的判断。

受体放射分析代表性设计方案为非竞争性结合。在一组试管中,以定量的受体与系列递增量的标记配体在选定的反应环境下发生结合反应。利用受体的饱和性特点,获得系列各管的总结合率,以总结合率为纵坐标,以标记配体浓度为横坐标,绘制出总结合率曲线,再在同条件下的另组试管中,另加系列递增量的非标记配体,利用非标记配体与受体间具有更强结合能力的特点,获得另组系列试管的非特异性结合率,在上述坐标系上绘出非特异性结合曲线。各总结合管减去相对应的非专一结合管,即得特异性结合曲线。根据此曲线特征选用:Scatchard、Woolf 或 Lineweak-Burk 法处理数据,即可求出受体的解离常数(K_a)及受体的最大可结合容量值,以反应该受体的结合特性。

4.1.5 竞争性蛋白结合分析

竞争性蛋白结合分析(competitive protein binding assay,CPBA)这类分析方法是以机体中天然存在于血浆中的某些结合蛋白质作为特异性结合剂,检测相应的激素浓度。方法设计通常采用竞争结合原理,即待测配体与标记配体竞争限量的特异性血浆结合蛋白,故称竞争性蛋白结合分析。如,以甲状腺激素结合球蛋白(thyroxine-binding globulin,TBG)为特异性结合剂,检测甲状腺激素的浓度;以性激素结合球蛋白(sex hormone binding globulin,SHBG)为特异性结合剂,检测性激素的浓度;以皮质类固酮结合球蛋白(corticosteroid binding globulin,CBG)为特异性结合剂,检测肾上腺皮质激素等。此类方法的主要优点是:①血浆结合蛋白来源丰富,制备简单;②适合于对灵敏度要求不高,又有血浆结合蛋白质作为特异性结合剂的某些激素。主要缺点是:灵敏度较低,特异性较差,因而对生物样品制备要求较严,适用范围有限,目前已逐渐被放射免疫分析所取代。

4.2 其他标记免疫分析

在标记免疫分析中,除了以放射性核素标记的一系列体外放射分析技术外,还包括其他非放射性核素标记的免疫分析技术。如酶免疫分析、化学发光免疫分析、时间分辨荧光免疫分析等。其基本原理都是以抗原与抗体的特异性结合为基础,不同之处是所用的标记示踪物及其标记示踪物的测定方法不同。非放射性标记的免疫分析克服了操作放射性核素可能造成的环境污染及放射性核素半衰期的影响、药盒保存期短等缺点,目前应用越来越广泛。

4.2.1 酶免疫分析

4.2.1.1 原 理

酶免疫分析技术(enzyme immunoassay,EIA)系指以测定酶活性来确定被测物含量的免疫分析法,其原理与 RIA 和 IRMA 相同,只是以酶代替放射性核素标记抗原或抗体,它将抗原抗体结合的高度特异性,与酶促反应的高度敏感性有机地结合起来,用酶(如辣根过氧化物酶、碱性磷酸酶和葡萄糖氧化酶等)标记抗体(抗原),检测样本中的未知抗原(抗体),当相应的抗原抗体特异性结合后,加入相应的酶的底物,酶可以高度专一催化和分解底物,生成有颜色的产物。采用现代光电精密分析仪器进行精确的光度测定,可判断待测样品中有无抗原或抗体及量的多少。

4.2.1.2 优点与缺点

(1)优点 ①应用范围广,可用于医学与生命科学领域中各种靶分子的定量分析;②采用微量反应板,每次检测的样品数量大,适合对大量人群有关检测项目的普查;③特异性高,结果准确;④灵敏度高,最小检出值可达 Pg 水平;⑤高效经济、操作简便、安全、便于推广。

(2)缺点 酶本身不稳定,易受温度、酸度变化的影响。

4.2.1.3 免疫酶微量分析技术

免疫酶微量分析技术是以定量检测为目的而发展起来的一项新技术。对受检样品中的酶标免疫反应的实验结果,采用现代光电精密分析仪器进行精确的光度测定,从而在生物医学示踪技术中,充分显示出其独有的优势。对比其他相关技术,免疫酶微量分析技术的主要优点在于:应用范围广,可用于医学与生命科学领域中各种靶分子的定量分析;采用微量反应板,每次检测的样品数量大,适合对大量人群有关检测项目的普查;特异性高,实验结果准确,高度灵敏,可以在 Pg 水平上进行微量分析;高效经济、操作简便、安全、便于推广。因此,近年来,免疫微量分析技术已在广泛应用中得到了迅速的发展,已成为标记免疫分析中一项重要的实验手段。

(1)固相酶标免疫测定 或称非均相酶免疫测定,是将待测抗原或抗体首先固定于固相载体表面,再用酶标记的抗体或抗原与已被固定的抗原或抗体作用,然后通过相应底物与标记的酶显色反应的程度,确定被检抗原或抗体的有无和含量。其中酶联免疫吸附试验(enzyme linked immunosorbent assay,ELISA)及其衍生出来的各种实验方法均属于这种类型。

1)经典的 ELISA 方法

ⅰ. ELISA 双抗体夹心法:适用于双价或双价以上的较大的抗原分子的检测及定量分析。其基本程序是:将特异性抗体与固相载体联结;加受检抗原,使之与固相抗体作用;加酶标特异性抗体,使之与固相抗体结合后的受检抗原作用;加酶的底物显色,测定光密度值,对受检抗原做定量分析。

ⅱ. ELISA 间接法:适应于受检血清中某种特异性抗体的测定。其基本程序是:将特异性抗原与固相抗体联结；加受检血清，使血清中的特异性抗体与固相抗原结合；加酶标抗人免疫球蛋白，使之与固相复合物中的抗体结合；加底物显色，测定光密度值，对受检血清抗体做定量分析。

ⅲ. ELISA 间接混合夹心法：本法必须采用两种不同的动物的特异性抗体，但是使用一种酶标抗体即可测定不同的受检抗原。其基本程序是：将受检抗原的特异性抗体（来自甲种动物）与固相载体联结；加受检抗原，使之与固相抗体发生特异性结合；加受检抗原的特异性抗体（来自乙种动物），使之与受检抗原结合；加抗乙种动物免疫球蛋白酶标抗体；加底物显色，测定光密度值，对受检抗原做定量分析。

ⅳ. ELISA 抗原竞争法：将受检抗原与一定量的酶标抗原混合，通过两者对固相载体上特异性抗体的竞争结合量的程度，来测定已被结合的示踪酶活性。若受检标本中无待检抗原，则酶的活性最高，样品中的待检抗原越多，结合到固相抗体上的酶标抗原越少，可检测到的酶活性越低。因此，通过酶活性与待检抗原量的反比关系，可以对受检抗原进行定量分析。

2）新型的 ELISA 方法

ⅰ. SPA-EUPA：葡萄球菌蛋白 A（staphylococcus protein A，SPA）与 IgG 的 Fc 段的结合非常稳定，因此用 SPA 代替抗抗体（二抗）已被用于 ELISA 中。SPA 既可代替试验中的抗抗体，又可采用过碘酸钠法用碱性磷酸酶或辣根过氧化物酶标记 SPA。用 SPA 代替抗抗体具有以下优点。作用范围广，不受动物种属的限制，性质稳定，与抗体结合速度极快；标记步骤简便。间接法测血清未知抗体的操作程序如下。先用已知抗原包被微量反应板，然后加待测血清，再加酶标识 SPA，最后加酶的底物显色，测光密度值，对待测抗体进行定量分析。

ⅱ. ABC-ELISA：ABC 为亲和素（avidin）、生物素（biotin）、复合物（complex）的缩略语。亲和素是一种糖蛋白（glycoprotein），每个分子有 4 个亚基组成。可以和 4 个生物素分子紧密结合。生物素是一种小分子物质，经活化后可以高比度的耦联抗体和示踪酶等反应物质，分别形成生物素化抗体和生物素化酶等多价生物素衍生物，故一个抗体分子上可以结合多个生物素。生物素与亲和素的结合，虽然不是免疫反应，但是特异性极强，亲和力大。一旦结合，极为稳定。由于一个亲和素分子上有 4 个生物素分子的结合位置，可以连接更多的生物素化的酶分子，形成一种类似晶格的复合体。因此，通过亲和素的双端效应，一端与生物素化抗体联结，一端与生物素酶结合，构成亲和素-生物素化酶复合物介导的标记免疫检测系统，具有多极放大作用，把生物素亲和素系统与 ELISA 结合起来，可以大大提高 ELISA 的灵敏度。ABC-ELISA 的基本程序是：将生物素化抗体与待检抗原结合；加游离亲和素，使之与生物素残基结合；加生物素化酶，使之与结合在生物素残基上的亲和素结合；加相应底物显色，测 OD 值判断结果。

ⅲ. 斑点-ELISA：斑点-ELISA 是以吸附蛋白质能力很强的硝酸纤维素膜为固相载体；底物经酶催化后形成有色沉淀，使固相膜显色。主要程序是在硝酸纤维膜上打 4 mm×4 mm 的小格，在每格的中央，加 1～2 μl 的抗原，使之成为一个小点。干燥后将每格剪下放入 ELISA 板孔中内，然后按 ELISA 法操作，最后加入能形成不溶性有色沉淀的底物，如在膜上出现斑点，则为阳性反应。斑点-ELISA 的灵敏度明显高于一般的 ELISA，50～

100 ng 的抗原就可出现明显的阳性结果。如在一张膜上同时点上多种抗原,将整个膜条与同一份血清反应,则可同时获得对多种疾病的诊断结果。此法已应用于细菌、病毒、寄生虫等多种疾病的诊断。

ⅳ.点滴免疫渗滤测定法:与斑点-ELISA 一样,点滴免疫渗滤法也是以微孔膜为固相载体,但比斑点-ELISA 简便快速,可在数分钟内完成,更适于普及推广。原理:在 ELISA 测定中由于抗体或抗原包被于固相表面,抗原抗体反应只限于在固相表面附近进行,远离固相表面的物质要靠浓度差的改变,极其缓慢的掺入反应,因此在 37 ℃仍需要 1 ~2 h 才能达到反应终点。点滴免疫渗滤测定法在带有抗体或抗原的微孔滤膜下垫以吸水物质,当样品通过滤膜时好似通过层析一样,由于抗原抗体反应,样品很快被浓缩到滤膜上,酶结合物和洗涤过程也极快。基本程序是,在一盒内装满吸水滤纸,表面放一片硝酸纤维素膜,在膜中央点 1 ~2 μl 的抗体溶液,室温下干燥,洗涤后加待测标本,待渗入后洗涤,然后加酶标抗体,渗入后洗涤,最后加底物显色。上述每步操作只需 30 s,全过程只需 5 min。凡是斑点 ELISA 法适用的范围本法均适用。

ⅴ.APAAP-ELISA:本法又称为非标记抗体法或抗酶抗体法,它不需要将抗体与示踪酶进行化学交联,只需要酶抗酶抗体复合物、特异性抗体及桥联抗体。APAAP 是指碱性磷酸酶–抗碱性磷酸酶(alkaline phosphatase-anti-alkaline phosphatase,APAAP)复合物,通过桥联抗体,将此复合物与抗原特异性抗体联结(桥联抗体的一个 Fab 与抗原的特异性抗体结合,另一个 Fab 与 APAAP 复合物中的抗体结合),最后加碱性磷酸酶的底物显色。这种方法具有更高的灵敏度,被称为放大的酶联免疫吸附试验。基本程序是(以检测未知抗原为例):将待检抗原联结在固相板上;加抗原的特异性抗体;加桥联抗体(抗抗体);加 APAAP 免疫复合物;加底物显色。测光密度(optieal density,OD)值,计算结果。

ⅵ.酶联免疫转印技术(enzyme linked immunoelectrotransfer blot,EITB):又称 Western blot,是将电泳技术、转印技术与 ELISA 结合起来而形成的一项新技术。

分 3 个阶段进行:第一阶段为十二烷基硫酸钠–聚丙烯酰胺凝胶电泳(sodium dodecyl sulfate-polyacrylamide gelelectrophoresis,SDS-PAGE)。抗原等蛋白样品经 SDS 处理后带阴电荷,在聚丙烯酰胺凝胶中从阴极向阳极泳动,分子量越小,泳动速度越快。此阶段分离效果肉眼不可见(只有在染色后才显出电泳区带)。第二阶段为电转移。将在凝胶中已经分离的条带转移至硝酸纤维素膜上。选用低电压(100 V)大电流(1 ~2 A)。通电 45 min 转移即可完成。此阶段分离的蛋白条带肉眼仍不可见。第三阶段为酶免疫定位。将印有蛋白质条带的硝酸纤维素膜(相当于具备了抗原的固相载体)依次与特异性抗体和酶标记第二抗体作用后,加入能形成不溶性显色物的酶反应底物,使区带显色。阳性反应的条带清晰可辨,并可根据 SDS-PAGE 时加入的分子量标准,确定各组分的分子量。本技术综合了 SDS-PAGE 的高分辨力和 ELISA 法的高特异性和敏感性,在蛋白质化学中应用广泛。可用于分析抗原组分及其免疫学活性,并可用于疾病的诊断。

(2)非固相酶标免疫测定　与 ELISA 不同之处是在试验操作过程中不需要固相载体,免疫酶反应直接在液相中进行,其检测过程也不需要进行相的分离,因此,这种方法也称为均相酶免疫测定或称酶多重免疫测定技术(enzyme multiplied immunoassaytechnique,EMIT)。

1)原理 EMIT 是根据抗原半抗原(如某些药物、激素或代谢产物)与酶交联时,或酶标抗原(或半抗原)与相应的抗体结合时,所引起的酶活性变化程度对待检样品中的靶分子物质进行定量分析的一种方法系统。根据作用机制的不同,EMIT 中所用的酶主要可分为两类,一类以溶菌酶为代表的酶类,该类酶与抗原或半抗原交联后其活性不受影响,但是形成的酶标抗原与相应的抗体结合后会引起酶本身构型的改变,或造成空间位遏,而妨碍酶的活性中心与底物接触,最终表现为酶活性的下降。因此,可以根据活性下降程度来测定抗体的量。也可以在试验中用已知的抗体来检测未知的抗原或半抗原,后者由于能与酶标抗原竞争抗体,减少抗体的空间位遏,故样品中的抗原越多,则酶活性越高。另一类酶,如苹果酸脱氢酶则结果与此相反,它在与抗原半抗原交联后,其活性受到抑制,当再与抗体反应时,其酶活性又得以恢复。故此时酶的活性与抗体的量成正比。采用此法对抗原抗体酶复合物的测定,可直接在反应混合物中进行,检测酶活性的高低可以直接反应抗原抗体结合量。EMIT 主要用于测定血清中的药物和半抗原激素。在测定血清中的药物含量时,一般灵敏度为 0.50 ~ 1.00 mg/L(0.50 ~ 1.00 μg/ml)。

2)操作程序 ①制备特异性抗体。②将半抗原交联到酶分子上,形成酶标半抗原。③将待测半抗原与一定量的酶标半抗原混合,参考管中加酶标半抗原与阴性对照。④加有限量特异性抗体,参考管中酶标半抗原全部被抗体结合,使酶活性被抑制。测定管中如果有半抗原,当与抗体结合后可减少酶标半抗原与抗体结合的机会,待测半抗原的量越多,游离酶标半抗原量越多,酶活性越高。⑤加底物显色,受检管中的半抗原量越多,色泽越深。

4.2.1.4 应 用

(1)均相酶免疫分析 多用于测定药物浓度及非肽类激素的测定如地高辛、心得安、巴比妥、苯妥英钠、甲氨蝶呤(氨甲叶酸)、庆大霉素、托博霉素等。激素类如:T_3、T_4、皮质醇、雌二醇(estradiol,E_2)和孕酮等。

(2)非均相酶免疫分析 抗原测定有乙肝表面抗原(HBsAg)、乙肝核心抗原(HBcAg)、AFP、CEA、铁蛋白、免疫球蛋白 G(immunoglobulin G,IgG)、免疫球蛋白 E(immunoglobulin E,IgE)、hCG、人胎盘催乳素(human placental lactogen,hPL)、TSH、GH 和 γ-谷氨酰转肽酶(γ-glutamyl transpeptidase,γ-GT 或 GGT)等。

抗体测定包括病毒[风疹、疱疹、人类疱疹病毒 4 型(human herpesvirus,HHV-4);又称 EB 病毒(Epstein-Barr virus,EBV)、柯萨奇病毒]、细菌(沙门杆菌、布氏杆菌、大肠杆菌、结核分枝杆菌)、寄生虫(血吸虫和疟原虫)DNA 和免疫球蛋白(immuno globulin,Ig)抗体等。

4.2.2 化学发光免疫分析

化学发光免疫分析(chemiluminescence immunoassay,CLIA)是以化学发光物代替放射性核素作为示踪物,将具有高灵敏度的化学发光测定技术与高度特异的抗原抗体反应结合起来的一种超微量分析法。

4.2.2.1 原 理

化学发光免疫分析法是以抗原抗体免疫反应为基础,以发光物质为标记示踪物,标记抗原或抗体;如果是标记抗原,则待测抗原与化学发光物质标记抗原竞争结合限量抗体,反应达平衡后,将游离标记抗原与发光标记抗原抗体复合物分离,然后处理复合物,使其发光物质发光,通过测光仪器(分光光度计或光照度计)测定其化学发光的强度,其发光强度与待测抗原呈负相关。非竞争法中,用发光物质标记抗体,结合物的发光强度与待测抗原呈正相关,与 IRMA 法相似。

化学发光剂发光原理,化学发光物质经过催化剂催化和氧化剂的氧化形成一个激发态产物,激发态不稳定,当它回到基态时,剩余能量转变成光子,产生发光现象。常用的发光剂包括:氨基苯二酰肼类,如鲁米诺和异鲁米诺及其衍生物;吖啶酯类;咪唑类,如洛酚碱;苯酚类化合物,如邻苯二酚;芳香草酸酯类,主要有双-(2,4,6-三氯苯基)-草酸酯[bis(2,4,6-trichlorophenyl)oxalate,TGPO]和双-(2,4-二硝基苯基)-草酸酯[bis(2,4-dinitrophenyl)oxalate,DNPO]。

4.2.2.2 化学发光免疫分析技术类型

(1)化学发光免疫分析　化学发光免疫分析(chemiluminescence immunoassay,CLIA)也称免疫化学发光分析(immunochemiluminometric assay)。它的基本原理是将标识物改为能产生化学发光的化合物,以代替放射性标记物,其他步骤和 RIA 或 IRMA 基本相同,最后的信号是化学发光的强弱,以代替放射性测量。最常用的发光化合物是异苯巴比妥(isoluminol)和甲基氮蒽(N-methy-acridine,亦称吖啶酯)。它们在碱性条件下遇到过氧化物便发生单光子发射,光子的数量和异苯巴比妥或甲基氮蒽的量成正比,而异苯巴比妥或甲基氮蒽的量是结合在抗原抗体复合物上的(游离部分已事前分开),由此反映复合物的量。这种方法的主要缺点是发光时间集中在加入过氧化物或碱的短时间内,必需严格掌握测量的时间。

(2)化学发光酶免疫分析技术　化学发光酶免疫分析技术(chemiluminescenceenzyme immunoassay,CLEIA)的标记物是碱性磷酸酶标记的抗体。经过夹心法免疫反应(和 IRMA 相似),复合物带有酶标识,加入底物,酶促反应使底物断裂,产生化学发光。底物是金刚烷,在碱性磷酸酶作用下先脱去磷酸根形成中间体,中间体自行断裂,同时发射光子。由于酶反应要持续一段时间,发射光子的过程明显比上述单纯化学发光为长,而且在一段时间内维持稳定,所以本法的可靠性较高。

(3)电化学发光免疫分析技术　上述两种化学发光技术中每一发光分子只能利用一次。为了克服这一缺点,将电解反应与化学发光相结合,建立了发光分子可以反复利用的技术——电化学发光免疫分析技术(electrochemiluminescence immunoassay,ECLIA),标记物用三丙胺替代放射性核素,形成的复合物含三丙胺,三丙胺在电极周围失去电子成为还原剂。底物是 3 价钌(Ru)的化合物,该化合物在还原性三丙胺的作用下还原成 2 价钌,同时发出光子。发射光子后的 2 价钌随即复原成 3 价,又可再次被还原,再次发射光子。如此在电极周围循环,使信号明显增强。

4.2.3 时间分辨荧光免疫分析

时间分辨荧光免疫分析(time resolved fluoroimmunoassay,TRFIA)是以稀土离子标记

抗原或抗体为特征的超高灵敏度检测技术，它克服了酶标记的不稳定、化学发光标记仅能一次发光及一般荧光标记受环境干扰的难点，使非特异性信号降低到可以忽略的程度，达到了极高的信噪比，从而大大超过了放射性核素所能达到的灵敏度，且还具有标记物制备简便、贮存时间长、无放射性污染、检测重复性好、操作流程短、标准曲线范围宽、不受样品自然荧光干扰、应用范围广泛等优点，成为继放射免疫分析之后标记物发展的一个新里程碑。

4.2.3.1　基本原理

时间分辨荧光免疫分析（time resolved fluoroimmunoassay，TRFIA）的原理与放射免疫分析基本相同，只是标记物和信号的测量不同。TRFIA 使用的示踪物是 3 价稀土离子如 Eu（铕）$^{3+}$、Tb（铽）$^{3+}$、Sm（钐）$^{3+}$、Dy（镝）$^{3+}$等，这些稀土离子通过具有双功能基团结构的螯合剂，以共轭双键与抗原结合，形成稀土离子－螯合剂－抗原螯合物。当标记抗原、待测抗原共同竞争限量的抗体，免疫反应达到平衡时，分离结合部分和游离部分，利用时间分辨荧光分析仪，即可测定复合物中稀土离子发射的荧光强度，从而确定待测抗原的量。可用于检测小分子活性物质。

另一类时间分辨免疫荧光分析（timeresolved fluoroimmunoassay，TRIFA）原理与 TRFIA 相似，所不同的是稀土离子通过螯合剂与抗体分子上的游离氨基以共价键结合，形成稀土离子－螯合剂－抗体标记螯合物，用于建立双位点夹心免疫分析。用于检测大分子活性物质。

（1）稀土离子的荧光特点　普通物质的荧光光谱分为两部分：激发光谱和发射光谱。普通物质的荧光光谱 Strokes 位移较小，如荧光素的 Strokes 位移仅为 28 nm。因此，激发光谱和发射光谱常有部分重叠，互相干扰严重。加之影响因素较多，荧光寿命短（小于 100 ns），易猝灭。稀土离子的荧光光谱也包括激发光谱和发射光谱。通常游离的稀土离子荧光信号是相当微弱的，但当稀土离子与有机配位体形成配合物时，产生分子内和分子间能量传递，使稀土离子的荧光强度显著增强。稀土离子的荧光光谱不同于普通荧光光谱。①它具有较大的 Strokes 位移（大约 290 nm），发射光谱（615 nm 或 643 nm）和激发光谱（337 nm）不会相互重叠。有利于排除非特异荧光的干扰，增强测量的特异性。②稀土离子的荧光激发光波长范围宽，有利于提高激发能，发射光谱峰范围窄，是类线光谱，有利于降低本底荧光强度，提高分辨率。③其荧光寿命为 10～100 μs，甚至更长，比普通荧光寿命高出几个数量级。检测时采用适当延缓时间，可非常显著地降低来自散射光、样品和试剂的本底荧光强度（1～10 ns）的干扰，提高了测量方法的灵敏度。④不同的稀土离子之间荧光的波长及衰变时间也有很大的不同，有利于分别读取，即选择适当的延缓时间和测量时间，配以不同的滤光片，能很精确地测量混合物中不同稀土离子的含量。如 Eu（β-NTA）$_3$ 的最大激发波长为 340 nm，最大发射波长为 613 nm，其 Strokes 位移达 273 nm，而 Sm（β-萘甲酸三氟丙酮，β-naphthoyl trifluoroacetone，β-NTA）$_3$ 的最大激发波长为 340 nm，最大发射波长为 600 nm，Strokes 位移达 260 nm，Eu^+ 荧光强度衰变一半需 430 μs，Sm^+荧光强度衰变一半需 41 μs。⑤稀土离子在不同的溶剂中或稀土离子的配体不同荧光寿命各异。

（2）TRFIA 的测量原理　以 Eu^{3+}标记为例，经 0.50 μs（340 nm）的脉冲光激发，延迟 400 μs，检测并记录荧光强度 400 μs，间歇 200 μs，每一工作周仅 1 ms，每秒可重复检测

1 000 次。有利于提高检测的准确性(图 4.10)。

(3)增效处理　由于镧系离子标记物与抗原或抗体反应所生成的复合物,经紫外光激发所生成的荧光信号较弱,因此在测定之前需进行增效处理。增强液主要包括:β-二酮体,3-辛烷基磷化氢的氧化物(3-ession alkyl phosphine oxido,TOPO)及 Triton X-100(pH 值 3.20)等。作用原理是:将免疫复合物加至增强液中,在酸性条件下,复合物中的稀土离子很容易解离出来,并与增强液中的 β-二酮体形成新的螯合物,新螯合物中的稀土离子的配位酮体具有吸收和转移激发能的作用。增强液中所含的非离子表面活性剂 Triton X-100,使螯合物中稀土离子形成微襄状态,在其受紫外光激发时可阻止能量向水中散去,还可以有效将能量传递给稀土离子,TOPO 在稀土离子的周围形成协同配位,进一步降低配位层中水分子的数目。经过增效处理,荧光强度增加百万倍,极大地提高了测定方法的灵敏度,最小可测值达10^{-17}mol/孔。这类分析方法又称为解离增强镧系元素荧光免疫分析(dissociation enhanced lanth anide fluoroimmunoassay,DELFIA)。

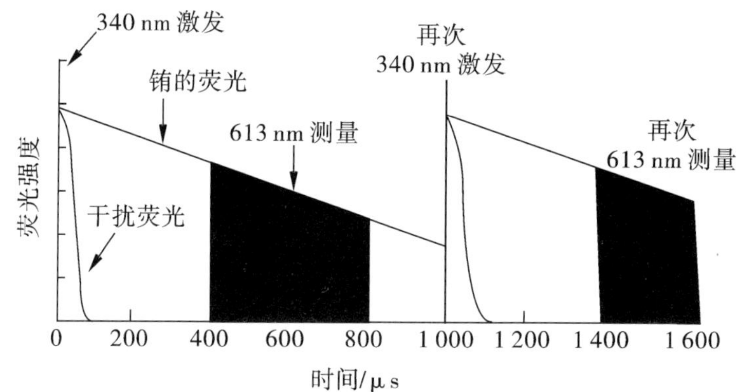

图 4.10　时间分辨荧光免疫分析技术中的紫外光激发和测量时间的分配

每次激发后,仪器并不立即测量荧光,而是等待约 400 μs,待平扰荧光衰减殆尽,再记录镧素元素的荧光,每次激发总共耗时的 1 ms,然后进行下一次激发

近年来又发展了不需增强液的 TRFIA 技术。采用新的螯合剂 4,7-二氯磺酰基苯基-1,10-菲咯啉-2,9-二羧酸(4,7-dichloro sulfonyl-1,10-mrluolin-2,9-dicarboxylic acid,BCPDA)。与稀土离子构成非常稳定的螯合物,再与链霉亲和素(streptavidin,SA)(或链霉亲和素-甲状腺球蛋白)耦联,最终形成以固相形式的免疫复合物:抗体-抗原-生物素-链霉亲和素-BCDPA-稀土离子复合物。在激发前不必加入酸性增强液,则同样可以发射极强的荧光信号。可直接检测,既简化了操作步骤,又克服了增强液带来的荧光干扰。

4.2.3.2　时间分辨荧光免疫分析和时间分辨免疫荧光分析检测类型

(1)小分子活性物质时间分辨荧光免疫分析(TRFIA)检测类型

1)TRFIA 均相分析　均相分析原理:当小分子活性物质和抗体结合后,对稀土离子标记物的荧光信号有显著的增强或淬灭效应,测定时不必分离结合部分(B)和游离部分(F)。具有省时、快速、便于自动化测定等优点。建立 TRFIA 均相分析的关键试剂是 W1174 螯合剂。W1174 螯合剂的特点是,分子中既含有可联结小分子活性物质功能基团,又含有能吸收激光能量并传递给芳香基结构中的 Eu^{3+} 的功能,使 Eu^{3+} 能发出很强荧光信号。但 W1174 螯合剂中芳香基团能量吸收和传递能量、发射荧光信号的特性,常受免疫反应体系的影响。当 Eu^{3+}-W1174-小分子活性物质,在含白蛋白弱酸性反应体系中,荧光信号得以增强,但是,一旦与相应抗体结合,即刻发生荧光淬灭反应,降低了检测荧光信号的强度。利用这一特点,当抗原与抗体产生免疫反应后,不需分离 B 和 F 部分,简化操作步骤。

2)TRFIA 液相竞争分析法　液相竞争分析原理:标准抗原(或待测抗原)与对氨基水杨酸(paraaminosalicylic acid,PSA)螯合的抗原,共同竞争液相中抗体(Ab),待免疫反应后,再加入一定量的 Tb^{3+},经聚乙二醇(polyethylene glycol,PEG)分离剂分离 B 和 F 部分,用时间分辨荧光分析(time resolued fluorescence,TRF)仪测定液相 Tb^{3+}-PAS-DTPA-Ag 中 Tb^{3+} 的荧光强度。待测物浓度与 Tb^{3+} 的荧光强度成正比。

3)TRFIA 固相抗原竞争分析法　固相抗原竞争分析原理:将小分子半抗原经过化学耦联剂与载体蛋白质进行共价键结合,然后包被聚苯乙烯微量滴定条孔壁上,制成固相抗原,以固相抗原和液相中的待测物共同竞争性与 Eu^{3+} 标记的抗体相结合,反应后洗涤除去剩余的 Eu^{3+} 标记抗体,加入增强液后测量,待测样品的浓度和荧光强度成正比。

4)TRFIA 增强固相抗原竞争分析法　增强固相抗原竞争分析原理:为了提高小分子活性物质检测灵敏度和分析通用性,在 TRFIA 固相抗原竞争分析法原理的基础上,采用生物素化第一抗原,Eu^{3+} 标记链亲和素代替 Eu^{3+} 标记第一抗体,建立增强 TRFIA 小分子抗原固相竞争分析法。

5)TRFIA 固相抗体竞争分析法　固相抗体竞争分析原理:用 Eu^{3+} 标记纯化的抗原,用纯化的多克隆抗体包被测量孔,将待测样品和 Eu^{3+} 标记抗原加入固相抗体孔中,反应后洗涤除去未结合的 Eu^{3+} 标记抗原,然后加增强液后测量。

6)TRFIA 固相二抗抗原竞争分析法　固相二抗抗原竞争分析原理:将抗 IgG 兔的第二抗体包被于微滴定板孔壁上,凡是第一抗体为兔抗小分子半抗原都可采用这种固相二抗作为通用分离剂,Eu^{3+} 标记抗原和 Eu^{3+} 标记抗原-抗体复合物分开。经洗涤,用 TRF 仪测定免疫复合物中 Eu^{3+} 荧光强度。

7)TRFIA 直接固相分析法　直接固相分析原理:在固相抗原竞争法和固相抗体竞争法基础上,利用 Cyber Fluor 615 型自动荧光计,直接测量不透明的微滴定条孔里的固相样品的荧光强度。

(2)大分子活性物质时间分辨免疫荧光分析检测类型

1)时间分辨免疫荧光量度分析(time resolved immunom fluorometric assay,TRIFMA)双位点夹心法　双位点夹心分析原理:使用大分子活性物质抗原不同决定簇的两种或两种以上的特异单克隆抗体。将一种或两种单克隆抗体包被在固相载体上,另一株抗体用铕离子标记,将样品和铕离子标记的抗体加入固相抗体孔中,发生免疫反应后生成固相抗体-抗原-标记抗体复合物,经漂洗除去剩余标记抗体,然后加入增强液,免疫复合物中的铕离子解离出来,生成一种经紫外光激发后,能够发出强烈荧光的新的螯合物。用 TRF 仪测量荧光强度。

2)TRIFMA 增强双位点夹心法　增强双位点夹心分析原理:将生物素-亲和素系统(biotin-avidin system,BAS)引入大分子活性物质 TRIFMA 中,建立一种新型的检测技术。

由生物素-亲和素有放大效应,因此可进一步提高灵敏度。以链霉亲和素标记的铕离子作通用示踪剂,一株单克隆抗体包被测定孔制成固相抗体,另一株单克隆抗体制成生物素化抗体,加入待测样品后,形成固相抗体-抗原-生物素化抗体-铕离子链霉亲和素复合物,反应后洗涤,加入增强液后测量。

4.3 肿瘤诊断应用项目

4.3.1 概　述

肿瘤是发病率高、严重危害人类生命和健康的疾病之一,寻求早期诊断和监测预后的方法极为重要。运用体外免疫分析技术检测存在于肿瘤患者血清及其他体液中的肿瘤标志物(tumor marker,TM),对于肿瘤的早期诊断、判断预后、观察疗效及监测肿瘤复发等方面都具有重要的意义。

放射免疫分析(radioimmunoassay,RIA)具有灵敏度高、特异性强、精确度佳、重复性好、样品用量少等优点,目前已在临床上广泛应用。而近几年发展的化学发光免疫分析(chemiluminescence immunoassay,CLIA)和时间分辨荧光免疫分析(time resolved fluoroimmunoassay,TRFIA)同样具有上述优点,并克服了放射免疫分析技术中放射性核素的辐射防护、半衰期短及需特殊处理等缺陷,且操作简便、试剂有效期长、检测自动化程度高、无放射性污染。化学发光免疫分析还可进行单个样品的检测,出结果迅速。时间分辨荧光免疫分析则具有更高的灵敏度和精确度,示踪物稳定,测量范围宽,工作效率高。因此,应用CLIA或TRFIA技术,进行临床定量免疫检测具有更多的优势,必然有更广阔的发展前景。

4.3.2 肿瘤标志物

4.3.2.1 肿瘤标志物的含义

肿瘤标志物是肿瘤细胞的特异产物,一般认为,系肿瘤细胞所特有而正常组织不产生或极少有;有些物质并非肿瘤组织的特异产物但在肿瘤患者明显增高,广义地也称为肿瘤标志物。

4.3.2.2 肿瘤标志物的分类

肿瘤标志物可以分为两大类,即由肿瘤组织产生及肿瘤与宿主相互作用而产生的两类。前者包括分化抗原(淋巴细胞表面标志)、胚胎抗原(CEA、AFP、POA 等)、同工酶(NSE、PAP、SOD 等)、激素(hCG、CT 及 ACTH 等)、组织特异抗原(α-乳清蛋白及 PSA 等)、黏蛋白或其他糖蛋白、糖脂(glycolipid;CA-125、CA-50、CA15-3、CA19-9 等)、癌基因及其产物(S_rC、N-mgc 及 H-ras)、多胺及唾液酸等。另一类是由肿瘤与宿主相互作用而产生或称为宿主反应标志物。它包括血清铁蛋白、免疫复合物、急性期蛋白、同工酶(LDH、GDH、CK-BB 等)、白细胞介素-2 受体(interleukin-2 receptor,IL-IR)、肿瘤坏死因子(tumor necrosis factor,TNF)及新蝶呤(neopterin)等。

现将常用肿瘤标志物列表如下(表4.1)。

表4.1 肿瘤标志物分类及应用

分类及名称	应用
肿瘤产物标志物	
癌胚胎性抗原	
甲胎蛋白(α-fetoprotein, AFP)	原发性肝癌、睾丸和卵巢内胚窦瘤
癌胚抗原(carcinoembryonic antigen,CEA)	结肠癌、直肠癌、胃癌、乳腺癌、肺癌
碱性胎儿蛋白(basic fetoprotein, BFP)	肝癌、胰腺癌等
胰肿瘤胚胎抗原(pancreatic oncofetal antigen, POA)	胰腺癌
糖脂或糖蛋白	
糖蛋白抗原-50 (carbohydrate antigen-50, CA-50)	结直肠癌、胃癌、肝癌
糖蛋白抗原-125 (carbohydrate antigen-125, CA-125)	卵巢癌、宫颈癌等
糖蛋白抗原 15-3 (carbohydrate antigen 15-3, CA15-3)	乳腺癌、卵巢癌
糖蛋白抗原 19-9 (carbohydrate antigen 19-9, CA19-9)	胰腺癌等消化道肿瘤
糖蛋白抗原 72-4 (carbohydrate antigen 72-4, CA72-4)	胃癌、卵巢癌等
糖蛋白抗原 242 (carbohydrate antigen 242, CA242)	胰腺癌、胆管癌、肺癌、直肠癌、食管癌、乳腺癌等
糖蛋白抗原 549 (carbohydrate antigen 549, CA549)	乳腺癌、卵巢癌、前列腺癌
核基质蛋白(nuclear matrix protein,22, NMP22)	膀胱癌
其他肿瘤相关抗原	
总前列腺特异抗原(total prostate specific antigen,tPSA)	前列腺癌
游离前列腺特异抗原(free PSA, f-PSA)	前列腺癌
组织多肽抗原(tissue polypeptide antigen, TPA)	乳腺、消化道、泌尿道肿瘤等
血清甲状腺球蛋白(serum thyroglobulin, S-Tg)	甲状腺癌
抗甲状腺球蛋白抗体(anti-thyroglobulin antibody, TgAb)	甲状腺癌
鳞状上皮癌抗原(squamous cell carcinoma antigen, SCCA)	宫颈癌、肺鳞癌、食管鳞癌
细胞角质素片段抗原 21-1 (cytokeratin fragment antigen 21-1, CYFRA21-1)	小细胞肺癌等
恶性肿瘤相关物质群(tumor supplied group of factors, TSGF)	多种癌症
β_2-微球蛋白(β_2 microglobulin, β_2-MG)	白血病、淋巴瘤及多发性骨髓瘤
同工酶	
神经元特异性烯醇化酶(neuron specific enolase, NSE)	神经母细胞瘤、肺小细胞癌

续表 4.1

分类及名称	应用
前列腺酸性磷酸酶(prostatic acid phosphatase, PAP)	前列腺癌
超氧化物歧化酶(superoxide dismutase, SOD)	鼻咽癌、肝癌、胃癌
DNA 聚合酶(DNA polymerase, DNA-P)	肝癌、肺癌、胃癌、结肠癌、直肠癌等
胎盘碱性磷酸酶(placental alkaline phosphatase, PLAP)	睾丸生殖细胞瘤
免疫反应性弹性酶(immunoreactive elastase, IRE)	胰腺癌
激素	
人绒毛膜促性腺激素(human chorionic gonadotropin, hCG)	绒癌、葡萄胎、睾丸肿瘤、胃癌、乳腺癌
促肾上腺皮质激素(adrenocorticotrophic hormone, ACTH)	肺癌、胸腺癌、甲状腺髓样癌等
甲状旁腺激素(parathyroid hormone, PTH)	甲状腺癌、肺癌、肾癌
降钙素(calcitonin, CT)	甲状腺髓样癌、肺癌
生长激素(grouth hormone, GH)	脑垂体前叶瘤
泌乳素(prolactin, PRL)	脑垂体微小瘤
其他	
多胺 (polyamine, PA)	乳腺癌、肺癌、食道癌
唾液酸 (sialic)	多种肿瘤
宿主反应标志物	
血清铁蛋白(serum ferritin, SF)	血液造血系统肿瘤、肝癌、生殖细胞瘤等
β_2-微球蛋白(β_2 microglobulin, β_2-MG)	白血病、淋巴瘤、骨髓瘤
肿瘤坏死因子(tumor necrosis factor, TNF)	多种恶性肿瘤
白细胞介素-2 受体(interleukin-2 receptor, IL-2 R)	多种恶性肿瘤
组织肿瘤标志物	
分化标志物:激素受体,如:雌二醇受体(estrogen receptor, ER)、孕酮受体(progesterone receptor, PR)等	
增殖标志物:细胞周期相关抗原 67(cell cycle-associated kiel67 antigen, Ki67)、增殖细胞核抗原(proliferating cell nuclear antigen, PCNA)、生长因子及其受体,周期素(cyclin),周期素依赖的蛋白激酶(cyclin-dependent protein kinases, CDKs)及 CDKs 的抑制蛋白(inhition of CDKs protein, CKIs)等	
转移潜在性标志物:蛋白酶-尿激酶-血纤维蛋白溶酶原激活剂与组织蛋白酶 D,*nm*23 基因产物——一种核苷酸二磷酸激酶,以及细胞黏附因子(cell adhesion molecule, CAM)等	
癌基因及抗癌基因:癌基因如:*myc*、*H-ras*、*erbB*2 等,抗癌基因如:*p*53、*bcl*-2、视网膜母细胞瘤克隆出的基因(retinoblastoma, Rb)及结肠癌抑癌基因(deleted in colore cancer, DCC)等	

4.3.2.3 肿瘤标志物测定的应用范围

肿瘤标志物主要应用在以下方面:辅助肿瘤的临床诊断,良性和恶性肿瘤的鉴别,观察评价治疗效果,及早发现肿瘤复发、转移及预后判断等。

疗效与预后判断是肿瘤标志物临床应用最有价值的方面。特定的肿瘤标志物含量的升降,在多数患者中与疗效有良好的相关性。在动态观察中,病情的好转、恶化,以及肿瘤有无复发或转移,肿瘤标志物往往早于临床发出有价值的信息。某些肿瘤标志物可用于肿瘤普查,如我国肝癌高发区 AFP 的普查,近年来在健康人群中定期应用 AFP 放射免疫分析法早期检出肝癌患者也已普遍采用。但目前还没有任何一种肿瘤标志物是绝对肿瘤特异的,因为某些良性病变可出现不同程度阳性反应,即便是肿瘤本身也可常由于它在发生发展过程中的种种因素而呈现一过性或阶段性阴性反应,给肿瘤诊断和普查带来困难。为了弥补使用单一标志物在肿瘤检测敏感度和特异性的不足,近年国内外学者一致推崇动态追踪观察和多种标志物联合检测,并紧密结合临床表现,特别是影像特点综合判断,这是提高肿瘤诊断阳性率最富有成效的方法和措施。

4.3.3 临床应用

4.3.3.1 甲胎蛋白

(1)原理　甲胎蛋白(alpha fetoprotein,AFP)是在人体胚胎期,由卵黄囊和胎儿肝实质细胞所分泌的一种糖蛋白,相对分子质量为70 000。妊娠6周开始出现,12周时含量达高峰,随后逐渐下降,胎儿出生1周后迅速下降,1~2岁时降至正常成人水平(<20 μg/L)。AFP 可经胎盘进入孕妇体内,故妊娠期孕妇血清有较高含量。当肝癌细胞发生增殖恶变时,影响了控制蛋白质合成的基因,使肝细胞恢复合成 AFP 的能力,致使患者血中 AFP 水平升高,且肝癌细胞产生 AFP 的速度与正在增殖的肝细胞数量直接相关。

(2) 方法和正常值

1)放射免疫分析(RIA)法　正常参考值 < 20 μg/L 。

2)时间分辨荧光免疫分析(TRFIA)法　正常参考值 < 12.60 μg/L 。

3)酶联免疫(ELISA)法　正常参考值≤20 μg/L

4)化学发光(CLIA)法　正常参考值<20 μg/L

(3) 临床意义

1)原发性肝癌的诊断　AFP 为肝细胞癌的特异产物,因此作为早期诊断的特异方法,具有较高的灵敏度和特异性。对原发性肝癌的诊断,阳性率可达70%~90%。临床上现以 AFP > 400 μg/L 为诊断原发性肝癌的标准,但仍须严密观察。凡血清 AFP 持续升高(>200 μg/L)8周以上,并能排除妊娠、活动性肝病及生殖器胚胎性肿瘤患者,即可考虑诊断为原发性肝癌,文献报道准确率达98%。由于早期诊断,可以将肝细胞癌患者1年存活率从14.80%提高到79.10%,把3年存活率从5.50%提高到61.60%,所以测定 AFP 对肝细胞癌做出早期诊断具有重大的临床意义。

有5%~10%的患者,其血清 AFP 含量始终在正常水平,即所谓 AFP 阴性的肝癌,则必须借助其他方法如 CA-50、酸性铁蛋白等联合检测,并结合临床资料综合分析,以减少漏诊。

2)原发性肝癌和继发性肝癌的鉴别诊断　AFP 与 CEA 联合检测有助于原发性肝癌和继发性肝癌的鉴别诊断。如果 AFP 阳性,CEA 阴性(血清<5 μg/L),原发性肝癌的阳性率为 80%~90%;AFP 阴性,CEA 阳性,诊断继发性肝癌的阳性率达 95%;AFP 和 CEA 均阳性,则继发性肝癌的可能性增加,原发性肝癌的可能性降低。

3)原发性肝癌的疗效监测和预后判断　动态检测 AFP 可判断预后和疗效监测,AFP 明显和持续增高者,表示肿瘤较大和病情进展快,提示预后不良。手术切除肝癌后 2 个月内,AFP 值应降至正常,若降不多或降而复升,提示切除不彻底或局部有复发的可能性。对于治疗中的患者,AFP 升高预示疾病恶化,AFP 水平下降预示治疗有效。

4)在肝癌高发区和健康人群中的应用　AFP 检测可用于肝癌高发区和健康人群中肝癌的筛选,通常采用血凝法做初筛,放免法或火箭电泳法复查,以排除血凝法 1∶10~1∶100 的假阳性,并应注意排除正常妊娠和生殖腺恶性肿瘤。广泛的普查及时发现"亚临床"与"小肝癌",为早期手术切除提供依据。

5)其他肿瘤的诊断　AFP 检测对诊断卵巢内胚窦癌有重要意义,此瘤 AFP 值可升至 150 000 μg/L,手术后 AFP 值即迅速下降并与临床表现一致。因此,AFP 检测对卵巢内胚窦癌的治疗和预后评价均有指导意义。此外,恶性畸胎瘤、睾丸胚胎癌、卵黄囊癌、子宫内膜癌、浸润性宫颈癌及乳癌等均有一定的阳性率。

6) AFP 与其他肝病　病毒性肝炎、肝硬化患者 AFP 常呈一过性升高,发生在肝细胞再生和增殖期,但大部分患者 AFP 水平<100 μg/L。AFP 升高的原因,主要是由于受损伤的肝细胞再生而幼稚化时,肝细胞便重新具有产生 AFP 的能力,随着受损伤肝细胞的修复,AFP 逐渐恢复正常。动态检测,有助于与肝癌间的鉴别。

7)在妇科疾病中的应用　孕妇有血清 AFP 的轻度升高,若妊娠后 AFP 不增高,表示有葡萄胎或绒癌,若高于正常孕妇水平为死胎,明显增高为先天性畸胎瘤。有严重神经管缺损的胎儿,羊水或母体血中 AFP 升高。此外,无脑儿、开放性脊柱裂、胎儿先天性肾病综合征、先天性食管或十二指肠闭锁、骶尾骨畸胎瘤、脑积水及胎儿染色体异常等,分娩前 30 周的羊水和孕妇血清均显示 AFP 明显增高,故有助于预测胎儿畸形和及时终止妊娠,以利于优生优育。

4.3.3.2　癌胚抗原

(1)原理　癌胚抗原(carcino embryonic antigen,CEA)是一种具有人类胚胎抗原特性决定簇的糖蛋白,相对分子质量为 200 000。在胚胎期,CEA 存在于胎儿小肠、肝和胰腺,在胎儿出生后,CEA 和 AFP 一样逐渐消失。在正常情况下,成人血清中< 2 μg/L。当细胞癌变后,细胞分泌发生变化,CEA 分泌入血致使血清 CEA 增高。吸烟对 CEA 有一定影响。由于 CEA 在炎症性疾病中的阳性率很高,所以 CEA 不适用于癌的诊断和筛选,其主要用途是监察患者对治疗的反应和癌的复发。

(2)方法和正常值　常用 ELISA 法测量。正常参考值 ≤ 3 μg/L (非吸烟者),或 ≤ 5 μg/L (吸烟者)。

(3)临床意义

1)CEA 与消化道恶性肿瘤　消化道恶性肿瘤,血清 CEA 升高,以结肠癌阳性率最高,可达 60%~90%。CEA 升高的频率与癌的分期有关。结肠癌 A 期患者中,4%有 CEA 升高,B 期患者中 25%升高,而在 C 期患者中,阳性率达 45%,当结肠癌发生转移,特别是肝、肺、骨转移时,CEA 阳性率可达 60%~90%。除结、直肠癌外。其他如胰腺、食管、胃、肝胆、小肠腺等阳性率也较高。血清 CEA 不是诊断结、直肠癌的特异抗原,但对其诊断、疗效观察、残余病灶的检出、预后判断、复发监测有重要临床价值。

2)疗效观察及预后判断 对 CEA 阳性的患者进行定期检测随访,有助于疗效的观察。手术切除彻底者,CEA 值一般 6 周内降至正常,术后 CEA 值一度下降或降不到正常,以后又回升者提示切除不彻底,有复发或转移的可能。术前 CEA 浓度越低,说明病情较早,则手术效果越好;切除完全者,肿瘤转移复发的可能性越小,其存活期长,预后较好;反之,术前 CEA 浓度越高,病期较晚,难于切除等,则预后差。

3)监测肿瘤的转移和复发 CEA 浓度增高者,术后应定期复查。通常术后 6 周第 1 次复查,其后 3 年,每 3~4 个月 1 次,3~5 年内每半年 1 次,5 年后每年 1 次。血清 CEA 增高出现在症状和体征复发前 10 周至 13 个月,因此,CEA 测定是预示或监测肿瘤复发和转移的比较灵敏和可靠的指标。

4)其他疾病 肠道憩室炎、直肠息肉、结肠炎、肝硬化、肝炎和肺部疾病等 CEA 有不同程度的升高,但阳性率较低。动态检测有助于良性与恶性的鉴别,若 CEA 呈稳定低水平者良性的可能性大,上升倾向或持续高水平者则考虑恶性。

5)体液中的 CEA 测定 胃液、唾液、胸腹水及脑脊液中 CEA 的阳性检测率更高,因为这些肿瘤"浸泡液"中的 CEA 可先于血中存在,阳性率一般超过血清。

4.3.3.3 胰肿瘤胚胎抗原

(1)原理 胰肿瘤胚胎抗原(pancreatic oncofetal antigen,POA)是胰癌与胎儿胰腺均存在的一种抗原,相对分子质量 40 000。POA 不受神经氨酸酶处理的影响,也不与植物凝血素(lectin)相结合,证明它不含糖类结构。POA 在血清中以相对分子质量为 9 000 000 的复合物形式存在,但仍可降解为相对分子质量 40 000 的成分。它不附有任何已知的血浆蛋白载体,不受 DNA 酶及 RNA 酶的影响,但可被胰蛋白酶、木瓜蛋白酶或胃蛋白酶水解。

(2)方法和正常值 用酶联免疫吸附测定法(ELISA),正常参考值(4.00±1.40)U/ml,正常上限为 7.00 U/ml。

(3)临床意义

1)胰腺癌的诊断和疗效监测 POA 检测对胰腺癌有很高的特异性,1980 年 Hobbs 对 288 例不同恶性肿瘤检测血清 POA,其中胰腺癌的阳性率达 95%,明显高于其他肿瘤(如 POA>20 U/L,则 89%为胰腺癌)。随着胰腺癌病期的进展,血清 POA 值亦增高,且胰体癌与胰头癌间无显著差异,胰腺癌肝转移较无转移者 POA 值明显增高。术前 POA 阳性患者,术后 POA 值下降至正常范围,复发时升高;术前 POA 阴性患者,即使复发,POA 值也未见上升。

2)其他肿瘤和非肿瘤疾病 其他恶性肿瘤如肝癌、胆囊胆管癌、结肠癌、胃癌、肺癌等阳性率较低。慢性胰腺炎有少数阳性,但急性胰腺炎几乎无阳性。

4.3.3.4 糖类抗原 CA-50

(1)原理 糖类抗原 CA-50 是一种非特异性肿瘤相关抗原,是以直肠癌、结肠癌 Colo-205 细胞株抗原制成的单克隆抗体,其所识别的抗原为 CA-50。CA-50 主要分布在糖脂及高分子糖蛋白中,遍布于结肠、直肠、胃肠道、肺、胰腺、胆囊、膀胱、子宫和肝等很多肿瘤组织中,但在黑色素瘤和白血病细胞中没有此抗原。正常人血清 CA-50 测定值很低,而多种上皮类恶性肿瘤都有较高的阳性检出率,尤其对消化道恶性肿瘤诊断价值较高。它对诊断恶性肿瘤有较广泛的识别谱,但要注意与良性肝病鉴别。

(2)方法和正常值 常用免疫放射分析(IRMA)法测量,正常参考值 < 17 U/ml 。

(3)临床意义

1)恶性肿瘤的诊断 当结肠、直肠、胃、胰腺、子宫、卵巢、膀胱、肝、前列腺、肺、乳腺等组织发生癌变时,CA-50 可有不同程度的增高。其中胰腺癌阳性率达 90% ~ 95% ,前列腺癌阳性率为 76% ~ 80% ,子宫癌为 88% ,消化道肿瘤 69% ,肺、乳腺、卵巢及肾癌的阳性率为 26% ~ 52% ,恶性胸水有较高的阳性检出率。有文献报道,CA-50 的阳性检出率与病程的早晚及肿瘤浸润深度、范围及肿瘤大小呈正相关。CA-50 在伴有淋巴及远处器官转移患者中的阳性率高于无转移者。

2)恶性肿瘤的预后监测、疗效观察 CA-50 作为手术治疗彻底与否的指标也有较高的正确性。肿瘤经有效根治术后,CA-50 降至正常,CA-50 阳性肝癌患者的存活时间短于 CA-50 阴性患者。

3)炎症性疾病 炎症包括急慢性胰腺炎、结肠炎、胆囊炎也有 CA-50 的增高,而炎症消退后下降。

4)与其他肿瘤标志物联合检测 CA-50 在 80% AFP 阴性的原发性肝癌中呈阳性结果,所以 AFP 和 CA-50 联合检测能更好地诊断肝癌。CA-50 与 CA-242 联合检测结肠癌、直肠癌、胰腺癌,可提高检测的灵敏度。由于 CA-50 的非特异性,使其应用受到限制,而与适当肿瘤标志物联合检测,其临床应用价值会有很大提高。

4.3.3.5 糖类抗原 CA-125

(1)原理 糖类抗原 CA-125 是一种卵巢癌相关抗原,应用杂交瘤技术用人卵巢液性乳突状囊腺癌细胞系 OVCA433 免疫 Balb/c 小鼠,克隆化后获得的单克隆抗体 OC-125,能识别的抗原称 CA-125,相对分子质量在 20 万 ~ 100 万以上。CA-125 在卵巢癌组织和血清中含量高,是卵巢癌较特异的肿瘤标志物。

(2)方法和正常值

1)IRMA 法 正常参考值 < 35 U/ml。

2)ELISA 法 正常参考值 < 35 U/ml(或 $P_{2.5}$ ~ $P_{97.5}$ 为 5 ~ 39 U/ml)。

3)ECLIA 法 正常参考值 < 35 U/ml。

(3)临床意义

1)诊断卵巢癌 在检测卵巢癌中,CA-125 是最重要的标志。其他的标志如胎盘碱性磷酸酶(placental alkaline phosphatase,PLAP)、半乳糖苷转移酶、组织多肽抗原和转铁蛋白等的灵敏度或特异性均不如 CA-125。因此,对于一切有盆腔肿块的女性患者都应做 CA-

125 测定。诊断标准为 > 65 U/ml，阳性率为70%～90%，不同组织类型的恶性肿瘤还有区别，卵巢上皮癌阳性率可高达95%以上，假阳性率一般 < 2%。

2）鉴别良性与恶性肿瘤　卵巢上皮细胞癌、浆液性囊腺癌、内膜样癌、透明细胞癌、恶性纤维上皮癌、恶性间皮瘤、生殖细胞癌，血清 CA-125 水平均可明显升高。其他非卵巢恶性肿瘤，如乳腺癌、宫颈癌、胰腺癌、胃癌、肺癌、结肠癌、直肠癌等均有一定的阳性率。非恶性肿瘤，如子宫内膜异位症、盆腔炎、卵巢囊肿、肝硬化等疾病也有不同程度升高，但阳性率较低，应注意鉴别。

3）观察疗效和预后判断　CA-125 水平的升高或降低与肿瘤的恶化或缓解密切相关，当肿瘤恶化、复发或转移时，血清 CA-125 水平明显升高，临床Ⅲ期癌症患者 CA-125 值多数 > 400 U/ml，病情缓解后血清 CA-125 水平下降。转移性卵巢癌 5 年存活率极低，手术是该肿瘤首选的治疗手段。

4.3.3.6　糖类抗原 CA15-3

（1）原理　糖类抗原 CA15-3 是一种与人类乳腺肿瘤相关的抗原，能够被单克隆抗体 115D8 和 DF3 所识别，为大分子糖蛋白，相对分子质量 400 000，来源于乳腺癌和一些上皮细胞。血清 CA15-3 水平升高主要见于乳腺癌和卵巢癌，但肺癌、肝癌、血液肿瘤及肉瘤，CA15-3 水平也可升高。

（2）方法和正常值

1）IRMA 法　正常参考值 < 28 U/ml。

2）ELISA 法　正常参考值 < 30 U/ml。

3）ECLIA 法　正常参考值 < 25 U/ml。

（3）临床意义

1）乳腺癌的诊断和疗效监测　Safi F 等研究表明，Ⅰ期乳腺癌 CA15-3 阳性率 5%，Ⅱ期阳性率 29%，Ⅲ期 32%，Ⅳ期阳性率 95%。CA15-3 浓度与肿瘤分期有较好的相关性，病情进展越快，肿瘤越大，其血清浓度越高。虽然 CA15-3 对早期乳腺癌的诊断并不敏感，但是61%～91%的晚期乳腺癌患者血清 CA15-3 浓度升高，而且 CA15-3 值的变化与乳腺癌的有效治疗有关。为此，国内外学者普遍认为，CA15-3 在乳腺癌的诊断、疗效监测及预后诸方面有较高的灵敏度和特异性，也是监测乳腺癌复发和转移的最佳指标。CA15-3 检测有助于乳腺癌转移的早期发现，CA15-3 水平与乳腺癌转移的程度、转移部位的数目和患者的存活期显著相关。CA15-3 升高，对于监测复发可以比临床确诊早 9 个月，与 CEA 联合检测可提高诊断的符合率。

2）卵巢癌的诊断与监测　在几种良性与恶性妇科疾病中，CA15-3 阳性率最高的是卵巢癌，阳性率为 71%。CA15-3 水平及阳性率随肿瘤进展而升高，肿瘤范围扩大，阳性率也升高。卵巢癌晚期升高幅度比早期大得多，手术或化疗后，血清 CA15-3 水平的降低与疗效密切相关。

3）其他肿瘤　约有 50% 的肺癌血清 CA15-3 水平升高，消化道肿瘤、子宫内膜癌等也有一定的阳性检出率。

4.3.3.7　糖类抗原 CA19-9

（1）原理　糖类抗原 CA19-9 属于低聚糖肿瘤相关抗原，用人结肠癌细胞株 SW-1116

免疫 Balb/c 小鼠,克隆后所得到的单克隆抗体可识别的抗原称为 CA19-9,相对分子质量≥5 000 000,在血中以唾液酸黏液形式存在。CA19-9 被认为是一种对消化道肿瘤有较高特异性的肿瘤相关抗原。

(2)方法和正常值

1)IRMA 法　正常参考值 < 37 U/ml。

2)ELISA 法　正常参考值(8.10±3.90) U/ml。

3)ECLIA 法　正常参考值 < 27 U/ml。

(3)临床意义

1)胰腺癌、胆管癌的诊断　CA19-9 在消化道肿瘤中有不同程度升高,特别是胰腺癌升高更为显著,阳性率高达 85%~95%,尤其是胰腺癌晚期患者,血清 CA19-9 浓度可达 40 万 U/ml。胆囊癌、胆管癌阳性率为 85% 左右。CA19-9 对胰腺癌、胆管癌的诊断有较好的特异性和灵敏度,与 CEA、SF、CA-50 等联合检测,可提高肿瘤诊断的阳性率。

2)胰腺癌与胰腺炎的鉴别诊断　少数慢性胰腺炎患者血清 CA19-9 水平可有轻度升高,一般不超过 100 U/ml,且多为一过性升高,而胰腺癌 CA19-9 血清水平升高多大于 100 U/ml,而且为持续性升高,故 CA19-9 可用于胰腺癌与胰腺炎的鉴别诊断。

3)疗效评价及术后监测　在肿瘤有转移、扩散时,CA19-9 阳性率及血清水平明显升高,肿瘤越大,分期越晚,CA19-9 水平也越高。若术前 CA19-9 水平升高,手术切除肿瘤后随之下降,说明切除彻底;若一度下降,随后又再度上升,则预示肿瘤有复发;若手术切除肿瘤不完全,体内有残留癌肿,则 CA19-9 水平可持续升高。而且 CA19-9 水平升高出现在临床及影像学异常表现之前,它对于疗效观察及监测术后肿瘤复发有重要的临床意义。

4.3.3.8　糖类抗原 CA72-4

(1)原理　糖类抗原 CA72-4 是一种与 CEA、CA-125、CA19-9 和 CA15-3 均不相同的肿瘤相关糖蛋白,属于黏蛋白类癌胚胎抗原,相对分子质量大于 1 000 000。它存在于 50% 的乳腺组织和 85%~95% 的结肠、胰腺、胃、肺及卵巢恶性肿瘤组织中,但白血病、淋巴瘤、肉瘤、间皮瘤、黑色素瘤、良性肿瘤、良性渗出液及正常人组织中不含有 CA72-4。

(2)方法和正常值

1)IRMA 法　正常参考值:正常人 1~2 U/ml,良性患者 2~3 U/ml,正常上限为 6 U/ml。

2)ELISA 法　正常参考值 < 6.70 ng/L。

3)ECLIA 法　正常参考值 <6.90 U/ml。

(3)临床意义

1)胃癌的诊断和复发监测　CA72-4 是目前诊断胃癌的最佳肿瘤标志物之一。文献报道,CA72-4 在胃癌中的平均阳性检出率为 40%~61%,晚期胃癌为 56%~88%。CA72-4 若与 CA19-9 及 CEA 联合测定,可以监测 70% 以上的胃癌。这 3 种标志物在监测胃癌的动态变化时,CA72-4 最早发现复发和转移。血清 CA72-4 阳性率随胃癌肿瘤增大及浸润深度的增加而显著升高,胃癌越到晚期,CA72-4 水平越高,在胃癌伴淋巴结转移、远处转移的患者中,CA72-4 阳性率随淋巴结转移范围扩大而显著升高。行胃癌根治性切除术 1 周后,CA72-4 的转阴率达 50% 以上,未转阴者,各指标的血清值较术前也降低 50%

以上。

2)卵巢癌的诊断 CA72-4 可与 CA-125 联合检测,作为诊断原发性及复发性卵巢癌的标志,两者均阳性时,特异性为 100%;两者均阴性时,说明无残留肿瘤。从组织学类型来看,CA72-4 的特点是对黏液性癌的检出率高于浆液性癌,这一点可用于弥补 CA-125 对黏液性癌检出率低的缺陷。

3)其他肿瘤和良性胃病 乳腺癌、肺癌及其他胃肠道癌,CA72-4 也有不同程度的阳性检出率,正常人和良性胃肠道疾病的阳性率分别为 3.50% 和 6.70%。

4.3.3.9 糖类抗原 CA242

(1)原理 糖类抗原 CA242 与 CA-50 相似,均是以直肠癌、结肠癌 Colo-205 细胞株抗原制成的单克隆抗体,是一种黏蛋白型糖抗原。在胰腺炎、肝硬化、肝炎等胃肠良性疾病中,CA242 会轻度增高。在肿瘤患者中,血清中的 CA242 在非鳞状组织中比在鳞癌中水平高。在小细胞肺癌中的分布与疾病状态相关,与疗效有关。对腺癌的检出率 CA242 高于 CEA,两者联合检测会提高肿瘤检测的敏感性。在胰腺癌患者中,CA242 比 CA19-9 灵敏度低而特异性高。

(2)方法和正常值参考值

1)IRMA 法 正常参考值 < 25 U/ml。

2)ELISA 法 正常参考值 < 12 U/ml。

(3)临床意义 ①胰腺癌、胆管癌 CA242 的阳性率高达 88% ~ 100%;②肺腺癌阳性率 76%,直肠腺癌阳性率 79%,食管和乳腺癌阳性率为 62%,小细胞肺癌的阳性率为 50%,肺鳞癌的阳性率为 9%;③假阳性率较低,只有 5%。

4.3.3.10 总前列腺特异抗原

(1)原理 总前列腺特异抗原(total prostate specific antigen,tPSA)是由前列腺上皮细胞分泌的糖蛋白,由 234 个氨基酸组成,相对分子质量为 33 000,其生理作用尚未完全明了。正常血清中含量甚微且较恒定,当前列腺发生某些疾病时,血清 tPSA 浓度可升高。

(2)方法和正常值 RIA、IRMA、ELISA、CLIA 或 ECLIA 法测量,正常参考值:男性 ≤4 μg/L,正常女性血清中几乎测不出 tPSA。

(3)临床意义

1)前列腺癌的诊断与预后判断 tPSA 在前列腺癌的诊断,特别是早期诊断中有一定作用。因为唯有前列腺上皮细胞和来源于前列腺组织的癌细胞合成和分泌 tPSA。因此,测定血清 tPSA 对于前列腺癌的诊断敏感性高,特异性强。前列腺癌时血清 tPSA 浓度明显升高,且与前列腺癌体积、分期成正比关系,并可随着病程由 A 向 D 进展,阳性率逐步升高。约有 5% 的前列腺癌患者,前列腺酸性磷酸酶(tPAP)升高,但 tPSA 在正常水平,因此两者同时测定,可提高前列腺癌的阳性检出率。

血清 tPSA 浓度与病情及预后密切相关,早期前列腺癌患者行根治术后,tPSA 水平大多降至 0.60 μg/L 以下,未降至此水平者多数将复发。血清 tPSA 大于 10 μg/L 者,有 80% 肿瘤复发。当病情缓解或完全消退时,tPSA 值下降,而病情恶化时 tPSA 值则迅速上升,tPSA 可以在临床证实复发几个月前即已升高。一般认为,血清 tPSA 浓度越高,病情越重，预后越差。在观察治疗效果时，tPSA 水平对判断疗效具有很大价值，用激素治疗的前列腺癌患者，当 tPSA 小于 4 μg/L 时，往往说明治疗有效。

2）前列腺癌与前列腺炎的鉴别诊断　慢性前列腺炎和前列腺增生患者血清 tPSA 浓度可出现轻微增高。血清 tPSA 与 PAP 联合检测，有助于前列腺癌与前列腺炎及前列腺增生的鉴别诊断。

4.3.3.11　游离前列腺特异抗原

（1）原理　游离前列腺特异抗原（free prostate specific antigen，fPSA）是指游离在血浆中不与蛋白酶抑制物结合的那部分 PSA。由于未知的原因，前列腺癌患者血清 fPSA 百分比比正常人和前列腺良性疾患为低。

（2）方法和正常值　IRMA、ELISA、CLIA、ECLIA 法，正常参考值，男性 0.03 ~ 0.50 μg/L，fPSA/tPSA，即 F/T：1/10 ~ 1/5。

（3）临床意义　测定 fPSA 及 fPSA/tPSA，有利于鉴定前列腺良性和恶性疾患，fPSA百分比较低可能是前列腺癌恶性度较高。而 fPSA 百分比受年龄、前列腺大小和总 PSA（tPSA）水平影响，据报道，50 ~ 55 岁 F/T 临界值应<20%，60 ~ 69 岁应<20%，70 ~ 75 岁<28%。如以 tPSA>4.20 μg/L 为诊断标准，其敏感性为 100%，特异性仅 68%，符合率为 74%；如以 F/T 值<0.11 为诊断标准，其敏感性为 85%，特异性 98%，符合率 96%；如以 tPSA>4.20 μg/L，同时 F/T<0.11 为诊断标准，其敏感性为 86%，特异性为 99%，符合率 97%。可见，最后一个指标为最佳。

4.3.3.12　组织多肽抗原

（1）原理　组织多肽抗原（tissue polypeptide antigen，TPA）是主要存在于癌细胞、胎盘与胎儿组织中的一种不溶性，对热不稳定的多肽抗原，它含有 200 个以上氨基酸，相对分子质量范围在 22 000 ~ 25 000。TPA 含有痕量半胱氨酸而不含糖，精氨酸与酪氨酸在与抗 TPA 抗体反应中起主要作用。科学家们以人工合成方式制成具有 TPA 活性的 26 个氨基酸多肽，是一个以精氨酸为中心的电荷对称分子，从而为肿瘤的研究提供了稳定的 TPA 来源。

TPA 与细胞分裂素、细胞骨架蛋白有广泛的共源性。血液内 TPA 水平与细胞分裂增殖密切相关，恶性肿瘤细胞分裂、增殖活跃，所以血清中 TPA 水平增高，临床上常用于迅速增殖的恶性肿瘤的辅助诊断，特别是已知肿瘤的疗效监测。

（2）方法和正常值　常用 RIA 法测量，正常参考值<60 U/L。

（3）临床意义

1）在肿瘤诊断中的应用　TPA 是一种非特异性肿瘤标志物，常配合其他肿瘤标志物检查，可早期发现多发性肿瘤，提高肿瘤诊断的符合率。许多肿瘤都可见到血清 TPA 升高，但主要见于膀胱癌、前列腺癌、乳腺癌、卵巢癌和消化道恶性肿瘤，特别是对膀胱转移癌的诊断敏感性高。与 CEA 同时检测，可明显提高乳腺癌诊断的正确性，有利于恶性与非恶性乳腺病变之间的鉴别诊断。

2）监测肿瘤复发与疗效观察　TPA 在循环血液中的半衰期为 7 d，肿瘤切除后 34 周降至正常水平。由于 TPA 水平与肿瘤细胞的增殖分化相关，如 TPA 水平降至正常，说明肿瘤治疗有效。肿瘤患者术前 TPA 增高非常显著，常提示预后不良。动态观察 TPA 值变化，若手术后一度下降的 TPA 值又急剧升高，则预示肿瘤复发或转移；若治疗过程中 TPA 值持续升高，则预后较差。

3）非肿瘤性疾病　急性肝炎、胰腺炎、肺炎和胃肠道疾患也可见到血清中 TPA 值升高。

4.3.3.13　血清甲状腺球蛋白

（1）原理　血清甲状腺球蛋白（serum thyroid globulin，S-Tg）是甲状腺滤泡上皮细胞产生的大分子糖蛋白，相对分子质量为 660 000。正常情况下，循环血液中仅有微量存在，在某些甲状腺疾病时，血液中 S-Tg 浓度可升高。

（2）方法和正常值

1）RIA 或 IRMA 法　正常参考值 < 40 μg/L。

2）ECLIA 法　正常参考值 1.40 ~ 78 μg/L。

（3）临床意义

1）甲状腺癌的诊断　甲状腺癌血清 S-Tg 水平明显增高，而 T_3、T_4 等激素无改变。一般认为，甲状腺滤泡状癌、乳头状癌等分化型甲状腺癌血清 S-Tg 升高，而在甲状腺髓样癌或退行性细胞癌中，血清 S-Tg 不升高。单个的良性甲状腺结节，血清 S-Tg 一般在正常水平以下；单个的恶性甲状腺结节，血清 S-Tg 有低水平的升高；多个结节、结节融合和伴有囊性变、囊内出血的良性甲状腺腺瘤患者，血清 S-Tg 浓度升高。

2）甲状腺癌的术后监测　甲状腺癌术后和 ^{131}I 治疗后随访，若 S-Tg 增高提示复发。血清 S-Tg 测定与 ^{131}I 显像结合应用，既能早期发现甲状腺癌转移灶，又能准确地显示转移灶的位置和范围。

3）Graves 病（Graves disease，GD）的疗效观察　GD 患者行手术或 ^{131}I 治疗后，S-Tg 常先升高后降至正常，同时甲状腺功能也逐渐正常，若治疗结束时，S-Tg 水平仍高，提示停药后病情易复发。

4）其他甲状腺疾病　亚急性甲状腺炎时，S-Tg 升高明显，但当炎症控制后，S-Tg 迅速降至正常水平，因此，S-Tg 水平高低是判断亚急性甲状腺炎活动度的有用指标。慢性淋巴细胞性甲状腺炎、甲状腺穿刺、甲状腺手术和 ^{131}I 治疗甲状腺功能亢进，均可引起血清 S-Tg增高。

4.3.3.14　抗甲状腺球蛋白抗体

（1）原理　抗甲状腺球蛋白抗体（anti-thyroglobulin antibody，TgAb）是自身免疫性甲状腺疾病患者血清中的一种常见自身抗体。它主要由 IgG1、IgG2 和 IgG4 组成，少部分为 IgA 和 IgM。一般认为，TgAb 对甲状腺无损伤作用。TgAb 与甲状腺球蛋白（thyroglobulin，Tg）结合后，可通过 Fc 受体与结合的抗体相互作用激活 NK 细胞，而攻击靶细胞，导致甲状腺细胞破坏。TgAb 还影响 Tg 抗原的摄取、加工，催化 Tg 水解，因而可以影响非显著性 T 细胞抗原决定簇的自身免疫反应，从而导致自身免疫性甲状腺疾病发生恶化。

（2）方法和正常值　ECLIA 法，正常参考值 0 ~ 114 IU/L。

（3）临床意义　①分化型甲状腺癌（differentiated thyroid carcinoma，DTC）治疗后循环

TgAb 消失代表一种重要的有利的预后因素；②DTC 治疗后，TgAb 持续存在，特别是高水平的 TgAb，可能提示存在复发或转移病灶，即使 Tg 阴性，也需高度警惕；③TgAb、Tg 和 ^{131}I 浓聚之间存在着分离现象，因此综合应用，可提高 DTC 转移或复发的检出率，有助于 DTC 术后监测与治疗。

4.3.3.15 鳞状上皮癌抗原

（1）原理 鳞状上皮癌抗原（squamous cell carcinoma antigen，SCC 或 SCCA）是鳞状上皮癌细胞中的一种特殊蛋白质，相对分子质量 45 000。它是从子宫颈鳞状上皮癌组织中分离出来的，属于肿瘤相关抗原 TA-4 的亚段。这种抗原存在于正常和恶性病变的妇女生殖道上皮，以及不同器官鳞状上皮癌患者的血清中，1977 年由 Kato 首先报道。SCC 是一种特异性较强的鳞癌肿瘤标志物，常出现于肿瘤临床进展阶段，可作为宫颈、肺、食管、头颈部等鳞癌患者的辅助诊断和预后监测指标。

（2）方法和正常值 常用 IRMA 或 RIA 法测量。正常参考值 <1.50 μg/L（IRMA 法），或 <2.50 μg/L（RIA 法）。

（3）临床意义

1）鳞癌的诊断 SCC 是最早用于诊断鳞癌的肿瘤标志物，宫颈癌、肺癌、食管癌、头颈部癌时，血清中 SCC 升高，其浓度随病情加重而增高。宫颈癌 SCC 平均阳性率为 57%（227/401），其中ⅠB 期 37%（N=173），Ⅳ期 90%（N=19）。SCC 水平与肺鳞癌、食管鳞癌的病期密切相关，其测定值及阳性率均随病情进展、肿瘤的增殖浸润而增加。早期肺鳞癌、食管鳞癌分泌的 SCC 尚未释放入血，测定值不高，而从Ⅱ期至Ⅳ期，阳性率逐步升高，食管鳞癌阳性率可以从Ⅱ期的 25% 增加至Ⅳ期的 85.70%；而头颈部癌Ⅲ期的阳性率为 40%，Ⅳ期时阳性率增至 60%。此外，病变侵犯的深度及淋巴结状况也会影响 SCC 水平。

2）疗效观察及复发监测 定期检测 SCC 浓度有助于监控宫颈癌患者的病情演变，治疗前测定 SCC 浓度可以估计预后。治疗前 SCC 浓度大于 5 μg/L 者，其治愈率明显低于 SCC 浓度小于 5 μg/L 的阳性宫颈癌患者。肺鳞癌根治性切除术后血清 SCC 很快降至正常水平，术后 SCC 水平继续升高，表明仍有鳞癌组织残留或存在癌肿的转移，其预后不良。食管鳞癌根治术和姑息切除术后，血清 SCC 值降低，说明手术疗效佳，预后良好；术后 SCC 持续升高者，说明仍有肺鳞癌残留组织或已有远处转移，预后不良。此类患者术后更应密切监测血清 SCC 的动态变化，进一步采取综合的治疗措施。

血中 SCC 动态观察可及早发现肿瘤复发或转移，SCC 升高比复发或转移的临床症状出现有时可提前几个月，因此，SCC 是监测鳞癌复发或转移的一项有效指标。

3）其他肿瘤和非肿瘤疾病 SCC 在口腔癌、咽喉癌、舌癌等被覆上皮癌患者血清中均可中度增高，有较好的特异性。肝炎、肝硬化、肾功能衰竭、结核等疾病，SCC 也有一定程度的升高。

4.3.3.16 细胞角质素片段抗原 21-1（CYFRA21-1）

（1）原理 血清 CYFRA21-1 是指细胞角蛋白 19 的片段（CK19）以及 BM19-21、KS19-1，这两种单克隆抗体三者合起来的简称。角蛋白是构成细胞骨架的一种中间丝状物。CK19 主要分布在单层上皮细胞，如肠上皮、胰管、胆囊、子宫内膜、输尿管及肺泡上皮。

血清 CYFRA21-1 在肺癌诊断中有很大价值，是非小细胞肺癌的重要标志物，但其敏感性较低，往往不是筛选及阳性诊断的首选，但其与肿瘤生长趋势有关，常与临床及放射诊断相结合，可推断肿瘤的扩展情况。在肺癌的血清浓度阈值为 2.20 μg/L，其敏感性、特异性及准确性分别为 57.70%、91.90% 和 64.90%。从组织学角度看，鳞癌的敏感性(76.50%)较腺癌(47.80%)为高。CYFRA21-1 与 CEA 联合应用，诊断非小细胞肺癌符合率已可达到 78%。

(2)方法和正常值　IRMA 法或 ELISA 法，<3.60 μg/L。

(3)临床意义　①鳞状上皮细胞癌、非小细胞肺癌、大细胞肺癌、肺癌、腺癌、小细胞肺癌，转移性肺癌血清 CYFRA21-1 升高。肺良性病变阳性率仅 4.40%，对鉴别肺恶性及良性病变有一定价值；②子宫癌、卵巢癌、乳腺癌、膀胱癌、前列腺癌、胰腺癌、胃癌、结肠癌、肝癌血清 CYFRA21-1 升高；③血清 CYFRA21-1 值与肿瘤的进展程度和组织分型相关。

4.3.3.17 恶性肿瘤相关物质群

(1)原理　恶性肿瘤相关物质群(tumor supplied group of factors，TSGF)是恶性肿瘤发生和生长过程中肿瘤及其周围毛细血管增生产生的相关的糖类物质、氨基酸及其代谢产物的总称，其主要检测成分是唾液酸和羟脯氨酸。血清唾液酸水平的变化与癌症病情呈正相关，持续上升则提示预后不良，在肿瘤复发或转移时，血清唾液酸含量上升可早于临床诊断，对于早期发现，及时治疗有意义。羟脯氨酸，作为脯氨酸的氧化产物，可反映机体氧化损伤的程度。在癌变早期，血清 TSGF 含量明显升高，是目前公认的较为理想的肿瘤标志物。

(2)方法和正常值　<64 U/ml(自动生化法)。

(3)临床意义　①TSGF 为多种肿瘤相关物质或肿瘤标志物的集合，较单一肿瘤标志物而言，灵敏度提高，而且具有辅助诊断肿瘤的光谱性，更适合恶性肿瘤的人群筛查；②不同肿瘤联合 TSGF 与其相关肿瘤标志物，可提高诊断灵敏度及特异性。

4.3.3.18 神经元特异性烯醇化酶

(1)原理　神经元特异性烯醇化酶(neuron specific enolase，NSE)是 2-磷酸-D-甘油酸水解酶的同工酶，它分布于神经系统和神经内分泌腺体细胞中，含有 α 及 γ 亚单位，相对分子质量 78 000。当神经元水肿变性、坏死时，NSE 可释放至脑脊液和血液中，在脑血管病、新生儿缺氧、缺血性脑病、癫痫、脑组织损伤(脑外伤、脑肿瘤)时可见血浆及脑脊液中 NSE 水平升高。

(2)方法和正常值

1)RIA 法　正常成人血清 3～6 μg/L，上限为 12 μg/L；正常儿童血清 5.40～12.90 μg/L，上限为 15 μg/L；脑脊液 0.50～2.00 μg/L。

2)ELISA 法　正常参考值 12.50～25 μg/L。

3)ECLIA 法　正常参考值 < 15.20 μg/L。

(3)临床意义

1)神经母细胞瘤　神经母细胞瘤是儿童常见的颅外实体瘤，神经母细胞瘤患者血清

NSE 明显升高,阳性率达 96% 。血清中 NSE 水平与神经母细胞瘤的病情、疗效及预后等密切相关,如 NSE 血清水平 >100 μg/L,则预后凶险,生存期大都小于 1 年。

2)肺小细胞癌　肺小细胞癌的大多数患者血清 NSE 水平明显增高,阳性率为 69% 。NSE 对肺小细胞癌的诊断具有较高的特异性和敏感性,可用于监测肺小细胞癌放疗、化疗后的治疗效果,治疗有效时,NSE 水平逐渐降至正常,复发时 NSE 水平升高。

3)神经内分泌肿瘤　神经内分泌肿瘤含有丰富的烯醇化酶,血清 NSE 的升高来源于肿瘤组织破坏,胰岛细胞瘤、嗜铬细胞瘤、甲状腺瘤等神经内分泌肿瘤患者血清 NSE 水平均高于正常人,切除肿瘤或有效的化疗后,血清 NSE 水平明显下降。

4.3.3.19 前列腺酸性磷酸酶

(1)原理　前列腺酸性磷酸酶(prostatic acid phosphatase,PAP)是由成熟的前列腺上皮细胞分泌的一种酸性磷酸酶,相对分子质量为 109 000。正常情况下可存在于前列腺、红细胞及血小板中。前列腺上皮细胞分泌 PAP,经前列腺管进入精囊,由尿中排出。人精液中 PAP 的功能是用以水解磷酸酯,释放出与性功能有关的代谢产物,正常时很少进入血循环,精液中的浓度比血清高 500 ~ 1 000 倍。

(2)方法和正常值　常用 RIA 或 IRMA 法测量。正常参考值:男性 0 ~ 2.20 μg/L,女性 0 ~ 1.40 μg/L。

(3)临床意义

1)前列腺癌的诊断　正常时 PAP 很少进入血循环,前列腺癌局部浸润或远处转移时,分泌的 PAP 可进入血液,有时也可因癌肿阻塞前列腺管形成向血液内的反弥散,导致血 PAP 增高,阳性率可达 95% 。一般认为,血清 PAP 浓度大于 2.20 μg/L,应高度怀疑前列腺癌,大于 3 μg/L,基本可以确诊为前列腺癌。

2)前列腺癌的疗效观察和预后判断　前列腺癌患者成功的手术后,血清 PAP 浓度降至正常或接近正常水平;若前列腺原位癌切除后,血清 PAP 浓度居高不下,常提示有转移灶的存在。因此,前列腺癌患者手术后,动态观察血清 PAP 浓度,有利于癌症复发的早期发现和治疗。血清 PAP 浓度与病情程度、预后有密切关系。杨希震报道,前列腺增生手术发现的前列腺原位癌,术前血清 PAP 浓度较侵犯至骨盆的前列腺癌患者为低。合并骨转移的前列腺癌,预后较差,血清 PAP 浓度最高。因此,血清 PAP 浓度越高,病情越重,预后越差。

3)前列腺癌与前列腺增生的鉴别诊断　有 8% ~ 20% 的前列腺增生、肥大患者,血 PAP 值也增高,应同时测定血清 PSA 或定期复查血清 PAP,并密切结合临床,以进一步明确诊断。

4.3.3.20 超氧化物歧化酶

(1)原理　超氧化物歧化酶(superoxide dismutase,SOD)是需氧生物体内的一种含金属离子的酶蛋白,其功能是催化超氧自由基(oxidative free radical,OFR)的歧化反应,清除体内产生的有毒的超氧阴离子(O_2^-),对细胞和机体起保护作用。SOD 是一种重要的抗氧化酶,相对分子质量为 32 000。按 SOD 酶的辅基不同分 3 种,含铜、锌离子 SOD 称为 SOD-1;含锰离子 SOD 称为 SOD-2;含铁离子 SOD 称为 SOD-3。

SOD广泛分布于生物界，从大到高等动物的人及小到细菌，从动物到植物都有它的存在。自从1969年Mccord和Fridovich发现SOD以来，人们对自由基和SOD与自由基相互作用关系的认识不断深入，对SOD的研究已受到生物界和医学界的广泛重视。正常条件下，自由基在体内生成不仅无害，而且还是必要的，许多物质的生物合成要经过自由基反应。而超氧自由基则是组织内氧代谢的异常产物，是由超氧化物阴离子(O_2^-)和羟自由基(OH)组成。O_2^-等活性氧基的主要毒性是使细胞膜磷脂结构的过氧化作用，造成细胞膜的破坏，导致细胞通透性增高，引起组织损害。羟自由基(OH)可以使蛋白酶的抑制失活，造成炎症部位的组织损伤。超氧自由基与炎症、肿瘤、缺氧性疾病以及与机体的衰老等密切相关。SOD是一种重要的超氧自由基清除剂，它能阻止并清除自由基的连锁反应，使机体免受损害。国内外许多文献报道，许多疾病伴有SOD含量的变化。

(2)方法和正常值　SOD的检测方法很多，有物理学、化学、免疫学方法等。而SOD放射免疫分析法是目前公认的一种灵敏度高、特异性强、稳定性好、操作简便快速的检测方法。通常采用hSOD-1 RIA试剂盒。

正常参考值：成人血清（385±150）μg/L；成人尿液（138±32）μg/L；儿童尿液（46±37）μg/L。

(3)临床意义

1)癌症的诊断　许多文献报道，肝癌时血清hSOD-1含量增高，这是由于肝癌患者肝细胞大量破坏，氧自由基不断增加，机体代偿性地引起hSOD-1增高，以清除癌细胞的线粒体和微粒体产生的O_2^-，减少肿瘤对正常组织的损伤及防止肿瘤的扩散。恶性血液患者血清hSOD-1含量显著高于正常人，这与恶性血液病细胞内氧化还原系统紊乱有关。食管癌、胃癌患者也有血清hSOD-1含量的增高。

鼻咽癌患者血清hSOD-1含量明显降低，这可能因为鼻咽癌是局部侵犯组织，未能造成大量细胞损伤的关系。

2)其他疾病　目前据文献报道，检测SOD升高的疾病有：慢性病毒性肝炎、肝硬化、原发性高血压、冠心病、肺心病发作期、糖尿病、宫颈炎、乙脑(小儿)、肾损害、烧伤等。SOD降低的疾病有：肺结核、肾病患儿等，老年人随年龄的增长SOD多为降低。妊娠妇女血清中SOD明显高于正常育龄妇女，可能是由于高代谢率的原因。甲状腺功能亢进时，女性血清SOD有明显升高，而男性则无明显差异。

张竹茵等报道，血清中SOD水平的高低，可直接反映机体免疫防御系统能力的大小。当患者机体免疫系统和自身应激调节能力处于优势阶段，尽管体内生成过量的自由基，为了清除机体内过多的O_2^-，反应性SOD生成多或及时应用外源性SOD治疗，则SOD呈高值。相反，任何炎症、肿瘤、缺氧性疾病，致使组织细胞损伤，产生过量O_2^-，SOD活性低，代偿性生成SOD量减少或SOD消耗多，不足以清除过量的O_2^-，造成体内蓄积，加重病情和衰竭，SOD呈低值。所以血清中SOD含量的增高和降低，结合临床病情，可作为机体自身免疫防御系统能力大小的指标。

4.3.3.21　DNA聚合酶

(1)原理　DNA聚合酶(DNA polymerase，DNA-P)是DNA合成中的关键酶，主要参与

DNA 的复制、修复和链置换合成。1956 年 Kornbevg 最先在大肠杆菌中发现此酶，其基本功能是催化 4 种脱氧核苷酸合成 DNA，因此 DNA-P 与细胞的生长、繁殖密切相关。正常人血清中含有一定量的 DNA 和 DNA-P，但活性较低，当有肿瘤生长时，由于肿瘤细胞代谢旺盛，DNA 合成失去控制，致使血清中含量和 DNA-P 活性升高。

(2)方法和结果判断　采用放射免疫分析法测定血清 DNA-P 活性。

确定诊断限及结果判定标准：取 5 份正常人血清，按样品同样的方法同时操作，测定放射性 cpm 平均值($\bar{x}$)，计算标准差(SD)，取 $\bar{x}+2SD$ 作为诊断限。样品放射性等于或超过诊断限为阳性，低于诊断限为阴性。

(3)临床意义

1) DNA-P 活性测定与肿瘤诊断　正常人血清中只含有微量的 DNA-P，而肿瘤细胞 DNA 复制失控，DNA-P 活性也相应上升，晚期肿瘤 DNA 复制衰竭，DNA-P 活性下降，所以测定 DNA-P 活性对晚期肿瘤的适用性较差。但如果发生转移，其转移灶却属早、中期肿瘤，肿瘤细胞 DNA 复制相当活跃，致使 DNA-P 活性测定呈阳性。因此，DNA-P 活性测定除对早期肿瘤具有诊断意义外，对肿瘤转移诊断也有较高价值。

国内有文献报道，DNA-P 活性测定在肺癌中的符合率达 80.90%，在肝癌中的符合率达 79.60%~94.80%，在结、直肠癌中的阳性率为 72.20%，食管贲门癌为 61.50%，胰头癌 71.10%，胃癌 64.20%，其他癌 77.80%。DNA-P 活性检测对 AFP 阴性的肝癌亦有较高的阳性率，故与 AFP 联合检测颇有价值。小肝癌中的阳性率比大肝癌高的临床检验数据表明，DNA-P 在早、中期肝癌中具有相应水平的特异性。

DNA-P 是一种广谱的肿瘤标志物，对于肿瘤辅助诊断、临床预后观察和肿瘤普查均具有重要意义，与 SF、AFP 联合检测，可大大提高诊断恶性肿瘤的阳性符合率。

2)疗效观察和预后判断　不少文献报道，肿瘤切除后，DNA-P 生成减少，术后大部分病例的血清 DNA-P 活性下降，并转为阴性。而术后 DNA-P 不能转阴者，其预后不良，易转移或复发。另外，肿瘤经化疗和放疗后，多数患者的血清 DNA-P 活性下降。这表明血清 DNA-P 活性与预后状况密切相关，可以用于观察手术是否彻底、治疗效果及病情进展情况、是否转移或复发等，对肿瘤的临床预后观察提供了一种新的监测指标。

4.3.3.22 人绒毛膜促性腺激素

(1)原理　人绒毛膜促性腺激素(human chorionic gonadotropin，hCG)由胎盘滋养层合体细胞合成和分泌，为糖蛋白激素，相对分子质量 39 000，其结构由 α、β 两个亚基组成。凡滋养细胞疾病如绒癌、葡萄胎等均可大量分泌 hCG 而入血。由于 α 链与 LH、FSH 和 TSH 的 α 亚基相似，尤其与 LH 有较大的交叉反应，其准确性受到限制，而 β-hCG 的抗原特异性强，能分开 hCG 与 LH，故能更精确地反映 hCG 在血、尿中的浓度。

(2)方法和正常值

1)放射免疫分析双抗体法　正常参考值：血清 β-hCG < 3.10 IU/L(μg/L)；hCG < 10 μg/L；尿液比血清含量高 3 ~4 倍。

2)ELISA 法　正常参考值：男性与未绝经女性：< 5 U/L，绝经女性：< 10 U/L。

(3)临床意义

1)绒癌的诊断和疗效监测　当非妊娠妇女血和尿中 hCG 含量升高，超过正常范围，并且不断增高，持续时间较长，应考虑为绒癌。绒癌细胞分泌 hCG 量与癌细胞总量成正比，当绒癌仅为 1～5 mm^3时，血清 hCG 即能做出早期诊断。绒癌血清 hCG 水平极高，有的可超过 1 000 μg/L。当合并转移者，血清 hCG 含量可明显增高，并且时间长，可见 hCG 浓度的高低与病种、病情及转移有关。治疗中 hCG 浓度监测可反映癌细胞群生长或退化的动态，比较脑脊液和血中 hCG 浓度比值，还有助于确定有无脑转移。

2）恶性葡萄胎的诊断和疗效观察 恶性葡萄胎常见于葡萄胎排除后，阴道不规则出血，血和尿中的 hCG 含量持续阳性，再次刮宫后，hCG 含量仍持续阳性，并伴有其他症状，一般可诊断为恶性葡萄胎。在手术和化疗中，hCG 含量若在阳性范围内波动，表示手术不彻底，有残留组织；若 hCG 含量持续升高，表示病情恶化。

3）睾丸胚胎癌的诊断 睾丸肿瘤（精原细胞癌、畸胎瘤等）血和尿中 hCG 含量均有上升。

4）早期宫外孕和先兆流产的诊断 对月经过期，临床上无早孕症状疑宫外孕者，此时尿免疫妊娠试验往往阴性，查血 β-hCG 为阳性，可帮助确诊宫外孕，尽早采取防治措施。先兆流产患者如 hCG 含量<1 000 μg/L，流产可能性大，治疗往往无效。

4.3.3.23 促肾上腺皮质激素

（1）原理 促肾上腺皮质激素（adrenocorticotrophic hormone，ACTH）是垂体前叶激素之一，是肾上腺皮质生长和分泌的主要调节者。ACTH 为一直链多肽，由 39 个氨基酸组成，相对分子质量为 4 500。其 1～26 氨基酸片段有生物活性，而 27～39 羧基段无活性，前 13 个氨基酸是维持最低活性所必需。血浆 ACTH 水平呈昼夜节律变化，清晨为最高峰，以后逐渐降低，至午夜为最低点，以后又逐渐升高，在应激时分泌增多。ACTH 的分泌受下丘脑分泌的 CRH 控制，而皮质醇对 ACTH 的分泌有负反馈作用。ACTH 的主要生理作用为：促进肾上腺皮质激素的合成与释放，主要是促进皮质醇的分泌，也可促进醛固酮的分泌，但作用较弱。ACTH 也能促进肾上腺皮质分泌雄激素及雌激素，能刺激胰岛 B 细胞分泌胰岛素（insulin，INS）及刺激腺垂体分泌生长激素，也能促进肾上腺素的合成。ACTH 可诱导多肽及蛋白质的合成，促进类固醇的合成。在代谢方面，ACTH 加速脂肪氧化，增强生酮作用，降低血糖等。

（2）方法和正常值 用 RIA 法测量，正常参考值 5～80 ng/L，上午 8～9 时最高，为 10～80 ng/L，晚上 12 时最低，为<10 ng/L。

（3）临床意义

1）恶性肿瘤 肺癌、支气管癌血浆 ACTH 可以升高，ACTH > 200 ng/L 提示异位分泌，其中一半为小细胞性肺癌。肾上腺皮质恶性肿瘤、肾上腺腺瘤血浆 ACTH 可以降低。

2）皮质醇增多症的病因诊断 ACTH 低于正常属于肾上腺性，ACTH 明显增高，>200 ng/L，属于异位性，垂体外 ACTH 肿瘤，可高达 1 000 ng/L 以上。ACTH 正常属于垂体性，中度升高需进行动态检查。

3）其他疾病 原发性肾上腺皮质功能减退症、先天性肾上腺皮质增生症、肾上腺切除、低血糖、休克、手术及创伤等，ACTH 均有不同程度的升高。ACTH 降低主要见于垂体前叶功能减退症、皮质醇原发性及药物性增多症。

4.3.3.24 降钙素

（1）原理 降钙素（calcitonin，CT）是由甲状腺滤泡旁细胞分泌的一种调节机体钙、磷代谢的激素，相对分子质量为3 500。正常情况下，当血清钙浓度升高时，刺激CT分泌。生理作用是抑制破骨细胞的生成和活动，减少骨盐溶解，加速破骨细胞转变为成骨细胞，增强成骨细胞活动，降低血钙和血磷浓度。除血钙浓度外，胃泌素、胰泌素及胰高血糖素亦能刺激CT的分泌。与PTH呈拮抗作用，血钙降低刺激其合成与分泌，血钙升高则抑制其分泌。

（2）方法和正常值 用RIA法测量，正常参考值（72±7）ng/L。

（3）临床意义

1）甲状腺髓样癌的诊断与复发监测 甲状腺髓样癌起源于甲状腺滤泡旁细胞，因此，患者血清CT浓度显著增高，可达2 000～5 000 ng/L。甲状腺癌切除后，血清CT值迅速降低，若术后血清CT浓度由正常又复升高，提示肿瘤复发。

2）肺癌的诊断和疗效判断 肺腺癌及小细胞肺癌的患者，血清CT值明显增高，血清CT过高应高度警惕早期肺癌的可能。有报道在局限性小细胞肺癌中，CT平均值约为197 ng/L，而在较广泛的肿瘤中则达1 349 ng/L，CT剧烈上升表明有鳞状细胞肺癌转移，转移至肺的癌症血清中CT水平也剧增。肺癌患者血中CT水平和肿瘤复发呈正相关，如治疗后血中CT水平降为正常的患者在以后的随访中反而升高，则提示有复发的可能。现认为，CT含量升高可作为小细胞肺癌复发的最早临床指标，其对肺癌复发预测可比支气管镜和其他检查手段提前5个月出现征兆。

3）其他肿瘤 乳腺癌（特别是有转移时）、胃肠道癌、肾癌、前列腺癌、胰腺癌、肝癌、膀胱癌、嗜铬细胞瘤、慢性粒细胞性白血病患者，也常伴有血清CT值升高。

4）肾疾病 肾病患者出现肾功能障碍时，血清CT水平可明显升高，这与肾对CT的灭活功能减退有关。肾性骨病是慢性肾病引起的骨营养不良，肾对CT的灭活功能差，高血磷又刺激CT的分泌，使血清CT值增高。

5）甲状腺疾病 在甲状腺疾病中，甲状腺功能亢进时CT明显下降，女性下降更明显，其血钙水平男女均无变化，可能是CT和钙生理调节中枢发生障碍所致。原发性甲状腺功能减退患者血中CT水平下降，男性血钙明显升高，女性血钙无变化，其原因是甲状腺C细胞受损，CT分泌减少所致。一般认为，甲状腺功能正常的单纯性甲状腺肿患者血中CT无变化；地方性甲状腺肿患者，血清CT无变化。桥本甲状腺炎患者，血清CT水平与甲状腺功能有关，甲状腺功能低下时，血清CT水平降低。

4.3.3.25 多胺

（1）原理 多胺（polyamine，PA）是指腐胺（putrescine，PUT）、精脒（spermidine，SPD）及精胺（spermine，SPM）等一类内源性小分子直链有机碱。这些物质普遍分布于生物界细胞体内，与DNA、RNA及蛋白质合成关系密切。PA是一种低分子族化合物，分子中常有两个碱性氨基，故名“多胺”。其生物合成前身为鸟氨酸，经鸟氨酸脱羧，生成腐胺，然后再与来自硫氨酸的丙胺基团结合成精脒和精胺。正常组织和体液中含量甚微，在生长旺盛的组织，如胎肝、再生肝及肿瘤中，多胺的合成和分泌都明显增加。PA可从尿中排出，主要是精脒和腐胺，恶性肿瘤时尿中 3 类多胺排出增高，尤以精胺最明显。

(2)方法和正常值　用 RIA 法测量，正常参考值如表 4.2。

(3)临床意义

1)恶性肿瘤　多胺与肿瘤关系密切，多种癌症患者，包括白血病、淋巴瘤、黑色素瘤、结肠癌、直肠癌、胰腺癌、乳腺癌、卵巢癌、子宫颈癌、胃癌、肝癌、食管癌、膀胱癌、前列腺癌、肺癌和原发性脑肿瘤等，体液中多胺浓度及尿中排泄量均增加，尤以精胺与精脒变化显著，可高于正常人 7 ~ 20 倍。有报道，癌前组织中的多胺如 SPM 早已明显多于正常组织。Morton(1981 年)指出，脑脊液中测定多胺浓度对脑瘤诊断很有意义，特别是对髓母细胞瘤的复发尤有价值。血中和组织中的多胺异常升高往往是癌变先兆。若尿中 3 类多胺升高，往往与恶性肿瘤发生有关，因此有助于良性与恶性肿瘤的鉴别。多胺是肿瘤疗效观察、预后较好的指标。肿瘤经化疗或手术切除，体液中多胺水平发生相应的变化，一般是成功的治疗表现为早期升高，接着是多胺下降。

2)非肿瘤性疾病　感染性疾病、高分化性皮肤病(牛皮癣)、肺结核、创伤、骨折愈合、失血、贫血等，也有多胺增高现象。

表 4.2　几种多胺的正常参考值

多胺	红细胞/($\mu mol \cdot L^{-1}$)	血液/($\mu mol \cdot L^{-1}$)	尿液/($\mu mol \cdot 24\ h^{-1}$)
PUT	<0.40	0.40	7.90 ~ 33.90
SPD	3.80 ~ 26.40	5.60 ~ 16.70	2.50 ~ 11.50
SPM	2.90 ~ 13.50	3.60 ~ 11.50	男<4.50；女<0.90

4.3.3.26　铁蛋白

(1)原理　铁蛋白(ferritin)是在肠黏膜细胞生成并贮存于网状内皮系统(主要在肝)的蛋白质，相对分子质量 450 000。人体血清中含有微量铁蛋白叫血清铁蛋白(serum ferritin，SF)，其水平与机体贮存铁密切相关。铁蛋白广泛存在于肝、脾、骨髓中，其中肝中占体内贮存铁的 1/3。正常人 SF 浓度相对稳定，一般在 20 ~ 300 μg/L 范围内。肿瘤细胞也能分泌、合成或促进铁蛋白的升成，当原发性肝癌、肺癌、恶性淋巴瘤、白血病、胰腺癌等恶性肿瘤发生时，SF 水平增高。

(2)方法和正常值　常用 RIA 法测量，正常参考值：成人男性 12 ~ 245 μg/L；女性 5 ~ 130 μg/L。

(3)临床意义

1)原发性肝癌的诊断　肝癌患者中血清铁蛋白增高是由于肿瘤细胞分泌铁蛋白以及肝组织坏死变性使肝中铁蛋白大量流入血循环所致。原发性肝癌患者，多数血清铁蛋白增高，阳性率为 50.80% ~ 88%。血清铁蛋白浓度与肝细胞损伤程度、肿瘤大小、肝硬化存在情况有关。SF 与 AFP 联合检测，可以明显提高对肝癌诊断的阳性率。

2)血清铁蛋白在肺癌中的应用　肺癌患者 SF 水平显著升高，原因是癌细胞大量合成释放铁蛋白增加所致，与病理分型、疾病轻重程度有关。未分化肺癌 SF 升高最为明显，鳞癌、腺癌次之。疾病越重,病程越长,SF 水平越高,有远处转移或治疗无反应,SF 升高更为明显,当治疗有效,病情好转 SF 可随之下降。SF 与 CEA 或 SF 与 CEA、β_2-微球蛋白联合检测可以提高肺癌诊断的准确率,对其疗效判断、预后观察有更重要的实用价值。

3)急性白血病、淋巴瘤的应用　一般认为,白血病细胞分泌和释放铁蛋白是急性白血病 SF 增高的原因,慢性粒细胞白血病患者 SF 在正常范围内,一旦病情急变,SF 明显增高,提示 SF 测定对预示慢性粒细胞白血病急变有一定帮助。铁蛋白在急性白血病或淋巴瘤伴有中枢神经系统浸润时,脑脊液中可显著增加,病情控制后又能降至正常。

4)霍奇金病的应用　霍奇金病患者血清铁蛋白值均明显增高,有症状组高于无症状组。活动期的霍奇金病 SF 明显升高,缓解期下降,复发时又上升,提示 SF 测定有助于了解霍奇金病的扩散及疾病演变情况。

5)其他肿瘤的辅助诊断　有文献报道,Ⅰ、Ⅱ期宫颈原位癌血清铁蛋白部分升高;Ⅲ、Ⅳ期全部升高,复发时亦呈高值。卵巢癌也有相同趋势(Ⅰ、Ⅱ期阳性率 60%,Ⅲ、Ⅳ期阳性率 100%)。对胃癌、直肠癌、食管癌、乳腺癌、鼻咽癌等动态观察血清铁蛋白水平的变化,有一定临床价值。当癌肿并发有骨髓、肝脾及淋巴瘤转移时,SF 水平显著升高,而无转移者,SF 多正常或很少升高。

4.3.3.27　β_2-微球蛋白

(1)原理　β_2-微球蛋白(β_2-microglobulin,β_2-MG)是一种由 100 个氨基酸组成的单链多肽,相对分子质量为 11 800,广泛存在于人的血浆、尿及脑脊液等各种体液中。在正常人体内,β_2-MG 合成和释放速度非常恒定,血液中 β_2-MG 可从肾小球毛细血管壁自由滤过,其中 99.90% 被近端肾小管重吸收,经溶酶体降解为氨基酸,不再利用。

正常组织及恶性肿瘤的有核细胞均能合成 β_2-MG,淋巴组织则是合成和释放 β_2-MG 的最重要场所,β_2-MG 以结合的形式分布于这些细胞的表面,生理情况下体液中含量甚微,血液中为 1～2 mg/L,尿液、胃液、脑脊液、唾液、初乳和羊水内也含有极微量的 β_2-MG。肿瘤细胞使 β_2-MG 合成增加或因肾病变导致排泄减少,使血、尿液中 β_2-MG 含量发生变化。

(2)方法和正常值

1)RIA 法　正常参考值:血清(1.731±0.287)mg/L,上限为 3 mg/L;尿液(0.082±0.072)mg/L,上限为 0.28 mg/L。

2)CLIA 法　正常参考值:血清 1.30～2.70 mg/L;随意尿<0.20 mg/L。

(3)临床意义　恶性增生性疾病 β_2-MG 增高,播散性病变较局限性明显。淋巴增生性肿瘤、慢性淋巴细胞性白血病、多发性骨髓瘤、滋养叶恶性肿瘤如绒癌以及实体瘤如肝、肺、胃肠道、胰腺、卵巢、乳腺、鼻咽和甲状腺癌等均见到 β_2-MG 增高,伴有肾功能不良者则同时有尿 β_2-MG 增高。β_2-MG 测量对肿瘤患者疗效评价和预后判断有重要意义。

1)淋巴系统肿瘤　β_2-MG 血清浓度与淋巴系统肿瘤疾病的病情和疗效明显相关,大于 4 mg/L 者存活率低。慢性淋巴细胞性白血病,治疗后 β_2-MG 下降说明治疗有效,持续上升者表示预后不良。

2)多发性骨髓瘤　血清 β_2-MG 是多发性骨髓瘤诊断、分期、监测预后、评价骨髓瘤生长、化疗反应的一种简单、可靠的分析指标。血清 β_2-MG 值小于6 mg/L,多在Ⅰ、Ⅱ期,部分Ⅲa 期,临床过程大多缓和,预后较好;β_2-MG 值大于6 mg/L,以Ⅲa、Ⅲb 期居多,病情凶险,则预后也差。

3)其他肿瘤　肺癌、乳腺癌、甲状腺癌、鼻咽癌和消化道肿瘤(肝、胃、胰腺、结肠、胆囊),β_2-MG 浓度均有不同程度的增高,可作为临床诊断的辅助指标。

4)肾疾病和免疫性疾病　急慢性肾盂肾炎、肾小管炎症、先天性肾小管酸中毒、肾小管药物性损害(庆大霉素、卡那霉素、多黏菌素)、肾小管重金属中毒性损害等,尿中β_2-MG 升高。免疫性疾病如系统性红斑狼疮、干燥综合征、类风湿关节炎、艾滋病等,血清中 β_2-MG 升高。

4.3.3.28　肿瘤坏死因子

(1)原理　肿瘤坏死因子(tumor necrosis factor,TNF)是20 世纪80 年代发现由巨噬细胞和单核细胞分泌的一种内源性细胞因子。在体内具有多种生物效应,主要是介导抗肿瘤及调节机体的免疫功能,并参与炎症病变等多方面病理生理变化。TNF 含量过高可损伤机体,引起炎症反应、感染性休克、弥漫性血管内凝血等,测定 TNF 水平的变化对探讨发病机制,评价其疗效有重要意义。

(2)方法和正常值　用 RIA 法测量,正常参考值(1.14±0.40) μg/L。

(3)临床意义

1) TNF 与肿瘤　血清 TNF 水平在白血病、胃癌、肺癌、肾癌、卵巢癌、肝癌等多种肿瘤中明显增高,同时血清中 TNF 水平升高可能预示患者活动期。测定 TNF 对观察肿瘤和白血病治疗效果具有参考价值。TNF 也是机体抗肿瘤的一个环节,所以肿瘤患者体内 TNF 的水平不仅取决于肿瘤本身的免疫原性,也取决于整个机体免疫系统的调节功能是否正常。

2)各种感染性疾病　体液中 TNF 水平的观察可作为一种重要的感染性休克的介导因子,在许多感染性疾病的免疫病理方面起重要作用。细菌性败血症、病毒性感染和炎症等,血清 TNF 增高。

3)在肝炎中的应用　肝炎患者血清中 TNF 水平有不同程度的增高,尤其是重症型肝炎的阳性检出率及其浓度,明显高于慢性活动性肝炎及肝硬化等其他肝病,其升高与肝功能受损程度有关。

4)自身免疫性疾病　血清 TNF 增高可见于系统性红斑狼疮、类风湿性关节炎和肾移植等。

4.3.3.29　单克隆抗体

目前已知的结肠癌相关抗原主要有 CEA、肿瘤相关糖蛋白-72(tumor-associated glycoprotein-72)、CO17-1A 等,现已制备出各抗原的单克隆抗体(monoclonal antibody,McAb,简称单抗)。

(1)抗 CEA McAb　CEA 与消化道上皮肿瘤相关,但也可表达于肺腺癌、乳腺癌、膀胱癌等组织,其相应抗体可选择性地与细胞膜上的 CEA 结合,故用该抗体显像不受血清 CEA 水平的影响,由于 CEA 为膜抗原,可从肿瘤细胞表面脱落入血,标记抗体与之结合,形成高本底而影响肿瘤显像。但是,Muxi 等人报道,无论在大肠癌原发灶或复发灶,血清 CEA 水平对显像结果无明显影响,这可能是因为细胞膜上的 CEA 与脱落入血后的 CEA 有所不同,使标记抗体与血 CEA 结合力下降,而与肿瘤细胞上的 CEA 则优先结合。

(2)抗 TAG-72 McAb　抗原 TAG-72 是一种肿瘤相关糖蛋白,它在结肠癌的表达阳性率很高。病理及免疫组化研究表明,癌灶周围看似正常的黏膜有 TAG-72 表达,因此可对结肠癌实现早期诊断,并且灵敏度和特异性比 CEA 和 CA19-9 都高。在 TAG-72 对应的抗体中,B72.30 的应用最多,它对结肠癌诊断的灵敏度高,尤其适用于晚期病灶。

(3)抗 CO17-1AMcAb　抗原 CO17-1A 是上皮组织分泌的一种糖蛋白,在大肠癌、肺癌、乳腺癌等均有表达。用 ^{125}I 标记 CO17-1AmcAb 探查结肠癌,发现它在肿瘤组织有优先摄取。该抗体标记物通过"内化"作用进入肿瘤细胞核内,对其进行集中照射,阻止肿瘤生长及扩散,故目前该抗体除显像外还可用于大肠癌的免疫治疗。

4.4　肿瘤标志物的联合应用及推荐用法

肿瘤标志物的存在与恶性肿瘤的出现或进展有关,目前已有的肿瘤标志物种类数量繁多,但至今尚无一种肿瘤标志物被证明对早期肿瘤是灵敏和特异的。一种有效的方法是同时检测几种肿瘤标志物,以克服单一标志物特异性和灵敏度不高的缺点。联合使用多种肿瘤标志物的根据是,癌细胞在生物化学上是异质的,一种癌可以合成多种肿瘤标志物,但同一种肿瘤在不同个体中可能合成不同的标志物,所以,单独使用一种标志物可能只能检出一部分合成该标志物的患者,而漏诊其他不合成该标志物的患者。联合使用多种标志物可以避免错过一种潜在的标志物,从而提高肿瘤的阳性检出率。表 4.3 按肿瘤类型归类列出一些肿瘤标志物及其推荐用法。

表 4.3　肿瘤标志物的联合应用及推荐用法

肿瘤类型	肿瘤标志物	推荐用法
肝癌	AFP	1～4
	CEA,CA-50,SF,SOD	4
肺癌	CEA,NSE,SCC,ACTH	4
胃癌	CA72-4,CA19-9,CEA	3,4
结、直肠癌	CEA,CA-242,CA19-9,CA-50	3,4
前列腺癌	PSA	1,3,4
	PAP	3,4
胰腺癌	CA19-9,CA-50,CA-242	4
	POA	2,4
乳腺癌	CEA,CA15-3,CA-549	4

续表 4.3

肿瘤类型	肿瘤标志物	推荐用法
卵巢癌	CA-125,CA72-4,CA15-3	3,4
宫颈癌	SCC,CA-125	4
睾丸肿瘤	AFP,β-hCG	2~4
	PLAP	4
鼻咽癌	EBV,SOD	2~4
恶性滋养层细胞肿瘤	β-hCG	2~4
膀胱癌	TPA	4
甲状腺癌	S-Tg	1,4
	CT(髓样癌)	2,4
骨髓瘤	免疫球蛋白(本周氏蛋白)	2,3
	$β_2$-MG	3,4
淋巴瘤	$β_2$-MG,SF	3,4
白血病	$β_2$-MG,SF	4
神经母细胞瘤	NSE	3,4
头、颈、食管鳞癌	SCC	3,4

1. 筛选;2. 诊断;3. 预后;4. 监察疾病或疗效

(阮 翘 孙 珂)

参考文献

[1]中华人民共和国卫生部医政司. 全国临床检验操作规程[M]. 南京:东南大学出版社,2006:689-712.

[2]张美莲,张宁,李莉,等. TSGF 检测在恶性肿瘤患者诊断和治疗中的临床意义[J]. 国际检验医学杂志,2013,34(7):888-889.

[3]王文涛,张国俊. CEA、CYFRA21-1、NSE、CA125 联合检测在肺癌诊断中的价值[J]. 中国实验诊断学,2014,18(2):224-226.

[4]TAKESHI HANAGIRI,MASAKAZU SUGAYA,MASARU TAKENAKA,et al. Preoperative CYFRA21-1 and CEA as prognostic factors in patients with stage I non-small cell lung cancer[J]. Lung Cancer,2011,74(1):112-117.

[5]A RA CHOI,JUN CHUL PARK,JIE-HYUN KIM,et al. High level of preoperative carbohydrate antigen 19-9 is a poor survival predictor in gastric cancer[J]. World Journal

of Gastroenterology,2013,19(32):5302-5308.

[6]A. PISSAIA,D. BERNARD,O. SCATTON,et al. Significance of Serum Tumor Markers Carcinoembryonic Antigen,CA 19-9,CA 125,and CA 15-3 in Pre-Orthotopic Liver Transplantation Evaluation[J]. Transplantation Proceedings,2009,41(2):682-684.

应用篇

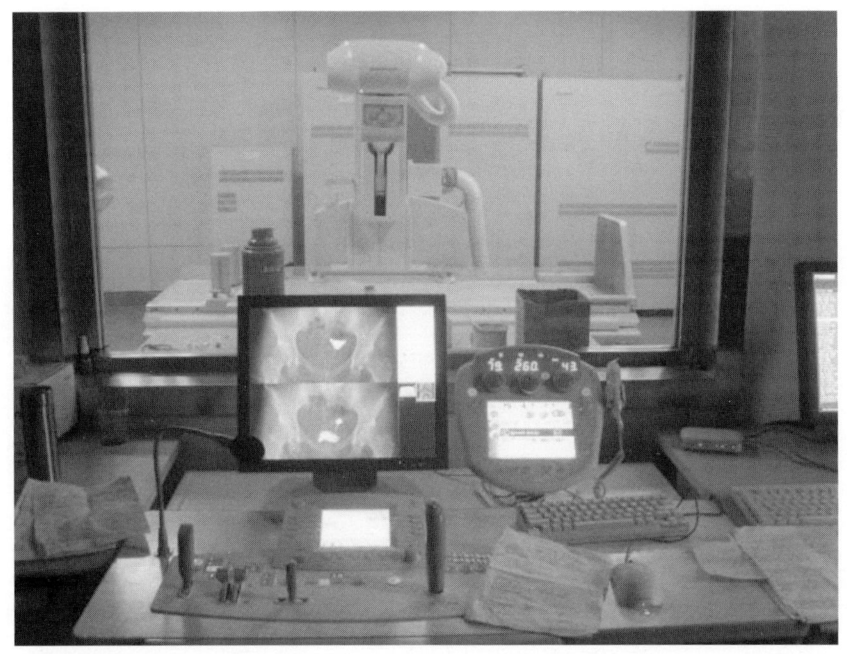

5 神经系统

5.1 解剖和生理概要

5.1.1 脑的解剖

脑可分为大脑、小脑、间脑、中脑、脑桥和延髓。通常把中脑、脑桥和延髓三部分合称为脑干。脑是中枢神经系统的核心,成年人脑的平均重量为 1 300 g,成年男性约 1 360 g,成年女性约 1 230 g。就神经系统而言,它在能调节和影响人体各系统和器官的活动,使之制约和协调而完成统一的生理活动,脑则是完成这些功能的主体。

5.1.1.1 大 脑

人的大脑由 2 个结构大致对称的半球组成。每个半球表面被覆一层灰质称为大脑皮质,皮质下是髓质,髓质中埋藏一些灰质核团,称为基底神经节,中间由胼胝体相连。两半球内的腔分别称为左、右脑室,与第三脑室连通。大脑半球的表面有很多深浅不等的沟或裂,借助一些沟和裂,每侧半球主要分成 5 个叶,即额叶、顶叶、颞叶、枕叶和岛叶(图 5.1)。

(1)大脑皮质 覆盖在大脑半球表面的一层灰质结构称为大脑皮质,约占中枢神经系统灰质的 90%。皮质的厚度为 1.50 ~4.50 mm 不等,平均为 2.50 mm。脑回凸面的皮质较厚,脑沟深处则较薄;大约 2/3 面积的皮质埋于脑沟之内。大脑皮质的表面积约 4 000 cm^2,它的重量占脑重的 1/3 ~1/2,约 600 g。据估计,皮质神经元数在 500 亿以上,重量约 180 g。胶质细胞和血管的重量约为 420 g。大脑皮质主要与人的行为和认知功能有关。

(2)大脑半球的沟(或裂)和回 大脑半球的表面有很多深浅不等的沟或裂,沟或裂之间的隆起叫回,它们大大地增加了大脑的表面积。大脑半球表面重要的沟、裂有:大脑外侧裂,在半球的背外侧面,由前下斜向后上;中央沟,由半球上缘中点稍后方斜向前下,下端几乎达到外侧裂;顶枕裂,位于半球内侧面的后部,斜向前下,并稍转至背外侧面。半球表面重要的脑回有:中央前回和中央后回,分别紧靠中央沟的前、后方;颞横回,是外侧

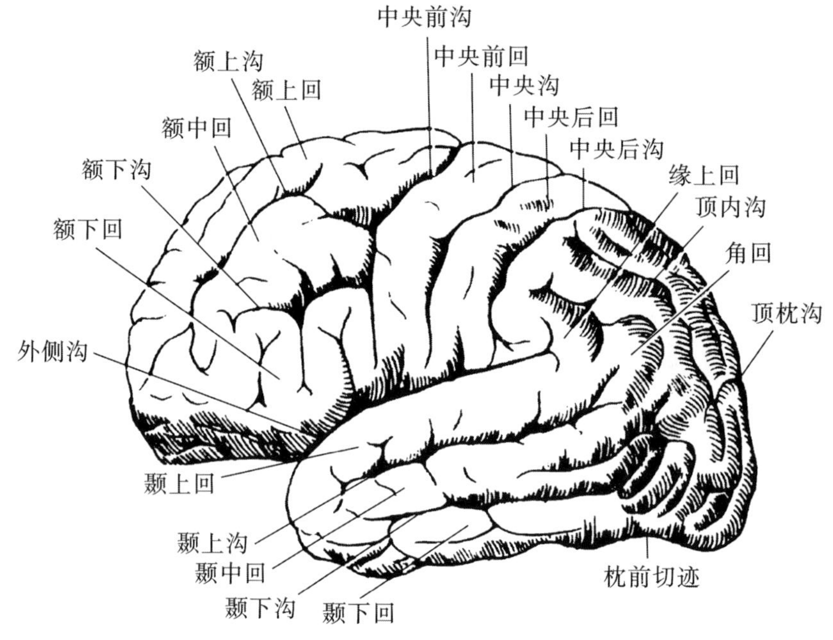

图5.1 脑正常解剖

裂底部、颞叶上部的几个小横回;扣带回,在半球内侧面胼胝体上方;海马回,在半球内侧面颞叶上部。

(3)大脑半球的脑叶　大脑半球表面凹凸不平,在背侧面借大脑外侧裂、中央沟及枕切迹至顶端之间的假想连线分为五个脑叶,即额叶、顶叶、颞叶、枕叶及岛叶。

1)额叶　额叶位于中央沟之前,外侧裂之上,与顶叶和颞叶分界较为清楚。额叶前端称额极,左侧大脑半球的额下回为运动性语言中枢(Broca 区)。额叶背外侧面及底面的血液供应来自大脑中动脉,内侧面则来自大脑前动脉。额叶皮质特别与运动性活动、判断、预见性和情绪、心情等有关,额叶损害的症状主要表现为随意运动、语言表达及精神活动三方面的障碍。

2)顶叶　顶叶位于外侧裂上方,顶叶的前界是明显的中央沟,后界以顶枕裂及枕前切迹的连线与枕叶分界,下界以外侧裂后部到顶枕线的连线与颞叶分界。顶叶又分为中央后回、顶上回(顶上小叶、顶下小叶)和顶下回(缘上回、角回)三区。其中中央后回系皮质感觉中枢;顶上小叶为形体感觉所在处;角回为视觉语言中枢。顶叶的血液供应来自大脑中动脉。顶下回损害后患者可出现失用症及失读症。

3)颞叶　颞叶上方以外侧裂与额叶为界,后方以顶枕裂与枕前切迹的连线与枕叶分界,后上方以上述连线中点与外侧裂的连线与顶叶分界。颞叶前端是颞极,其外侧面包括颞上回、颞中回和颞下回。隐藏于外侧裂内者还有颞横回,其中部为听觉中枢,其周围是将听觉冲动转变为听觉意象的感受性语言中枢。颞叶外侧面的血液供应来自大脑中动脉,其内侧面由大脑后动脉供应,颞叶损害后可出现感觉性失语症。

4)枕叶　枕叶位于顶枕裂之后,在半球外侧面仅占小部分,与其上前方的顶叶及下前方的颞叶分界不明,其后端为枕极。在胼胝体后下方有距状裂,距状裂两侧皮质是视觉中枢,枕叶的血液供应来自大脑后动脉。枕叶病变产生视觉障碍,主要为皮质性失明或偏盲、视觉性发作及精神性视觉障碍如视觉失认等。当一侧视觉中枢损伤时出现对侧视野同向性偏盲,而中心视野保留;两侧视觉中枢损伤时出现双眼全盲。

5)岛叶　岛叶隐藏于外侧裂深部,被额、顶、颞叶所覆盖,其功能与内脏活动有关。在岛叶-岛盖区尚提示有味觉、第二感觉及痛觉代表区的存在。

6)边缘叶及边缘系统　边缘叶为大脑内侧面的一个呈马蹄形的脑回,其主要成分为扣带回、海马旁回和海马。边缘系统是由边缘叶和皮质下结构所组成,包括杏仁核、尾状核、丘脑和丘脑下部等相互之间的复杂纤维连接。其功能主要与保持个体和种系生存的防御反应,获食行为、进食、生殖等关联的动机、情绪、记忆、内脏及运动功能有关,属于高级自主神经中枢,又称内脏脑和精神脑。

(4)脑半球的深部结构

1)基底神经节　基底神经节是近大脑半球底部深埋于白质中的核团,又称基底(神经)核,由纹状体(corpus striatum)、屏状核(claustrum)和杏仁体(amygdaloid body)构成。纹状体包括尾状核(caudate nucleus)和豆状核(lentiform nucleus),后者又分为壳核(putamen)和苍白球(globus pallidus)。纹状体是丘脑锥体外系的重要结构之一,它接受大脑皮质束的纤维,并与丘脑、红核、丘脑底核、网状结构及黑质等形成广泛的纤维联系,以维持肌张力和肌肉活动的协调。壳核和尾状核称新纹状体,损伤后可产生肌张力降低-运动过多综合征,患者表现为肌张力降低、运动过多、过快(如舞蹈病)。苍白球称旧纹状体,损伤则出现肌张力增高-运动减少综合征,患者肌张力增高、运动迟钝,伴有震颤(如震颤麻痹综合征)。

2)内囊　内囊位于豆状核、尾状核和丘脑之间,是大脑皮质与丘脑之间往返纤维所形成的丘脑放射纤维放射冠的密集区。由于内囊传导束相当密集,因此内囊区的损伤或水肿常引起上下行传导束的损害,产生对侧偏瘫、偏身感觉障碍及对侧同相性偏盲的所谓“三偏”征。

基底节和内束的血液供应主要来自大脑中动脉分支,外侧纹动脉、内侧纹动脉及脉络膜前动脉。

5.1.1.2 间　脑

间脑位于中脑的上方,大部分被大脑所覆盖。间脑的血液供应主要来自大脑中动脉分支。间脑包括丘脑、丘脑上部、丘脑下部和丘脑底部 4 部分,两侧丘脑之间的腔隙称为第三脑室。

(1)丘脑　丘脑也称视丘,是个近似水平位的卵圆形灰质团块。它是机体各种感觉传向大脑皮质的中转站,对传入冲动能进行较粗糙的分析与综合,故为皮质下较高级的感觉中枢。由于来自躯体的传入冲动在中枢神经系统内上升至丘脑前即已交叉到对侧,故当丘脑损伤时,主要表现为对侧躯体感觉障碍,偶有肢体自发性疼痛和感觉过敏,伴有心血管功能紊乱及内脏自主神经功能失调。

(2)丘脑下部　位于丘脑前下方,是自主神经系统的高级中枢,管理交感神经和副交感神经的活动。

5.1.1.3 **小 脑**

小脑略呈椭圆形,横径较宽。两小脑半球位于颅后窝,在天幕之下,脑桥与延髓的背侧,与脑干形成的空间为第四脑室。小脑的表层为灰质,即小脑皮质,内部为白质及少数由灰质形成的神经核。小脑有维持身体平衡、调节肌紧张和协调随意运动等功能。

小脑的血液供应来自小脑上动脉、小脑下前动脉、小脑下中动脉和小脑下后动脉。小脑病变产生共济失调和眼球震颤。

5.1.1.4 **脑 干**

脑干为脑的下部,分为延髓、脑桥和中脑。延髓下端平枕骨大孔,下与脊髓相连,中部膨大为脑桥,上端较细,为中脑,向上与间脑相连。脑干内的白质主要位于脑干的腹侧面和中部,大部分是上行和下行的神经纤维束。脑干的中央有一些散在的神经元和丰富的神经纤维交织成网状,称为网状结构,是中枢神经系统中极其重要的组成部分,对人体的运动协调、自主性功能、感觉和意识活动等都有重要作用。延髓可以看作是生命中枢之所在,对维持机体的正常呼吸、循环等基本生命活动起着重要作用。脑干几乎参与中枢神经系统的所有重要功能,如维持人的意识清醒状态和清醒-睡眠的节律交替,控制运动和感觉功能,调节内脏活动等。

脑干的血液供应来自脑底动脉分支和椎动脉分支。

5.1.2 脑的血循环

脑的血液由颈动脉系统和椎-基底动脉系统供应。颈动脉系统主要通过颈内动脉、大脑前动脉和大脑中动脉供应大脑半球前 3/5 部分的血液。椎-基底动脉系统主要通过两侧椎动脉、基底动脉、小脑上动脉、小脑下前与下中和下后动脉以及大脑后动脉供应大脑半球后 2/5 部分(枕叶和颞叶的一部分)、丘脑后半部、脑干和小脑的血液。两侧大脑前动脉由短的前交通动脉使之互相沟通,大脑中动脉和大脑后动脉由后交通动脉相沟通,这就在脑底形成脑基底动脉环(Willi circle)。

5.1.2.1 **颈内动脉系统**

颈总动脉在颈部甲状软骨上缘分为颈外动脉和颈内动脉。颈内动脉在颈部垂直上升,进入颅腔后分出眼动脉、后交通动脉、大脑前动脉及大脑中动脉。颈内动脉病变的典型症状是患侧视觉障碍,病变对侧偏身肌力下降及感觉减退。

(1)大脑前动脉　大脑前动脉供应整个额叶前端、额叶、顶叶的内侧面以及额顶叶上外侧凸面前一狭长区,即小腿和足部的运动和感觉皮层,其深支为内侧纹动脉,供应尾状核头部、壳核前部、丘脑前部等。大脑前动脉病变主要表现为对侧肢体瘫痪,以小腿和足的瘫痪为明显,可伴感觉障碍。内侧纹动脉病变使内囊前肢以及基底神经节受累,可发生对侧上肢和面部中枢性瘫痪。

(2)大脑中动脉　自颈内动脉分出后即发出深支供应内囊和基底节。大脑中动脉主干分支供应除额极和枕叶以外的整个大脑半球背外侧面,包括支配面部、手和上肢运动和感觉皮层区,视放射以及半球的语言中枢。如大脑中动脉主干受累,则出现病变对侧偏瘫、对侧偏身感觉障碍、对侧同向偏盲(三偏征),病变在优势半球时出现失语,累及非优势半球可伴失用症、失认症等。

(3)大脑后动脉　由基底动脉分出,供应大脑半球后部,包括枕叶距状裂视觉中枢、颞叶底部。其深支分布于脑干、丘脑底部等。大脑后动脉病变临床症状较轻,常出现皮层性对侧同向偏盲,可出现失写、失读、失认等症状。

5.1.2.2 椎-基底动脉系统

椎动脉起自锁骨下动脉,在第六颈椎横突平面进入颈椎横突管后上行到枕大孔入颅。椎动脉又分出小脑下后动脉,椎动脉或基底动脉发出小脑下前动脉,小脑上动脉等供应小脑和脑干背外侧面的血液。椎-基底动脉系统病变主要表现枕部头痛、眩晕、走路不稳、眼震、复视、皮层性失明等。

5.1.3 血-脑屏障

早期的研究发现,向血管内注入碱性染料以后,全身组织均被染色,但脑却不染色。以后的研究表明许多药物和物质都不易从血液进入脑实质中去,这种现象称为血-脑屏障(blood-brain barrier,BBB)。从解剖学的观点来说,BBB 是毛细血管周围的胶质细胞足状突起。从功能的观点来说,BBB 使脑具有选择性物质交换功能,它可阻挡染料、蛋白质、毒物、某些药物等大分子或极性物质通过。而水、葡萄糖、氨基酸、电解质、氧和二氧化碳等分子则可自由地通过,从而保证了脑内环境的稳定性和功能的完整性。

当 BBB 遭到破坏,如脑肿瘤、脑出血或颅内感染疾病时,细菌、病毒或毒物等可直接进入脑组织造成危害。放射性核素脑显像可以评价 BBB 的通透性,为应用抗生素、化学治疗药物是否能到达脑内发挥治疗作用提供了依据。

5.2 脑肿瘤概述

肿瘤是机体在各种致瘤因素作用下,局部组织的细胞异常增生而形成的新生物,这种新生物常表现为局部肿块。肿瘤细胞是从正常细胞转变而来的,但当它变为肿瘤细胞后就具有异常的形态、代谢及功能,它生长旺盛,呈相对无止境生长,与整个机体不协调。并在不同程度上失去了发育成熟的能力,有些甚至具有接近幼稚的胚胎细胞的表现。

脑肿瘤(中枢神经系肿瘤)是神经系统肿瘤的一类。最常见的脑肿瘤为胶质瘤,其次为脑膜瘤、神经纤维瘤。

5.2.1 胶质瘤

(1)星形胶质细胞瘤(astrocytoma)　星形胶质细胞瘤占神经胶质瘤的 78% 以上,男性较多,镜下肿瘤细胞形态多样,可分为纤维型、原浆型、肥胖型、间变型及多形性胶质细胞瘤。

纤维型、原浆型星形胶质细胞瘤,属良性肿瘤,为Ⅰ～Ⅱ级。肥胖型星形胶质细胞瘤介于良性与恶性之间,为Ⅱ～Ⅲ级。间变型星形胶质细胞瘤属恶性肿瘤,为Ⅲ级。多形性胶质母细胞瘤属高度恶性的星形胶质细胞瘤,为Ⅳ级。

（2）少突胶质细胞瘤（oligodendroglioma） 少突胶质细胞瘤多见于成人，好发于大脑皮质的浅层。该肿瘤生长缓慢，病程可长达10余年，临床上常表现为癫痫或局部性瘫痪。

（3）室管膜细胞瘤（ependymoma） 室管膜细胞瘤可发生在脑室系统任何部位，尤以第四脑室最为常见，患者以儿童及青年居多。此种肿瘤生长缓慢，可存活8～10年。

5.2.2 髓母细胞瘤

髓母细胞瘤（medulloblastoma）是中枢神经系统中最常见的原始神经上皮肿瘤。包括髓母细胞、神经母细胞瘤、松果体母细胞瘤和室管膜母细胞瘤。其特点是原始、未分化的肿瘤细胞。髓母细胞瘤多见于小儿，其次为儿童与青年，发病高峰年龄在10岁左右，偶见于成人。该肿瘤易发生脑脊液播散，恶性程度高，预后差。

5.2.3 脑膜瘤

脑膜瘤（meningioma）的发生率仅次于星形胶质细胞瘤，是颅内和椎管内最常见的肿瘤之一。多为良性，生长缓慢，易于手术切除，切除后有15%复发，少数脑膜瘤可发生恶变，可出现颅外转移，主要累及肺及淋巴结。

5.2.4 神经鞘瘤和神经纤维瘤

（1）神经鞘瘤（neurilemmoma） 神经鞘瘤又称施万细胞瘤（schwannoma），是源于施万细胞的良性肿瘤。是周围神经肿瘤的一种，可单发或多发于身体任何部位的神经干或神经根。颅神经鞘瘤多发生于听神经，称为听神经瘤（acoustic neuroma），由于其位于小脑脑桥角，又称为小脑脑桥角瘤，该肿瘤也可见于三叉神经。

（2）神经纤维瘤（neurofibroma） 神经纤维瘤是周围神经肿瘤的一种，多发生在皮下，可单发也可多发，多发性神经纤维瘤又称神经纤维瘤病，任何年龄段均可发生，病程一般在5年以上。

5.2.5 垂体腺瘤

垂体腺瘤（pituitary adenoma）占脑肿瘤的5%～10%，生长在鞍区，靠近颅底，位于前、中颅凹交界处。该肿瘤为良性，生长缓慢、体积小。

5.2.6 脑转移瘤

神经系统的转移性肿瘤约占全部临床脑肿瘤的20%。脑转移瘤（brain metastases）多来自肺及乳腺癌，消化道、子宫、卵巢、前列腺、甲状腺、肾上腺、绒毛膜上皮癌、淋巴瘤、白血病等均可转移至脑及脑膜。转移灶以大脑半球的顶部居多。

5.3 脑肿瘤非放射性核素的影像学检查

5.3.1 B 超检查

一侧大脑半球有占位性病变时，B 超检查可显示中线光带向对侧移位，使原为直线形的中线光带呈弓形曲变。胶质瘤多为较脑实质回声略强的中低回声区，分布不均匀，边界多不整齐。脑膜瘤多为分布较均匀的强回声区，边界多较整齐。肿瘤内部有液化时呈不清晰的无回声区。病灶位于中线部位时，常压迫脑室导致侧脑室一侧扩大。

5.3.2 X 射线检查

X 射线检查可发现脑膜瘤、转移癌等所致颅骨的局部破坏或增生；局部肿瘤所致蝶鞍（垂体瘤），视神经孔（视神经胶质瘤）或内耳孔（听神经瘤）的扩大；肿瘤内呈病理性钙化；以及颅内增高引起的鞍背或前、后床突的吸收或破坏等。

5.3.3 脑血管造影检查

目前，对血供丰富的肿瘤、血管瘤、动脉瘤在术前仍采用脑血管造影，此检查可帮助定位、定性和了解脑瘤局部的血管解剖。

5.3.4 CT 检查

CT 为目前应用最广的无损伤脑成像技术，对脑瘤的诊断价值很高，可检测出直径仅 5 mm 的肿瘤，95% 的脑瘤可用 CT 定位、定性和估计体积。CT 上可显示脑组织结构受肿瘤影响所引起的推移、变形、扩大或消失。脑膜瘤、垂体腺瘤及多数转移性脑瘤的密度较脑实质高。室管膜瘤、一部分星形细胞瘤和少数转移性脑瘤密度低于脑实质。听神经瘤与脑实质等密度或略高。肿瘤周围有程度不等的低密度脑水肿影。肿瘤有出血或钙化时，可见到肿瘤所在区的高密度变化，静脉注射含碘造影剂进行对比增强后，肿瘤区密度增高，可提高诊断率。CT 对天幕下肿瘤的诊断较天幕上肿瘤为困难。腰穿注入碘葡酰胺（metrizamide）后进行 CT 脑池造影，可清晰显示后颅窝脑池、脑干及肿瘤的轮廓。

5.3.5 MRI 检查

MRI 是诊断脑肿瘤的最有价值的检查手段，可显示出绝大多数的颅内肿瘤及瘤周水肿，可以分辨直径在 1 mm 左右的病灶，特别是对紧靠颅底、脑干的肿瘤。幕上良性星形细胞瘤在相当一段时间内可能仅有癫痫发作而神经系统检查和 CT 都无异常发现，但 MRI 常可显示白质异常，因此，MRI 更适于早期诊断和追踪随访。MRI 对脑肿瘤、脑水肿及脑局限性炎症等尚难区别，对原发性及转移性肿瘤的鉴别亦较困难，对骨性病变，或钙化的显示不够清楚；Ga-DTPA 静脉注射做增强显像，对提高其分辨力及诊断有帮助。

5.4 脑普通显像

5.4.1 原　理

脑普通显像使用的放射性药物在正常情况下由于血–脑屏障(blood-brain barrier,BBB)的存在,经静脉注入人体后影响其与脑实质的物质交换而不能进入脑实质。在显像时,脑实质呈放射性空白区。当脑内发生病变时,正常的血–脑屏障遭到破坏致使脑的通透性增强,血流量也相应增加,从而使某种水溶性的放射药物进入病变部位。此时,用核医学显像仪器在患者头部的适当位置显像,就可以获得脑病变部位有放射性核素异常聚集的影像。

5.4.2 常用显像剂与显像方法

5.4.2.1 常用显像剂

(1)高锝酸钠($Na^{99m}TcO_4$)　$Na^{99m}TcO_4$制备简单,价格低廉,经尿清除较慢,脉络丛和腮腺摄取量较多。用此显像剂显像前必须氯酸钾封闭脉络丛。

(2)^{99m}Tc-二乙三胺五乙酸(^{99m}Tc-diethylenetriamine pentaacetic acid,^{99m}Tc-DTPA)和^{99m}Tc-葡庚糖(^{99m}Tc-glucoheptonic,^{99m}Tc-GH)　^{99m}Tc-DTPA 和 ^{99m}Tc-GH 从血中清除较快。脉络丛和腮腺中无放射性,较易穿越血–脑屏障。

(3)^{99m}Tc-红细胞(^{99m}Tc-red blood cell,^{99m}Tc-RBC)　^{99m}Tc-RBC 可用于脑部血管性疾病的探测。

5.4.2.2 显像方法

脑普通显像包括动态和静态两个方面,动态显像又称脑血流显像或脑血管显像,可诊断脑血管疾病。

(1)动态显像　体位一般为前后位,后前位显像多用于儿童或怀疑小脑、枕部或后项部有病变的患者。自肘静脉以“弹丸”式注入显像剂 555 ~ 740 MBq(15 ~ 20 mCi),8 s 后启动计算机开始采集信息,2 s/帧,连续采集 32 帧。显像时采用低能高灵敏准直器,探头尽可能靠近患者头部。

(2)静态显像　若用 $Na^{99m}TcO_4$作显像剂,检查前半小时给患者口服过氯酸钾 400 mg 封闭脉络丛;若用 ^{99m}Tc-DTPA 或 ^{99m}Tc-GH 作显像剂,患者无须特殊准备。体位可取前位、后位、侧位和顶位平面像(必要时进行断层显像),静脉注射 555 ~ 740 MBq(15 ~ 20 mCi)的显像剂,30 min 至 2 h 之间进行显像称为早期像,2 ~ 3 h 再次进行显像称为延迟显像。采用低能通用型准直器。断层显像以患者头部为中心旋转 360°,每 6°采集 1 帧,共 60 帧,选择合适的滤波函数进行图像重建,可分别获得沿 OM 线的横断面、冠状面及矢状面断层图像。

5.4.3 图像分析

5.4.3.1 脑动态显像正常图像

正常脑动态显像分成 3 个时相。

(1)动脉相　呈五星形,从两侧颈动脉显影起,两侧大脑前动脉、大脑中动脉及大脑动脉环(Willis 环)相继显影,形成两侧对称的五叉影像。

(2)毛细血管相(脑实质相)　从五叉影像消失起至放射性在脑实质呈现弥漫性分布。

(3)静脉相　从上矢状窦显影起,脑实质影像逐渐变淡,两侧半球的中心区域形成无放射性的"空白区"。通常情况下,从动脉相到静脉相历时 10 ~ 14 s(平均 12 s),由于脑动态显像难以细致的区分脑循环各期的时相,因而脑血管显像的上述分期相互有一定的交叉,难以决然分开。

5.4.3.2 脑静态显像正常图像

(1)前位　正常脑实质的放射性接近于本底水平,头颅影像左右两侧基本对称,左右大脑半球间可显示出条状放射性浓集区,由顶部向下延伸,此为中线血管的放射性,头颅外周放射性由头皮、颅骨板、脑膜血窦及软组织构成,顶部中央为矢状窦影像,眶以下部位以松质骨、鼻部、面部肌肉及口腔内放射性浓集较多。

(2)侧位　头顶及颅底放射性增高影像的中间近本底的空白区域为大脑半球,从枕部向下延至颞骨岩部为一放射性增高的条状影,为乙状窦和横窦,其上方为大脑半球,下方为小脑半球。

(3)后位　外周放射性呈对称性分布,脑实质为近本底的对称性放射性空白区,其中线的条形放射增高区为窦汇、横窦,其上方为大脑半球区,下方为小脑半球区。

(4)顶位　由前向后的上矢状窦条状影将之分为左右两半,上矢状窦前端为口腔及鼻部的放射性,后端为窦汇。外周左右两侧中部的放射性增高影为颞肌和腮腺。

5.4.3.3 正常断层显像

除脑外周有放射性增高的影像外,脑内双侧大脑半球呈空白区。

5.4.3.4 异常图像

可表现为显影时间、顺序发生改变;双侧放射性分布不对称,局部出现异常显像剂浓聚或稀疏、缺损,均视为异常。

5.4.4 临床意义

5.4.4.1 脑 膜 瘤

常发生于大脑的凸面,矢状窦旁。其图像表现为肿瘤部位放射性分布浓集,一般为圆形或椭圆形,大多数脑膜瘤的血管很丰富,在动态采集的早期相就可见到高度的放射性分布浓集。对此肿瘤的诊断阳性率高达 50%。

5.4.4.2 神经胶质瘤

神经胶质瘤(neuroglioma)常见于额叶、颞叶和脑室内。图像有下列一些特点:①瘤体多为团块状,放射性核素分布不均匀,边界欠清楚,恶性程度越高其阳性率亦越高;②病灶常跨越中线侵入对侧;③因肿瘤中心坏死、液化、囊性变、出血等可出现轮圈征或炸面圈征;④某些低度生长的星形细胞瘤,延迟显像能提高阳性率。

5.4.4.3 听神经瘤

瘤体多位于小脑桥部,并居于蛛网膜下隙内。肿瘤的直径若超过 2 cm,则可在病侧位或后斜位显像图上出现异常放射性分布浓集区,其放射性密度低于腮腺。该肿瘤的诊断阳性率约 60%。

5.4.4.4 垂体腺瘤

此类肿瘤靠近颅底,探查困难,普通脑显像敏感性差,前倾斜位有利于提高检出率。

5.4.4.5 脑转移瘤

多发生在顶叶、枕叶和大脑中动脉末梢部位。特征为大脑半球有多发的局限性放射性核素浓集区,多呈圆形,边界比较清楚。若转移在小脑时,一般多位于边缘。该肿瘤的诊断阳性率高达 85%~90%。

5.5 脑灌注显像

5.5.1 原　理

脑灌注显像(又称脑功能显像)是利用一些小分子电中性的脂溶性放射性示踪剂,可通过完整无损的血-脑屏障进入脑实质内,且不能反向出血-脑屏障,并在脑实质内停留足够的时间,其进入脑实质细胞的量与局部脑血流量(regional cerebral blood flow,rCBF)成正比,当放射性药物被脑细胞摄取后,经代谢或非特异性受体结合形成非脂溶性化合物,很少在脑中再分布,故而可用 SPECT 进行平面或断层图像,显示脑 rCBR 的分布图像。

5.5.2 常用显像剂与显像方法

5.5.2.1 常用显像剂

(1)^{99m}Tc-六甲基丙二胺肟(^{99m}Tc-hexamethyl propyleneamine oxime,^{99m}Tc-HMPAO)和^{99m}Tc-双半胱乙酯(^{99m}Tc-ethylcysteinate dimer,^{99m}Tc-ECD)　常用剂量为 555~925 MBq (15~25 mCi)。^{99m}Tc-HMPAO 在脑内分布相对稳定,但标记后不稳定,制备后需在短期内使用,且显示基底节程度好。^{99m}Tc-ECD 标记后稳定,在脑内分布随时间有轻微变化,显示基底节不好。

(2)^{123}I-异丙基-安非他明(^{123}I-N-isopropyl-p-iodoamphetamine,^{123}I-IMP)　常用剂量为 111~222 MBq (3~6 mCi)。^{123}I-IMP 在脑内的放射性浓集量为逐渐积累过程,1 h 内相

对稳定。随时间延长，脑组织不断进行再摄取，在脑内分布呈动态平衡状态，而不再按固定比例反映脑血流的灌注情况。

(3)^{133}Xe 常用剂量为185～370 MBq(5～10 mCi)。^{133}Xe 脑内滞留时间短，可在短时间内重复检查。

5.5.2.2 显像方法

选择 ^{123}I-IMP 时，于受检前7 d开始封闭甲状腺(碘化钾50 mg/d×7 d)；选择 ^{99m}Tc-HMPAO 和 ^{99m}Tc-ECD 时，于检查前1 h空腹口服过氯酸钾400 mg，封闭脉络丛和甲状腺。选择 ^{133}Xe 时，要让患者戴呼吸面罩并接通呼吸机，适当加压。患者仰卧于检查床上，用头托固定头部以保证在检查过程中头部固定，检查时室内灯光调暗，保持安静，探头以患者头部为中心旋转360°，每6°采集1帧信息共采集60帧图像，利用计算机特定程序进行图像重建，分别获得沿脑OM线横断面、冠状面及矢状面断层图像。

5.5.3 图像分析

5.5.3.1 正常图像

由于显像剂进入脑细胞的量与局部脑血流量呈正比，因此，大、小脑皮质(灰质)、基底节、丘脑及脑桥等脑细胞集中的部位放射性明显高于白质区及脑室，形成明显对比，灰质放射性呈对称性放射性浓集，白质区及脑室呈放射性空白区，由于各脑叶血流量不一，因而枕叶影像最浓，额叶次之。不同的断层图像上可看到一些重要的解剖标志，如中央沟、外侧裂、顶枕沟等。局部脑血流量(regional cerebral blood flow，rCBF)断层像主要以横断层切面为诊断依据，冠状及矢状断层作为参考，冠状断层适于观察颞叶病变，矢状断层从左至右两半球各层面呈对称表现，便于对比观察(图5.2)。

5.5.3.2 异常图像

凡rCBF出现放射性缺损、皮质轮廓不完整或有不对称的放射性增高或降低区都是异常的表现，异常部位表现在同一断层至少有2个或2个以上层面才有意义。

5.5.4 临床意义

5.5.4.1 胶质细胞瘤

可显示为肿瘤部位血流灌注增强。脑胶质细胞瘤(gliocytoma)摄取放射性核素的量与肿瘤内血管分布及肿瘤大小有关，肿瘤越大摄取越增加。

5.5.4.2 脑膜瘤

脑膜瘤内血管丰富，部分脑膜瘤在脑血流灌注显像中可显示高放射性。

5.5.4.3 垂体肿瘤

与周围正常脑组织相比，垂体肿瘤(pituitary tumors)部位呈放射性低灌注区。若与MRI所对应的高密度区相比较，该部位常呈放射性缺损区。

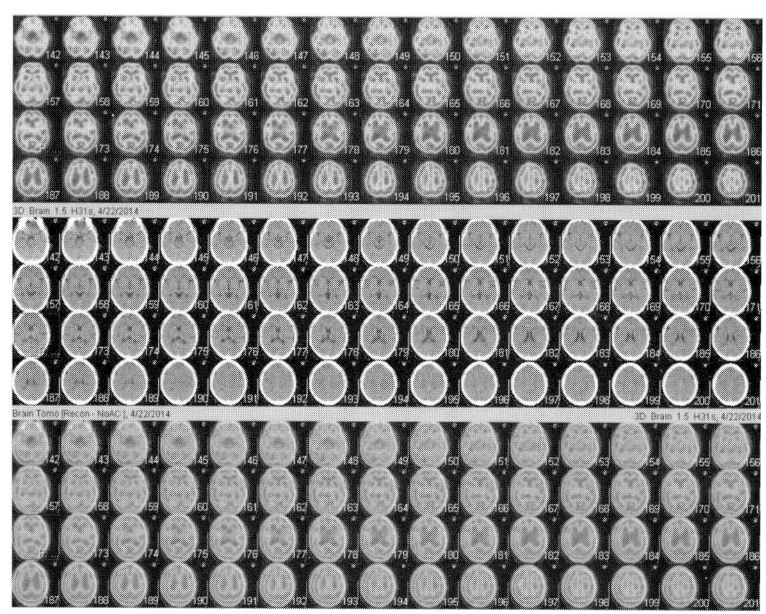

图 5.2 正常脑血流灌注显像(横断面)

5.5.4.4 脑转移瘤

表现为病灶部位相对的低灌注,可显示为放射性缺损、稀疏区。

5.6 脑 PET 显像

5.6.1 原 理

颅内肿瘤约占全身各部位肿瘤的 2%,分为原发性与继发性两类。尽管 CT、MRI 能敏感地发现颅内肿瘤并提供必要的解剖信息,但两者难以反映肿瘤生长代谢情况,^{18}F-FDG PET/CT 显像则具有特别重要价值,尤其在治疗前进行肿瘤恶性程度分级和预后判断、治疗后评价治疗效果和鉴别肿瘤的复发与坏死等方面具有独特意义。

^{18}F-FDG PET/CT 脑显像是在体外非创伤性测定注入体内的正电子放射性核素标记的各种示踪剂的分布。脑 PET 显像实际上是显示脑功能、反映脑的各种生理代谢过程的断层图像。碳、氮和氧是构成人体的基本元素,也是人体所需要的各种营养代谢物质所含的基本元素。^{11}C、^{15}O 和 ^{13}N 等放射性核素几乎能与人体所需的任何物质结合,利用这些放射性核素及 ^{18}F 所标记的某些示踪剂由静脉注入人体后,随血流进入脑组织,其在脑内的分布与血流成正比,并直接参与脑的氧或葡萄糖代谢。在体外通过探测这些放射性核素反映的影像信息,并用计算机进行断层图像重建,就可了解这些放射性核素在脑内的分布,从而反映脑葡萄糖代谢、氧代谢和脑血流灌注等方面的功能状态。

5.6.2 常用显像剂、显像方法与原理

5.6.2.1 常用显像剂

(1)^{18}F-脱氧葡萄糖(^{18}F-FDG) 常用剂量为 185～370 MBq(5～10 mCi),是目前临床最常用的脑代谢显像剂,采用弹丸式静脉注射给药。

(2)$^{15}O_2$ $^{15}O_2$为氧代谢示踪剂,以吸入方式给药,用于测定脑氧代谢率。

(3)$^{13}NH_3$、^{15}O-H_2O、$^{13}NH_3$和 ^{15}O-H_2O $^{13}NH_3$、^{15}O-H_2O、$^{13}NH_3$和 ^{15}O-H_2O 等用于局部脑血流测定。

(4)^{11}C 和 ^{13}N 标记物 ^{11}C 和 ^{13}N 标记的多巴胺、乙酰胆碱、5-羟色胺和阿片等受体的相应配体类似物,可用于受体的分布、数量、功能的定量测定,在许多神经和精神疾病的病因研究和有效治疗方法的探索中有重要价值。

5.6.2.2 显像方法(用 ^{18}F-FDG 显像)

受检者在检查前禁食 4～6 h,注射显像剂前安静休息至少半小时,肘静脉注射 ^{18}F-FDG 185～370 MBq(5～10 mCi),注射后戴黑眼罩和耳塞,受检者仰卧于检查床上,固定头部,OM 线与地面垂直。40 min 后开始发射及透射显像(若进行发射显像,应于注射显像剂后 2 min 内采集血样 2～3 次,用于定量测定)。经过影像信息采集和计算机处理获得横断面、冠状面及矢状面的断层图像。

5.6.2.3 显像原理(用 ^{18}F-FDG 显像)

葡萄糖是脑组织的唯一能源物质,选择正电子放射性核素标记的 ^{18}F-脱氧葡萄糖(^{18}F-FDG)作为显像剂,它和普通葡萄糖一样能穿过血-脑屏障进入脑组织,也能在细胞内己糖激酶作用下变成 6-磷酸脱氧葡萄糖,但不能很快逸出细胞外,更不能快速地反向通过血-脑屏障,其在脑内滞留时间较长。因此在体外通过 PET 对发射正电子的核素进行计算机成像,从而反映脑组织的代谢情况(图 5.3)。

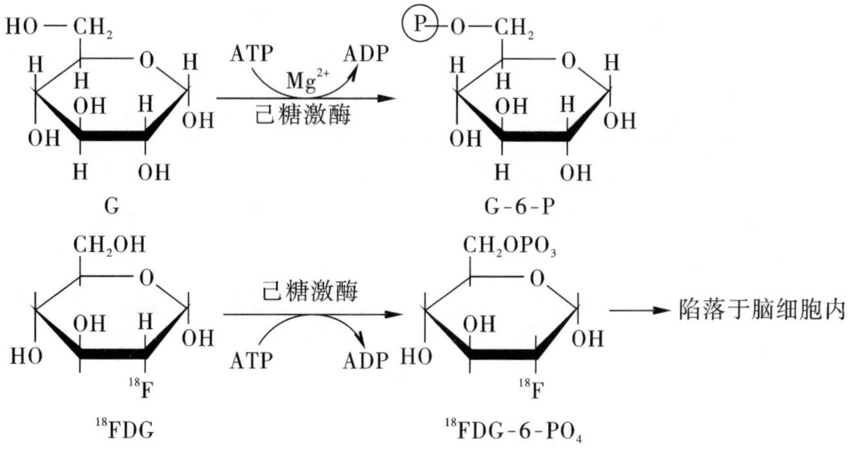

图 5.3 ^{18}F-FDG 显像原理

5.6.3 图像分析

5.6.3.1 正常图像

正常脑葡萄糖代谢影像见图 5.4。

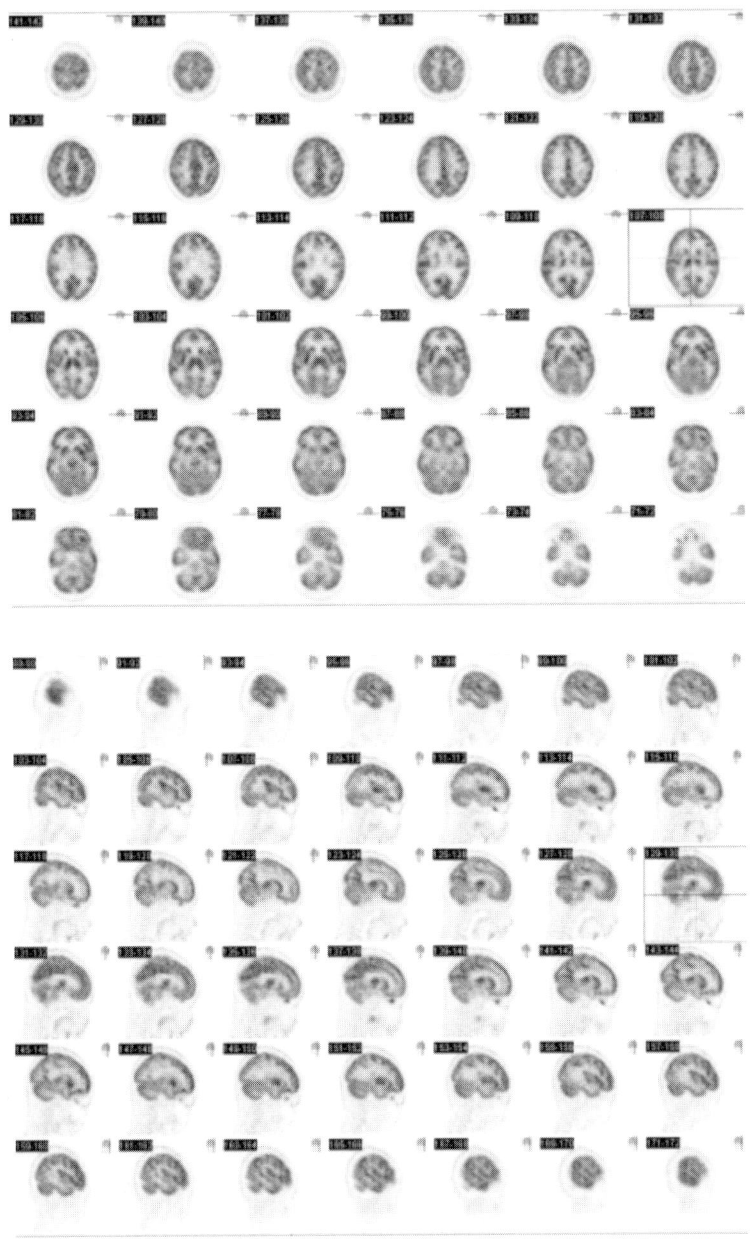

图 5.4 正常脑葡萄糖代谢影像(1)

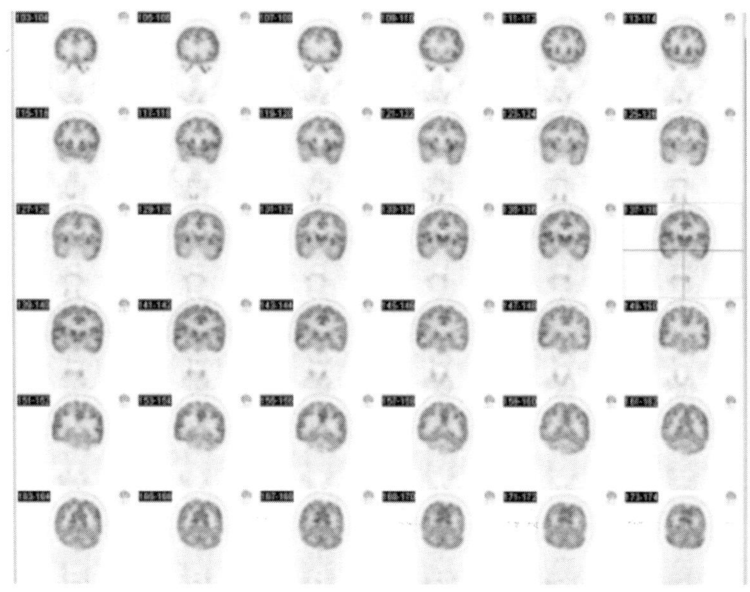

图 5.4 正常脑葡萄糖代谢影像(2)

可见脑皮质呈明显的放射性浓集,以枕叶、颞上回皮质和尾状核头部、壳核放射性最高,小脑较低,左右两侧对称。可以通过计算脑皮质的标准摄取值(standardized uptake value,SUV)、左/右两侧计数比值、大脑各叶与小脑计数比值等方法进行半定量分析。

5.6.3.2 异常图像

包括灰质局部或弥漫性放射性降低或缺损、灰质局部放射性增高、白质区扩大、脑萎缩、小脑及丘脑、神经核团放射性的改变等。

5.6.4 临床意义

5.6.4.1 胶质细胞瘤

脑胶质细胞瘤起源于神经胶质细胞,是最常见的原发性颅内肿瘤。^{18}F-FDG 显像示病灶部位糖利用的增加。^{18}F-FDG 显像用于脑胶质瘤分级,可区分高度恶性和低度恶性的胶质瘤。Ⅰ ~ Ⅱ级胶质瘤 ^{18}F-FDG 的摄取率低于正常灰质 ^{18}F-FDG 的摄取率;Ⅲ级脑胶质瘤与正常灰质相似或略高;Ⅳ级脑胶质瘤明显高于正常脑灰质的 ^{18}F-FDG 摄取率。根据脑肿瘤局部 ^{18}F-FDG 摄取量可以判断预后,对选择治疗方案也有重要意义(图 5.5)。

5.6.4.2 垂体肿瘤

PET 脑显像可作为常规检测项目,用于鉴别肿瘤和囊肿纤维化、出血等。^{18}F-FDG 显像与^{11}C-蛋氨酸(^{11}C-methionine,^{11}C-MET)显像相比,后者更能区别垂体腺瘤和神经纤维瘤。

5.6.4.3 脑转移瘤

^{18}F-FDG 显像可见肿瘤部位有放射性的异常浓集(图 5.6)。

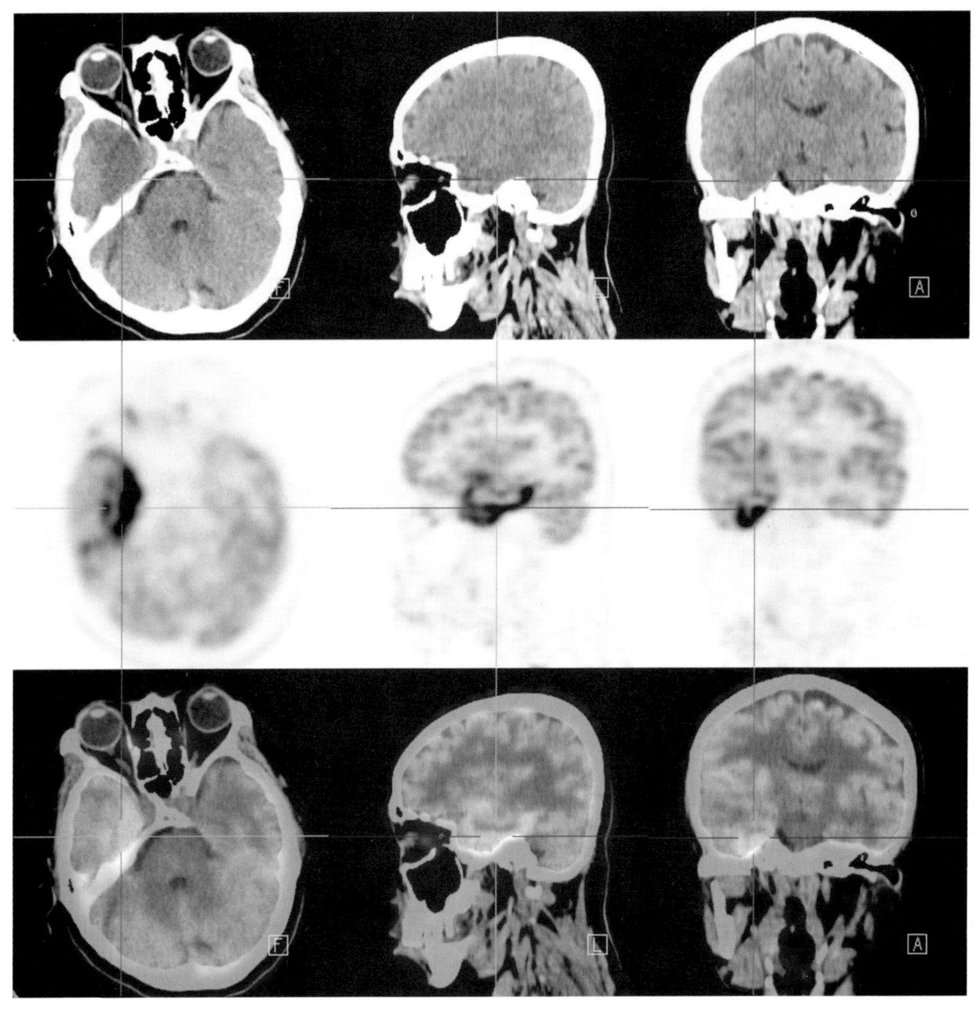

图 5.5 胶质细胞瘤

患者,女,55 岁,突发昏迷 5 h,PET/CT 示:右侧颞叶不规则低密度影代谢活跃,SUV_{max} 约 23.30,术后病理:胶质瘤

5.6.4.4 脑 膜 瘤

脑膜瘤是一种生长缓慢的肿瘤,占颅内原发肿瘤的 15%~20%,属最常见的非神经胶质肿瘤,依组织分化程度不同,脑膜瘤的 ^{18}F-FDG 代谢亦表现不同。一般来说,良性脑膜瘤呈 ^{18}F-FDG 代谢减低,与对侧正常白质接近,而恶性脑膜瘤 ^{18}F-FDG 代谢明显增高,高于对侧正常白质而与对侧正常灰质接近,^{18}F-FDG PET/CT 显像易发现和诊断脑膜瘤。CT、MRI 对脑膜瘤的诊断具有决定意义,^{18}F-FDG PET/CT 显像可以帮助对良性与非典型、间变性脑膜瘤进行鉴别诊断。

5.6.4.5 颅内恶性淋巴瘤

颅内原发恶性淋巴瘤为非霍奇金淋巴瘤,来源于脑内 B 细胞淋巴瘤,以两侧大脑半

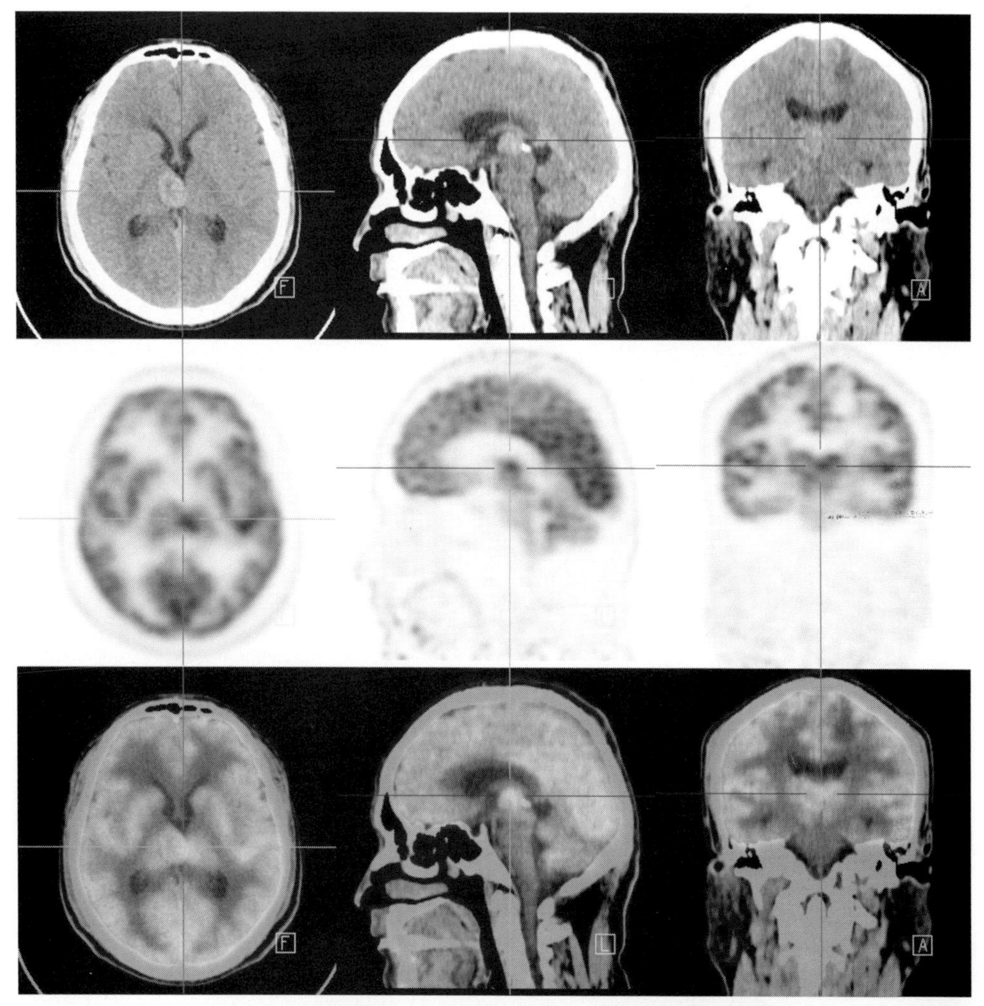

图 5.6 ^{18}F-FDG 显像可见肿瘤部位有放射性的异常浓集

患者，男，37 岁，颅内高密度结节影代谢活跃，SUV_{max}约 11.20，术后病理示：肺腺癌脑转移

球深部白质为主，其中以额叶及额顶叶交界区多见，少数位于基底节区、丘脑及脑室周围，大多数位于幕上，也可位于小脑或脑干。典型^{18}F-FDG PET/CT 显像表现为边缘相对锐利的圆形、卵圆形等高密度灶，境界多数清晰，灶周常见轻中度水肿环，占位效应不明显，增强扫描肿瘤呈均匀强化，^{18}F-FDG 代谢增高。颅内淋巴瘤对 ^{18}F-FDG 摄取的降低是治疗有效的标志，可用来早期评价治疗效果，监测复发(图 5.7)。

5.6.4.6 鉴别放射性坏死和脑瘤复发

放射性坏死病变处代谢降低，PET/CT 显像表现为放射性分布稀疏或缺损，而高度恶性的胶质瘤代谢增加，PET/CT 显像表现为放射性分布浓集。在肿瘤治疗后，局部有无残存病灶直接影响到临床疗效及患者的预后，PET/CT 显像可及时发现有异常 ^{18}F-FDG 摄取的残存病灶；通过随访观察，能早期定位复发的肿瘤，有利于临床及时采取有效的治疗方法，提高患者的生存率。

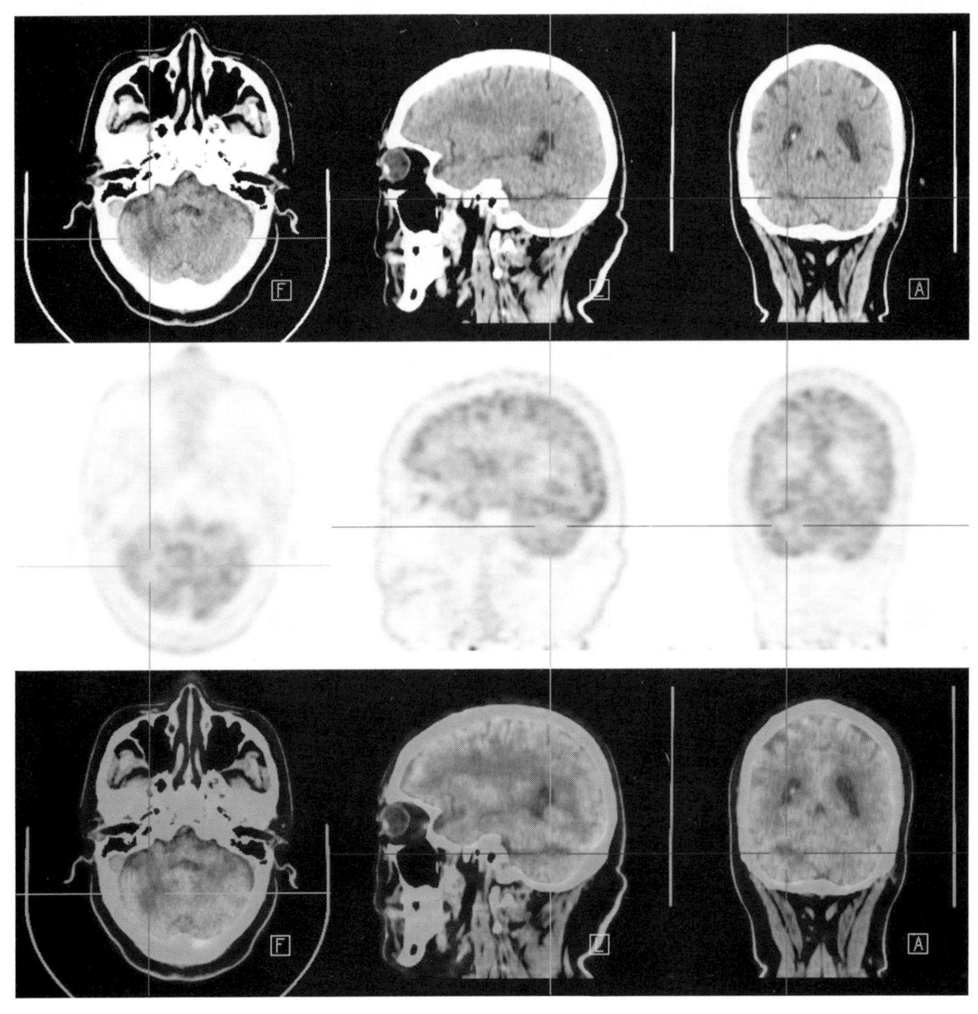

图 5.7　颅内恶性淋巴瘤

患者，男，69 岁，颅内 B 细胞淋巴瘤放、化疗后，颅内多发斑片状低密度影代谢减低，考虑治疗有效

5.7　脑肿瘤阳性显像

5.7.1　^{201}Tl 显像

5.7.1.1　原　理

^{201}铊（^{201}thallium，^{201}Tl）是应用最为广泛的心肌灌注显像剂，但很多年以前，就已作为优良的亲肿瘤显像剂。^{201}Tl 在肿瘤中被摄取和滞留的原理尚不清楚。可能是由肿瘤组织

血流量相对增加所致，也可能是^{201}Tl 在脑肿瘤中摄取与血-脑屏障的最初变化，与局部血流和转移膜的输送（泵）能力增加有关。^{201}Tl 的生物学特性与钾离子相类似，可通过钠-钾泵（sodium-potassium pump）直接进入恶性肿瘤细胞。^{201}Tl 不仅能反应肿瘤细胞代谢的高低和生长速度的快慢，也能反映肿瘤的组织学等级和其增殖活性。

5.7.1.2 方 法

静脉注射 ^{201}Tl 111 MBq（3 mCi）后 15 min 行早期 SPECT 显像，3 h 行延迟显像，除视觉判断肿瘤部位的 ^{201}Tl 活性外，还可用半定量分析方法计算 ^{201}Tl 摄取指数和滞留指数。^{201}Tl 摄取指数是指肿瘤部位感兴趣区（ROI）的平均计数与对侧相应正常脑组织的计数之比。^{201}Tl 摄取指数对区分高等级和低等级的胶质瘤有重要意义。这个技术可以减少在穿刺活检时，由于取样不足而造成将高度恶性肿瘤误诊为低等级肿瘤的错误。滞留指数是早期显像与延迟显像上肿瘤部位感兴趣区的计数差与早期显像上肿瘤部位感兴趣区的计数比值。^{201}Tl 滞留指数可以帮助鉴别肿瘤的良性与恶性，为胶质瘤的分级提供有用的信息。

5.7.1.3 临床意义

^{201}Tl 在脑肿瘤中的应用主要有 3 个方面，即脑肿瘤的定位，鉴别肿瘤的良性与恶性的程度，确定残存或复发的肿瘤及范围。

（1）胶质瘤（glioma） ^{201}Tl 在脑胶质瘤中的摄取程度可反映瘤体的增殖能力，有助于脑肿瘤恶性程度的判断。有研究表明，肿瘤组织能摄取 ^{201}Tl，而正常脑组织不摄取，^{201}Tl 在恶性胶质瘤的滞留指数明显高于良性胶质瘤，而生长活跃期肿瘤的滞留指数明显低于稳定期的肿瘤。对于Ⅲ、Ⅳ级胶质瘤，^{201}Tl 平面脑显像可以清晰地显示残余胶体瘤组织的存活情况。

（2）脑膜瘤 在脑膜瘤中，^{201}Tl 早期摄取较高，但滞留率则根据组织学的类型而不同，高的滞留率可以预测恶性的脑膜瘤。

（3）鉴别诊断 ^{201}Tl 脑 SPECT 也是一种快速鉴别中枢神经系统淋巴瘤和艾滋病（acquired immune deficiency syndrome，AIDS）患者中的弓形体病的灵敏和特异的方法，^{201}Tl 指数也可用于鉴别中枢神经系统淋巴瘤和其他恶性、非恶性肿瘤的病理学。

5.7.2 ^{99m}Tc-MIBI 显像

5.7.2.1 原 理

^{99m}Tc-甲氧基异丁基异腈（^{99m}Tc-methoxyisobutyl isonitrile，^{99m}Tc-MIBI）是一种近年来广泛应用的心肌血流灌注显像剂。目前证明该药也有亲肿瘤的特性。肿瘤细胞摄取 ^{99m}Tc-MIBI 的机制尚不十分清楚，但有资料显示，^{99m}Tc-MIBI 在体内的分布不仅与血流有关，也与细胞的代谢功能有关。一般认为，^{99m}Tc-MIBI 进入细胞及线粒体，主要靠膜两侧存在的跨膜电位差。恶性肿瘤细胞代谢旺盛，线粒体膜和细胞膜的电位差较高，使 MIBI 容易进入肿瘤细胞。另外，肿瘤组织的血流量增多，毛细血管通透性增加也是促进摄取的可能因素。然而 ^{99m}Tc-MIBI 不仅在恶性肿瘤中聚集，也可在良性和多血管的脑膜瘤中见到。

5.7.2.2 **方 法**

静脉注射 ^{99m}Tc-MIBI 740 ~ 1 110 MBq(20 ~ 30 mCi),为了减少脉络丛对 MIBI 的摄取,可于注射前给予口服过氯酸钾(6 mg/kg),封闭脉络丛。

5.7.2.3 **临床意义**

(1)诊断脑肿瘤 ^{99m}Tc-MIBI 能高度地浓聚在高级星形胶质瘤、脑膜瘤、听神经瘤等部位,可以很好地确定肿瘤的边缘,有利于放射治疗(图 5.8、图 5.9)。

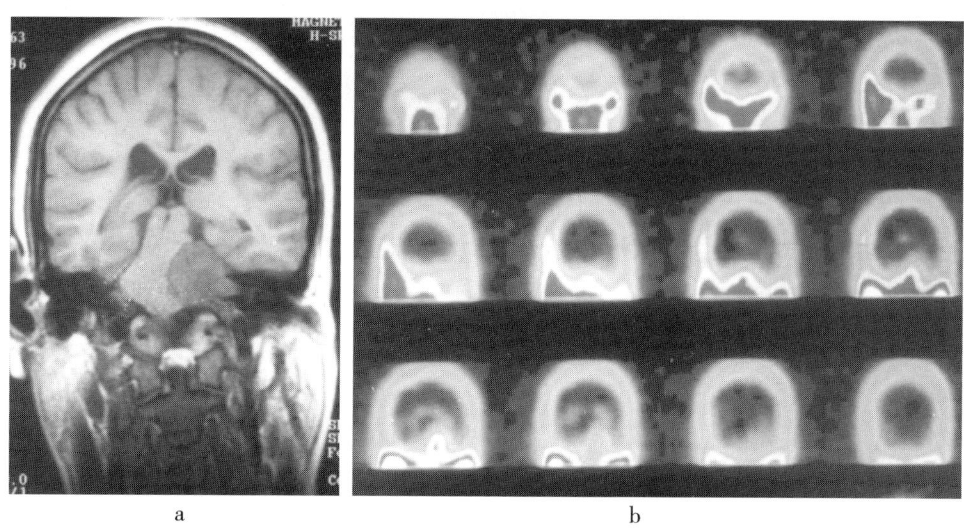

a b

图 5.8 听神经瘤

a: MRI 图 b: ^{99m}Tc-MIBI 显像

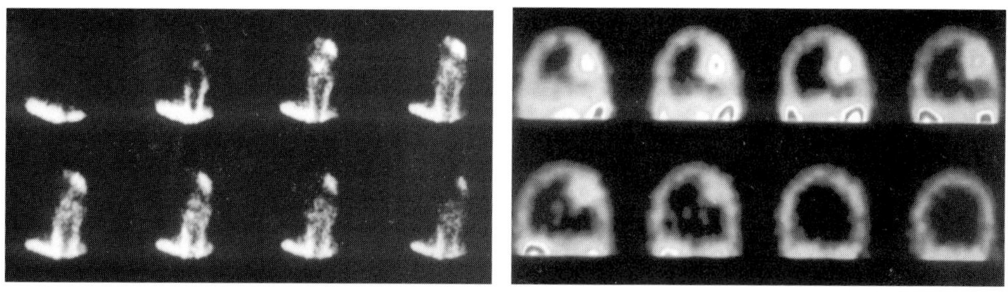

图 5.9 左侧颞叶脑膜瘤

a: 脑动态显像示肿瘤动脉血流灌注丰富 b: ^{99m}Tc-MIBI 显像示肿瘤放射性异常浓集

(2)评价胶质瘤恶性程度 恶性程度不同的胶质瘤对 ^{99m}Tc-MIBI 的摄取程度不同,恶性度越高,摄取越多,以肿瘤部位单位像素的放射性计数/对侧单位像素的放射性计数(the average counts/pixel in the tumor over the average counts/pixel in the contralateral ROI, T/C)作为半定量指标,以大于 1.60 作为判断高级恶性胶质瘤(Kernohan 分类法Ⅲ级和Ⅳ

级胶质瘤)的标准,对 HG 诊断的灵敏度、特异性和准确性分别为 90%、100% 和 95%(图 5.10、图 5.11)。

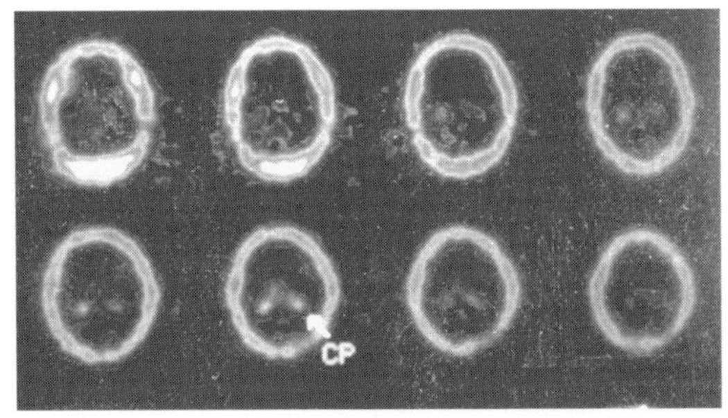

图 5.10 右侧额叶低级恶性胶质瘤

^{99m}Tc-MIBI 显像图肿瘤部位无放射性聚集

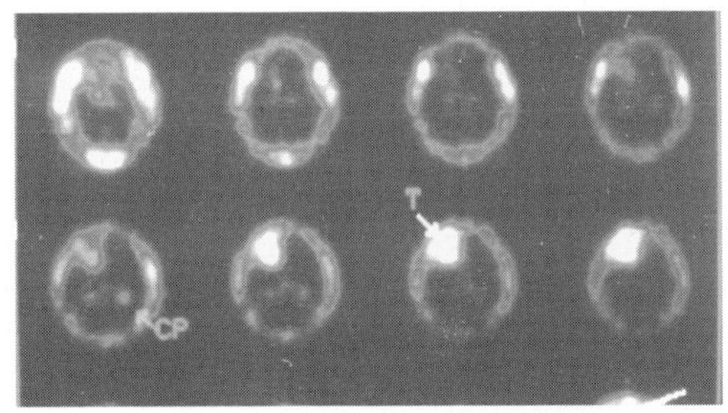

图 5.11 高级恶性胶质瘤

^{99m}Tc-MIBI 显像图肿瘤部位放射性异常浓集

(3)鉴别 脑肿瘤术后复发与手术瘢痕。

5.7.3 ^{99m}Tc-GH 显像

5.7.3.1 原 理

^{99m}Tc-葡庚糖酸盐(^{99m}Tc-glucoheptonate,^{99m}Tc-GHA)原为肾显像剂。目前已扩大应用于脑和肿瘤的诊断,它浓聚于肿瘤部位的机制尚不清楚。可能是 ^{99m}Tc-GHA 具有类似葡萄糖的某些生化性质,是肿瘤细胞的能源物质,它作为能量酶解物质参与新陈代谢而被肿瘤细胞所摄取。^{99m}Tc-GHA 是水溶性化合物,在正常情况下不能自由通过完整血-脑屏障,脑肿瘤部位由于血-脑屏障受到破坏,血管壁渗透性增加,致使显像剂在病变区聚集,另外肿瘤生长迅速,代谢活跃,局部血流丰富,也促进了这一摄取过程。^{99m}Tc-GHA 经静脉注入后,在血液循环中不像葡萄糖那样保持一定浓度,而是较快经肾排出,血中清除快,提高了脑肿瘤/血本底比值,增加了对比,有利于脑部病灶的显示。

5.7.3.2 方 法

同脑普通显像。

5.7.3.3 临床意义

^{99m}Tc-GHA 是近年来广泛应用的放射性核素脑显像剂，它能穿过被肿瘤破坏的血-脑屏障，聚集在肿瘤部位，在体外用仪器可以探查到肿瘤的部位和大小。CT 问世之前，^{99m}Tc-GHA 显像是探测脑肿瘤最灵敏和精确的方法，但对脑肿瘤无特异性。脑梗死、出血和其他一些脑部疾病，^{99m}Tc-GHA 显像也可呈阳性表现，如果结合临床表现和病史，一般可以鉴别。

5.7.4 ^{67}Ga 显像

5.7.4.1 原 理

^{67}Ga 最早是作为骨显像剂用于临床的，后来发现它可用于肿瘤显像，目前已成为应用最为广泛的肿瘤显像剂，同时也常用作探查炎症病灶的显像剂。

肿瘤组织和炎性病变浓聚 ^{67}Ga 的机制不十分清楚，可能受多种因素的影响。^{67}Ga 转铁蛋白复合物为一种大分子物质，不易扩散到正常毛细血管外。但炎症和肿瘤组织中的毛细血管对大分子物质有较高的通透性，使 ^{67}Ga 很容易透过毛细血管，扩散到肿瘤和炎症组织的细胞外液中而在这些病变组织中积聚。另外，中性多核细胞在炎症和肿瘤组织聚集 ^{67}Ga 上具有重要的作用，而肿瘤细胞膜在 ^{67}Ga 积聚于肿瘤组织中也具有重要的作用。

5.7.4.2 方 法

临床上最常使用的是 ^{67}Ga-枸橼酸盐，当用于肿瘤显像时，每一次的常规剂量是222～370 MBq(6～10 mCi)，一般在注射后 24 h 或 48 h 开始显像，必要时可在长达 4～5 d 的时间内重复显像。为减少血中本底活性，应鼓励患者在注射显像剂后 24 h 多排尿。

5.7.4.3 临床意义

在正常的头部 ^{67}Ga 显像图上，可见颅骨和颌骨部位有小量的放射性分布，而鼻咽部和泪腺的放射性相当明显，可以看到轻度的涎液腺活性，然而，当存在放疗或化疗期间或随后发生的涎液腺炎时，涎液腺中 ^{67}Ga 的聚集可变得明显。脑肿瘤存在时，可见到在肿瘤部有大量的 ^{67}Ga 聚集，^{67}Ga 显像对探查急性感染性疾病和其他炎症及肉芽肿也有效，因为 ^{67}Ga 可以经过毛细血管泄漏，并与病原微生物结合或在局部产生像乳铁蛋白一样的 ^{67}Ga 结合蛋白而定位于炎性区。^{67}Ga 不是脑肿瘤的特异显像剂，对于恶性淋巴瘤、肺癌、肝癌、食管癌、黑色素瘤等也常用于阳性显像。

5.8 核医学在脑肿瘤中的临床应用价值

脑肿瘤包括原发性脑肿瘤和继发性脑肿瘤。原发性脑肿瘤主要起源于颅内各种组织的肿瘤，继发性脑肿瘤是由身体其他处转移到颅内的肿瘤。由于脑肿瘤的生长方式和生物行为学的特性，CT 和 MRI 虽然在定位方面有一定的优势，但在功能上判断预后有其局限性，而核医学的 SPECT 和 PET/CT 在此方面有其优越性，可以弥补 CT 和 MRI 的不足。

5.8.1 恶性肿瘤的鉴别和预后判断

核医学在影像学中独特优势是功能显像。研究发现,肿瘤组织能摄取 ^{201}Tl,而正常脑组织不摄取。用 ^{201}Tl 显像时,当肿瘤局部 ^{201}Tl 摄取与浓集量高于正常组织的 1.50 倍,很可能为恶性肿瘤。可以说,局部 ^{201}Tl 摄取指数越高,肿瘤的恶性程度也越高。通常认为,肿瘤的恶性程度与患者的预后密切相关。^{201}Tl 脑显像对原发性脑胶质瘤恶性程度的判断是肯定的,因为肿瘤的 ^{201}Tl 摄取与其恶性度有关,故根据其摄取指数可以判断肿瘤的组织学级别。而 CT 和 MRI 在对肿瘤良性与恶性的判断上很局限,有研究表明,CT 和 MRI 所示的明显增强、坏死和出血与恶性肿瘤有关。例如,CT 和 MRI 表现为中间低密度,边缘呈不规则增强是恶性度最高的胶质母细胞瘤的特征。对于 CT 和 MRI 所示的中等增强、水肿、坏死的胶质瘤的恶性度则缺乏特异性评估。而脑放射性核素显像可以反映肿瘤组织的功能代谢、rCBF 和部分生理生化指标的改变。目前常用的有 ^{201}Tl SPECT/CT 显像、^{18}F-FDG PET/CT 显像和 ^{99m}Tc-MIBI SPECT/CT 显像。

影响脑肿瘤患者预后的因素很多,包括肿瘤的组织学级别、肿瘤部位、大小、患者的年龄和体质及所采用的治疗方案等,其中肿瘤的组织学级别是最主要的因素。根据组织学级别可以判断其预后,一般来说,Ⅰ ~ Ⅱ级胶质瘤患者的平均生存期为 3 ~5 年,Ⅲ级脑胶质瘤平均生存期为 2 ~3 年,Ⅳ 级或胶质母细胞瘤的平均生存期为 8 ~12 个月。研究表明,^{201}Tl SPECT/CT 显像时,患者的生存时间随 ^{201}Tl 摄取指数的升高而缩短,呈明显的负相关关系。^{18}F-FDG PET/CT 显像时,同样存在这样的情况,即脑肿瘤患者 ^{18}F-FDG 摄取量高的生存期明显低于 ^{18}F-FDG 摄取量低的生存期(图 5.12)。

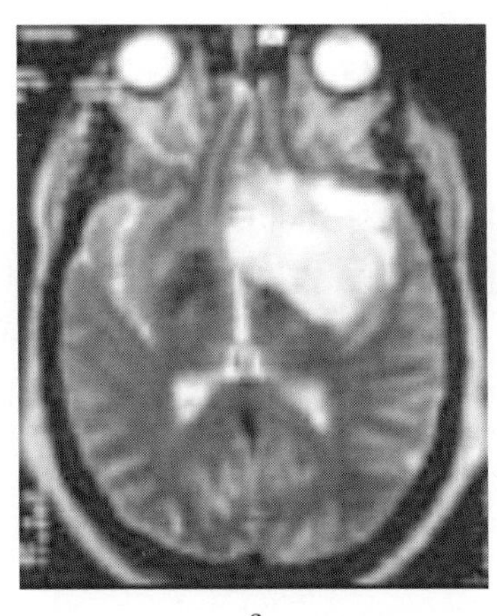

a

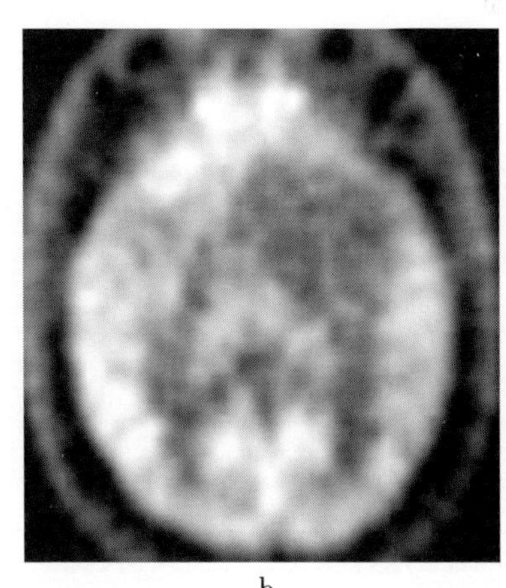

b

图 5.12 低级星型胶质细胞瘤

肿瘤部位为低代谢区 a:MRI 图 b:^{18}F-FDG 显像图

5.8.2 坏死和肿瘤复发的鉴别

放射治疗(简称放疗)是治疗胶质瘤常用的手段,目的是杀死肿瘤细胞或抑制其生长,但对正常组织也会造成损害,包括脑组织的水肿和坏死。而胶质瘤常以浸润生长,治疗后复发是不可避免的。辐射坏死一般出现在放疗后 3 ~ 12 个月,时间上与恶性胶质瘤复发有重叠,无论是辐射坏死或肿瘤复发,患者常有临床症状恶化的迹象,此时鉴别辐射坏死和肿瘤复发,对进一步的治疗十分关键。CT 和 MRI 对辐射坏死和肿瘤复发都表现为增强和周边水肿,无特异性。核素脑功能显像在这方面则有独特的优势。目前认为,^{201}Tl SPECT 显像、^{18}F-FDG PET 显像最有价值(图 5.13)。

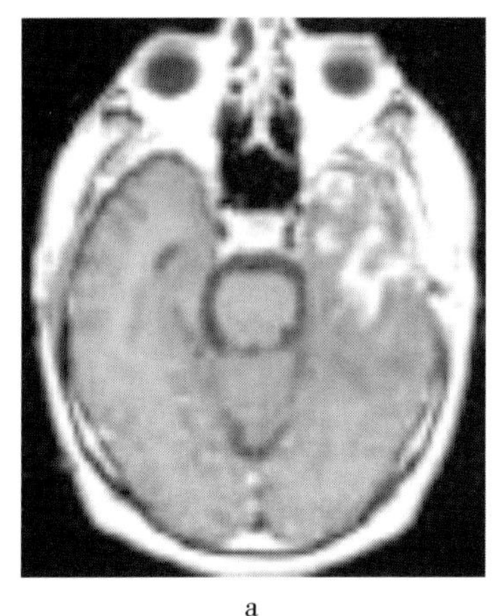

a

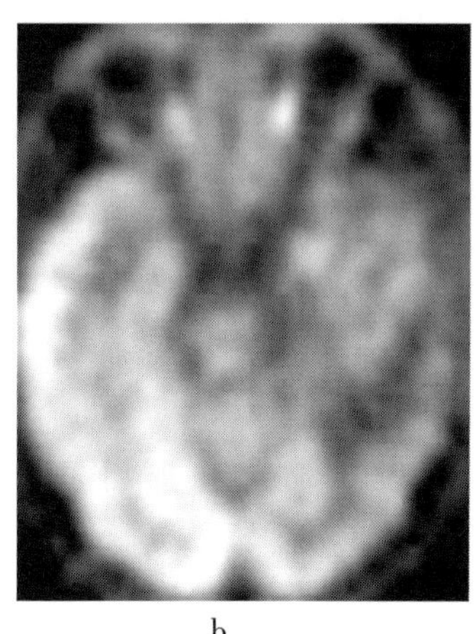

b

图 5.13 胶质细胞瘤术后复发

复发部位为高代谢区 a：MRI 图 b：^{18}F-FDG 显像图

一般来讲,复发的脑肿瘤对 ^{201}Tl 的摄取较高,而辐射坏死部位 ^{201}Tl 摄取较低。通过比较影像学和病理学资料,也证明 ^{201}Tl 浓集区最能代表有活性的肿瘤组织,而坏死和水肿区几乎无 ^{201}Tl 的摄取。PET 显像对鉴别胶质瘤复发和辐射坏死也是有效的,有研究表明,用 ^{18}F-FDG 显像时,在肿瘤复发区内显示了高水平的葡萄糖代谢,出现了放射性浓集区。而放疗后坏死 ^{18}F-FDG 的摄取则较低,显示了低水平的葡萄糖代谢。

5.9 脑肿瘤放射性核素治疗

目前,脑肿瘤的治疗主要采用手术治疗,对于无法手术切除的患者可采用放射治疗和核素治疗。由于尚没有特异的亲肿瘤显像剂,目前放射性核素治疗脑肿瘤主要采用介入治疗及放射性粒子植入治疗。现简要介绍如下。

5.9.1 放射性胶体介入治疗

5.9.1.1 原 理

用放射性核素胶体行组织间质注入或手术野注入，放射性核素胶体绝大部分滞留在组织间对瘤组织起内辐射作用。手术野注入，主要经淋巴引流到转移灶，同时手术野的播散瘤细胞也被辐射消灭。

5.9.1.2 方 法

对于因有禁忌证不能手术的脑肿瘤患者和肿瘤范围广，侵及周围组织，不能完全切除的患者，或者多次术后复发，无法再手术的患者，根据头颅 CT、X 射线头颅平片和放射性核素脑肿瘤显像确定肿瘤位置。在超声波引导下穿刺到瘤体或直视手术野，向肿瘤组织注入 ^{198}Au 胶体 37 MBq(1 mCi)/g。或 ^{32}P-胶体 3.70～7.40 MBq(0.10～0.20 mCi)/g。

5.9.1.3 临床意义

介入治疗后，患者症状有不同程度的改善，瘤体明显缩小，甚至完全消失。尽管如此，目前在脑肿瘤方面，介入治疗的应用还不够广泛。

5.9.2 放射性粒子植入治疗

放射性粒子永久植入(radioactive seeds implantation)治疗脑肿瘤是一种非常有效的治疗手段。它的优点在于：①放射性粒子植入治疗可以达到高度适形，可以提高靶区照射剂量；②肿瘤的增殖由于受到射线持续的照射而明显减少；③持续低剂量率照射抑制肿瘤细胞有丝分裂，使肿瘤细胞集聚在 G2 期；④放射抗拒的乏氧细胞减少，同时在持续低剂量照射条件下可使乏氧细胞再氧合。

5.9.2.1 原 理

放射性粒子持续发射低剂量 γ 射线，γ 射线对 DNA 分子链具有直接作用：单链断裂、双键断裂；同时，具有间接作用，即对机体内水分子电离，产生自由基，自由基与生物大分子相互作用，引起细胞损伤，使肿瘤组织内分裂周期不同的肿瘤细胞得到均匀照射治疗，周围正常组织细胞的细胞分裂周期较肿瘤细胞的细胞分裂周期较长。一般处于细胞分裂周期的静止期。对放疗不敏感，仅受轻微损伤。同时，由于子源放射活性小，会使肿瘤之外的正常组织受照剂量锐减。从而减少了周围正常组织的损伤。

5.9.2.2 方 法

放射性粒子植入肿瘤前必须制订治疗计划。首先将近期患者的 CT 或 MR 图像输入治疗计划系统(treatment planning system，TPS)内，依据肿瘤体积和应用单位粒子的剂量，计算出肿瘤的总放射剂量和所需粒子总数，并确定患者不同层面 CT 或 MR 图像上需布粒子的数量和粒子的位置。然后在 CT、B 超引导下或术中直视下将每一颗粒子准确植入肿瘤内。

放射性粒子植入主要包括经皮植入和术中植入两种方式。经皮粒子植入是指在 B 超、CT 引导通过穿刺针将放射性粒子的准确定位植入肿瘤。术中粒子植入是指在手术切除整块肿瘤的同时，在残余肿瘤、亚临床病灶、淋巴回流途径及远处淋巴通道等必要处植入粒子，减少了手术创伤，缩短了术后康复周期。

5.9.2.3 **临床意义**

放射性粒子植入治疗脑瘤可以提高靶区照射剂量，减少肿瘤周围正常脑组织的损伤。作为一种术后、外照射后的补充治疗，尤其是肿瘤复发后的治疗，为一种安全、有效、经济和可行的方法。

（王庆祝　程　兵　李祥周）

参考文献

[1]何志明，谢雪梅，张紫寅，等. 增强 MRI 和^{18}F-FDG PET/CT 对胶质瘤术后复发病灶诊断价值的比较[J]. 检验医学与临床，2014(01)：8-10.

[2]张秀明，戴峰，乔伟，等. 磁共振功能成像在鉴别脑胶质瘤术后复发与放射性损伤中的应用[J]. 中国医学影像学杂志，2013(03)：7-11.

[3]胡裕效，卢光明，朱虹，等. 脑胶质瘤 ^{18}F-FDG PET/CT 显像的应用价值[J]. 临床肿瘤学杂志，2009(05)：53-56.

[4]徐俊玲，李永丽，连建敏，等. 二维氢质子磁共振波谱分析鉴别胶质瘤术后复发和放射性脑损伤[J]. 中国医学影像技术，2010(04)：57-60.

[5]徐军，刘志芳，朱玉方，等. ^{11}C-胆碱 PET/CT 在脑胶质瘤治疗后残存或复发诊断中的应用[J]. 山东医药，2010(38)：91-92.

[6]左传涛，刘永昌，管一晖，等. FDG-PET 在胶质瘤复发诊断中的临床应用[J]. 核技术，2001(11)：20-23.

[7]杨辛治，袁贤瑞，史帅涛. Livin 蛋白在脑胶质瘤组织中的表达与预后的关系[J]. 国际神经病学神经外科学杂志，2007(06)：10-12.

[8]程迎新，唐文渊. 人胶质瘤相关基因表达变化的基因芯片分析[J]. 现代肿瘤医学，2006(06)：25-30.

[9]徐红超，牟永告，周旺宁，等. 规范治疗与脑胶质瘤患者的预后[J]. 中国临床神经外科杂志，2007(05)：11-14.

[10]谭平国，邢洲，钟伟健，等. 人脑胶质瘤中 P16 的表达及其意义[J]. 中山大学学报(医学科学版)，2003(S1)：77-79.

[11]吴开福，徐培坤，吴运，等. 6 例胶质瘤术后放射性脑病误诊为胶质瘤复发的临床分析[J]. 中国微创外科杂志，2012(02)：46-49.

[12]俞洋，吕延龄. MRI 在中枢神经细胞瘤诊断中的价值[J]. 中外医疗，2009(24)：174.

[13]李少朋，钱银锋，余永强，等. 少突-星形细胞肿瘤的 CT 和 MRI 表现[J]. 中国医学影像技术，2011(06)：31-34.

[14]戴琢,刘军. CT 和 MRI 对中枢神经细胞瘤的诊断价值[J]. 中华临床医师杂志(电子版),2011(07):289-290.

[15]许国宇,韩东梅,乔远罡,等. MRI 对脊髓结核球的诊断价值[J]. 中华临床医师杂志(电子版),2012(13):154-157.

[16]孟娴,雷忆成,何敬,等. 中枢神经细胞瘤的 MRI 诊断(附 5 例报告)[J]. 中国中西医结合影像学杂志,2012(03):90-91.

[17]雷益,夏军,杜恒峰,等. 颅内原发黑色素瘤的 MRI、CT 分析[J]. 卒中与神经疾病,2007(05):51-54.

[18]张贺香,刘鹏程. 视网膜母细胞瘤的 CT 和 MRI 诊断分析[J]. 罕少疾病杂志,2009(01):8-10.

[19]陈振昌. CT MRI 诊断中枢神经细胞瘤[J]. 医药论坛杂志,2009(19):89-90.

[20]刘文军,雷军强,宦怡,等. 颅内血管瘤型脑膜瘤的 MRI 特点与病理对照分析[J]. 中国医药科学, 2012(06):90-92.

[21]刘安龙. MRI 在诊断多发脑膜瘤中的应用[J]. 中国实用医药,2012(18):82-83.

[22]郑婷,何晓鹏,韩福刚. 磁共振弥散加权成像在脑脓肿、恶性胶质瘤及转移瘤鉴别诊断中的临床应用[J]. 中国实用医药,2008(25):198-199.

[23]叶红,黄朝南,朱辉严,等. CT 及 MRI 对非典型脑膜瘤的诊断价值[J]. 中国 CT 和 MRI 杂志,2012(01):28-29.

[24]ROGER STUPP, MONIKA E HEGI, WARREN P MASON, et al. Effects of radiotherapy with concomitant and adjuvant temozolomide versus radiotherapy alone on survival in glioblastoma in a randomised phase III study: 5-year analysis of the EORTC-NCIC trial[J]. Lancet Oncology,2009 (5):162-166.

[25] TIFFANY A DOUCETTE, GANESH RAO. B-Cell Lymphoma-2 Promotes Malignant Progression in Glioma[J]. Neurosurgery,2011:327-329.

6 内分泌系统

6.1 解剖和生理概要

甲状腺、甲状旁腺及肾上腺是人体重要的内分泌器官。核医学不仅可以提供内分泌器官的形态学变化,而且还可以提供有关功能的信息,对内分泌系统肿瘤的诊断和治疗有重要的价值。

6.1.1 甲状腺解剖生理概要

甲状腺(thyroid)是人体重要的内分泌器官(图 6.1)。正常人甲状腺位于颈前部正中,甲状软骨前下方,紧贴喉下部和气管前外侧,吞咽时甲状腺随喉而上下移动。甲状腺分为左、右两叶,中间由峡部相连。近半数甲状腺的峡部向上伸展,形成舌状突出的锥体叶。正常成人甲状腺重量为 20 ~ 30 g,一般右叶略大于左叶,两叶高度为 4 ~ 5 cm,宽为 2 ~ 2.50 cm,面积 20 ~ 25 cm^2,两叶内侧较厚,边缘较薄,峡部最薄。甲状腺组织是由大小不等的滤泡及滤泡间组织组成,其滤泡腔内充满胶状物质,主要为甲状腺球蛋白,滤泡是甲状腺生产甲状腺激素的场所。甲状腺具有从循环血液中摄取无机碘及合成、贮存和分泌甲状腺激素的能力。甲状腺激素包括甲状腺素(thyroxine)或四碘甲腺原氨酸(tetraiodothyronine,T_4)、三碘甲腺原氨酸(triiodothyronine,T_3)和反式 T_3(γT_3)。在血液中甲状腺激素与血清蛋白结合,其中 90% 为 T_4,10% 为 T_3。正常情况下,甲状腺的功能受神经和下丘脑分泌的促甲状腺激素释放激素(thyrotropin-releasing hormone,TRH)、垂体前叶分泌的促甲状腺激素(thyroid stimulating hormone,TSH)的调节和控制,循环血液中甲状腺激素的浓度又可通过反馈作用调节 TRH 和 TSH 的释放以及甲状腺对 TSH 的反应。当人体内在活动或外部环境发生变化,甲状腺激素的需要量激增时(如寒冷、妊娠期妇女、生长发育期的青少年),或甲状腺激素的合成发生障碍时(如给予抗甲状腺药物),血中甲状腺激素的浓度下降,即可刺激垂体前叶,引起促甲状腺激素的分泌增加(反馈作用),而使甲状腺合成和分泌甲状腺激素的速度加快;当血中甲状腺激素浓度增加到一定程度后,它又可反过来抑制促甲状腺激素的分泌(负反馈作用),使甲状腺合成和分泌甲状腺激素的速度减慢。通过这种反馈与负反馈作用,维持着人体内在活动的动态平衡。甲状腺激素的作用是促进机体的新陈代谢,维持机体的正常生长发育,尤其是对骨骼和神经系统的发育影响更大,故甲状腺功能低下或亢进时,均可导致机体的生长发育异常。

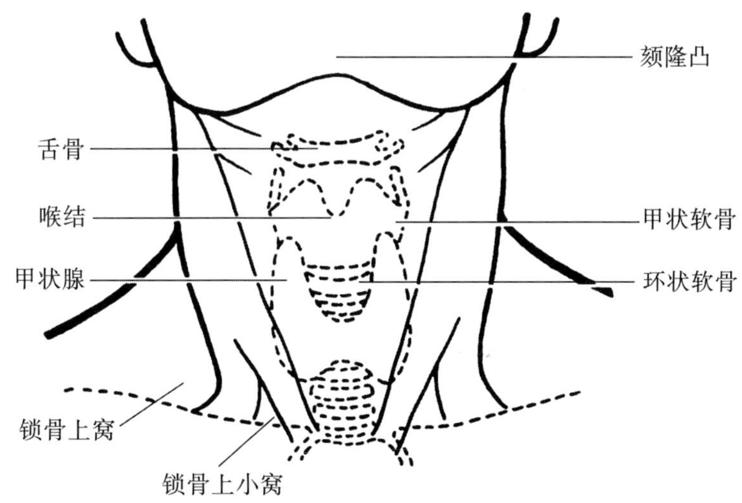

图 6.1　甲状腺解剖

6.1.2　甲状旁腺解剖生理概要

正常甲状旁腺(parathyroid)分为 4 叶,上下各一对,分别贴附于左、右叶甲状腺背侧上下极的后缘。腺体呈卵圆形、扁平,长 5 ~ 6 mm,宽 3 ~ 4 mm,厚约 2 mm,重 30 ~ 45 mg,黄褐色,质软。甲状旁腺由主细胞、嗜酸性细胞和透明细胞组成,有较丰富的血液供应,其中主细胞具有合成和分泌甲状旁腺激素(parathyroid hormone,PTH)的作用,用于调节钙磷代谢、维持血钙平衡。甲状旁腺激素对血钙的调节主要是通过骨骼和肾,它能促进破骨细胞的作用,使磷酸钙自骨质脱出,提高血钙和血磷的浓度;同时能抑制肾小管对磷的回吸收,使尿磷增加、血磷降低。因此,给动物或人体注射甲状旁腺激素后,即引起血钙显著增高,血磷随之降低;同时,尿钙和尿磷的排出量都增加。反之,在动物或人体切除甲状旁腺后,血钙即降低,血磷随之增高;同时,尿钙和尿磷的排出量都降低。当甲状旁腺功能低下时,可引起血钙下降,出现手足抽搐症;甲状旁腺功能亢进时,则引起骨质过度吸收,容易发生骨折。

近年发现,甲状腺滤泡旁细胞(C 细胞)产生一种与甲状旁腺激素有拮抗作用的激素“降钙素”,它有抑制破骨细胞的作用,抑制骨质溶解,同时作用于肾,增加尿中钙、磷排出量,而使血钙降低。

甲状旁腺激素和降钙素都不受垂体的控制,而与血钙离子浓度之间存在着反馈关系。当血钙过低,可刺激甲状旁腺激素的释放和抑制降钙素的合成,使血钙增高、血磷降低;反之,血钙过高,则可抑制甲状旁腺激素的释放和刺激降钙素的合成,使血钙向骨骼转移,从而调节了钙、磷代谢的动态平衡。

6.1.3 肾上腺解剖生理概要

正常肾上腺(adrenal gland)位于腹膜后间隙内，左右各一，分别附着在左右肾上极的内上方，相当于第一腰椎体水平。左肾上腺呈半月形，右肾上腺多呈扁平的三角形或锥形。正常肾上腺长4～6 cm，宽2～3 cm，厚0.50～1.00 cm，平均重4～6 g，左侧比右侧略大。肾上腺由功能各异的皮质和髓质两部分组成，皮质约占腺体的90%，其组织结构由外向里可分为球状带、束状带和网状带3层，分别分泌盐皮质激素、糖皮质激素和性激素。位于肾上腺中央的部分为髓质，约占腺体的10%，主要分泌肾上腺素和去甲肾上腺素，其作用与交感神经兴奋时的作用一致。

6.2 内分泌系统肿瘤概述

6.2.1 甲状腺肿瘤

6.2.1.1 甲状腺腺瘤

甲状腺腺瘤(thyroid adenoma)是最常见的甲状腺良性肿瘤。多见于青年或中年妇女，出现功能亢进者低于1%，肿块多为单发，呈圆形或椭圆形，大小从数毫米到3～5 cm，有时达10 cm以上，有完整的包膜，压迫周围组织，局限在一侧腺体内。质地较周围甲状腺组织稍硬，表面光滑，无压痛，能随吞咽上下移动。腺瘤生长缓慢，大部分患者无任何症状。乳头状囊性腺瘤有时可因囊壁破裂而发生囊内出血，此时，肿瘤体积可在短期内迅速增大，局部出现胀痛。病理上可分为滤泡状腺瘤(follicular adenoma)和乳头状腺瘤(papillary adenoma)两种，前者较常见。

甲状腺腺瘤与结节性甲状腺肿的单发结节在临床上彼此混淆，较难区别。以下两点可供鉴别时参考：①甲状腺腺瘤多见于非单纯性甲状腺肿流行的地区。②甲状腺腺瘤经过数年或更长时间，仍保持单发；结节性甲状腺肿的单发结节经过一段时间后，多演变为多个结节。病理上两者的区别较为明显：腺瘤有完整包膜，周围组织正常，分界明显；结节性甲状腺肿的单发结节则无完整包膜。

6.2.1.2 甲状腺癌

甲状腺癌(thyroid carcinoma)约占全身恶性肿瘤的1%。由于地区的不同，发病率有很大差别，可见于各个年龄层，以40～50岁为多见，女性明显多于男性。临床上的恶性程度差别甚大。一般说来，甲状腺癌与其他器官癌相比，发展缓慢。病理分类如下。

(1)乳头状腺癌　乳头状腺癌(papillary thyroid adenocarcinoma)为甲状腺癌中最常见的类型，占甲状腺癌总数的40%～60%，多见于年轻人，常为女性。此型生长缓慢，属低度恶性，5年存活率可达75%，转移多在颈部淋巴结。

(2)滤泡状腺癌　滤泡状腺癌(follicular thyroid adenocarcinoma)占甲状腺癌的10%～

15%，多见于 50 岁以上女性。此型发展较迅速，属中度恶性，早期即可出现转移，主要转移途径是经血液到达肺和骨。原发灶切除后 5 年存活率为 30% ~40%。

(3)未分化癌　未分化癌(undifferentiated thyroid carcinoma)是一类分化甚低的肿瘤，约占甲状腺癌的 15%，多见于 50 岁以上成人，无男女性别之差。此型发展迅速，属高度恶性。发病早期即可发生局部淋巴结转移，或侵犯喉返神经、气管或食管，并常经血液转移至肺、骨等处。

(4)髓样癌　髓样癌(medullary thyroid carcinoma)少见，发病数占甲状腺癌的 5%，患者大多年龄在 20 岁以上。发生于滤泡旁细胞(C 细胞)，分泌大量降钙素。本癌的恶性程度有的较高，有的较低，平均存活 6.60 年，最长者达 21 年，较早出现淋巴结转移，且可血行转移到肺。有的具有家族史，有些病例表现为多发性内分泌腺瘤，是典型的摄取胺前体脱羧反应细胞(amine precursor uptake and decarboxylation cell，APUD)瘤。

6.2.2 甲状旁腺肿瘤

6.2.2.1 甲状旁腺腺瘤

甲状旁腺腺瘤(adenoma of parathyroid)大部分为单发性，两个以上的多发性腺瘤仅占甲状旁腺腺瘤的 1% ~4%。好发于 40 ~60 岁，但青少年也可发生，女性多于男性，一般好发于下部的甲状旁腺(占 70%)。甲状旁腺腺瘤最易导致甲状旁腺功能亢进。在原发性甲状旁腺功能亢进症的病因中，腺瘤占 80% ~90%，其余为甲状旁腺增生症和甲状旁腺癌。

6.2.2.2 甲状旁腺癌

甲状旁腺癌(parathyroid carcinoma)甚为少见。有的为功能性肿瘤，可致甲状旁腺功能亢进(占甲状旁腺功能亢进症的 4%)；有的则为无功能性肿瘤，好发于 30 ~40 岁，男性稍多。5 年存活率可达 50%。

6.2.3 肾上腺肿瘤

6.2.3.1 肾上腺皮质肿瘤

(1)肾上腺皮质腺瘤　肾上腺皮质腺瘤(adrenocortical adenoma)绝大部分属于功能性肿瘤，非功能性肿瘤约占腺瘤的 3%。功能性肾上腺皮质腺瘤又称醛固酮瘤，约占原发性醛固酮增多症的 64%。95% 为单侧单个肿瘤，少数为双侧或多发性。左侧略多于右侧，男女发病无差异。肿瘤平均直径 1.80 cm，1 cm 以下者不到 20%。重量多为 3 ~5 g。腺瘤呈圆形或卵圆形，有完整包膜。腺瘤切除后可获治愈。

(2)肾上腺皮质癌　肾上腺皮质癌(adrenocortical carcinoma)伴发原发性醛固酮增多症的仅占 1%。肿瘤直径均大于 3 cm，确诊时大都有血行转移，常在腹主动脉周围淋巴结、肺、肝等处形成转移，且多具有内分泌功能而出现综合征和肾上腺变态综合征。

6.2.3.2 肾上腺髓质肿瘤

(1)神经母细胞瘤　神经母细胞瘤(neuroblastoma)是一种恶性程度较高的肿瘤，大部分发生在5岁以前,是儿童肿瘤中较为常见者。有时出生前已形成肿瘤,出生后可立即被发现。偶尔也可见于成年人。肿瘤直径为6~8 cm。神经母细胞瘤在早期阶段即可向淋巴结、肝、骨、肺、脑等处转移。肿瘤常产生儿茶酚胺及其前身物质多巴二羟基苯丙氨酸(dihydroxy phenylanine,DOPA),其代谢产物高香草酸(homovanillic acid,HVA)、香草扁桃酸(vanilmandelic acid,VMA)从尿中排出,可辅助诊断。

(2)嗜铬细胞瘤　嗜铬细胞瘤(pheochromocytoma)是由肾上腺髓质的嗜铬细胞发生的肿瘤,大部分为良性。好发于30~50岁中年人,男性较女性略多,80%发生于肾上腺髓质,大部分为单侧发生,右侧稍多于左侧。肿瘤细胞可分泌去甲肾上腺素和肾上腺素,因此伴有儿茶酚胺分泌过多的临床症状,如血压升高、头痛、发汗、末梢血管收缩、脉搏加快、基础代谢上升、血糖升高等。

(3)神经节细胞瘤　神经节细胞瘤(ganglioneuroma)由较为成熟的交感神经节细胞及神经纤维、神经鞘细胞及胶原纤维等构成的良性肿瘤,好发于8~20岁,女性多于男性。

6.3 甲状腺显像

甲状腺显像(thyroid imaging)是诊断甲状腺疾病最常用的方法之一。根据显像原理及方法不同,甲状腺显像分为甲状腺静态显像、甲状腺动态显像和肿瘤阳性显像几种类型,本节主要介绍前两种显像方法,甲状腺肿瘤阳性显像将在下一节中介绍。

6.3.1 甲状腺静态显像

6.3.1.1 原　理

甲状腺细胞能够摄取循环血液中无机碘离子,随即有机化,然后逐步合成为甲状腺激素而贮存于甲状腺滤泡内待用。甲状腺细胞也具有摄取锝离子的能力。当给予适量的放射性碘或锝后,甲状腺因其细胞的摄取而在一定时间内停留于甲状腺内,它们在甲状腺内分布状态反映了甲状腺细胞的摄取功能,当甲状腺细胞由于各种原因出现病变改变其摄取功能时,则会在相应部位出现摄取能力的变化。因此,利用功能显像仪器自体外采集甲状腺区的放射性信息,通过数据处理及重建,即可获得甲状腺图像,据此作为反映甲状腺的功能状态及形态变化的依据。

当体内甲状腺组织被手术切除或用 ^{131}I 治疗使之严重破坏后,分化较好的甲状腺癌也能摄取浓集 ^{131}I,故也能用于寻找全身的甲状腺癌转移灶。

TcO_4^- 与 I^- 相似,进入体内后能被甲状腺吸附,所以也可在体外用显像装置使甲状腺显像,但 TcO_4^- 不参与甲状腺激素的有机合成。此外,邻近组织如唾液腺吸附明显,咽部也有少量吸附,所以在进行寻找异位甲状腺和甲状腺癌转移灶时只能用 I^-。儿童甲状腺宜用 TcO_4^-,以减少甲状腺所受辐射量。

6.3.1.2 适应证

甲状腺结节的诊断和鉴别诊断;判断颈部肿物与甲状腺的关系;寻找甲状腺癌转移

灶,提示病灶是否适合^{131}I 治疗,评价疗效;了解甲状腺术后残留组织的再生情况。

6.3.1.3　禁忌证

妊娠、哺乳期妇女。

6.3.1.4　显像剂

(1)放射性碘　最常用的为 ^{131}I,成人剂量一般为1.85~3.70 MBq(50~100 μCi),空腹口服给药,服药后1 h方可进食,24 h进行显像;诊断异位甲状腺和寻找甲状腺癌转移灶时宜选用 ^{131}I,尤其是寻找甲状腺癌转移病灶其使用剂量应大于常规显像,可根据病情增至74~185 MBq(2~5 mCi)。也可使用 ^{123}I 行甲状腺显像,^{123}I 具有半衰期短(13 h)、γ射线能量低(159 keV),物理特性适合于 SPECT 显像、图像清晰、患者辐射剂量低等特点,但该核素系加速器生产,来源不方便,价格较贵,使用受到一定限制。

(2)高锝酸盐($^{99m}TcO_4^-$)　为目前最常用的甲状腺显像剂,常规显像剂量为74~185 MBq (2~5 mCi)。空腹口服后1 h或静脉注射后20 min后显像,由于 $^{99m}TcO_4^-$ 不受含碘食物、药物的影响,且辐射剂量较低,尤其适合于儿童患者。

6.3.1.5　显像方法

显像前一般停服含碘食物1~6周;停用甲状腺片至少1~4周;停用三碘甲腺原氨酸至少3~10 d;停用抗甲状腺激素药物1周;使用碘油造影剂者至少3周后才能进行显像;甲状腺癌转移灶显像时,要确认甲状腺已被手术切除或已被^{131}I 大剂量治疗后破坏,停用甲状腺激素类药物至少2周。口服显像剂前空腹4 h。

用药前先了解患者有关病史,检查颈部,记录颈部肿块的位置,向受检者交代整个检查过程和注意事项,以取得合作。

(1)平面显像　空腹口服^{131}I 后24 h或静脉注射 $^{99m}TcO_4^-$ 后20 min应用γ拍摄机或SPECT 行甲状腺显像。检查时患者取仰卧位,肩部垫高,颈部尽量伸展以暴露甲状腺。应用 ^{131}I 显像时选用高能准直器,能峰选360 keV,窗宽20%。用 ^{99m}Tc 显像时,选用低能针孔准直器或低能高分辨平行孔准直器,能峰140 keV,窗宽20%。异位甲状腺的显像宜用平行孔准直器。准直器距甲状腺部位皮肤表面约5 cm,以预置计数或时间方式进行采集,采集矩阵128×128,Zoom 1.50~2.00。常规采用前位和左、右前斜位显像。检查结束时在显像图上标出胸骨切迹和颈部肿块的范围。

(2)断层显像　静脉注射 $^{99m}TcO_4^-$ 296~370 MBq (8~10 mCi)后20 min应用SPECT 行断层显像,采用低能高分辨平行孔准直器,采集矩阵64×64或128×128,Zoom 2.00,探头旋转360°,共采集64帧;对于吸锝功能良好者,每帧采集15~20 s,或采用定制计数采集,每帧采集80~120 k计数。采集结束后进行断层重建,获得横断面、矢状面和冠状面影像。此外,也可采用高分辨针孔准直器行甲状腺断层显像。患者取仰卧位,肩部垫高,患者颈部尽量伸展,探头自甲状腺右侧到左侧旋转180°,采集30帧(每6°1帧),每帧20~30 s,矩阵128×128。应用针孔准直器采集时,不宜用身体轮廓采集,以尽量保持准直器与甲状腺距离相等,否则将影响检查结果,其断层重建方法与平行孔相同,但影像分辨率高于平行孔准直器。

(3)甲状腺癌转移灶显像　空腹口服 Na^{131}I 后48 h或更长时间后显像。采集时选择能峰 360 keV，窗宽 20%，局部显像采用 128×128 矩阵，采集计数 100～400 k。全身显像时患者取仰卧位，应用全身显像程序行前、后位显像，探头移动速度为 10～15 cm/min。

6.3.1.6 图像分析

判断甲状腺显像图是否正常主要根据甲状腺的位置、大小、形态和放射性分布 4 个因素进行分析。

（1）正常图像　正常甲状腺位于颈部正中，分左、右两叶，平面影像多呈蝴蝶状，两叶的下 1/3 由峡部相连（图 6.2 a）；正常人的甲状腺形态常有变异，有时在峡部或一叶的上方可见锥形叶（图 6.2c），但需注意与唾液腺的放射性进入食管引起的条索状影像相鉴别，必要时可用水漱口后再显像；部分人两叶分开，中间峡部不显影（图 6.2b），极少数人甲状腺呈马蹄形。正常甲状腺的放射性分布均匀，边缘轮廓较整齐光滑，峡部及边缘因较薄显影略稀疏。在断层影像，横断面左右两叶多近似圆点状，相当于峡部影像可相连也可分开；冠状面影像与平面像类似；矢状面时，两叶图像近似于甲状腺侧位影像。甲状腺断层显像适用于甲状腺内有小占位性病变或结节，平面显像不能发现，特别是伴有甲状腺肿大者，也可用于估计甲状腺大小或重量，甲状腺吸锝功能低下者不宜做断层显像。

应用 $^{99m}TcO_4^-$ 行甲状腺显像时，除甲状腺显影外，邻近组织如唾液腺也可显影（图 6.2a）。

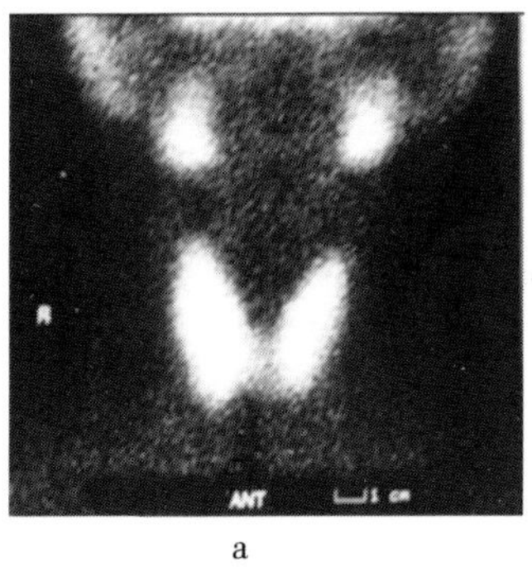

a

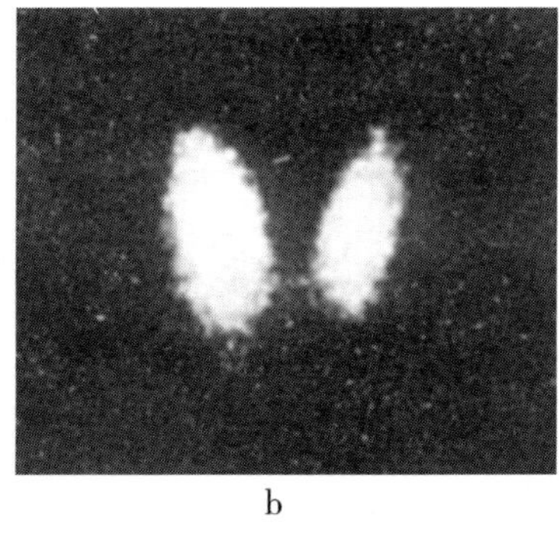
b

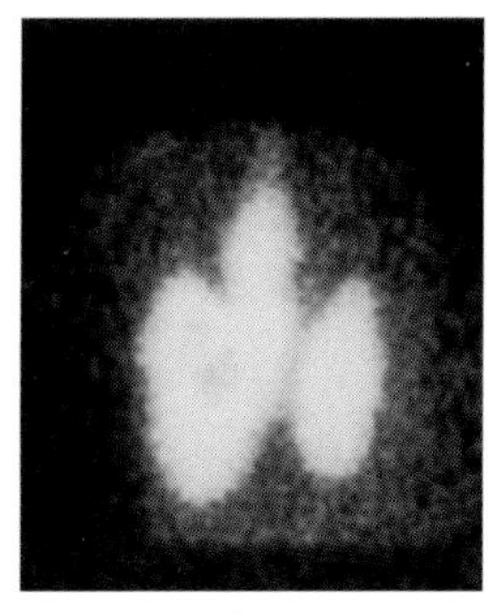
c

图 6.2　正常甲状腺图像

（2）异常图像　判断甲状腺结节功能状态，根据病变区域或甲状腺结节部位摄取 ^{131}I 或 $^{99m}TcO_4^-$ 的功能状态，临床上将甲状腺结节分为 3 类。

1）“热”结节（图 6.3a）　甲状腺显像时，结节部位放射性高于周围正常甲状腺组织，表现为局部放射性分布异常浓聚。甲状腺“热”结节（hot nodule）可呈单发或多发性，常表现为两种情况：一是“热”结节以外的正常甲状腺组织有不同程度的显影，此种“热”结节应和局部甲状腺组织增生变厚相鉴别；另一种是仅“热”结节显影，而正常的甲状腺组织不显影，此种热结节须和先天性甲状腺一叶缺如、甲状腺一叶切除后、气管前不分叶甲状腺相鉴别，尤其是单发性“热”结节。

鉴别的方法主要有以下两种。

促甲状腺激素（TSH）兴奋试验显像：首次甲状腺显像后，肌内注射牛促甲状腺激素

(b-TSH)10 IU 后,再口服 ^{131}I,24 h 后进行甲状腺显像。若是自主功能性结节,则“热”结节以外首次未显影的正常甲状腺组织,因受 TSH 兴奋而恢复了摄 ^{131}I 的功能并显示出正常的甲状腺形态;若为先天性一叶缺如、局部甲状腺组织增生变厚、结节性甲状腺肿,则 2 次甲状腺显像的图像变化不大。此法多用于常规甲状腺显像仅见单发“热”结节显影,而周围正常甲状腺组织未显影需要与先天性甲状腺一叶缺如相鉴别者。

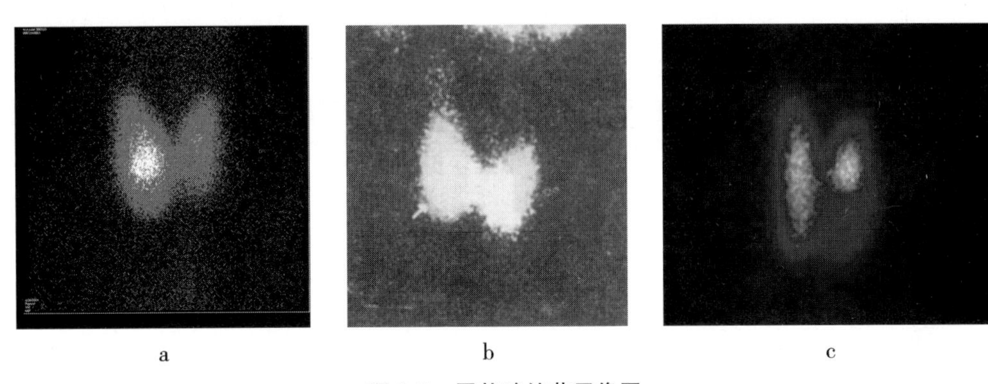

a　　　　b　　　　c

图 6.3 甲状腺结节显像图

a:甲状腺右叶“热”结节　b:右叶“温”结节　c:左叶“冷”结节

甲状腺激素抑制试验显像:首次显像发现“热”结节后,给患者口服甲状腺激素片 40 mg/次,3 次/d,共服 2 周,至 15 d 重复 ^{131}I 甲状腺显像;或口服三碘甲腺原氨酸 25 μg,每 8 h 1 次,连服 1 周,第 8 天做第 2 次显像。由于甲状腺功能自主热结节不受 TSH 的调节,也不被甲状腺激素所抑制,第 2 次显像“热”结节不消失。若为甲状腺局部增生变厚、结节性甲状腺肿,则第 2 次显像“热”结节及周围正常甲状腺组织均受到抑制不显影或放射性分布普遍减低。

注意:进行 TSH 兴奋试验显像检查时,需先用 0.10% 的 TSH 做皮肤过敏试验,阴性者方可进行此项试验;有器质性心脏病者禁用甲状腺激素抑制显像检查。

甲状腺表现为“热”结节者,多为自主功能性甲状腺腺瘤(Plummer 病)或结节性甲状腺肿伴有功能自主结节,癌变的可能性小。

2)“温”结节(warm nodule)(图 6.3b)　指结节部位放射性分布与周围正常甲状腺组织相似。此类结节多见于甲状腺腺瘤,但也可见于结节性甲状腺肿和慢性淋巴细胞性甲状腺炎的患者,而极少数功能自主性甲状腺腺瘤或有正常甲状腺组织覆盖的小“冷”结节也会呈现“温”结节表现。一般表现为“温”结节的患者,甲状腺癌的发生率只有 4% 左右。

3)“冷(凉)”结节(图 6.3c)　“冷”结节(cold nodule)与“凉”结节(cool nodule)为同一种类型的病变,显像图上结节部位呈放射性缺损或放射性明显低于邻近正常甲状腺组织,放射性分布低于周围正常甲状腺组织者为“凉”结节,若结节部位无放射性分布,呈现缺损表现者为“冷”结节。临床上此类结节多见于甲状腺癌或甲状腺囊肿、钙化、纤维化、囊性变等,也可见于亚急性或慢性淋巴细胞性甲状腺炎等。表现为此类结节者,特别是无痛性的单发“冷(凉)”结节质地较硬、活动度差者,癌变的概率较大,必须引起重视。甲状腺 B 超及甲状腺穿刺组织学检查对鉴别诊断均有帮助。

甲状腺癌患者，应用 ^{131}I 进行局部或全身显像时，在甲状腺以外出现异常的放射性浓聚灶者，应高度怀疑为甲状腺癌转移灶。

6.3.1.7 临床意义

甲状腺静态显像为一种功能影像，不能直接提供甲状腺病变性质的资料，但通过甲状腺对 ^{131}I 或 $^{99m}TcO_4^-$ 的摄取能力和放射性分布状态，可以提供疾病的某些有价值的诊断信息，帮助诊断或鉴别诊断甲状腺疾病。

(1)甲状腺癌　甲状腺癌在显像图上多表现为“冷”或“凉”结节，特别是单发的“冷”结节癌变率可达 9.60%～54.50%，平均为 20.80%，而多发性“冷”结节的癌变率为 0～18.30%。为了鉴别“冷(凉)”结节的良性与恶性，可应用亲肿瘤的放射性核素或标记化合物如 ^{201}Tl、^{99m}Tc-MIBI、^{99m}Tc-(V)DMSA、^{99m}Tc-tetrofosmin 和 ^{99m}Tc-HL91 等进行甲状腺阳性显像。如果常规显像的“冷(凉)”结节在亲肿瘤的阳性显像时出现放射性浓聚区，则恶性的可能性大；反之，如原缺损或稀疏区仍无放射性浓聚者，则良性病变的可能性大。此外，应用甲状腺动脉灌注显像了解结节部位血流灌注的丰富程度也有助于鉴别结节的良性与恶性，恶性病变其结节部位血流多较丰富。一般甲状腺显像表现为单发的“冷(凉)”结节者，临床上主张以手术切除治疗为好。

(2)寻找甲状腺癌转移(图 6.4)　甲状腺显像不仅用于诊断甲状腺癌有无转移，还常用作 ^{131}I 治疗甲状腺癌是否合适的指标。寻找甲状腺癌转移灶宜用 ^{131}I，也可用 ^{123}I，但 ^{123}I 系加速器生产、不易得到，国内常用 ^{131}I。分化较好的甲状腺癌如乳头状甲状腺癌和滤泡状腺癌及其转移灶具有摄取 ^{131}I 的功能，因此，给予大于常规剂量的 ^{131}I 后行局部或全身显像可以使转移病灶显影。一般转移灶的功能不如正常甲状腺组织，病灶摄取 ^{131}I 的少，常使影像显示不清，而且分化不良的转移灶多不能显影，所以阴性结果也不能排除转移灶的存在。当正常甲状腺存在时，^{131}I 大部分被正常甲状腺所摄取，转移灶处摄 ^{131}I 很差，常不显影，通常先行甲状腺根治手术，再给患者注射 TSH 后行甲状腺 ^{131}I 显像，可以刺激功能性转移灶的摄取 ^{131}I 功能，增加影像的清晰度，提高显像的阳性率。甲状腺癌约 75% 分化较好，其转移灶可相应摄取 ^{131}I；约 20% 分化不良，其转移灶摄 ^{131}I 的能力较低，约 5% 为甲状腺髓样癌，其摄取 ^{131}I 的能力极差，所以显像未发现转移灶，也不能完全排除有转移。

(3)甲状腺良性占位性病变的诊断　甲状腺腺瘤多表现为“温”结节，如果瘤内出血、钙化或囊性变时，也可呈“冷”结节或“凉”结节；甲状腺显像对于自主功能性腺瘤(Plummer 病)的诊断具有独特价值，明显优于其他影像学方法，一般甲状腺显像出现“热”结节，且不能被甲状腺激素抑制者即可确诊；绝大多数甲状腺囊肿系由甲状腺腺瘤退行性变或结节性甲状腺肿囊性变所致，单纯性囊肿很少见，甲状腺静态显像多表现为“冷”结节或“凉”结节，而亲肿瘤显像或动脉灌注显像一般无放射性浓聚。

(4)判断颈部肿块与甲状腺的关系　若甲状腺影像轮廓完整，肿块位于甲状腺之外且无明显放射性聚集者，一般可认为，为甲状腺外肿块；无论肿块有无放射性聚集，只要与肿块相近的甲状腺影像轮廓不完整，均提示肿块与甲状腺有密切关系。

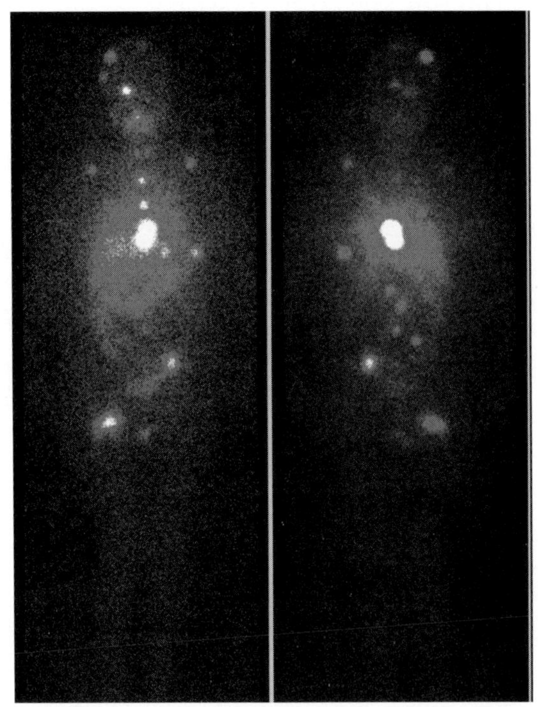

图 6.4　甲状腺癌全身多发转移

6.3.2　甲状腺动态显像

6.3.2.1　原　理

甲状腺动态显像(thyroid dynamic imaging)又称放射性核素甲状腺血管造影(radionuclide thyroid angiography)。静脉“弹丸”式注射 $^{99m}TcO_4^-$ 后,它在心腔内迅速混匀,然后由甲状腺动脉系统灌注到甲状腺组织,其在甲状腺的流量和流速反映甲状腺组织的功能。应用 γ 拍摄机或 SPECT 快速连续记录显像剂随动脉血液流经甲状腺和被甲状腺摄取的动态变化影像,从而获得甲状腺及其病灶部位的血流灌注和功能状况,结合甲状腺静态图像,判断甲状腺病变的血运情况。

6.3.2.2　适应证

甲状腺结节良性与恶性的鉴别诊断;动态观察功能自主性甲状腺腺瘤的血流灌注情况。

6.3.2.3　方　法

(1)显像剂　常用的显像剂为 $^{99m}TcO_4^-$,成人剂量 370～740 MBq(10～20 mCi),体积 0.50～1.00 ml。

(2)显像方法　显像前一般停服含碘食物 1～6 周;停用甲状腺激素片 1～4 周,停用三碘甲腺原氨酸至少 3～10 d;停用抗甲状腺激素药物 1 周;使用碘造影剂者至少 3 周后才能进行显像;甲状腺癌转移灶显像时,停用甲状腺激素类药物至少2周。受检者取仰卧位,肩部稍垫高,使颈部充分伸展,利于暴露甲状腺。一般采用低能通用型准直器或低能高分辨型准直器,探头尽可能贴近患者颈部皮肤。肘静脉以“弹丸”式快速注入 $^{99m}TcO_4^-$(如一侧甲状腺有结节,则由对侧肘静脉注射),以每1 s或2 s一帧的速度连续采集30 s,采集矩阵64×64,Zoom 1.00~2.00;20~30 min后行静态显像,常规采用前位及左前斜、右前斜位。

(3)影像处理　利用感兴趣区(ROI)技术,在影像上勾画感兴趣区,做时间-放射性曲线,定量分析正常与病灶区的血供情况。

6.3.2.4 图像分析

(1)正常图像　甲状腺的血供丰富,其动脉来自两对甲状腺上动脉和下动脉,前者为颈外动脉分支,分布在甲状腺上部;后者为锁骨下动脉分支,分布在甲状腺下部。正常情况下,自肘静脉“弹丸”式注射显像剂后,逐步见锁骨下静脉显影,8~12 s双颈动脉呈对称显影,此时甲状腺区无明显放射性聚集,在颈动脉显影后2~6 s,甲状腺开始显影,但其放射性强度低于颈动脉影像,待动脉影消退后22 s甲状腺摄取显像剂增多,影像逐渐清晰,放射性分布均匀。如果甲状腺、甲状腺结节的放射性强度高于颈动脉束,则为血流灌注增加;若其强度较颈动脉束低、相同或不确定者,即为血流灌注不增加。甲状腺功能正常时,如果注射“弹丸”质量合格,则颈动脉-甲状腺通过时间(cervical arterial thyroid transit time)平均为2.50~7.50 s。

(2)异常图像　常见的异常肿瘤影像主要有以下几种:①甲状腺结节部位呈局限性血流灌注增加,提示病灶区血运丰富(图6.5);②甲状腺结节部位血运减少,显像图上局部呈放射性分布缺损,静态相呈“冷”结节。

6.3.2.5 临床意义

(1)甲状腺癌　静态显像表现为“冷”结节,动态显像结节部位血流丰富者,甲状腺癌的可能性较大,如果癌肿血运不丰富或机化则血流灌注可为正常。

(2)甲状腺良性占位性病变　甲状腺囊肿、出血及部分甲状腺腺瘤等良性病变血供多较差,甚至无血供,故血流灌注显像一般表现为病变局部呈放射性缺损。如甲状腺静态显像为“冷(凉)”结节,动态显像局部血流减低,则提示为血供较差的良性病变可能性较大;静态显像显示为“热”结节,而动态显像局部血流灌注增加,则可能为自主功能性甲状腺腺瘤(Plummer病)。

6.4 甲状腺阳性显像

甲状腺肿瘤由于细胞增殖代谢及血液供应的改变,某些显像剂可浓集于肿瘤病灶,从而对肿瘤进行定性,对临床治疗和制订手术方案具有较好的实用价值。常用的甲状腺阳性显像剂有 ^{99m}Tc-MIBI、^{201}Tl、^{99m}Tc(Ⅴ)-DMSA、^{99m}Tc-tetrofosmin、^{99m}Tc-HL91等。

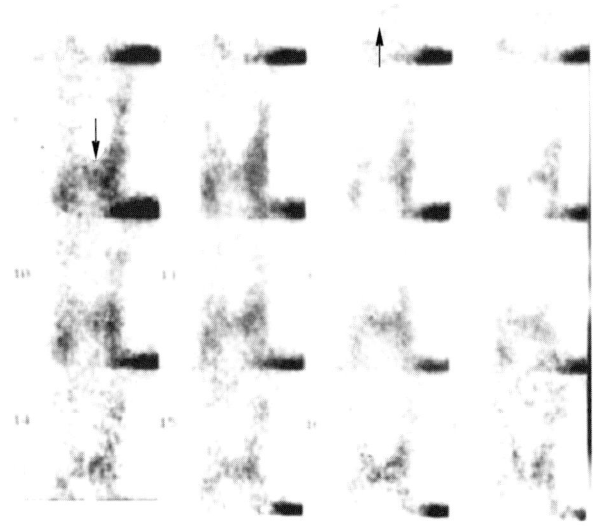

图 6.5 甲状腺动态显像

6.4.1 ^{99m}Tc-MIBI 显像

6.4.1.1 原 理

亲脂性的^{99m}Tc-甲氧基异丁基异腈(^{99m}Tc-methoxyisobutyl isonitrile,^{99m}Tc-MIBI)容易通过肿瘤细胞而进入细胞质中,它围绕细胞核成簇状分布,进入细胞质的 ^{99m}Tc-MIBI 其中 90% 与线粒体相结合。细胞中的线粒体及其膜电位势对肿瘤细胞吸收 ^{99m}Tc-MIBI 起重要的作用。另外,肿瘤生长旺盛,局部供血丰富也促进对 ^{99m}Tc-MIBI 的吸收增多。目前已用于甲状腺肿瘤的定位诊断和鉴别诊断。

6.4.1.2 适 应 证

良性与恶性甲状腺肿瘤的诊断和鉴别诊断,尤其是甲状腺常规显像为“冷”结节的甲状腺肿块;术前了解颈部淋巴结转移的情况。

6.4.1.3 显 像 剂

在无菌操作条件下,取 $^{99m}TcO_4^-$ 注射液 1 ~ 5 ml(740 ~ 5 550 MBq)注入甲氧基异丁基异腈冻干品瓶中,沸水浴加热煮沸 15 min,取出冷却至室温备用。每个患者使用量为 740 ~ 925 MBq(20 ~ 30 mCi)。

6.4.1.4 显像方法

(1)检查前准备 受检者一般无须特殊准备,但须与患者说清楚检查的要求与意义,以取得患者的合作。

(2)体位 受检者仰卧,在肩下垫一枕头,使颈部充分伸展。

(3)采集条件 使用低能高分辨准直器,能峰为 140 keV,窗宽20% ,Zoom 1.00 ~

2.00,矩阵为 128×128 或 256×256。注射后 10 ~ 20 min 进行早期显像,2 ~ 3 h 做延迟显像,时间采集,每帧 2 ~ 3 min。寻找甲状腺癌转移灶时进行全身前后位显像。

(4)影像处理　常规摄片或用镜像 ROI 勾画法,计算肿物与相应正常甲状腺的 T/N 比值。

6.4.1.5　图像分析

(1)正常图像　可见甲状腺清晰显示,两叶放射性分布均匀。

(2)异常图像　甲状腺病灶部放射性分布高于相应对侧部位者为阳性(图 6.6)。

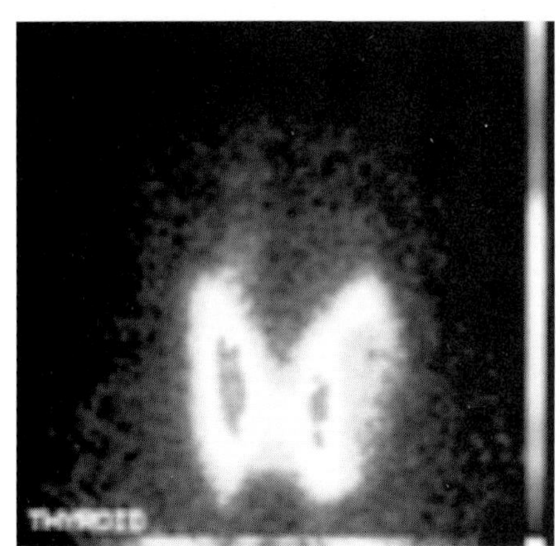

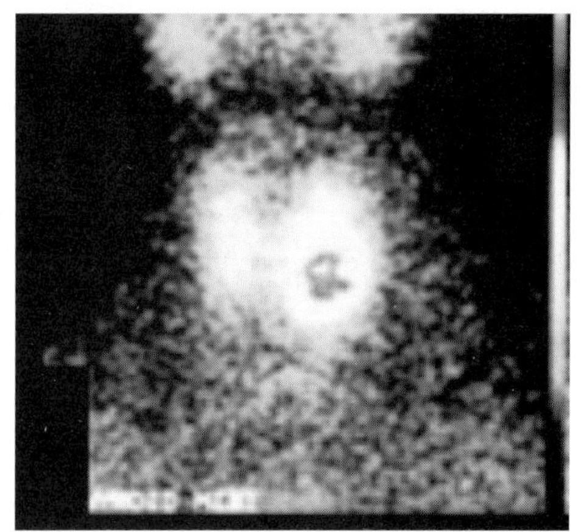

图 6.6　甲状腺肿瘤普通显像与 ^{99m}Tc-MIBI 显像

左:甲状腺静态显像左叶外侧“冷”结节　右:^{99m}Tc-MIBI 显像明显阳性

6.4.1.6　临床意义

^{99m}Tc-MIBI 检测分化型甲状腺癌转移灶的灵敏度为 86.40%,特异性为 76.00%。

6.4.2　^{201}Tl 显像

6.4.2.1　原　理

肿瘤亲和 ^{201}Tl,用于脑、甲状腺、肺、乳腺等肿瘤的显像。^{201}Tl 亲癌机制尚不清楚,但阳离子 ^{201}Tl 的生物性质与 K^+ 相似。肿瘤细胞摄取 ^{201}Tl 与其细胞膜的跨膜电势和膜上 Na^+-K^+泵相关。该泵主动运转,使肿瘤细胞对 ^{201}Tl 摄入增加。另外,瘤组织生长快,局部血供丰富也促使肿瘤部位浓聚 ^{201}Tl 增加。^{201}Tl 在存活的癌细胞中含量高,而坏死细胞吸收少。^{201}Tl 在炎症组织中有吸收,但它清除快。^{201}Tl 在肿瘤组织中浓聚多,然而清除慢,滞留时间长。

6.4.2.2　适 应 证

良性与恶性甲状腺肿瘤的诊断和鉴别诊断,尤其是甲状腺常规显像为“冷”结节的甲状腺肿块;术前了解颈部淋巴结转移的情况。

6.4.2.3 显像剂

^{201}Tl 使用量为 101 ~ 185 MBq(3 ~ 5 mCi)。

6.4.2.4 显像方法

(1)检查前准备 受检者一般无须特殊准备,但须向患者说明检查的要求与意义,以取得患者的合作。

(2)体位 受检者仰卧,在肩下垫一枕头,使颈部充分伸展。

(3)采集条件

1)平面像矩阵 为 128×128 或 256×256,注射后 10 ~ 20 min 采集早期相,2 ~ 3 h 后采集延迟相。时间采集 2 ~ 3 min,每帧采集计数为$(5 \sim 7) \times 10^5$。

2)断层像矩阵 为 64×64 或 128×128,Zoom 1.00 ~ 2.00,旋转 360°。采集 64 帧,每帧 5.40°,每帧采集时间为 30 ~ 40 s。寻找甲状腺癌转移灶时进行全身前后位显像。

(4)影像处理 ①常规摄平片;②断层采集结束后进行图像重建,获得横断面、矢状面和冠状面影像;③半定量处理。

$$RI = [\text{延迟摄取比值}(T/N) - \text{早期摄取比值}(T/N)] / \text{早期摄取比值}(T/N) \times 100\% \quad (6\text{-}1)$$

式中,RI 为肺部肿瘤滞留指数,早期摄取比值为注药后 10 ~ 20 min 肿瘤(T)与正常部位(N)的计数比值,延迟摄取比值为注药后 2 ~ 3 h 肿瘤(T)与正常部位(N)的计数率比值。

6.4.2.5 图像分析

(1)正常图像 颈部可见到甲状腺影,两叶放射性分布均匀对称。

(2)异常图像 甲状腺病灶部放射性分布高于相应健侧者为阳性。T/N 比值大于 1.31(推荐值)、RI 值呈正值为恶性病变。反之,甲状腺病灶在早期和延迟相中均为阴性,或早期像中病灶中有放射性浓聚,但在延迟相中变淡或消失,T/N 比值小于 1.31 则为良性病变(推荐值,供参考)(图 6.7)。

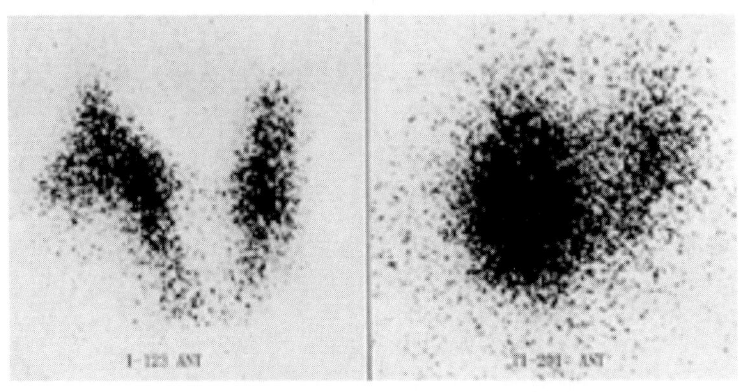

图 6.7 甲状腺肿瘤 ^{133}I 显像与 ^{201}Tl 显像图

左:^{133}I 显像甲状腺右叶“冷”结节 右:^{201}Tl 显像阳性

6.4.3 $^{99m}Tc(V)$-DMSA 显像

6.4.3.1 原 理

^{99m}Tc-二巯基丁二酸(^{99m}Tc-dimercaptosuccinic acid,^{99m}Tc-DMSA)有多种化学形式。商品所得的 DMSA 为内消旋异构体,其 ^{99m}Tc 标记化合物应写作 ^{99m}Tc-meso-DMSA,但常简写为 ^{99m}Tc-DMSA。酸性环境下制备的 ^{99m}Tc-DMSA,^{99m}Tc 的化学价态证实为+3,现已被写作,^{99m}Tc(Ⅲ)-DMSA,为理想的肾皮质显像剂;碱性环境下可获得 5 价锝标记的二巯基丁二酸,即^{99m}Tc(V)-DMSA,为一新型肿瘤显像剂。

现在认为,^{99m}Tc(V)-DMSA 是一个单核化合物,具有由 2 个 DMSA 配体提供的 4 个巯基与一个锝酸根共价结合的正方形四锥体结构,分子式为[$^{99m}TcO(DMSA)_2$]形式,有 3 种几何异构体。它被肿瘤细胞浓聚的确切机制尚不清楚,有人认为,[$^{99m}TcO(DMSA)_2$]在血浆内可稳定存在,它到达肿瘤细胞后发生水解反应,产生磷酸根(PO_4^{3-})样的锝酸根(TcO_4^{3-})参与细胞磷酸代谢。

6.4.3.2 适 应 证

诊断甲状腺髓样癌(medullary thyroid carcinoma,MTC);了解 MTC 转移情况以决定手术范围;了解 MTC 术后残留情况以制订进一步治疗方案;随访 MTC 寻找复发及转移灶。

6.4.3.3 显 像 剂

(1)直接制备法　将 ^{99m}Tc 洗脱液 740 ~ 3 700 MBq(20 ~ 100 mCi)/1 ~ 3 ml 注入 ^{99m}Tc(V)-DMSA 药盒中,混匀后室温放置 15 min 备用。

(2)间接制备法　用含上述 ^{99m}Tc 洗脱液的针筒抽取适量 0.45 N NaOH 或 5% $NaHCO_3$注射液,混匀,测得 pH 值为 8.50 后注入 ^{99m}Tc(Ⅲ)-DMSA 药盒中,混匀后放置 15 min 备用。

(3)用量　^{99m}Tc(V)-DMSA 静脉注射液,740 ~ 925 MBq(20 ~ 25 mCi)/次,儿童减半。

6.4.3.4 显像方法

使用配置低能高分辨率平行孔准直器的 γ 相机或 SPECT,能峰 140 keV,窗宽 15%,Zoom 1.00。

静脉注射后 2 h 甲状腺局部静态显像,必要时断层采集;如有阳性摄取应加做全身前、后位扫描以了解有无转移病灶;如有可疑,24 h 后局部复查。

患者在注射前无须任何准备,但在检查前应排尿。

6.4.3.5 图像分析

(1)正常影像　主要经肾排泄,除膀胱以外各时相中肾放射性最高,腮腺、甲状腺、胃始终无放射性摄取,四肢大关节附近放射性可辨。

1)头颈部　颅骨显影清晰,脑实质无放射性分布;可有泪腺摄取,鼻咽部放射性最强;部分患者颌下腺区域及牙床骨有灶性增强,可能与慢性炎症有关;颈双侧大血管影逐渐变淡。

2)胸部　早期心脏、主动脉弓及锁骨下血管影较强,以后逐渐变淡为胸骨放射性替代,剂量大者 24 h 肋骨可辨;年轻人肋软骨结合部放射性摄取明显;女性双侧乳腺有片状摄取,与月经周期无关。

3)腹部及盆腔　前位肝区放射性高于脾,胃底呈空泡状,腹主动脉影逐渐变淡,可见双侧髂前上棘;后位可辨脊柱及骶髂关节。

4)四肢　大关节附近放射性最强,可辨大血管及长骨。

(2)异常图像　肿块或全身其他部位(包括骨骼,女性乳腺以外)有放射性分布高于邻近或对侧相应区域处。

6.4.3.6 临床意义

(1)甲状腺肿块或伴颈淋巴结肿大　如见相应区域有高度局灶性放射性摄取(利用 ROI 技术,T/BG 常 > 2),可诊断为甲状腺髓样癌(MTC),如同时伴有血降钙素明显升高,脸色潮红,大便次数增多可确认该诊断;放射性较高但局部红肿,皮温增高,诊断应慎重;放射性略高于周围本底,或伴有内部小灶性增强,在患者未做任何治疗情况下,可除外 MTC,考虑其他恶性肿瘤如甲状腺未分化癌、淋巴瘤;放疗及手术后的 MTC 病灶摄取减退,首次诊断应结合血降钙素;分化性甲状腺癌未见放射性摄取。

(2)MTC 患者　如见下颈部淋巴结转移表现,应考虑上纵隔探查、清扫;术后见局部或邻近部位、上纵隔仍有局灶性放射性异常浓聚,可诊断为残留、复发或转移,但如有锁骨、胸、肋骨手术断端者,应首先考虑为创伤所致。

(3)临床价值　灵敏度大于 80%,特异性 100%,病灶探测率 65% 以上。

6.4.4 ^{99m}Tc-tetrofosmin 显像

6.4.4.1 原　理

^{99m}Tc-1,2-双[双(2-乙氧基乙基)膦基]乙烷{^{99m}Tc-1,2-bis[bis(2-ethoxyethyl) phosphino]ethane}是一种亲脂性的二膦酸类离子化合物,通常被用作心肌灌注显像剂,其在肿瘤细胞中聚集的确切机制尚不十分清楚。研究表明,肿瘤细胞对 ^{99m}Tc-tetrofosmin 的吸收机制同 ^{99m}Tc-MIBI 类似,^{99m}Tc-tetrofosmin 进入细胞的过程除了依赖于细胞膜电位和线粒体膜电位外,还受^{99m}Tc-tetrofosmin 的阳离子电荷数及其亲脂性的影响,并且其吸收间接受组织血流量和细胞代谢状况影响。目前认为,肿瘤细胞摄取 ^{99m}Tc-tetrofosmin 的机制为:①与细胞膜和线粒体膜电位及线粒体数量密切相关;②Na^+-K^+泵可能起到一定作用;③受体内 P-糖蛋白(P-glycoprotein,P-gP)的影响;④肿瘤部位的高代谢水平可能也是聚集^{99m}Tc-tetrofosmin 的一个重要因素。

6.4.4.2 适 应 证

良性与恶性甲状腺肿瘤的诊断和鉴别诊断,尤其是甲状腺常规显像为“冷”结节的甲状腺肿块;寻找甲状腺癌转移灶。

6.4.4.3 显 像 剂

在无菌操作条件下,取 $^{99m}TcO_4^-$ 注射液 1 ~ 5 ml(740 ~ 5 550 MBq)注入 tetrofosmin 冻干品瓶中,待充分溶解后即可使用。每个患者使用量为 740 ~ 925 MBq(20 ~ 30 mCi)。

6.4.4.4 显像方法

(1)检查前准备　受检者一般无须特殊准备,但须与患者说清楚检查的要求与意义,以取得患者的合作。

(2)体位　受检者仰卧,在肩下垫一枕头,使颈部充分伸展。寻找甲状腺癌转移灶时进行全身前后位显像。

(3)采集条件　使用低能高分辨准直器,能峰为 140 keV,窗宽 20%,Zoom 1.00 ~ 2.00,矩阵为 128×128 或 256×256。注射后 10 ~ 20 min 进行早期显像,2 ~ 3 h 做延迟显像,时间采集,每帧 2 ~ 3 min。

(4)影像处理　常规摄片,也可采用镜像 ROI 勾画法,计算肿物与相应正常甲状腺的 T/N 比值。

6.4.4.5 图像分析

(1)正常图像　tetrofosmin 在体内的清除以肝胆排泄为主,泌尿系统为辅。除心肌、甲状腺外,tetrofosmin 还分布于肝、脾、骨骼肌、乳腺、肾。可见甲状腺清晰显示,两叶放射性分布均匀。

(2)异常图像　甲状腺病灶部放射性浓集高于相应健侧部者为阳性。全身显像见异常浓集灶时为阳性。

6.4.4.6 临床意义

Lind 研究表明,^{99m}Tc-tetrofosmin 探察甲状腺癌远处转移灶的敏感度为 86%。Gallowitsch 等也得出同样的结论,认为 ^{99m}Tc-tetrofosmin 在探察甲状腺癌远处转移灶方面明显优于 ^{131}I 扫描。还有人比较了 ^{99m}Tc-tetrofosmin 和彩色多普勒超声在甲状腺癌中的应用价值,结果 ^{99m}Tc-tetrofosmin 敏感度和特异度为 100% 和 80%,彩色多普勒超声为 62% 和 50%,说明 ^{99m}Tc-tetrofosmin 诊断甲状腺癌有较高的敏感度和特异度,可作为一项评价滤泡型甲状腺癌转移灶的有价值的方法。

6.4.5 ^{99m}Tc-HL91 显像

6.4.5.1 原　理

^{99m}Tc-4,9-二氮-3,3,10,10-四甲基十二烷-2,11-二酮肟(^{99m}Tc-4,9-diazo-3,3,10,10-tetramethyl dodecan-2,11-dione dioxime,^{99m}Tc-HL91)是一种乏氧显像剂,经国内外初步研究证实可用于头颈部和四肢肌肉软组织肿瘤良性与恶性鉴别诊断。由于肿瘤生长迅速,代谢快,耗氧量大;恶性肿瘤的血管结构和功能异常,导致肿瘤氧供减少;因此,肿瘤组织处于缺血、缺氧状态。利用肿瘤的这种缺血、缺氧状态,^{99m}Tc-HL91 可用于判断肿瘤的良性与恶性。

6.4.5.2 适 应 证

良性与恶性甲状腺肿瘤的诊断和鉴别诊断,尤其是甲状腺常规显像为“冷”结节的甲状腺肿块;术前了解颈部淋巴结转移的情况。

6.4.5.3 显像剂

在无菌操作条件下,取 $^{99m}TcO_4^-$ 注射液 1 ~ 2 ml(185 ~ 1 850 MBq)注入 HL91 冻干品瓶中,使之完全溶解后,室温放置 10 min 即可。成人使用量为 185 ~ 740 MBq(5 ~ 20 mCi)。

6.4.5.4 显像方法

(1)检查前准备 受检者一般无须特殊准备,但须与患者说清楚检查的要求与意义,以取得患者的合作。

(2)体位 受检者仰卧,在肩下垫一枕头,使颈部充分伸展。

(3)采集条件 使用低能高分辨准直器,能峰为 140 keV,窗宽 20%,Zoom 1.00 ~ 2.00,矩阵为 128×128 或 256×256。注射后 10 min 进行早期显像,2 ~ 4 h 做延迟显像,时间采集,每帧 2 ~ 3 min。

(4)图像处理 常规摄片,或用镜像 ROI 勾画法,计算肿物与相应正常甲状腺的 T/N 比值。

6.4.5.5 图像分析

(1)正常图像 甲状腺不显示。

(2)异常图像 甲状腺病灶部放射性分布高于相应对侧部位者为阳性(图 6.8)。

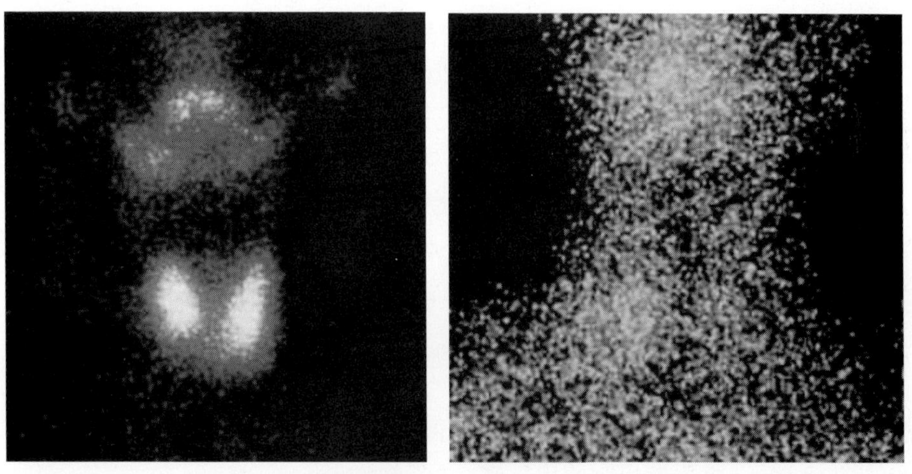

图 6.8 甲状腺肿瘤普通显像与 ^{99m}Tc-HL91 显像

左:甲状腺静态显像右叶下极"冷"结节 右:甲状腺 ^{99m}Tc-HL91 显像阳性

6.4.5.6 临床意义

Cook 等对 10 例肿瘤转移患者,其中 2 例甲状腺癌,进行了 ^{99m}Tc-HL91 显像和 ^{18}F-FDG 显像,^{18}F-FDG 显像阳性的肿瘤 ^{99m}Tc-HL91 显像也均为阳性,1 个肿瘤病灶 ^{18}F-FDG 显像为弱阳性者,^{99m}Tc-HL91 为阳性。

6.5 甲状腺肿瘤免疫显像

6.5.1 原　理

肿瘤细胞表面存在着一种大分子物质即肿瘤抗原，它能引起宿主的特异性免疫反应，用肿瘤抗原免疫动物或用杂交瘤技术能产生出待异性抗体，再用放射性核素如 ^{131}I、^{123}I、^{111}In、^{125}I 等标记这种抗体作为肿瘤阳性显像剂用于肿瘤定性、定位诊断称之为放射免疫显像(radioimmuno imaging, RII)。

用杂交瘤技术所产生的小鼠淋巴细胞，只对一种抗原决定簇(determinant)引起免疫反应，它所产生的抗体称为单克隆抗体(monoclone antibody, McAb)。若用常规方法将某一抗原去免疫动物，它所产生的抗体称多克隆抗体(polyclonal antibody, PcAb)。放射性核素标记的 McAb 和 PcAb 有两种属性：一是放射性核素在自身衰变过程中产生射线(如 γ 射线)；二是 PcAb 和 McAb 能特异地识别肿瘤细胞的相关抗原，引导放射性核素与肿瘤定向结合。因此能用仪器探测到核素的聚集部位，使肿瘤呈阳性显像。

6.5.2 适 应 证

肿瘤早期诊断与鉴别诊断；肿瘤转移灶定性与定位；肿瘤原发灶定性与定位；肿瘤治疗疗效检测；诊断肿瘤残留或复发；决定放射免疫治疗。

6.5.3 显 像 剂

常用 ^{131}I、^{123}I、^{111}In 标记的鼠单克隆抗体及其片段。放射性强度为 74 ~ 185 MBq(3 ~ 5 mCi)；抗体用量为 0.10 ~ 100 mg(为饱和正常组织内非特异性或交叉反应性结合，一般需要 5 ~ 20 mg)。最常用的显像剂为 ^{131}I-抗 Tg-McAb、^{123}I-抗 Tg-McAb。

6.5.4 显像方法

患者准备和给药方式：RII 检查前对患者行常规^{131}I 甲状腺扫描。给药前 2 d，口服卢戈碘液，每天 5 滴，连服 7 d，以封闭甲状腺。

显像剂为 ^{131}I-抗 Tg-McAb 时 72 ~ 96 h 显像，^{123}I-抗 Tg-McAb 6 ~ 24 h 显像。

至少应在早期对患部或疑有复发或转移处做 1 次前、后位显像，必要时加做侧位或断层显像，然后在晚期复查 1 次。

可用双核素检查技术扣除本底，或用生物素-亲和素预定位技术提高对比度，增加阳性率。

注意事项：有过敏史或皮试阳性者忌做本检查。

6.5.5 图像分析

阳性表现同其他肿瘤显像，主要为病灶放射性异常浓聚、扣除正常组织放射性后的异常显示、放射性滞留时间延长等。

6.5.6 临床意义

^{131}I-抗 Tg-McAb 对高分化甲状腺癌原发灶和转移灶的检出率可达 66.70%。Howard 等用 ^{111}In-抗 CEA-McAb 对 1 例甲状腺髓样癌 RII 获得了成功，Shepherd 等用 ^{131}I-抗Tg-PcAb 对甲状腺癌（乳头癌和滤泡癌）RII，检出率为 50%。

6.6 甲状腺^{18}F-FDG 及 PET/CT 显像

6.6.1 原 理

用发射正电子的放射性核素标记葡萄糖、脂肪酸、氨基酸、核苷等类似物、各类受体的特异配基及特异性抗体等，能够灵敏而准确地定量分析肿瘤的异常代谢、蛋白质合成、DNA 复制肿瘤增殖及受体的分布状况等，^{18}F-脱氧葡萄糖（^{18}F-FDG）为目前最为常用的一种，根据肿瘤局部在有氧环境中存在异常旺盛的无氧葡萄糖酵解现象，应用葡萄糖的类似物^{18}F-FDG 所具有的与葡萄糖相似的细胞转运能力，检测肿瘤的异常葡萄糖代谢；当肿瘤细胞摄取 ^{18}F-FDG，经细胞内己糖激酶作用，转变为 6-磷酸 ^{18}F-FDG 后，不参与葡萄糖的进一步代谢而滞留在细胞内，通过 PET 的动态与静态显像，能定量地测量肿瘤组织对 ^{18}F-FDG 的摄取速率及摄取量，准确判断肿瘤的葡萄糖代谢异常程度及变化。

6.6.2 适 应 证

甲状腺癌 ^{18}F-FDG PET/CT 显像对于已经明确病理类型的甲状腺髓样癌、未分化癌，可用于明确术前诊断，了解全身转移情况，以及评价疗效、监测复发及转移；对于分化型甲状腺癌患者，目前一般用于肿瘤根治术后，甲状腺球蛋白水平升高而全身^{131}I 显像阴性患者。

6.6.3 显 像 剂

PET 肿瘤显像最常使用的显像剂为 ^{18}F-FDG，使用量为 0.10～0.12 mCi/kg，静脉注射。对于分化型甲状腺癌也可以应用 ^{124}I 进行显像，对于甲状腺髓样癌也可以用 ^{18}F 或 ^{11}C 标记奥曲肽（octreotide）进行显像。

6.6.4 ^{18}F-FDG 显像

6.6.4.1 受检者准备

在检查前至少禁食 6 h。注射放射性药物以前安静休息 30 min。

6.6.4.2 显像步骤

（1）透射显像　患者仰卧在检查床上，经体位固定后进行脏器或全身的 CT 透射显像,用于组织衰减校正。通过多束低能激光在体表画上标记,用于再次显像时体位的精确重复定位。

(2)发射显像　显像前固定患者的体位,发射显像的位置及视野应与透射显像完全相同。

(3)动态显像　静脉弹丸注射,^{18}F-FDG 后,立即启动已设置好的连续动态采集程序,基本顺序为 30 s/帧×10,60 s/帧×5,5 min/帧×8,在影像采集的同时采集对侧肘静脉血样本,用于计算肿瘤^{18}F-FDG 的摄取率。

(4)静态显像　静脉注射 ^{18}F-FDG 后 50～55 min 进行静态影像的采集,每一断面影像的计数应为 1×10^8左右。

(5)全身显像　静脉注射 ^{18}F-FDG 后 50～55 min 开始全身显像。由于 PET 视野有限,当一个视野的采集达到一定的计数后,经计算机调控,通过床位移动,依次进入第 2 个视野,直至达到预定采集范围。

6.6.4.3　图像处理

经放射性时间衰减校正及透射显像的组织衰减校正后,通过适当的滤波处理和重建断层影像,并制作矢状和冠状断层影像以及 SD 影像。临床常用的半定量指标有肿瘤标准摄取值,定量指标有肿瘤摄取率(tumor uptake rates,*TUR*)。

$$标准摄取值(SUV)=\frac{衰减校正后的平均兴趣区放射性}{每克体重的放射性示踪剂注入剂量} \tag{6-2}$$

$$肿瘤摄取率\ Ci(t)/Cp(t)=kiCp(t)dt/Cp+Vp \tag{6-3}$$

式中,*Ci* 为 *PET* 测定的肿瘤组织放射性计数,*Cp* 为血浆中的放射性计数,*ki* 为肿瘤摄取率,*Vp* 为确定的感兴趣区内容积。

上述肿瘤摄取率也可通过作图法算出,即 Y 轴为 $Ci(t)/Cp(t)$,X 轴为 $Cp(t)dt/Cp$,*Vp* 为截距,从而计算出斜率值即肿瘤摄取率(*ki*)。

6.6.4.4　图像分析

(1)正常图像　正常甲状腺组织对 ^{18}F-FDG 的摄取程度多变,可为本底水平或较强的摄取,但正常状态的甲状腺摄取均匀、对称,无明显的放射性异常浓集或缺损区。

(2)异常图像和临床意义　甲状腺癌对 ^{18}F-FDG 基本表现为高摄取,以未分化癌和髓样癌摄取 ^{18}F-FDG 最高,其次是乳头状癌和滤泡状癌。病灶一般呈低密度,形态不规则、边界不清,中心可伴有坏死,瘤体内及周围可见钙化灶(图 6.9)。转移淋巴结多为圆形或椭圆形,呈 ^{18}F-FDG 高摄取,大小可无明显增大。甲状腺癌常发生肺转移,其次为骨转移,肺转移多表现为双肺野内散在分布的小结节影,大者可表现 ^{18}F-FDG 高摄取,微小结节也可以无明显^{18}F-FDG 摄取。骨转移病灶可为溶骨性、成骨性及混合性,溶骨性转移病灶多表现^{18}F-FDG 高摄取,成骨性转移灶可无明显^{18}F-FDG 摄取,混合型者两者兼有(图 6.10)。

^{18}F-FDG 探测甲状腺癌转移病灶的灵敏度可达 93.90%,探测病灶最小直径可达 0.50 cm,对检出颈部淋巴结的灵敏度高于 ^{131}I 扫描和血清甲状腺球蛋白测定。

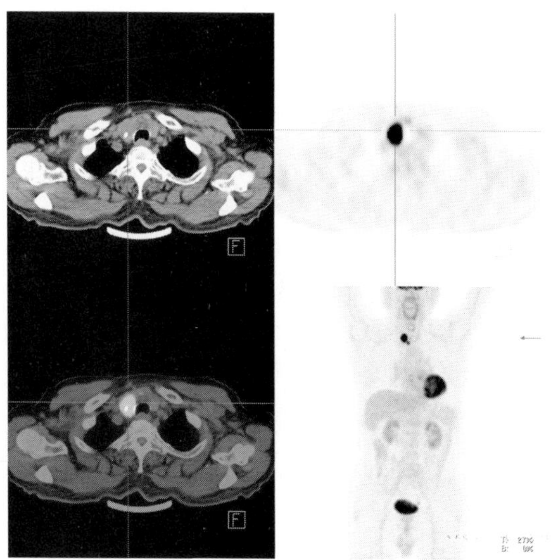

图 6.9　甲状腺乳头状癌^{18}F-FDG PET/CT 显像图

左上、右上、左下及右下图分别为 CT、PET、融合图像及全身 PET 3D 图像

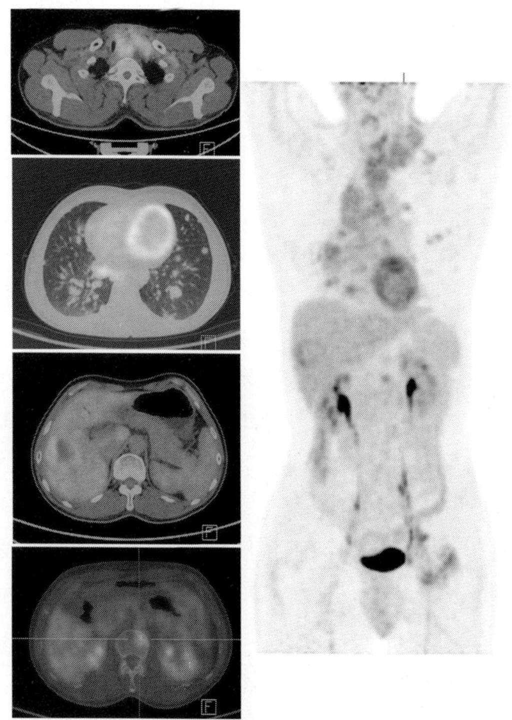

图 6.10　甲状腺乳头状癌术后全身多发转移^{18}F-FDG PET/CT 显像图

左列分别为颈部淋巴结、肺、肝及骨转移的 PET/CT 融合图像，右列为全身 PET 3D 图像

需要指出的是甲状腺的良性病变也可有 ^{18}F-FDG 的摄取，如甲状腺腺瘤、结节性甲状腺肿、甲状腺功能亢进、桥本甲状腺炎（Hashimoto thyroiditis，HT）等，在分析时应引起注意。甲状腺腺瘤摄取 ^{18}F-FDG 的程度类似或略低于分化型甲状腺癌。结节性甲状腺肿和甲状腺功能亢进也有不同程度的 ^{18}F-FDG 的摄取，结合超声、增加 CT 或 MRI 可助于鉴别。

^{18}F-FDG PET 显像对肿瘤的早期定位诊断、良性与恶性鉴别和肿瘤转移灶的检测准确性较高，但因价格较贵，临床应用受到限制。近年来，双探头符合线路 SPECT（DHCI）以其相对低廉的价格和兼顾单光子和正电子两种核素的检测特性而被临床关注。有研究表明 ^{18}F-FDG DHCI 对甲状腺癌转移灶检测与 ^{18}F-FDG PET 结果有良好的符合率，尤其在胸部转移病灶的符合率达 83%。但是 ^{18}F-FDG DHCI 探测小病灶的效率比 ^{18}F-FDG PET 低，对小于 1 cm 的肿瘤转移淋巴结几乎难以检出，但 DHCI 能鉴别 CT 所见的肿大淋巴结的良性与恶性。

6.7 甲状腺肿瘤免疫分析

甲状腺肿瘤免疫分析包括血清中 Tg、TgAb 的分析和甲状腺肿瘤免疫显像。

6.7.1 人血清甲状腺球蛋白

高灵敏放射免疫分析和组织受体分析的发明，使许多恶性肿瘤标志物得以测定，人血清甲状腺球蛋白（human thyroid globulin，hTg）是与分化型甲状腺癌（differentiaed thyroid carcinoma，DTC）相关的肿瘤抗原。目前认为，hTg 检测是 DTC 处理和随访的重要参考指标之一。血中 Tg 来源于功能性甲状腺组织，正常人血中也有 Tg 存在，且受垂体分泌的 TSH 调节。由于甲状腺功能亢进、甲状腺炎、甲状腺肿瘤的 hTg 均高，DTC 术前 hTg 增高的程度虽与肿瘤组织类型有关（滤泡癌最高，其次为混合乳头-滤泡癌和乳头癌），但在有无转移患者之间无显著差异，故 hTg 在术前的鉴别诊断上价值较小。DTC 患者若切除了甲状腺，或经 ^{131}I 去除后，血中 hTg 消失，若 hTg 重新出现或增高，则是甲状腺癌复发或转移的特异性标志。

hTg 检测 DTC 术后复发和转移的敏感性受下列因素所影响：①hTg 水平与肿瘤的 Tg 合成呈正相关，主要取决于合成 Tg 的细胞数和细胞的分化程度。故微小的肿瘤病灶及分化不良或退行发育的肿瘤，hTg 水平较低。②肿瘤细胞和正常细胞所释放 Tg 在盐析和超滤方面有生理化学差异，有时肿瘤病灶释放的异常 Tg 不能为 RIA 所检出。③DTC 转移灶的 Tg 释放受 TSH（促甲状腺激素）控制。有人对 DTC 术后转移患者停用甲状腺激素后进行 TSH 和 hTg 连续测定，随着 TSH 增高，hTg 平行增高而达到一个坪，范围达基线抑制水平的 2～20 倍。因此，T_4 抑制治疗常引起 hTg 降低。④血清 TgAb 的存在常引起 hTg 测定值降低。由于上述原因不少学者认为，不能将 hTg 检测在 DTC 中的作用估计太高。据 Bianchi 和 Boxtel 报道，hTg 对 DTC 术后复发和转移的敏感性分别为 60.90% 和 79.00%，而特异性达到 100%。

鉴于T_4抑制治疗对hTg检测的影响，故在检测方案和结果判断标准方面应做如下考虑：①手术和^{131}I治疗后不停用T_4，hTg<1.00 μg/L，则表明很少有复发或转移；②不停用T_4，hTg>1.00 μg/L，则应停用T_4后复查hTg和^{131}I-WBS（全身显像），若hTg<10 μg/L，^{131}I-WBS阴性，亦表明很少有复发或转移，此后随访，若hTg仍然很低，则可省略进一步^{131}I-WBS；③停用T_4后hTg>10 μg/L，特别是停用T_4后hTg升高者，应进一步积极寻找复发、转移灶。

总的来说，hTg检测是DTC随访的重要方法，简便、准确，可以常规应用。若按上述检测方案执行，约有25%的患者不需停用T_4和进行^{131}I-WBS，对患者十分有利。另外，DTC的Tg合成和放射性碘的摄取常常是彼此独立的功能。研究发现，hTg与转移灶的^{131}I摄取虽有一定的相关性，但部分患者^{131}I-WBS阴性却有hTg升高。因此，hTg检测对无^{131}I摄取者具有重要意义。

6.7.2 血清TgAb

在DTC患者血清中检出TgAb并不少见，其发生率在5%～15%。治疗前血清TgAb值与肿瘤的扩散和治疗后疾病的结果无关。多年来，TgAb测定仅用于检验hTg分析的诊断准确性，因血清TgAb常引起hTg值降低。然而，最近学者观察到，在DTC患者随访中，循环TgAb的存在可能与病变仍然存在或复发有关，因此，TgAb自身亦可能在DTC患者的随访中有重要意义。如国内一组56例有复发或转移的DTC患者，手术和^{131}I治疗后，TgAb阳性者10例，其中7例证实仍有肿瘤病灶，但hTg同时增高者仅2例，其余hTg和TgAb转阴者均未发现转移或复发病灶。国外亦有类似报道。

DTC手术和^{131}I治疗后hTg阴性而TgAb阳性，其可能原因有：①患者存在一般诊断方法不能发现的微小病灶，它们可能产生Tg，但由于TgAb的存在，虽然测定值很低，却不断地给免疫系统提供抗原；②DTC经治疗后，患者体内可能尚存产生TgAb的淋巴记忆细胞，长期地保持着供应抗体的能力；③^{131}I治疗造成组织放射损伤引起组织抗原释放，第一个原因是TgAb诊断DTC术后复发和转移具有特殊意义的理论根据，而第二和第三则是产生假阳性的原因，值得注意。

TgAb检测对DTC患者术后随访的具体临床价值在于：①DTC治疗后循环TgAb消失代表一种重要的有利的预后因素；②DTC治疗后，TgAb持续存在，特别是高水平的TgAb，可能提示存在复发或转移病灶，即使hTg阴性，也需高度警惕；③TgAb、Tg和^{131}I浓聚之间存在着分离现象，因此综合应用，可提高DTC转移或复发的检出率，有助于DTC术后监测与治疗。

6.8 ^{131}I治疗甲状腺癌

6.8.1 原　理

甲状腺癌转移灶有无摄^{131}I能力，是决定能否用^{131}I治疗的关键。分化好的滤泡性癌和乳头状癌,在切除原发灶及全部甲状腺组织或用 TSH 刺激之后,其转移灶 80% 以上有 ^{131}I 摄取,故可用 ^{131}I 所释放的 β 射线破坏癌组织,达到治疗目的。^{131}I 治疗甲状腺癌主要是分化好的甲状腺癌的转移灶。但是,确有少数分化不好的甲状腺癌原发灶,特别是术后复发和术后残留肿瘤具有 ^{131}I 摄取功能,也可考虑^{131}I 治疗。值得注意的是,少数患者原发灶是分化好的甲状腺癌,但转移灶却主要是退行发育的,极少可能诱发^{131}I 摄取;相反,有的原发灶分化不佳,但切除原发灶和全部甲状腺组织之后,经内源性 TSH 刺激,转移灶可变得更加分化而且具有摄取 ^{131}I 的功能。

全部去除甲状腺以诱发转移灶的 ^{131}I 摄取,是^{131}I 治疗的必要准备;不仅如此,全部去除甲状腺还有其独立的重要治疗作用,如使复发率和死亡率明显降低等。然而,单纯手术不可能将甲状腺全部切除,总残留有部分甲状腺组织,这些术后残留甲状腺组织具有 ^{131}I 摄取功能,故可用大剂量 ^{131}I 将其彻底去除。因此,^{131}I 治疗分化型甲状腺癌必须在手术后进行,并包括既联系又独立的两个部分,即^{131}I 去除术后残留甲状腺组织和 ^{131}I 治疗转移灶。

目前,许多学者都认为,对分化型甲状腺癌采用"手术+^{131}I 治疗+甲状腺激素抑制"三步治疗方案是最好的综合治疗措施,可以降低复发率,提高生存率。由于外放疗和化疗不宜作为分化型甲状腺癌术后常规辅助治疗,前者仅在局限性转移或 ^{131}I 不能控制疾病发展时采用,后者仅适于术后疾病进展快而 ^{131}I 又不能有效控制的患者,因此,^{131}I 治疗是分化型甲状腺癌治疗方案必不可少的重要组成部分。

6.8.2 ^{131}I 去除术后残留甲状腺组织

6.8.2.1 去除的临床意义

^{131}I 去除术后残留甲状腺组织对所有分化型甲状腺癌患者均具有重要的临床价值。

(1)提高转移灶的 ^{131}I 摄取率　因残留甲状腺组织可与转移灶竞争摄取 ^{131}I,其所分泌的甲状腺激素抑制垂体 TSH 分泌,对刺激转移灶的 ^{131}I 摄取十分不利。去除残留甲状腺组织后,TSH 水平提高,可诱发或增强转移灶和某些未能切除的原发灶的 ^{131}I 摄取功能,使能对其进行敏感的探测和有效的治疗。从给予^{131}I 去除剂量到肿瘤组织出现摄取功能,需历时 6～10 周。

(2)诊断与治疗　在^{131}I 去除剂量下进行 ^{131}I 全身显像(whole body scintigraphy,^{131}I-WBS),可发现诊断剂量 111～185 MBq(3～5 mCi)^{131}I-WBS 不能发现的病灶,起到诊断和治疗的双重作用。

(3)降低复发率和死亡率　甲状腺癌常为多中心性,据报道,在显微镜下,62.50%～87.00% 患者的残留甲状腺和 90% 患者的同侧颈淋巴结可见残留或转移病灶,^{131}I 去除剂量对此有直接破坏作用,故可明显降低复发率和死亡率。

(4)方便随访　去除残留甲状腺,使转移灶^{131}I 摄取增加,又去除了血清 Tg 产生的来源,因而有利于日后通过 WBS 和血清 Tg 检测及时发现可能发生的转移或复发。

6.8.2.2 适应证和禁忌证

(1)适应证　所有分化型甲状腺癌,手术后有残留甲状腺组织,其 ^{131}I 摄取率>1%,

甲状腺显像有甲状腺组织显影(不管有无功能性转移灶),全身情况良好,WBC 在 $3.00\times 10^9/L$ 以上者,均宜采用 ^{131}I 去除手术后残留甲状腺组织。特别是原发癌不能切除,原发癌直径>1.50 cm,有淋巴、血管或包膜侵袭,甲状腺内有多个癌灶,年龄>40 岁的乳头状癌和分化不太好的滤泡状癌患者,尤其应优先考虑。

有人提出,局限于甲状腺内无包膜侵犯的乳头状癌和隐匿性乳头状癌(直径<1.50 cm),以及非侵袭性的滤泡性癌不宜常规考虑 ^{131}I 治疗。主要依据是这类患者的生存曲线与正常曲线无显著差异。但是有学者将这类患者和正常人的生存曲线按年龄性别配对处理后,却显示有明显差异。所以,这类患者单独手术切除并不可靠,只要符合前述条件,仍应考虑 ^{131}I 去除治疗。

(2)禁忌证　①妊娠期和哺乳期;②甲状腺术后创面未完全愈合者;③WBC 在 $3.00\times 10^9/L$ 以下,肝、肾功能严重障碍者。

6.8.2.3　去除方法

(1)患者准备　①停服甲状腺激素片(或 T_4)4 ~6 周,以提高血清 TSH 水平。为缩短患者停止替代治疗的时间,可停服甲状腺激素片(或 T_4)而改服 T_3 3 周,然后停服所有甲状腺激素 2 周。新近接受甲状腺手术者,有人主张手术后立即给予足够的甲状腺激素替代 4 ~6 周后再停药,以有利于伤口愈合和避免手术后并发症。②忌碘 4 周。③测定血清 T_3、T_4、TSH、Tg、TgAb 和甲状腺 ^{131}I 摄取率。④口服 ^{131}I 185 MBq(5 mCi),48 h 后进行 ^{131}I WBS。⑤颈部有残余癌,尽可能再次手术后进行 ^{131}I 去除。

(2)去除剂量和给药方法　去除剂量尚无统一意见,范围从 1.11 GBq(30 mCi)至 3.70 ~7.4 0GBq(100 ~200 mCi)不等。用 1.11 GBq(30 mCi)的优点是安全、方便、经济和可以门诊治疗,但去除率仅 60% 左右。目前多数学者主张常规给予 ^{131}I 3.70 GBq(100 mCi),完全去除率高达 80% 以上;若同时存在功能性转移灶,可将剂量增加至 5.55 ~7.40 GBq(150 ~200 mCi),以达同时治疗转移灶的目的。但是,若术后残留甲状腺较完整(超过 1 叶),^{131}I 摄取率高于 30%,为避免或减轻服 ^{131}I 后的副反应,^{131}I 用量可适当减少。

有学者提出根据给予残留甲状腺的吸收剂量(Gy)来计算 ^{131}I 用量。但这种方法复杂费时,而且到底给予多少 Gy 合适,各家意见不一,彼此相差达 10 倍之多(300 ~3 000 Gy)。目前这种方法较少采用。

给药方法均主张一次口服,并从服 ^{131}I 前 2 d 开始至服 ^{131}I 后 1 周,常规给予泼尼松(强的松)10 mg,每天 3 次,预防和缓解治疗期中的喉头水肿。服 ^{131}I 后嘱多饮水,及时排空小便,减少膀胱和全身照射;口含维生素 C 促进唾液分泌,缓解辐射性涎腺炎。

(3)全身显像　服 ^{131}I 后 2 ~10 d,或者体内 ^{131}I 残留量少于 370 MBq(10 mCi)时,进行 WBS(不再服 ^{131}I),观察是否存在功能转移灶,供预后估计和制订今后的治疗方案参考。

(4)甲状腺激素替代治疗　甲状腺癌手术或 ^{131}I 治疗后,甲状腺激素替代治疗除起着纠正甲状腺功能减低维持甲状腺功能正常的作用以外,还由于抑制垂体 TSH 的分泌而有利它抑制病灶的复发和生长。为此,一般于服 ^{131}I 后 24 ~72 h 开始甲状腺激素替代治疗。

若术后残留甲状腺组织较完整，^{131}I 摄取率较高，替代治疗可于服^{131}I 后 1 周开始。替代剂量一般为甲状腺激素片 40 mg，每天 3 次，并根据血清 T_3、T_4和 TSH 水平增减调整，以不出现甲状腺功能亢进症状和血清 TSH 在正常低水平为目的。

6.8.2.4 去除效果的判定、随访和重复去除

（1）去除效果的判定标准 甲状腺^{131}I 摄取率<1%，甲状腺显像甲状腺不显影为去除完全，否则为去除不完全。

（2）随访 ^{131}I 去除治疗一般于 3 ~ 6 个月后进行随访。若已知有不可切除的癌灶，或诊断剂量（185 MBq）和（或）去除剂量 ^{131}I-WBS 已发现功能性转移灶，则宜尽早随访，以便安排进一步治疗。若随访证实甲状腺已去除完全，且未发现另外的功能性转移灶，则 1 年后再随访；1 年后仍阴性，则 2 年后再随访；2 年后仍阴性，以后则每 5 年随访 1 次。

（3）重复去除的决定 若随访发现残留甲状腺未去除完全，则应给予第 2 次剂量去除；若显像发现有功能性转移灶，则应给予治疗量 ^{131}I 治疗转移灶；若患者有肯定不浓聚 ^{131}I 的转移灶，血清 TSH<30 μU/ml，则应继续停服甲状腺激素 4 周（部分患者血清 TSH 会增高）后再复查，若仍阴性，则该转移灶实属不摄取 ^{131}I，应考虑其他治疗方案。

6.8.3 ^{131}I 治疗甲状腺癌转移灶

6.8.3.1 适应证和禁忌证

（1）适应证 分化型甲状腺癌手术切除原发灶和 ^{131}I 去除残留甲状腺组织后，其转移灶和部分术后复发或术后残留肿瘤，以及因故不能手术的局部病灶，经检查有 ^{131}I 摄取功能，一般情况良好，WBC 不低于 3.0×10^9/L 者，宜选择 ^{131}I 治疗。

（2）禁忌证 基本与 ^{131}I 去除治疗者相同。此外，凡转移灶可以用手术切除者，以及用各种方法刺激转移灶仍不摄取 ^{131}I 者，不宜用 ^{131}I 治疗。

6.8.3.2 治疗方法

（1）患者准备 基本与 ^{131}I 去除者相同。特别要求在停用所有甲状腺激素后，让内源性 TSH 最大程度的提高（一般要求 TSH>30 mU/L），以有利于增强转移灶的 ^{131}I 摄取（必要时可用外源性 TSH 刺激），只有当显像发现有功能性甲状腺转移灶时，方选择 ^{131}I 治疗。

（2）治疗剂量和给药方法

1）标准固定剂量法 一般根据不同转移部位给予不同的 ^{131}I 量，即甲状腺有残留肿瘤者 3.70 GBq（100 mCi）、甲状腺外软组织转移者 5.50 ~ 6.48 GBq（150 ~ 175 mCi）、骨转移者 7.40 GBq（200 mCi）。肺中滞留量高者，剂量酌减［48 h 全身^{131}I 滞留量不超过 2.96 GBq（80 mCi）］。

2）最大安全剂量法 即用能给予肿瘤最大照射而又无严重并发症（主要是骨髓抑制）的剂量进行治疗。一般要求所给予的 ^{131}I 对全血所造成的 β 和 γ 总剂量达 2 Gy（200 rad），48 h 体内保留总量不超过 4.44 GBq（120 mGi），如有弥漫性肺转移则小于 2.96 GBq（80 mCi）。

目前大多数学者仍采用标准固定剂量法。因为从临床实践看此法安全、效果好；根据

剂量-效应关系研究,未发现剂量较7.40 GBq(200 mCi)更大效果就越好的证据;亦无令人信服的资料证明,且此法简单实用,避免了最大安全剂量法麻烦费时的测定工作。

给药仍采用一次口服,给药前、后的处理与去除治疗相同。假若^{131}I治疗与外放疗合用,一般外放疗应放在^{131}I治疗之后2~3 d进行,以避免外放疗抑制肿瘤的^{131}I摄取。但有脑转移的患者外放疗应先于^{131}I治疗,因^{131}I治疗偶尔引起炎性水肿和血管破裂,故应慎用。

(3)甲状腺激素替代治疗 对保留有较多功能性甲状腺组织者,于服^{131}I后1周开始甲状腺激素替代治疗(一般甲状腺激素片40 mg,每天3次)。对甲状腺已基本去除(^{131}I摄取<5%)、保留功能性甲状腺组织较少者,可于服^{131}I后24 h开始按“饱和剂量”方案给予甲状腺激素,开始剂量大,以后逐日减量,旨在尽可能短的时期内抑制血清TSH和纠正甲状腺功能低下。饱和剂量法成人甲状腺激素片逐日剂量按如下次序安排:240 mg 3次/d、120 mg 3次/d 、80 mg 3次/d、40 mg 3次/d、40 mg 3次/d……合并心脏病或年老体弱者,不采用“饱和剂量”,一般仍按常规进行替代治疗。

6.8.3.3 治疗效果的判定、随访和重复治疗

(1)疗效判定标准 185 MBq(5 mCi)^{131}I-WBS发现转移灶摄取^{131}I功能完全消失为治愈;部分消除为好转;与治疗前比较无变化或发现新的转移灶为无效或加重。

(2)随访 服^{131}I后3~6月进行随访,随访项目与^{131}I去除残留甲状腺组织相同。若随访发现转移灶已完全消除,则嘱长期服用甲状腺激素,以后则根据情况,每年或每2年随访1次。

(3)重复治疗的决定 若:①185 MBq(5 mCi)^{131}I-WBS发现转移灶未完全消除、无效、加重或复发;②部分甲状腺已完全清除患者,血清学Tg水平持续增高(10 μg/L),但影像学检查未发现病灶,则给予下一疗程治疗,直至转移灶完全消除为止。重复治疗2个疗程间隔一般在3个月以上。决定重复治疗剂量的原则与首次治疗基本相同,但若首次治疗后加重,宜适当增加剂量。没有重复治疗次数和接受^{131}I总量的明确限制,但一般不超过29.60 GBq(800 mCi)为宜。如治疗后^{131}I-WBS发现DTC病灶或者血清Tg水平减低,可重复^{131}I治疗,否则应停止^{131}I治疗,以TSH抑制治疗为主。

6.8.3.4 疗效和副反应

(1)疗效评价

1)^{131}I对术后残留甲状腺的去除率和临床疗效 据华西医科大学报道,用^{131}I去除105例分化型甲状腺癌术后残留甲状腺组织,去除剂量为2.22~2.96 GBq(60~80 mCi)组,一次去除率为63.30%;3.70~5.5 0GBq(100~200 mCi)组,为85.30%。并且发现,去除剂量较大、术后残留甲状腺组织少或^{131}I摄取率较低、无甲状腺外功能性转移灶者其去除率较高,反之则较低。

据Mazzaferri等报道,复发率在仅手术治疗者中为32%,手术+甲状腺激素抑制治疗为11%,而手术+^{131}I去除+甲状腺激素抑制治疗仅为2.70%;就死亡率而言,仅手术治疗较手术+^{131}I去除治疗高3.80~5.20倍。

2)^{131}I对分化型甲癌转移灶的清除率和临床疗效 根据华西医科大学报道,用^{131}I治疗25例分化型甲癌术后转移灶,按不同转移部位给予不同量的^{131}I,其一次剂量为3.0~

7.40 GBq(100 ~ 200 mCi),累积剂量为 3.70 ~ 29.60 GBq(100 ~ 800 mCi),平均为 9.45 GBq(225 mCi),治疗时间 0.50 ~ 7 年,结果转移灶摄取 ^{131}I 功能完全消除者为 48%,部分消除者为 32%,好转后复发者为 4%,无效或加重者为 16%,总有效率为 84%。其中以颈部软组织转移者疗效最好,肺或肺与软组织转移者次之,骨或骨与软组织转移者最差。转移灶消失一般在 ^{131}I 治疗后 3 ~6 个月出现。

^{131}I 治疗分化型甲状腺癌转移灶较明显的近期临床疗效是服药后 1 ~2 d 癌肿引起的疼痛(特别是骨转移者)开始缓解,治疗前有声嘶者 1 ~3 个月逐渐好转,有肺转移者咳嗽、咯痰明显减少。关于远期疗效,由于分化型甲状腺癌本身病程较长,难于进行准确评价,但一般说来,患者预后改善,寿命延长。Brown 等报道 70 例随访 5 年以上的患者,有肺转移者 5 年存活 63 例,10 年存活 54 例,而有骨转移者 5 年存活 7 例,10 年时已无 1 例存活。根据密执安大学医院资料,分化型甲状腺癌有远处转移者,确诊后如不用 ^{131}I 治疗,75% 的患者 5 年内死亡;而用 ^{131}I 清除转移灶者,存活期有的延长至 16 ~ 19 年。Schlumberger 等报道 283 例甲状腺癌肺或骨转移,^{131}I 治疗后 5 年存活率为 53%,10 年为 38%;而患者胸片不能显示的肺内小结节状转移灶者,^{131}I 治疗后 15 年存活率高达 95%。

(2)副反应　服 ^{131}I 后 1 ~2 d 开始,几乎所有患者均感不同程度乏力、恶心、食欲缺乏、腹胀,少数患者有呕吐、腹泻和头痛。大部分患者有轻重不一的涎腺炎、颌下腺和腮腺肿痛。甲状腺去除不全者,常有颈前局部疼痛、水肿,个别患者红肿累及上胸部,且心率增快。部分患者出现声嘶、少数肺转移者可出现呼吸不适,甚至痰中带血。以上均系短期并发症,一般在 3 ~5 d 达高峰,除症状较重者需对症处理外,多数 1 周左右自行缓解消失。在治疗过程中常规给予泼尼松和口含维生素 C,对缓解局部水肿和减轻涎腺炎有明显作用。有广泛肺转移者,反复 ^{131}I 治疗可能造成肺纤维化。部分患者可出现白细胞和血小板短暂减少。Pochin 在 250 例 ^{131}I 治疗患者中发现 4 例白血病,但多数学者未发现白血病和永久性骨髓抑制等并发症,亦未见对生育的影响。

6.8.4　分化型甲状腺癌(DTC)的其他治疗

6.8.4.1　DTC 的辅助性外照射治疗或化学治疗

侵袭性 DTC 经过手术和 ^{131}I 治疗后,外照射治疗或放射性粒子植入治疗降低复发率的作用尚不明确,不建议常规使用。以下情况可考虑外照射或放射性粒子植入治疗:①以局部姑息治疗为目的;②有肉眼可见的残留肿瘤,无法手术或者 ^{131}I 治疗;③疼痛性骨转移;④位于关键部位、无法手术或 ^{131}I 治疗(如脊椎转移、中枢神经系统转移、某些纵隔或隆突下淋巴结转移、骨盆转移等)。

DTC 对化学药物治疗不敏感。化学治疗仅作为姑息治疗或其他手段无效后的尝试治疗。多柔比星是唯一经美国食品与药品监督管理局批准用于转移性甲状腺癌的药物,其对肺转移的疗效优于骨转移或淋巴结转移。

6.8.4.2　DTC 的靶向药物治疗

肿瘤的靶向治疗药物包括细胞生长因子及其受体抑制剂、多靶点激酶抑制剂、抗血管内皮生长因子药物、表皮生长因子受体抑制剂、DNA 甲基化抑制剂、环氧化酶-2 抑制剂、

NF-KB 路径靶向药物和西部周期调控药物等多种类药物。对于 ^{131}I 难治性 DTC，酪氨酸激酶抑制剂是目前甲状腺癌基础和临床应用较多的药物，部分临床试验证实可在一定程度上缓解疾病进展。但是至今尚无一例患者出现完全治愈，部分缓解率最高不到50%，而且这种缓解率难以长期维持；有部分患者因为并不少见的不良反应或者肿瘤进展而终止用药。笔者所收治的 1 例 DTC 患者口服舒尼替尼（合并肝肺弥漫性转移且 ^{131}I 治疗效果欠佳）已随访 25 个月，临床评价为 SD。考虑到此类药物费用昂贵，目前仅在常规治疗无效且处于进展状态的晚期 DTC 患者中，可考虑使用这类药物。

6.8.5 关于甲状腺髓样癌的 ^{131}I 治疗

甲状腺髓样癌（MCT）占整个甲状腺癌的 3.05%～11.90%，起源于甲状腺滤泡旁细胞。滤泡旁细胞分泌降钙素，与甲状腺激素的生产无关。MCT 细胞呈均匀紧密排列，基质中有淀粉状蛋白，除分泌降钙素外，还分泌其他生物活性物质，如组胺酶、前列腺素、CEA、ACTH 和 5-羟色胺等，这些物质均不结合碘。因此 MCT ^{131}I 显像通常为冷区，极少用 ^{131}I 治疗。

然而，不断有人发现少数 MCT 浓聚 ^{131}I。如 1980 年 Parthasarathy 报道 1 例经病理证实为 MCT 伴纵隔、淋巴结转移者，其颈部包块以及纵隔不但有 ^{131}I 摄取，而且还浓聚 ^{99m}Tc 和 ^{201}Tl，过氯酸盐释放试验阳性，表明摄取的 ^{131}I 未参与有机化。Rasmusson 还报道 1 例 ^{131}I 在 MCT 的骨转移中浓聚。Nusynowitz 报道 1 例 MCT 肺转移，在全甲状腺切除后全肺摄取 ^{131}I 高达 31.50%，过氯酸盐释放试验肺放射性有明显降低，亦表明 ^{131}I 未参与有机化，同时，肺部病变也摄取 $^{99m}TcO_4^-$。该患者接受 11.80 GBq（321 mCi）^{131}I 治疗后症状明显改善，恢复工作达 4 个月之久。放射性核素在 MCT 中浓聚的机制目前尚不清楚，但以上事实说明，少数 MCT 能够浓聚 ^{131}I，而且能用大剂量 ^{131}I 进行有效治疗。因此，对 MCT 患者进行 ^{131}I 显像了解病变 ^{131}I 摄取功能，有利于治疗的选择。

此外，还发现有的 MCT 无 ^{131}I 摄取，但给予大剂量 ^{131}I 后却见肿瘤缩小，症状减轻。估计系 ^{131}I 在正常甲状腺中浓聚，对邻近病灶造成过量照射之故，或许还有其他原因。不管怎样，虽然病变不摄取 ^{131}I，如果其他治疗方法均失败，试用 ^{131}I 治疗可能带来好处。但 ^{131}I 治疗也会造成全身辐射危害，故宜权衡利弊，慎重从事。

目前，国内外部分学者报道表明，靶向药物酪氨酸激酶抑制剂（tyrosine kinase inhibitor，TKI）舒尼替尼应用于甲状腺髓样癌的治疗，近期部分缓解率尚可，但缺乏长期随访资料证实，其临床应用价值有待进一步探讨。

6.8.6 安全防护

患者必须在有专门防护条件的病房治疗。患者的尿及其他排泄物均应按防护要求处理。当患者体内存留的 ^{131}I 量降至 440 MBq（约 12 mCi）以下或距患者 1 m 处的剂量率低于 2.50 μSv/h 时，可以出院，但仍不要到公共场所，避免与孕妇儿童接触。在治疗过程中，医务人员及他人应按防护要求注意自身的安全防护。

6.9 甲状旁腺显像

6.9.1 原 理

甲状腺组织既可摄取 $^{99m}TcO_4^-$,又可摄取 ^{201}Tl 或 ^{99m}Tc-MIBI;而甲状旁腺组织仅能摄取 ^{201}Tl 或 ^{99m}Tc-MIBI。正常的甲状腺能够摄取 ^{201}Tl 或 ^{99m}Tc-MIBI,但是摄取量略低,且洗出较快。因此,通过减影技术或延迟显像可突出甲状旁腺病灶。^{201}Tl 或 ^{99m}Tc-MIBI 被甲状旁腺病理组织摄取的机制尚不明了。血流灌注,组织的功能活性及细胞活性可能是影响摄取的因素。^{99m}Tc-MIBI 通过丰富的血流进入甲状旁腺,并进入代谢旺盛的腺体细胞。正常的甲状旁腺不能显示是因为它的体积小,血流灌注和细胞活性相对较低。

6.9.2 适应证

甲状旁腺功能亢进的诊断和病灶的定位,异位甲状旁腺的寻找,甲状旁腺腺瘤的诊断。

6.9.3 显像剂

(1)$^{201}TlCl$ 成人用量 74 MBq(2 mCi),静脉注射给药。

(2)$^{99m}TcO_4^-$ 成人用量 222 MBq(6 mCi),静脉注射给药。

(3)^{99m}Tc-MIBI 成人用量 222 MBq(6 mCi),静脉注射给药。

6.9.4 显像方法

6.9.4.1 ^{201}Tl-^{99m}Tc 双核素显像

取平卧位固定头部标出结节范围,经静脉注入 ^{201}Tl,用针孔准直器 64×64 矩阵,首先采集 40 帧以颈部为中心的动态影像(每帧 30 s),随后采集一帧 128×128 矩阵、采集时间 300 s 的静态像。患者的体位保持不变,经静脉再次注入 $^{99m}TcO_4^-$,进行甲状腺显像,采集方法和时间同前。^{201}Tl 的能峰选在 80 keV,$^{99m}TcO_4^-$的能峰选在 140 keV,窗宽为 20%。把两次静态影像做减本底及归一化处理后相减,所得到的影像即为甲状旁腺病灶的影像。由于 ^{201}Tl 的能谱范围 90% 在 69 ~ 83 keV,仅有 10% 在 135 ~ 169 keV,且注射量仅是 $^{99m}TcO_4^-$的 1/3,故在进行 $^{99m}TcO_4^-$显像时,^{201}Tl 的射线仅占 3% 左右。

6.9.4.2 ^{99m}Tc-^{201}Tl 双核素显像

患者体位同前,首先经静脉注入 $^{99m}TcO_4^-$进行甲状腺显像。用针孔准直器,64×64 矩阵,采集 40 帧以颈部为中心的动态影像(每帧 30 s),随后采集一帧 128×128 矩阵,5 min 的静态像。然后以 ^{201}Tl 的能窗采集一幅静态 ^{99m}Tc 的散射影像。患者的体位保持不变,经静脉再次注入 ^{201}Tl,20 min 后以^{201}Tl 的条件做 300 s 静态采集。所获影像先做散射校正,去除 $^{99m}TcO_4^-$在 ^{201}Tl 能窗里的散射,得到净的 ^{201}Tl 影像,然后减除 ^{99m}Tc 的甲状腺影像(处理方法同前)。为避免受检者过度疲劳,以上两种顺序的减影方法均可不做动态采集,而在静脉给药后 1 min 直接做静态采集。

6.9.4.3 ^{99m}Tc-MIBI 双时相法

静脉注入 ^{99m}Tc-MIBI,针孔准直器,64×64 矩阵,15 min 后,做第一次静态显像,采集时间 300 s,2 h 后做延迟显像,128×128 矩阵,采集时间 300 s。延迟显像的甲状腺影像明显减淡,而功能亢进的甲状旁腺影像仍清晰。

^{99m}Tc-MIBI 也可以和 $^{99m}TcO_4^-$配合做减影,方法同前。

6.9.5 图像分析

6.9.5.1 正常图像

正常的甲状旁腺因体积小,一般不显影,只有腺瘤或腺体增生时方可显像。

6.9.5.2 异常图像及临床意义

(1)异位甲状旁腺 甲状旁腺显像时,颈部甲状旁腺部位不见甲状旁腺显像,但在纵隔区出现局灶性的放射性聚集区,即可诊为甲状旁腺异位,异位甲状旁腺还可见于食管内部等处。

(2)甲状旁腺腺瘤 用 ^{201}Tl-^{99m}Tc 相减法显像,可显出颈部甲状旁腺腺瘤。只有瘤体大于 300 mg 时显像才可出现局灶性放射性聚集。甲状旁腺腺瘤、甲状旁腺增生、甲状旁腺癌均可出现阳性聚集。根据病理学统计,这三类病灶的分配比例为 83 ∶ 15 ∶ 2。另外,甲状腺腺瘤、甲状腺癌和慢性甲状腺炎等病灶可出现假阳性,应当根据临床症状及生化检验结果加以鉴别(图 6.11、图 6.12)。

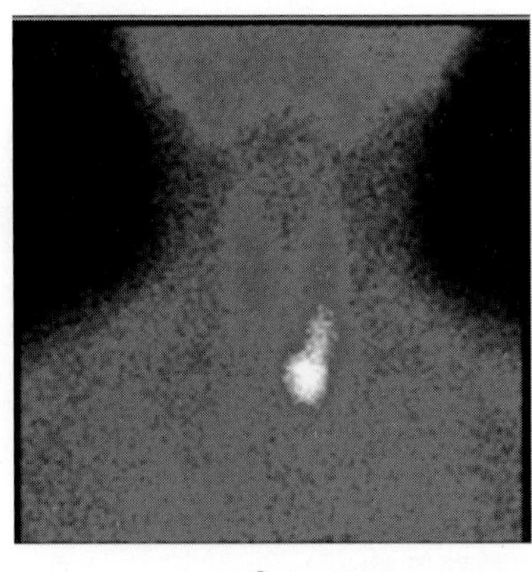

a

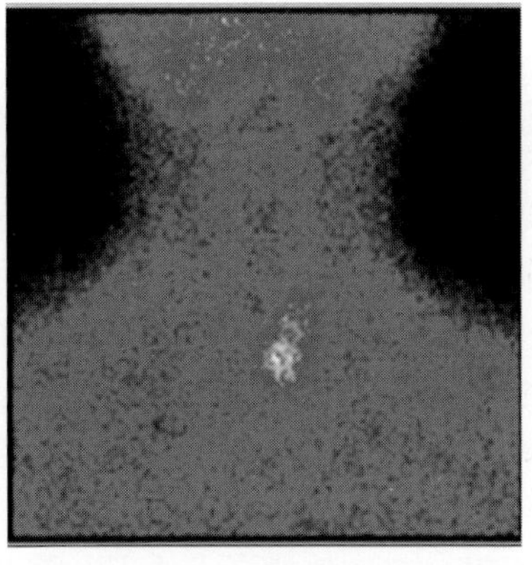

b

图 6.11 甲状旁腺腺瘤 ^{99m}Tc-MIBI 双时相法显像

a:早期时相 b:延迟时相

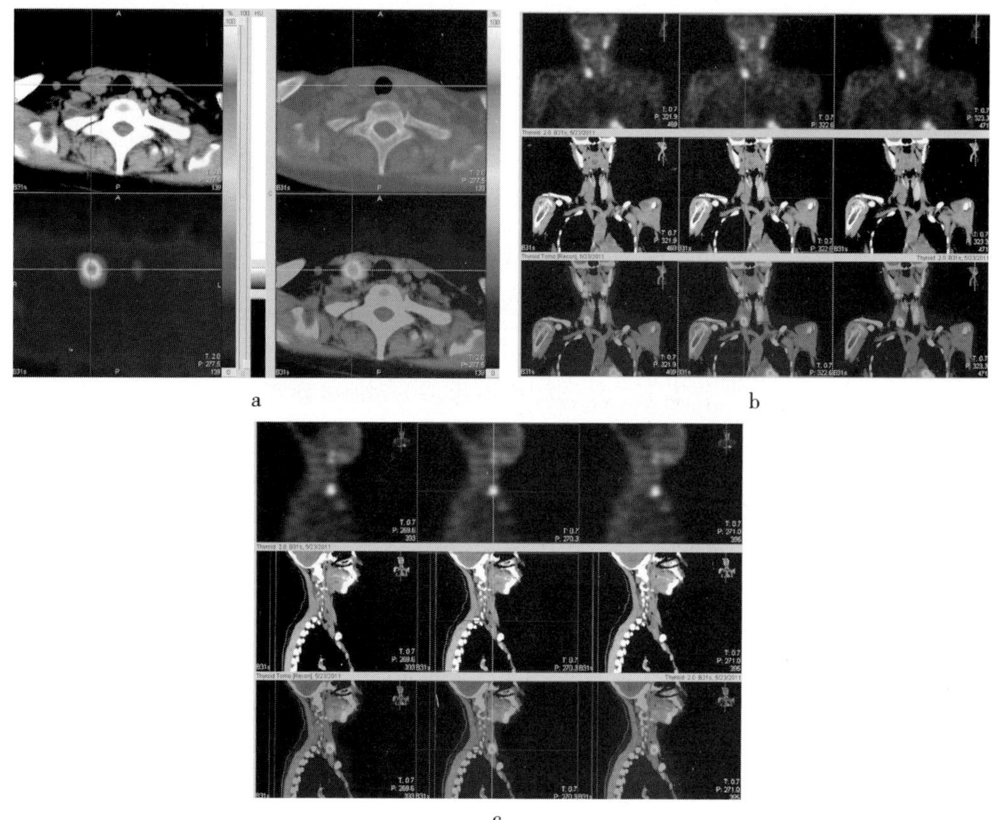

图 6.12 甲状旁腺腺瘤 SPECT-CT 断层融合显像

a:横断位 b:冠状位 c:矢状位

6.9.6 注意事项

减影要求患者两次检查的体位一致,否则会造成假阳性。20 min 的动态像可了解病灶及甲状腺的血供,主要还是用来监测患者的体位。如发现检查期间患者移动了位置,须做位置校正后,再行减影。对于血钙和 PTH 升高、有甲状旁腺功能亢进临床症状,用针孔准直器未发现甲状旁腺病灶者,可用平行孔准直器补充一个颈胸部静态影像,以免漏诊异位的甲状旁腺病灶。^{201}Tl 检出甲状旁腺功能亢进病灶的效能,灵敏度为 71.60%,阳性预测率为 92.50%。

^{99m}Tc-MIBI 的诊断效能高于 ^{201}Tl。颈部的恶性肿瘤有可能摄取 ^{201}Tl 或 ^{99m}Tc-MIBI,应结合临床加以鉴别。

6.10 肾上腺皮质显像

6.10.1 原 理

肾上腺的皮质位于肾上腺的外周,中央部分为髓质。皮质可分为球状带、束状带和网状带。球状带在最外层,主要分泌盐皮质激素,以醛固酮为主,束状带位于球状带和网状带之间,主要分泌糖皮质激素,以氢化可的松为主,网状带位于最内层,分泌少量性激素。肾上腺皮质所分泌的激素在化学上都与胆固醇的结构相似,称为类固醇激素。这些激素均是胆固醇在肾上腺皮质一系列酶的作用下转变而来,在肾上腺皮质细胞、卵巢黄体细胞和睾丸精母细胞内以酯的形式储藏最多,在这些细胞中的胆固醇为合成类固醇激素提供原料。如将放射性核素标记的胆固醇注入血液,它主要与细胞膜上的低密度脂蛋白(low density lipoprotein,LDL)受体相结合,再进入肾上腺皮质细胞内。肾上腺皮质细胞摄取血液中放射性核素标记的胆固醇的量与细胞内胆固醇酯、LDL 和 ACTH 的水平有关。放射性核素标记的胆固醇进入肾上腺皮质细胞是肾上腺皮质显像的基础。

6.10.2 适应证与禁忌证

6.10.2.1 适 应 证

皮质醇增多症,原发性醛固酮增多症和性激素增多症需做病因诊断及确定病变部位者;异位肾上腺的定位;了解肾上腺术后残留腺体的大小和功能;肾上腺自体移植术后,了解移植腺体是否存活。

6.10.2.2 禁 忌 证

妊娠哺乳期妇女。

6.10.3 显 像 剂

6.10.3.1 ^{131}I-19-碘代胆固醇

^{131}I-19-碘代胆固醇(^{131}I-19-iodocholesterol, ^{131}I-19-IC 或 NM-145),应低温保存,成人剂量 74 ~ 148 MBq(2 ~ 4 mCi),缓慢静脉注射给药。

6.10.3.2 ^{131}I-6-甲基碘代胆固醇

^{131}I-6-甲基碘代胆固醇(^{131}I-6-methyl-iodocholesterol,NP-59 或 ^{131}I-6β-IC),性质较稳定,5 ℃以下可贮存 30 d,成人剂量 37 ~ 55.50 MBq(1 ~ 1.50 mCi)。

6.10.3.3 ^{131}I-6-碘代胆固醇

^{131}I-6-碘代胆固醇(^{131}I-6-iodocholesterol,^{131}I-6-IC),化学性质较稳定,常温下可以贮存半年,成人剂量 74 ~ 148 MBq(2 ~ 4 mCi),缓慢静脉注射给药。

6.10.3.4 ^{75}Se-19-胆固醇

^{75}Se-19-胆固醇(^{75}Se-19-cholesterol, Np-65),成人用量 7.40 ~ 11.10 MBq(0.20 ~ 0.30 mCi),^{75}Se 的 γ 射线能量是 136 keV,适合于 SPECT 显像,其缺点是有效半衰期长,不便于进行肾上腺皮质激素抑制试验。NP-59,^{131}I-6-碘代胆固醇均比^{131}I-19-碘化胆固醇具有更高的亲肾上腺皮质功能,能获得较理想的靶/本底比值,标记物注射后约有 20% 由 LDL 部分载负,每个正常肾上腺约摄取注射量的 0.30%~0.67%,被摄取的放射性核素标记的胆固醇可能被酯化,但并不进一步代谢。

6.10.4 显像方法

6.10.4.1 检查前准备

(1)封闭甲状腺 应用放射性碘标记的胆固醇,应在注药前 3 d 服用复方碘溶液,每日 3 次,每次 5 ~ 10 滴并持续到检查后 1 周,或服用饱和碘化钾溶液,每日 3 次,每次 10 滴,服用时间与复方碘溶液相同。

(2)停用影响摄取显像剂的药物 影响肾上腺皮质摄取放射性胆固醇的主要因素有 3 点,即体内胆固醇库、输送胆固醇的载体蛋白及促肾上腺皮质分泌剂。应根据不同情况停用 2 周后再进行检查。

(3)清洁灌肠 放射性胆固醇少由肾上腺摄取,大部分主要通过肝胆肠道排出体外,受检者显像前应清除肠道内放射性的干扰。方法是显像前一天晚上口服缓泻剂(常用蓖麻油 20 ml 等),或检查当日清晨采用清洁灌肠。胆囊内胆汁含有放射性核素标记的胆固醇,会在右侧肾上腺区出现胆囊显影,干扰右侧肾上腺的鉴别,可嘱受检者在检查前 20 min 服用脂肪餐(常用油煎鸡蛋 2 个)以收缩胆囊排出胆汁,去除胆囊影干扰。

6.10.4.2 显像时间

由于肾上腺摄取显像剂速度较慢,需多次显像观察。常规方法于注射显像剂后第 3 天开始显像检查,隔日 1 次,直到显影清晰或无须继续检查为止。一般情况下,注射后第 7 ~ 9 天肾上腺显影,但肾上腺显影清晰的时间取决于肾上腺的功能及其病变性质,在某些病理状态下肾上腺组织可以提前显影,因此,在注射后第 3 ~ 5 天开始显像动态了解肾上腺图像,对于提供更多的诊断与鉴别诊断信息是很必要的。

6.10.4.3 显像方法

应用 SPECT 或 γ 拍摄机显像时,宜用高能或中能平行孔准直器,采集矩阵 128×128 或 64×64,能峰 360 keV,窗宽 20%,根据情况一般每帧采集 200 ~ 300 k 计数。显像时采用俯卧位采集后前位,辅以前位和侧位。后位显像时 γ 相机探头中心贴近第 12 胸椎和第 1 腰椎,使两侧肾上腺在视野中心。前位及侧位显像时亦使肾上腺处于视野中心。检查时在患者腹部加垫使腰背和身体两侧处于同一平面,排除体位影响,如果两侧肾上腺影像不对称,应加仰卧位,并标明第 1 腰椎和肋脊角等体表标志。

6.10.4.4 地塞米松抑制试验

(1)原发性皮质醇增多症 地塞米松抑制试验分为低剂量和高剂量两种方法。低剂量为每日 2 mg，在注射前 3 d 即开始服用，连续服用至检查结束，高剂量法，为每日 8 mg（每 6 h 2 mg），服法和低剂量相同。地塞米松抑制试验显像时间与常规法相同。由于原发性皮质醇增多症皮质醇已属过高，在服用地塞米松过程中应做好血压监测工作。

（2）原发性醛固酮增多症　在注射前 7 d 口服地塞米松，每 6 h 服 1 mg，在检查过程中继续服用至少维持到注射显像剂后 5 d 或 5 d 以后，如肾上腺摄取为正常摄取的 50%，则为非依赖性，如在注射 5 d 以内出现单侧显像为腺瘤，双侧显像为增生。螺内酯（安体舒通）可使腺瘤的对侧肾上腺皮质球状带摄取胆固醇增多，可能误认为是双侧增生，故应于检查前 3～4 周停服。

6.10.5　图像分析

6.10.5.1　正常图像

肾上腺功能正常时，注入显像剂后第 3 天肾上腺开始显影，但受肝脾和肠道放射性的干扰，影像多显示不清晰。在注射后第 5～9 天，肝脾及肠道放射性明显减低，双侧肾上腺逐渐显影清晰。受肾上腺功能状态及其邻近脏器放射性的影响，正常肾上腺的图像表现形式多样，多数情况下，两侧肾上腺影像放射性分布较稀疏，但也有少部分人显示较清晰或双侧始终不显影。正常肾上腺影像位于肋脊角水平稍上方，右侧肾上腺位置多高于左侧肾上腺（占 80%～90%），极少数两侧高度相同。两侧肾上腺的形态各异，左侧肾上腺影像多呈卵圆形或半月形，而右侧肾上腺多为圆形或锥形，据统计资料：左肾上腺长（3.80±0.58）cm，宽（2.80±0.52）cm；右侧肾上腺长（3.80±0.54）cm，宽（3.20±0.47）cm。由于右侧肾上腺靠近背部以及肝内放射性的影响，有 70%～90% 的正常人右侧肾上腺影像浓于左侧，但无左侧影像浓于右侧的现象。正常肾上腺皮质摄取率为0.20%～0.50%，左/右肾上腺摄取比值为 0.56～1.00。胆道是肾上腺皮质显像剂的主要排泄途径，胆汁中含有较多的显像剂，有时可使胆囊显影，在后位显像时易被误认为右侧肾上腺，应注意鉴别。通常胆囊影较右肾上腺偏外，右侧位显像时，胆囊影靠前，肾上腺影靠后，随着检查时间的延长，胆囊内的放射性逐渐排入肠道，其影像渐变淡，而肾上腺影则更加清晰，有助于两者区别；必要时可做脂肪餐试验，若为胆囊影试验餐后影像逐步变淡或消失。在正常情况下，地塞米松抑制试验后，双侧肾上腺影像较前次明显减低或不显影，提示地塞米松抑制试验阳性。

6.10.5.2　异常图像

根据肾上腺皮质病变的性质、程度以及其他影响因素的不同其异常肾上腺图像的表现形式多样，常见的异常图像有以下 5 种。

（1）双侧显影增强　双侧肾上腺提早显影，且腺体影像增大，放射性分布呈对称性增加，多为双侧肾上腺增生所致，可通过地塞米松抑制试验鉴别，抑制试验阳性提示双侧增生（即肾上腺受抑制而不显影），阴性者提示皮质腺瘤的可能。

（2）双侧影像不对称　正常时右侧肾上腺可略浓于左侧，两侧基本同时显影，如果左侧影像浓于右侧或右侧放射性明显高于左侧以及两侧肾上腺显影的时间差别较大为两侧影像不对称；地塞米松抑制试验时，显影浓或显影较早的一侧不受抑制，较差的一侧被抑制者,提示不被抑制的一侧为腺瘤。

(3)单侧显影　一侧肾上腺显影而另一侧不显影。临床上见于 3 种情况:①单侧皮质腺瘤,健侧因受反馈调节作用受到抑制而不显影;②不显影侧为先天性缺如手术切除或损伤等,健侧呈代偿性功能增强而显影清晰;③不显影侧为皮质肿瘤,如皮质癌、巨大的嗜铬细胞瘤或转移肿瘤使皮质受压而萎缩、肾上腺钙化等导致一侧不显影,但健侧显影良好。地塞米松抑制试验时,第一种情况显影侧抑制试验为阴性,而后两种情况显影侧抑制试验为阳性,可与之鉴别。对于怀疑为肾上腺肿瘤侵犯所致者应用超声、CT 或 MRI 显像以提供解剖形态学的信息加以鉴别尤为重要。

(4)双侧不显影　少数正常人及使用过影响显像剂摄取的药物或显像剂本身质量等原因可使双侧肾上腺不显影。

(5)肾上腺位置异常　在肾上腺以外部位出现局限性放射性聚集,并可排入肠道,肝胆等因素干扰,提示异位肾上腺或皮质癌转移病灶。

6.10.6　临床应用及评价

6.10.6.1　肾上腺皮质腺癌

肾上腺皮质腺癌是相当少见的恶性肿瘤,早期诊断比较困难。由于皮质癌的病理表现差异较大,因而显像的变化也多种多样,有 50% ~ 90% 的病例为功能性病灶,临床表现为功能增强的症状,通常一些病例因病侧腺体摄取功能差而不显影,健侧腺体则受垂体负反馈机制的作用受到抑制也不显影或显影稀疏。当肾上腺皮质显像一侧肾上腺不显影或显影不良,而 X 射线或超声显像提示该侧肾上腺存在肿块时,则应考虑皮质癌可能,皮质癌转移灶可摄取肾上腺皮质显像剂而显像,可通过全身显像获得诊断。

6.10.6.2　原发性醛固酮增多症

系自主性地分泌醛固酮过多引起,主要表现为高血压及低血钾,发生率占高血压患者的 0.50%~2.00% ,其病因约 85% 为皮质腺瘤,而其中 90% 左右为单侧性,15% 的患者为双侧性增生。腺瘤体积较小,一般为 1 ~2 cm,甚至小于1 cm,故易于漏诊。而确定病变性质及部位对决定治疗方案及选择手术部位极为重要,皮质显影对此颇有价值,符合率达 85%~90% 。图像多表现为病侧显影而健侧不显影或两侧不对称性显影增强;少数腺瘤体积过小,有时可近似正常图像而造成漏诊。

6.10.6.3　嗜铬细胞瘤

嗜铬细胞瘤多位于肾上腺髓质部分,皮质显像的表现是由于肿瘤所引起的压迫或破坏的间接征象,致使患侧肾上腺皮质移位、变形、缺损或不显影等改变,但其诊断的敏感性较低,若肿瘤较小,未对皮质组织产生足够的压迫或破坏时,或系异位的嗜铬细胞瘤,则肾上腺皮质影像可为正常。

6.10.7　注意事项

6.10.7.1　不良反应

肾上腺皮质显像剂为含乙醇的放射性碘标记的胆固醇,静脉注射时应尽可能缓慢,注射过程中如果患者诉说心慌，出现脸部潮红，但可以耐受，注射速度应更缓慢，个别患者诉说腰背疼痛时，应停止注射。在显像前应重视肠道的清洁处理。

6.10.7.2　影响肾上腺皮质显像的因素

已知有 ATCH 或血管紧张素Ⅱ的刺激。但如完全抑制内源性 ACTH 的分泌，可使肾上腺摄取胆固醇下降 50%。钠负荷使得细胞外容量扩张，抑制了肾素分泌及血管紧张素Ⅱ的生成，可使肾上腺摄取胆固醇下降 10% 以上；高胆固醇血症使患者的放射性核素标记的胆固醇稀释在扩张的细胞外胆固醇池内，使得 LDL 受体的调节功能下降，减少了肾上腺摄取胆固醇的能力，而放射性核素标记的胆固醇由肝胆排泄增多；用于治疗原发性醛固酮增多症的安体舒通（spirol-actone），可抑制醛固酮的合成；口服避孕药有雌激素的作用，可增加肾素血管紧张素原（angiotensinogen）的肝合成作用，使得血浆肾素增加；同时孕激素（progestogen）可导致排钠，这样进一步促使肾素分泌，最后使得血管紧张素Ⅱ的水平上升，因此，在保证肾上腺皮质显像的质量时应注意有关因素外，在解释肾上腺皮质显像时还要从生化的异常以及用药史进行综合分析。

6.11　肾上腺髓质显像

6.11.1　原　理

溴苄胺（bretylium）及胍乙啶（guanethidine）均为神经元阻滞剂，可选择性作用于肾上腺素能神经元。碘代苄胍则为溴苄胺的苄基和胍乙啶的胍基连结形成的芳香族烷基胍，其抗肾上腺素能神经元的作用比溴苄胺和胍乙啶更强，在化学结构及作用上类似去甲肾上腺素。因此，放射性碘标记的^{131}I-间位碘代苄胍（^{131}I-meta-iodobenzyl guanidine，^{131}I-MIBG）能被肾上腺髓质及其他交感神经丰富的组织特异性的摄取，并使其显影。肾上腺髓质及其富含交感神经的组织摄取 MIBG 的确切机制尚未完全阐明，据认为是与神经介质及激素相同的机制进入这些组织，随后被浓聚在胞质儿茶酚胺贮藏颗粒内，但这种摄取与贮藏并不总是与儿茶酚胺的合成及分泌相平行，在无内分泌功能的副交感神经母细胞瘤也可摄取 MIBG，足以说明其摄取不能都以具有内分泌活性加以解释，可能是通过儿茶酚胺Ⅰ型摄取机制进行主动摄取的结果。

6.11.2　适应证与禁忌证

6.11.2.1　适 应 证

嗜铬细胞瘤的定位诊断；阵发性高血压患者排除嗜铬细胞瘤；恶性嗜铬细胞瘤转移灶的寻找；拟诊神经母细胞瘤进行定位和定性诊断；拟诊其他的神经内分泌肿瘤，确定其功能水平。

6.11.2.2　禁 忌 证

妊娠、哺乳期妇女。

6.11.3 显像剂

^{131}I-MIBG 为目前国内常用的显像剂，放化纯度>90%，成人使用剂量 18.50～37 MBq (0.50～1.00 mCi)或18.5 0 MBq(0.50 mCi)/1.70 m^{2}体表面积，国内使用剂量偏大，成人通常为 74～111 MBq(2～3 mCi)，静脉缓慢注射。由于 ^{131}I-MIBG 为去甲肾上腺素类似物，注入体内后有可能加速贮藏颗粒内的去甲肾上腺素排出，从而引发高血压危象，故注射速度应缓慢(大于 20～30 s)，注射后应密切观察患者的反应。在静脉注入 ^{131}I-MIBG 后 24 h 约排出注入量的 50%，70%～90% 在 4 d 内自尿内排出，基本为原来形式。^{123}I-MIBG 作为诊断用最为合适，因光子能量(159 keV)适宜显像，可提高 20 倍用量，计数效率高图像质量好，且患者吸收剂量低。但其半衰期短且^{123}I 为加速器生产，价格昂贵，限制其使用。

6.11.4 检查前准备

6.11.4.1 封闭甲状腺

见肾上腺皮质显像。

6.11.4.2 停用影响^{131}I-MIBG 摄取的药物

有些药物可抑制肾上腺髓质对 ^{131}I-MIBG 的摄取，如苯丙胺、利血平、可卡因、生物碱、6-羟基多巴胺、胰岛素、三环抗抑郁剂等，检查前 1 周应停止使用。

6.11.4.3 排尿及清洁肠道

由于该显像剂大部分通过肾从尿道排出，显像前嘱患者排空小便，以免膀胱过度显影影响邻近肿瘤病灶的显示。少量显像剂可通过肝胆排入肠道或由唾液腺分泌直接进入肠道，为避免肠道放射性干扰，应于显像前日晚服用缓泻剂清洁肠道。

6.11.5 显像方法

静脉注射显像剂后，分别于 24 h、48 h、72 h 应用配备高能平行孔准直器的 γ 拍摄机进行前位和后位肾上腺显像，显像范围应包括头部、胸、腹及盆腔，采集矩阵 64×64 或 128×128，每帧采集 100～200 k 计数，必要时可从头颅至膝关节进行连续全身前后位显像，显像结束时做出相应的体表标志。

6.11.6 图像分析

6.11.6.1 正常图像

应用 ^{131}I-MIBG 显像，通常正常肾上腺髓质不显影，仅有少数病例(约占 16%)在注射后 48～72 h 后可见双侧肾上腺髓质稀疏显影，影像较小且多不清，两侧大致对称。而在注射后 24 h 内，显影的概率更低，仅约 2% 的病例可见模糊的髓质影像。如应用 ^{123}I-MIBG 为显像剂，则显影的概率较大，常于注射后 24 h 可见髓质影像。由于体内许多器官为交感神经纤维分布丰富的组织,或系 MIBG 排泄的主要途径或代谢场所,因此,在正常情况下注射显像剂后可见唾液腺、脾、心肌、膀胱,肺、结肠和肾等器官显影,其中以唾液腺、脾、肝、心肌及膀胱显影最为明显,不同程度影响肾上腺髓质图像的清晰度和结果的判断,尤其是肝体积大而血供丰富,是儿茶酚胺降解的主要场所,对显像剂的摄取亦较多,有时对右侧肾上腺髓质及其病灶的显示影响较大。心肌亦分布丰富的交感神经,故显影较清晰。但心肌显影的程度不定,它与血浆去甲肾上腺素浓度呈负相关,故有人建议依心肌显像与否及其显影程度作为间接诊断嗜铬细胞瘤的辅助指标。通常上述器官的放射性强度以 24 h 最高,随后则逐渐降低。为了便于判断和比较其显影程度,根据肾上腺髓质或病灶区的放射性分布情况,将显像图分为 5 级。

0 级:不显影。

1 级:稀疏显影。

2 级:较清晰显影。

3 级:清晰显影。

4 级:显著显影。

6.11.6.2 异常图像

(1)双侧肾上腺显影 如果双侧肾上腺髓质显影清晰或在注射显像剂后 24 h 即出现较清晰的影像(2 级以上显影),提示肾上腺髓质功能增强,常见于肾上腺髓质增生。

(2)单侧肾上腺显影 单侧肾上腺髓质显影,多提示嗜铬细胞瘤(图 6.13)。

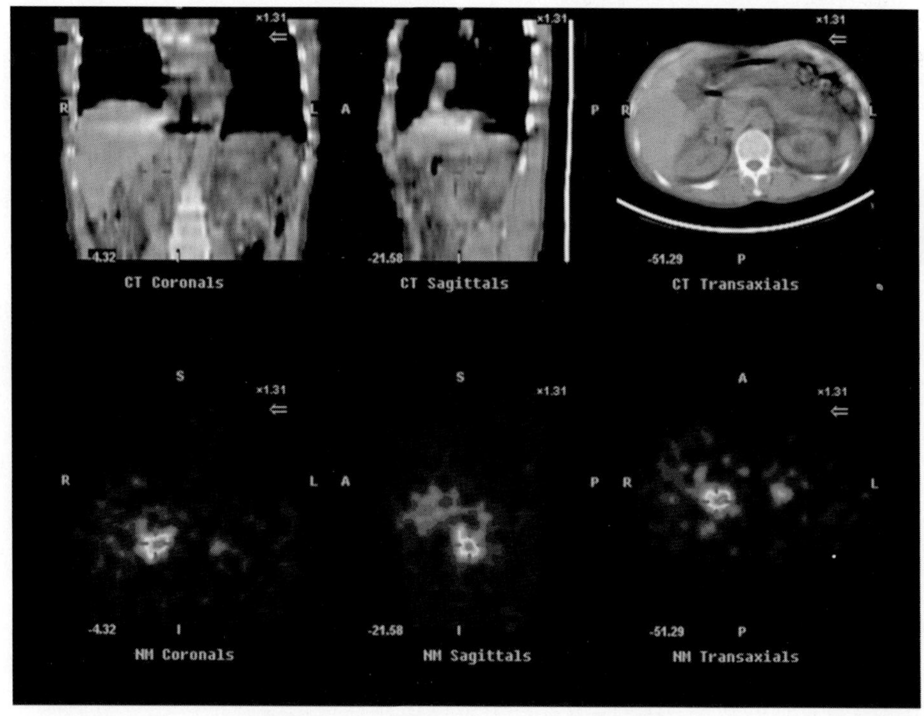

图 6.13 ^{131}I-MIBG SPECT/CT 断层显像图

右侧肾上腺区异常浓聚灶,术后病理提示嗜铬细胞瘤

(3)体内异常放射性浓聚区　对临床上怀疑为嗜铬细胞瘤的患者,肾上腺髓质显像时,在肾上腺以外的头、胸、腹部、膀胱区及骨骼部位发现异常的放射性浓聚区,并能排除该部位各种干扰因素的影响者,其浓聚部位可诊断为异位嗜铬细胞瘤或恶性嗜铬细胞瘤转移灶,见图6.14。若同时伴有一侧肾上腺明显显影特别是影像较大时,而肾上腺以外出现多个浓聚区,应考虑为恶性嗜铬细胞瘤多发性转移可能。对小儿患者,如腹壁或骨骼处有异常显影,应高度怀疑为神经母细胞瘤。

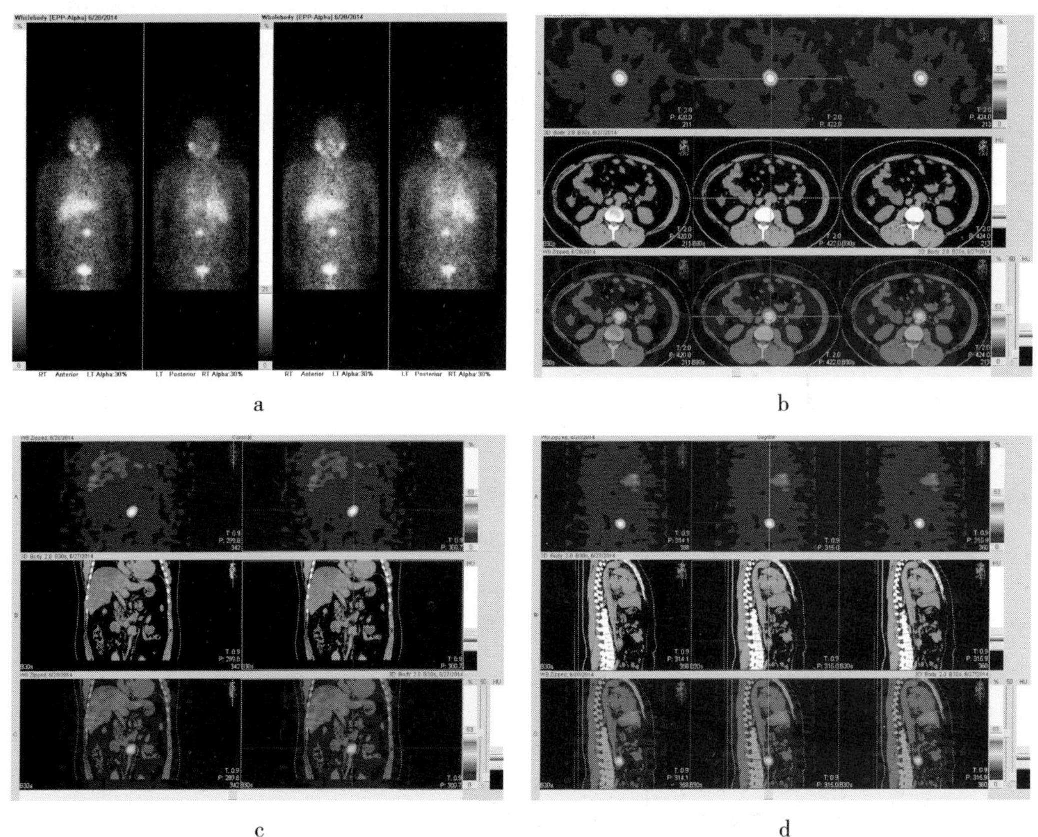

a　b　c　d

图6.14　肾上腺嗜铬细胞瘤转移(患者左侧肾上腺嗜铬细胞瘤术后2年)

a、b、c、d 全身前后位平面图像及断层融合显像见腹膜后 L_2 椎体水平肿块,显像剂异常摄取

6.11.7　临床意义

6.11.7.1　评价嗜铬细胞瘤

85%~90%嗜铬细胞瘤在肾上腺髓质内,90%在膈肌以下。有人称为10%疾病,即约有10%的患者为双侧肾上腺肿瘤;10%为肾上腺外肿瘤;10%为恶性嗜铬细胞瘤,因为它具有局部侵犯及远处转移;10%的患者有正染色体显性遗传综合征。如见双侧嗜铬细胞瘤,应高度怀疑为家族性,并应进一步检查甲状腺有无髓样癌,并对所有家族成员检查有

无嗜铬细胞瘤及甲状腺髓样癌。^{131}I-MIBG 显像可特异的定位诊断体内任何部位的良性或恶性嗜铬细胞瘤。任何异常的浓聚区都视为不正常。嗜铬细胞瘤的活性愈高，浓集的 ^{131}I-MIBG 愈多，80% 以上的嗜铬细胞瘤在注射 24 h 内就清晰显影，少数在 48 h 或 72 h 显示。恶性嗜铬细胞瘤的转移灶，尤其是腹腔内的淋巴结转移在 CT 检查时由于多个肠腔的圆形断面，很难发现转移灶，而 ^{131}I-MIBG 能清晰显示。嗜铬细胞摄取率与电镜所见的神经内分泌颗粒的数量相一致。肿瘤细胞的渗透性及肿瘤坏死也影响摄取率。肾上腺髓质不存在负反馈，即使血循环中有大量的儿茶酚胺，也不能抑制肾上腺髓质分泌儿茶酚胺和摄取 ^{131}I-MIBG。此外肾上腺髓质增生也可出现与嗜铬细胞瘤相似的症状，此病有弥漫性增生和结节性增生两种，^{131}I-MIBG 显像可见到双侧肾上腺浓集增多，较多见于家族性嗜铬细胞瘤。

6.11.7.2 神经母细胞瘤及其他内分泌肿瘤

神经母细胞瘤为高度恶性的神经嵴肿瘤，为儿童第二常见的肿瘤，死亡率很高，约 50% 位于肾上腺，25% 位于腹部交感神经节，15% 在后纵隔，此外还可转移到肝、皮肤及骨骼。它们也分泌儿茶酚胺（主要是多巴胺），但在肿瘤内代谢，尿内的香草扁桃酸（vanilmandelic acid，VMA）及高香草酸（homovanillic acid，HVA）不成比例增高，很少见高血压，原发灶及转移灶能摄取 ^{131}I-MIBG，如骨骼摄取 ^{131}I-MIBG 是证明骨转移的最敏感指标，比 ^{99m}Tc-MDP 骨显像还要敏感。许多非嗜铬细胞瘤或神经母细胞瘤的神经内分泌肿瘤能摄取 ^{131}I-MIBG，有摄取功能者，多为具有分泌儿茶酚胺的功能。但是一些分泌儿茶酚胺的活性不高的肿瘤，如无功能性副神经节瘤、甲状腺髓样癌、类癌和 Merkel 细胞肿瘤等，它可来自神经嵴，仍保留摄取胺前身物的机制。

6.11.8 注意事项

所用放射性药物应经过质量控制。在注射放射性药物前应给受检者服用复方碘溶液或饱和碘化钾溶液以保护甲状腺，并在注射放射性药物后继续服用，直至检查完毕。应缓慢注射显像剂并且在注射药物过程中应观察患者有无不适感。如有反应，应暂缓或停止注射。由于应用 ^{131}I 标记化合物，应掌握检查的指征。

6.12 ^{131}I-MIBG 治疗嗜铬细胞瘤

6.12.1 ^{131}I-MIBG 的体内分布和排泄

静脉注射 ^{131}I-MIBG 后，主要分布在肝内，大约为注入量的 33%，其他组织器官的布量均极少，依次是心脏 0.03%、脾 0.06%、唾液腺 0.04% 和肺 0.03%。正常肾上腺的吸收量特别少，约为注入量的 0.000 3%。但以单位重量计算，肾上腺髓质摄取最高，且保留时间长，以下依次为甲状腺、心、肝、脾及卵巢。

6.12.2 治疗机制

某些肾上腺素能肿瘤高度选择性摄取 ^{131}I-MIBG，^{131}I 释放 β 射线，对病变产生低剂量率、持续内辐射作用，使肿瘤细胞和组织遭受破坏，达到治疗目的，而对全身及其他紧要器官的辐射剂量是可以接受的。

6.12.3 适 应 证

不适合常规手术、化疗或放疗的病变；预期可以存活 1 年以上的患者，因^{131}I-MIBG 治疗显效的允许时间为 1 年；显像证实病灶摄取 ^{131}I-MIBG，且对肿瘤的辐射吸收剂量不低于 0.20 Gy(20 rad)/37 MBq，全身吸收剂量小于 1.50 Gy，血液小于 0.50 Gy；广泛骨转移引起严重骨痛；高血压不能控制的患者。

6.12.4 患者准备

诊断已经明确。停用影响^{131}I-MIBG 摄取的药物，如可卡因、利血平、三环类抗抑郁药、N-去甲麻黄碱等。^{131}I-MIBG 全身显像，以了解病变部位和病灶数。测定病变部位 ^{131}I-MIBG 有效半衰期，测定每克肿瘤组织摄取 ^{131}I-MIBG 分数，运用 SPECT 估算肿瘤大小，按照每疗程肿瘤吸收剂量 200 Gy 计算治疗用 ^{131}I 活度。

6.12.5 给药方法

治疗前 3 d 开始服用 Lugol 溶液，每日 3 次，每次 10 滴。持续至治疗后 4 周以封闭甲状腺。按预先计算的治疗剂量采用静脉滴注给药，并在 60 ~ 90 min 内滴注完毕，为避免儿茶酚胺危象发生。给药期间，要求每 5 min 1 次监测脉搏、血压、心电图；24 h 内每小时监测 1 次。一般要求肿瘤实际吸收剂量达 200 Gy，据估计，对正常肾上腺髓质给予 ^{131}I-MIBG，其吸收剂量约为 2.70 cGy/MBq，故通常 ^{131}I 治疗量在 7 400 MBq 之内。对有弥漫性骨转移者还可适当减少剂量，^{131}I-MIBG 的比活度应尽可能高，至少保证给予的 MIBG 小于 6 mg，重复治疗在 3 ~ 5 个月后进行，剂量确定原则与首次治疗相同。

6.12.6 治疗效果

有效率大于 50%，表现为症状减轻、肿瘤体积缩小或儿茶酚胺分泌下降，疗效看来与肿瘤大小、位置或血、尿儿茶酚胺水平无关。进展迅速的肿瘤，可能疗效较好。摄取率高者，疗效较好。有学者报道，治疗有效者，辐射吸收剂量为 175 Gy，无效者，平均为 75 Gy，因此，总剂量应大于 200 Gy。治疗前 2 d，每天静脉滴注 5% 葡萄糖和生理盐水约 2 000 ml，然后再注射 ^{131}I-MIBG，可使肿瘤吸收剂量增加 2.10 倍。

6.12.7 毒副反应

短期内(1 ~ 3 d)可能有恶心、呕吐。有的患者全白细胞、血小板减少，最低点出现在

4 ~6 周,以后逐渐恢复或接近治疗前水平。儿童患者骨髓抑制明显,特别是血小板,有的难以恢复;先前接受化疗、骨髓移植或有骨髓转移者更明显。未见急性血流动力学、心电图、甲状腺功能、肝酶学、肾上腺皮质激素分泌和自主神经系统功能的改变和异常。累积剂量超过 22.20 ~33.30 GBq(600 ~900 mCi)可能出现骨髓毒性。

(谢新立 常 伟)

参考文献

[1]刘媛媛 潘明志. ^{131}I 治疗分化型甲状腺癌肺转移的疗效及影响因素[J]. 中华肿瘤防治杂志,2008;04.

[2] LIND P. Multi-tracer imaging of thyroid nodules: is there a role in the preoperative assessment of nodular goiter? [J]. Eur J Nucl Med,1999,26(8):795-797.

[3] GALLOWITSCH HJ, MIKOSCH P, KRESNIK E, et al. Comparison between ^{99m}Tc-tetrofosmin/pertechnetate subtraction scintigraphy and ^{99m}Tc-tetrofosmin SPECT for preoperative localization of parathyroid adenoma in an endemic goiter area[J]. Invest Radiol,2000,35(8):453-459.

[4] COOK GJ, HOUSTON S, BARRINGTON SF, et al. Technetium-99m-labeled HL91 to identify tumor hypoxia: correlation with fluorine-18-FDG[J]. Nucl Med,1998,39(1):99-103.

[5]HARTSHORNE MF, KARL RD JR, CAWTHON MA, et al. Multiple imaging techniques demonstrate a medullary carcinoma of the thyroid[J]. Clin Nucl Med,1983,8(12):628-629.

[6]SHEPHERD PS, LAZARUS CR, MISTRY RD, et al. Detection of thyroid tumour using a monoclonal 123I anti-human thyroglobulin antibody[J]. Eur J Nucl Med,1985,10(7-8):291-295.

[7]BROWN AP, GREENING WP, MCCREADY VR, et al. Radioiodine treatment of metastatic thyroid carcinoma: the Royal Marsden Hospital experience[J]. Br J Radiol,1984,57(676):323-327.

[8] SCHLUMBERGER M, CHALLETON C, DE VATHAIRE F, et al. Radioactive iodine treatment and external radiotherapy for lung and bone metastases from thyroid carcinoma [J]. J Nucl Med,1996,37(4):598-605.

[9]YE L, SANTARPIA L, GAGEL RF. The evolving field of tyrosine kinase inhibitors in the treatment of endocrine tumors[J]. Endocr Rev,2010,31(4):578-599.

7 呼吸系统

7.1 解剖和生理概要

肺的主要功能是气体交换，使吸入气中的氧弥散到血液内被输送到身体各处，使流经肺动脉血中的二氧化碳弥散到肺泡后排出体外。完成这一重要功能的解剖结构，包括气道、肺血管系统和两者紧密相连的肺泡-毛细血管单位。

7.1.1 解　剖

肺按气管、支气管的树枝样分支而分叶、分段，右肺分上、中、下 3 叶，左肺分为上、下 2 叶，每叶再按支气管的分支分为 2 ~ 5 个节段，全肺共计 18 个节段。每个节段再随小支气管的逐级分支而分为很多越来越小的单位，平均经过 23 级达到肺泡（图 7.1）。

肺血管分为专为上述结构供血的支气管动脉系统和专为实现气体交换的肺动脉系统，后者只随气管树状分支，最后到达肺泡时形成毛细血管网，由约 100 条毛细血管组成。肺泡上皮与毛细血管内皮在此密切衔接，形成肺泡-毛细血管膜，厚 0.20 ~ 1.00 μm（平均 0.50 μm），气体交换即在此进行，故肺泡实为一个肺泡-毛细血管单位。正常成人约有 3 亿个肺泡，故约有 300 亿条毛细血管。做肺灌注显像时，一次静脉注射 ^{99m}Tc-MAA 颗粒 20 万 ~ 30 万个，仅相当于全部肺毛细血管床总数的千分之一，故该显像是非常安全的。肺泡的平均直径约 50 μm，容积约 0.004 mm^3，肺泡-毛细血管膜的总面积为 50 ~ 100 m^2，是体表面积的数十倍，为气体交换提供了足够的场所。新生儿的肺泡-毛细血管单位明显少于成人，1 年内增长迅速，至 8 岁接近成人数目。

7.1.2 生　理

7.1.2.1 通气

直立位和平卧位两肺的通气量受各自容积的影响，左右肺之比为 47/53。侧卧时居下部位的肺通气量增加，故左侧卧时，左右肺通气量之比变为 53/47，右侧卧时变为

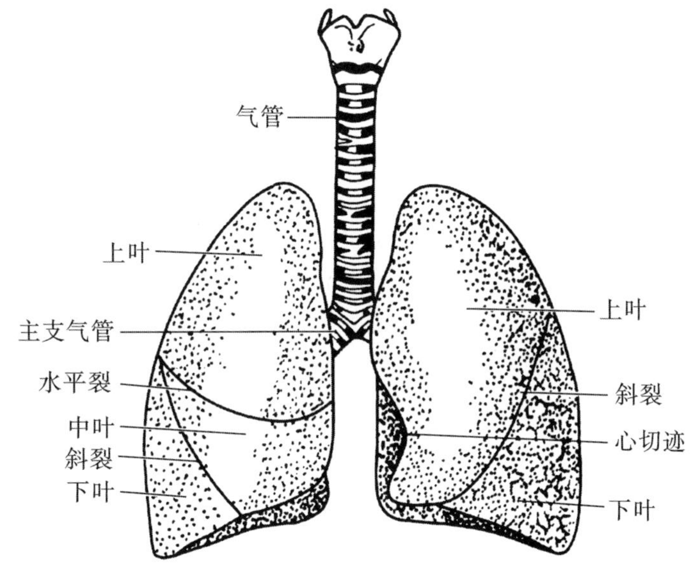

A.气管、主支气管和肺(前面观)

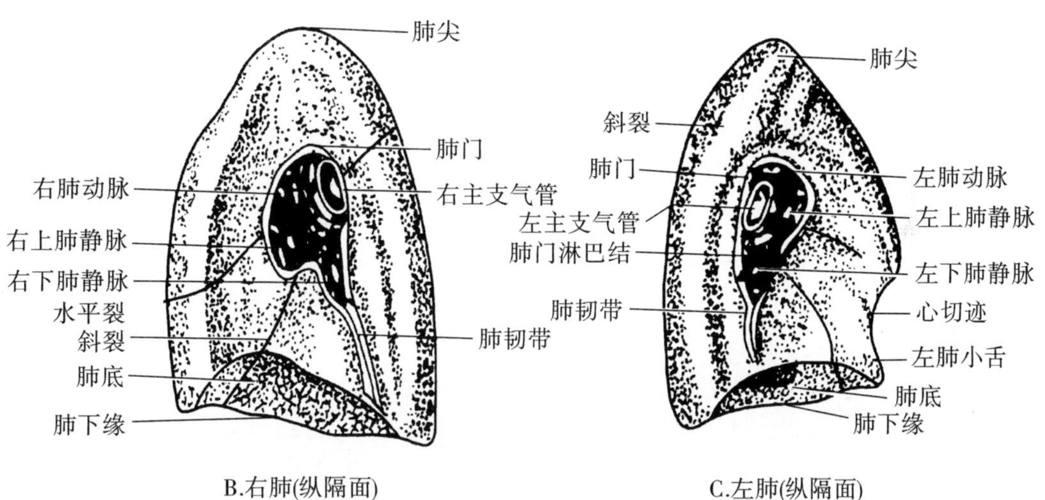

B.右肺(纵隔面)　　C.左肺(纵隔面)

图 7.1　双肺正常解剖

39/61。肺扩张的程度主要取决于胸膜腔内负压的大小,重力使肺基底的胸膜腔内负压低于肺上部,因此,肺基底的通气量较肺尖部大 1.50 ~2 倍。

7.1.2.2　肺血流灌注

肺循环是一个低压、低阻系统,易受重力、血压、胸膜腔和肺泡内压力等因素的影响。立位时在重力的影响下,肺尖部的肺泡压大于肺动脉压,使毛细血管萎陷,只在肺动脉压高峰时才有血流通过,故血流量很少。随着位置下移,肺动脉压逐渐超过肺泡压,肺血流量乃逐渐增加,肺底的血流量最大,为肺尖的 3 ~5 倍,卧位时肺尖与肺底血流的变化梯度不如立位时明显。因此,在做肺灌注显像时,为避免重力对上下肺放射性分布的影响,宜采取卧位注射显像剂,除非为诊断肺动脉高压。

肺组织由支气管动脉供给血液,支气管动脉系统与肺动脉系统有丰富的吻合支。

7.1.2.3 通气/血流灌注比值

肺内通气和血流灌注的匹配适当是有效气体交换的保证。各部位的通气/血流灌注比值(ventilation/perfusion ratio,或 volume of alveolar passing air and quantity of blood filling ratio,V/Q)也不同,肺尖部为2~3,基底部为0.60左右。当局部通气减少,该处的血流量也会逐渐减少,以使血流更多地流向通气正常的区域去进行有效的气体交换;当局部血流灌注减少时;该处的细支气管会逐渐收缩,以使较多的吸入气体进入血流较好的区域去。因此,最初的病损可能只限于气道或血管,如不予以治疗,两者都会发生病理生理的改变,故早期检查有利于发现原发病损,否则会出现继发病损而给疾病的诊断和治疗带来困难。

7.2 肺癌概述

肺癌(lung cancer)是最常见的恶性肿瘤之一,是发病率和死亡率最高的肿瘤之一,其发病患者占所有肿瘤患者的12%,每年约130万人死于肺癌,且其发病率和死亡率呈逐年上升趋势。尤其是工业发达的国家,据28个发达国家公布的调查统计资料显示,肺癌已成为恶性肿瘤最常见的死亡原因。2010年世界卫生组织(World Health Organization,WHO)国际癌症研究机构(International Agency for Research on Cancer,IRAC)公布的2008年全球统计结果显示:肺癌是最常见的恶性肿瘤,年新发病例161万,死亡138万,分别占全部恶性肿瘤的12.70%和18.20%。美国癌症协会公布的最新统计结果显示:2010年美国有约22.50万例新发患者,占所有新发病例的14.50%,死亡约15万,占27.60%,死亡率在所有恶性肿瘤中居第一位。我国近年来,特别在大城市,肺癌的发病率有明显升高的趋势。根据2010年中国卫生统计年鉴显示,2005年,肺癌死亡率占我国恶性肿瘤死亡率的第一位。据统计2008年我国肺癌新发病例数约52.20万、死亡病例数约为45.30万,5年生存率徘徊在16%。男性的发病率明显高于女性,世界各地区基本相同。且众多文献都显示,女性的肺癌发病率有所增长。肺癌患者中80%是非小细胞肺癌(non-small cell lung cancer,NSCLC),其获得诊断时65%已属中晚期,能施行手术切除的患者不足30%。目前,我国肺癌患者总的5年生存率仍然较低(约15%)。

许多环境及职业因素与肺癌的发病有关。吸烟无疑是最主要的病因,90%的肺癌死亡者与吸烟有关。吸烟量越多、吸烟年限越长、开始吸烟年龄越早,肺癌死亡率越高。Hammond做吸烟与不吸烟人群的配对研究,结果表明吸烟者死于肺癌的人数是不吸烟者的10倍;每天吸烟2包以上的人群中死于肺癌的人数是不吸烟人群的20倍。不吸烟人群肺癌的发病率是3.40/10万,而每日吸烟1/2~1包者肺癌的发病率是59.30/10万。近年的研究进一步表明,与吸烟者关系密切而导致的被动吸烟,是不吸烟者肺癌发病的危险因素。不吸烟的妇女与吸烟的男子结婚,肺癌的发病危险因素较双方均不吸烟者大35%~53%。自从1964年美国卫生部门公布了吸烟与肺癌的关系后,许多人停止吸烟。与1975年比较,1984年青年白人男性吸烟者下降了40.20%。1989年报道,由于近年来广泛开展反对吸烟运动,45 岁以下者肺癌发患者数减少。美国由于大力宣传吸烟的危害以及进行反吸烟运动,减少卷烟内的煤焦油成分,预期到 2025 年肺癌死亡率可望降低。

对砷、铍、铅、铜、氯乙烯、氯甲酸醚等的职业接触亦与肺癌发病有关。大量石棉吸入与胸膜肿瘤的发病有密切关系,与肺癌也有一定关系。石棉工人如再加上吸烟因素,其肺癌发病率是吸烟的非石棉接触者的 8 倍,是既不吸烟又不接触石棉的人群的 92 倍。铀矿工人的小细胞肺癌发病率高,与接触射线有关。

正确的肺癌治疗方案的制订有赖于正确的诊断及分期,各种影像学诊断方法对肺癌的检出及分期有极为重要的价值。尤其是 PET 的应用,为无创性诊断肺癌及分期提供了重要的手段。

7.2.1 肺癌生物学行为与病理

肺癌起自内胚层起源的多潜能上皮细胞,可向多于一种表型(phenotype)的方向分化。根据世界卫生组织制定的肺癌组织学分型,肺癌主要分为鳞状细胞癌、小细胞肺癌、腺癌、鳞腺癌及大细胞未分化癌五大类。过去被误认为良性肿瘤的支气管腺瘤,实属低度恶性的肿瘤,分为类癌(占 80%)、圆柱瘤(腺样囊性癌)及黏液表皮样癌。男女所患肺癌的病理类型有所不同,男性以鳞癌为主,女性以腺癌为主,且均好发于右侧,其中鳞癌和小细胞癌以中央型为主,腺癌以周围性为主。近年来被广大临床工作者普遍接受的是 2004 年世界卫生组织(WHO)肺肿瘤和遗传学分类:即分为鳞状细胞癌、腺癌、腺鳞癌、大细胞癌、小细胞肺癌、肉瘤样癌、类癌肿瘤和涎腺类肿瘤 8 个基本类型。

近年来有学者研究发现,肺癌的组织学构成比有所变化。Vincent 等复习了美国东北部 1962 ~ 1975 年共 1 682 例肺癌的组织学类型,发现在 1962 年肺的鳞癌、腺癌、肺泡细胞癌、小细胞肺癌、大细胞肺癌及未分化癌分别占 48.60%、17.60%、1.40%、18.90%、10.80%及 2.70%。至 1975 年,鳞癌的比例有所减小,而腺癌的比例有所增大,分别为 25.50%及 29.80%。腺癌比例增大与下列因素有关:①女性肺癌增多;②1967 年以后肺癌的组织学诊断指征有所改变;③职业和环境因素。在日本,腺癌在肺癌中所占比例较大。Isao Tanaka 复习了 1950 ~ 1983 年 282 例肺癌尸检结果,发现腺癌所占比例有减小趋势,1950 ~ 1964 年为 57.30%,而 1975 ~ 1983 年为 39.80%;鳞癌比例相应有所增大,自 17.30%升为 24.10%。我国戴澄清等总结 2 740 例肺癌的病理类型分布特征,发现我国以鳞癌最多,占 50.70%;女性以腺癌最多,占 52.60%;全组的肺腺癌占 33.60%,与日本的结果相近。中国医科院肿瘤医院 1965 年 1 月 ~ 1966 年 12 月就诊的肺癌患者中,腺癌占 38%,1975 年 1 月 ~ 1976 年 12 月占 32.30%,1985 年 1 月 ~ 1986 年 12 月占 33.80%,可见 20 多年来变化不大。廖美琳等统计上海 1984 ~ 1985 年 1 年内新发生的肺癌 940 例,鳞癌占 35.10%,腺癌占35.70%;女性以腺癌最多(占 47.60%),男性以鳞癌最多(占 44.60%)。

7.2.1.1 WHO 肺癌组织学分类(2004 年)

(1)鳞状细胞癌(squamous cell carcinoma) ①乳头型;②透明细胞型;③小细胞型;④基底样型。

(2)小细胞肺癌(small cell lung cancer,SCLC) ①小细胞癌;②复合型小细胞癌。

(3)腺癌(adenocarcinoma)(2011 年 IASLC/ATS/ERS 多学科肺腺癌分类)

1)浸润前病变　①不典型腺瘤样增生;②原位腺癌(≤3 cm 以前的细支气管肺泡癌),非黏液性、黏液性、黏液/非黏液混合性。

2)微浸润性腺癌(≤3 cm 贴壁为主型肿瘤,浸润灶≤5 mm)　非黏液性、黏液性、黏液/非黏液混合性。

3)浸润性腺癌　①贴壁为主型(以前的非黏液性细支气管肺泡癌,浸润灶>5 mm);②腺泡为主型;③乳头为主型;④微乳头为主型;⑤实性为主型伴黏液产生。

4)浸润性腺癌变型　①浸润性黏液腺癌(以前的黏液性细支气管肺泡癌);②胶样型;③胎儿型(低度和高度);④肠型。

(4)大细胞癌(large cell carcinoma)　①大细胞神经内分泌癌;②基底样癌;③淋巴上皮癌样癌;④透明细胞癌;⑤大细胞癌伴有横纹肌样表型。

(5)腺鳞癌(adenosquamous carcinoma)　①腺棘癌;②腺鳞邂逅癌。

(6)肉瘤样癌(sarcomatoid carcinoma)　①多形性癌;②梭形细胞癌;③巨细胞癌;④癌 肉瘤;⑤肺母细胞瘤。

(7)类癌(carcinoid)　①典型类癌;②不典型类癌。

(8)唾液腺肿瘤(salivary gland tumor)　①黏液表皮样癌;②腺样囊性癌。

(9)上皮-肌上皮癌(epithelial-myoepithelial carcinoma)　是一种极少见的双细胞型、低度恶性涎腺肿瘤,好发于中老年女性。

(10)癌前病变(precancerosis)　①原位鳞状细胞癌;②不典型腺瘤样增生;③弥漫性特发性肺神经内分泌细胞增生。

7.2.1.2　临床分类

青年人肺癌以小细胞肺癌最多,亦有报道以腺癌为多。中国医科院肿瘤医院报道,135 例 30 岁以下的青年人肺癌中,小细胞肺癌占 45.60%;20 岁以下的 13 例肺癌中,9 例为小细胞肺癌,无一例鳞癌。

吸烟者的肺癌主要是鳞癌、小细胞肺癌及大细胞肺癌。随着吸烟人数的增减,肺癌组织学类型的成分比例将会随之改变。1991 年,Auerbach 等报道由于吸烟习惯的改变,美国 1978 年以前周围型肺癌占 30.70%,1986~1989 年升为 42%;肺泡癌由 9.30% 升为 20.30%;中央型肺癌则由 69.30% 降为 57.30%。

肺癌的组织学类型与肿瘤生物学行为、预后有关,也与其 X 射线表现有一定关系,对非小细胞肺癌主要应争取手术切除,而对小细胞肺癌则以全身系统化疗为主。

(1)鳞癌　是肺癌中最多的一种癌,约占肺癌的 40%。大多数为男性,80% 与吸烟有关,50 岁以上病程长。大体观察多环绕大支气管形成肿块,灰白色,较硬,易形成坏死及空洞,似结核与脓肿。光镜下,根据瘤细胞分化程度分为Ⅰ~Ⅲ级。Ⅰ级:癌细胞分层排列,多角形细胞,有间桥、癌性角化珠(75% 分化好);Ⅱ级:有一定分层,角化、间桥不易见到,细胞异形,分裂象多(50%~70% 分化);Ⅲ级:细胞小,多边形,成巢状,可见瘤巨细胞,分裂象多(25%~50% 分化)。早期可仅有痰细胞阳性而无阳性 X 射线征象,以后可呈局限性阻塞性肺气肿,继而呈阻塞性肺炎、肺不张。阻塞后肺泡内常为蛋白质或含类脂质巨噬细胞聚积,间质纤维变,也可以有支气管扩张、黏液嵌塞,也可为真性感染。周围型鳞癌约占 40%，肿瘤常较大时才被发现。肿瘤常有中心坏死，组织脱落而形成厚壁不规则的空洞(10%~15%)。

鳞癌发展较慢，40%可有肺门或纵隔淋巴结转移，较晚期才发生胸外转移，预后较其他类型肺癌为好。

(2)腺癌　该类型占肺癌总数的 20%，在女性占肺癌的 50%，约 77%的病例在切除时已累及脏层胸膜，病情发展较快。近年来其发病率逐年升高，有人认为与从事烹饪有关。大体观察发生在较小的支气管上皮，通常位于肺外周，且常在胸膜下，可发生坏死，但少有空洞形成。腺癌的组织学特点是：①癌细胞常具分泌能力；②形成腺管状或乳头状结构。腺癌生长较缓慢，大部分(75%)是周围型癌，多数在 4 cm 以下。分化良好的腺癌，其细胞排列呈完好的腺管状或腺腔样结构，细胞内或腺腔内含有黏液或糖原。中分化腺癌的细胞排列呈实性巢状、条索状或团块状，但仍常见腺管状或腺腔样结构形成。低分化腺癌主要呈巢片状或弥漫性分布，极少见腺管状或腺腔样结构形成。在腺癌的中心常有纤维化或瘢痕形成。有些腺癌内胶原纤维很丰富。常有胸膜受侵、淋巴结转移及血管受侵。

腺癌早期有血道转移。Mathews 报道 30 例腺癌，手术后 1 个月死亡做尸检者中，43%有肾上腺、中枢神经系统、腹腔淋巴结、骨及对侧肺转移。另一组 110 例腺癌尸检，纵隔淋巴结转移占 80%，胸内转移淋巴结多较小且少，对侧肺转移 60%，肾上腺转移 57%，中枢神经系统转移 37%，转移灶局限在胸腔者仅 3%。有的肺腺癌患者的首诊症状为脑转移，被误为原发脑肿瘤而行开颅手术。由于早期转移，因此，腺癌的原发肿物虽然较小，容易手术切除，但预后不佳，仅略优于小细胞癌。

细支气管肺泡癌是肺腺癌的一个亚型。癌细胞呈散状或高柱状。胞核形态一致或呈多形性。胞质丰富，内有空泡或黏液。肿瘤细胞以肺泡壁为支架匍匐生长，填塞原有的肺泡，形成肺泡内乳头状肿瘤结构。肺泡癌大体上可分为局灶结节型、节段型和弥漫型 3 种。

任何成腺体的肿瘤在组织学上是相似的，因此，有时很难鉴别肺部的腺癌是原发还是继发，特别难和消化道癌及胰腺、胆道癌的肺转移鉴别。注意瘤旁的支气管上皮有无不典型增生或原位癌等移行改变对鉴别原发和继发有一定帮助。

腺鳞癌是指在同一肿瘤内有明确的腺癌及鳞癌，如果在鳞癌偶见含有产生黏液的细胞，或腺癌组织中含有小的鳞癌分化灶，皆不能诊断为腺鳞癌。光镜下腺鳞癌占 10%，电镜下占 20%。腺鳞癌两种成分混合，如不混合则称“碰撞癌”。腺癌伴角化，称腺棘皮癌(鳞化腺癌)。腺鳞癌表现为早期转移和预后差，5 年生存率 21%。

(3)大细胞肺癌　占肺癌的 9%，属未分化癌，当既无鳞癌分化也无腺癌分化时，皆归入大细胞癌，如同“vast basket”。近年来有人认为，大细胞癌可能不是一种独立肺癌类型，是分化差的鳞癌和腺癌变异型，是一种混杂类型，是一种暂时类型。因经电镜、免疫组化证实皆有鳞癌或腺癌分化特征者占 64%。日本报道，85%为腺癌，10%为鳞癌，5%为小细胞癌、神经内分泌癌。肺大细胞癌临床是暴发性经过，手术切除率低，占肺癌 15%~20%，早期即发生胸膜及淋巴结转移。大体观察 50%大细胞癌发生在肺周围，但也可累及大支气管，肿瘤直径大于 3 cm 以上，常见坏死，但不常见空洞。此癌以手术治疗为主。肿物直径小于 3 cm，其 5 年生存率为 56%的肿物直径大于 3 cm，其 5 年生存率为 17%。除淋巴上皮癌对放疗、化疗及预后较好外，其余预后皆较差。

(4)肉瘤样癌　是一组分化含有肉瘤或肉瘤样分化的非小细胞癌。可分为5个类型:①多形性癌,由梭形和巨细胞癌组成(可以是鳞癌、腺癌、大细胞癌成分);②梭形细胞癌,梭形细胞非小细胞癌,无其他成分;③巨细胞癌,多形性癌或巨细胞癌组成,无其他成分;④癌肉瘤,癌与分化的肉瘤组成;⑤肺母细胞瘤,极罕见,成人儿童均可发生,多位于肺外周部,形成巨块,亦可位于大支气管腔内,占肺原发恶性肿瘤的1%以下,恶性程度很高,预后差。大体为单发、周围型,灰白色鱼肉状肿瘤,不等量出血和坏死,肿瘤体积可以很大,也可长入支气管内呈息肉状。镜下可见上皮性小管混合于黏液样梭形细胞间质中,小管内衬假复层无纤毛的柱状上皮,胞质嗜酸或透明,常见核下或核上空泡,内含有糖原;小管有分支并可见鳞状化生或坏死灶;间质中常见核分裂象,也可见分化不成熟的软骨、骨和平滑肌。本型预后差,5年生存率只有20%,放疗、化疗似乎没有帮助。

(5)小细胞肺癌　高度恶性肿瘤,占肺癌10%~20%,以中老年人为主,80%以上为男性,与吸烟有关。常因生长快、早期转移而出现上腔静脉综合征。其转移早与*myc*基因改变有关。其组织发生来自肺的神经嵴源性细胞及内胚层支气管上皮。可分为两个亚型:①小细胞癌,多发生在大支气管,巨块状,常常坏死。只5%表现为周围形。核深染,大小不一致,似裸核,易挤压,核拉长,排列成条索、小梁状。②复合性小细胞癌,小细胞癌中混有鳞、腺癌或大细胞癌的成分。

小细胞肺癌在化疗或放疗后,原发肿瘤或转移、复发病变内也可单独或合并出现非小细胞癌成分。单独出现非小细胞癌者提示小细胞癌已完全被消灭,而非小细胞癌的成分出现或长大。小细胞癌与大细胞癌并存者预后最差。

小细胞肺癌好发于大支气管,沿黏膜下生长,70%~80%为中央型癌。80%在初诊时即有纵隔或肺门淋巴结转移。尸检时100%有胸内淋巴结转移。小细胞肺癌早期发生血行转移,以肝、腹腔淋巴结、肾上腺、中枢神经系统及骨髓转移多见。2/3的病例在初诊时已有转移。

小细胞肺癌的发生与吸烟的关系密切,特别是青年时期开始吸烟及重度吸烟者更是如此。在各类型肺癌中,小细胞肺癌发展最快,预后最差。

近年来由于组织化学、免疫组化和电镜的发展,认为类癌、不典型类癌及小细胞肺癌的细胞均具有摄入胺前体及脱羧功能的共性,细胞内均有嗜银颗粒,胞质有产生多肽的功能,统称摄取胺前体脱羧反应细胞(APUD)肿瘤或神经内分泌型肿瘤。这三型肺癌的细胞分化程度、生物学行为及临床、X射线表现不一,尚有待今后进一步研究。

(6)类癌　来自支气管黏膜下腺体中的神经内分泌细胞(K细胞),少见,占原发肺肿瘤中1%~2%,低度恶性。分为两种亚型。

1)典型类癌　①中央形类癌最常见,9%多见于成年人。位于大支气管内,呈息肉状肿块,直径2~4 cm,大者可达10 cm。镜下瘤细胞大小一致,排列成巢状、条索状、小梁状、乳头状、蒂状,核小,分裂象少;间质富含毛细血管,NSE(+),CgA(+),Syn(+)。有人根据形态又将该型类癌分成嗜酸性细胞类癌、梭形细胞类癌、透明细胞类癌、印戒细胞类癌、乳头状类癌。中央型类癌为低度恶性,10%可转移,淋巴结、骨、肝,但转移瘤生长缓慢。5年生存率达90%。②周围型类癌发生在细支气管上皮,故位于肺外周胸膜下,10%为无症状结节,此型瘤体中有梭形细胞成分。此型类癌预后良好,局部淋巴结转移少,但也可发生远处转移。③微瘤型类癌是小细支气管神经内分泌细胞增生灶。在肺外周偶见检出。中老年人多见，女性多，与慢性肺病、支气管扩张有关。肺内多发，直径最大 3～4 mm。镜下小瘤细胞形成巢团，被纤维组织包绕。此病一般为良性，偶见肺内淋巴结转移。

2）不典型类癌　为分化较差的类癌。肿块多在较大支气管周围，直径 2～9 cm，平均 4 cm。镜下癌细胞排列成条索状、梁状、菊形团状、周边栅栏状，中心有坏死，癌细胞多形性，有瘤巨细胞，核分裂象多。其局部淋巴结转移者占 66%，5～10 年生存率 35%～61%。

7.2.2 临床表现

肺癌的临床表现取决于肿瘤的原发部位，是否有胸内和（或）远处转移，是否产生伴癌异位内分泌综合征等，也和组织学类型有一定关系。

7.2.2.1 中央型肺癌

由于肿物位于大支气管，常有咳嗽、咯血。有阻塞性肺炎或肺不张时，表现为程度不等的感染或呼吸困难。年龄在 45 岁以上的男性吸烟患者，如果出现肺部炎症，则必须提高警惕，跟踪至炎症完全消散；如果在肺部同一部位反复出现炎症，则更要考虑到肺癌阻塞性肺炎的可能性而做进一步检查。

7.2.2.2 周围型肺癌

早期一般无症状。肿块较大时可以引起咯血。肿块侵犯胸膜可以产生局限的固定部位的胸痛。肺上沟瘤（pancoast tumor，pulmonary sulcus tumor）是发生在肺尖部的周围型肺癌。当侵及肺上沟内的臂丛神经时可出现神经痛，局限在第 8 颈神经及第 1 胸神经分布区。以后由于交感神经链受侵，引起 Horner 综合征（同侧眼睛不能闭合，眼睑下垂及面部无汗）。肿瘤局部蔓延破坏第 1、2 肋及胸椎时，产生剧烈的胸、背痛。

7.2.2.3 肿瘤侵犯纵隔结构

可引起一系列临床症状：喉返神经受侵导致声带麻痹、声音嘶哑，膈神经受侵产生呃逆和（或）膈麻痹、膈矛盾运动。上腔静脉受侵或受压引起上腔静脉阻塞综合征，颈部及头臂部静脉回流受阻，局部静脉瘀血、怒张，胸背部出现侧支循环，头面部肿胀、发绀等。纵隔内转移淋巴结或肿瘤直接蔓延侵犯食管，可以引起吞咽困难。肺癌引起的上腔静脉阻塞综合征及食管受压最常见于小细胞癌。

7.2.2.4 转移

（1）胸膜转移　可以引起大量胸水，压迫肺组织产生呼吸困难，以腺癌最为多见。肺癌患者出现胸腔积液的原因很多，除胸膜直接受侵之外，尚可为淋巴道梗阻引流不畅所致。胸导管受侵可引起乳糜胸、肺炎、低蛋白血症、肺栓塞等，均可引起继发的胸腔积液。只有在胸腔积液中检出恶性细胞才是真正的胸膜转移。

（2）骨转移　出现局部剧烈疼痛，产生病理性骨折时更为常见。脊椎硬膜外转移，肿块可压迫脊髓引起感觉或运动障碍，甚至截瘫。

（3）脑转移　可以不产生症状，也可以引起颅内压增高，出现头痛、呕吐，或有局部神经症状，甚至偏瘫。周围型肺腺癌常以脑转移为首发症状就诊。

（4）肝转移　肝内为数不多的转移灶不一定引起症状或体征，肝功能检查不一定有异常表现，仅在常规分期检查做 B 超或 CT 扫描时才得以发现。肝内有巨大或多发转移时，肝大，肝功能异常。

（5）消化道转移　可无症状或可有消化道出血。

（6）其他转移　肾、肾上腺、腹腔淋巴结或对侧肺转移时，一般不表现临床症状，偶尔也有因局部巨大肿物为主诉而就诊的。

7.2.2.5 伴瘤综合征

肺癌可产生多种伴瘤综合征（paraneoplastic syndrome），可在肺的原发病灶检出之前出现，最常见于小细胞癌。伴瘤综合征表现如下。

（1）全身表现　食欲减退、体重减轻、全身无力。

（2）皮肤　出现黑棘皮病、色素沉着、角化病、皮肌炎。

（3）骨骼　出现肺性肥大性骨关节病（hypertrophic pulmonary osteoarthropathy）。

（4）心血管系统　出现非细菌性栓塞性心内膜炎（好发于二尖瓣）、游走性栓塞性脉管炎，均以原发腺癌多见，动脉血栓形成。

（5）神经肌肉系统　出现脑病、小脑皮质退化、周围神经病、多发性肌炎、Lambert-Eaton 综合征（表现为重症肌无力）。

（6）内分泌系统　出现异位肾上腺皮质激素分泌过多（库欣综合征）、抗利尿激素分泌过多（低钠血症、血浆渗透压下降）、高钙血症（多见于鳞癌及大细胞癌，原因不明，此外广泛骨转移也可引起血钙增加），生长激素、绒毛膜促性腺激素、降钙素、泌乳素及血清素分泌增多所引起的各种症状亦偶可见到。

7.2.3 肿瘤分期

肺癌的分期是选择治疗方案和估计预后的主要依据。由于治疗手段不同，非小细胞肺癌和小细胞肺癌的分期标准有所不同。

7.2.3.1 非小细胞肺癌

治疗非小细胞肺癌应尽量争取手术切除。肿瘤的分期取决于：①肿瘤的大小及部位；②是否有肺门和（或）纵隔淋巴结转移；③胸膜、胸壁或纵隔结构是否受侵；④胸外有无转移。

近年来治疗手段及技术不断改进，手术切除的范围增大。肿瘤侵犯胸壁者只要无远处转移，可做大块切除；不论是否合并放疗，仍可有 30%～40% 的患者生存，与肿瘤侵犯心脏大血管有所区别。支气管成形术（袖状切除术）使距隆突 2 cm 以内尚没有越过中线的肿瘤亦可获根治性切除。纵隔淋巴结转移亦非手术禁忌证。目前非小细胞肺癌的 TNM 分期采用国际肺癌研究协会（International Association for the Study of Lung Cancer，IASLC）2009 年第 7 版分期标准（IASLC 2009）。

（1）TNM 分类（2009 年）

T：原发肿瘤。

Tx:原发肿瘤不能评估,或痰、支气管冲洗液找到癌细胞但影像学或支气管镜没有可见的肿瘤。

T_0:未发现原发肿瘤。

Tis:原位癌。

T_1:肿瘤最大径≤3 cm,周围是肺组织或脏层胸膜。支气管镜检未见肿瘤侵犯叶支气管的近端。任何大小的浅表肿瘤局限于支气管壁内,即使侵及主支气管,仍属 T_1。T_{1a}:肿瘤最大径≤2 cm。T_{1b}:肿瘤最大径>2 cm 且≤3 cm。

T_2:肿瘤大小或范围符合以下任何一项。肿瘤最大径>3 cm,但不超过 7 cm;累及主支气管,但距隆突≥2 cm;累及脏层胸膜;扩展到肺门的肺不张或阻塞性肺炎,但不累及全肺。T_{2a}:肿瘤最大径≤5 cm,且符合以下任何一点。肿瘤最大径>3 cm;累及主支气管,但距隆突≥2 cm;累及脏层胸膜;扩展到肺门的肺不张或阻塞性肺炎,但不累及全肺。T_{2b}:肿瘤最大径>5 cm 且≤7 cm。

T_3:任何大小的肿瘤已侵犯胸壁(包括肺上沟瘤)、膈肌、纵隔胸膜或心包,但未侵犯心脏、大血管、气管、食管或椎体。肿瘤与隆突距离<2 cm,但隆突未受侵。肿瘤最大径>7 cm;与原发灶同叶的单个或多个的卫星灶。

T_4:任何大小的肿瘤已直接侵犯了下述结构之一者。纵隔、心脏、大血管、气管、食管、喉返神经、椎体、隆突;或与原发灶不同叶的单发或多发病灶。

N:区域淋巴结。

N_x:区域淋巴结不能评估。

N_0:无区域淋巴结转移。

N_1:支气管周围和(或)同侧肺门淋巴结有转移或直接蔓延受侵。

N_2:同侧纵隔及隆突下淋巴结转移。

N_3:对侧纵隔或肺门淋巴结,同侧或对侧斜角肌组或锁骨上窝淋巴结转移。

M:远处转移。

M_x:远处转移不能评估。

M_0:无已知的远处转移。

M_1:有远处转移。M_{1a}:胸膜播散(包括恶性胸膜积液、恶性心包积液、胸膜转移结节);对侧肺叶的转移性结节;M_{1b}:胸腔外远处转移。

(2)肺癌 TNM 分期(IASLC 2009)

隐性癌(TxN_0M_0):支气管分泌物有恶性细胞,未发现原发肿瘤或转移。

0 期($TisN_0M_0$):原位癌。

Ia 期($T_1N_0M_0$):原发肿瘤为 T_1,无任何淋巴结或远处转移。

Ib 期($T_{2a}N_0M_0$):原发肿瘤为 T_{2a},无任何淋巴结或远处转移。

Ⅱa 期($T_{2b}N_0M_0$;$T_1N_1M_0$;$T_{2a}N_1M_0$):原发肿瘤为 T_{2b},无任何淋巴结或远处转移;或原发肿瘤为 T_1 或 T_{2a},转移到支气管周围和(或)同侧肺门淋巴结。

Ⅱb 期($T_{2b}N_1M_0$;$T_3N_0M_0$):原发肿瘤为 T_{2b},转移到支气管周围和(或)同侧肺门淋巴结,或原发肿瘤为 T_3,无任何淋巴结或远处转移。

Ⅲa 期($T_{1-2}N_2M_0$;$T_3N_{1-2}M_0$;$T_4N_{0-1}M_0$):原发肿瘤较 T_2 更广泛,但没有侵犯重要器

官,或任何 T_3 以下的肿瘤有同侧纵隔或隆突下淋巴结转移;或肿瘤侵犯心脏等重要纵隔内器官,无区域淋巴结转移或支气管周围和(或)同侧肺门淋巴结。

Ⅲb 期($T_4N_2M_0$;任何 T,N_3,M_0):肿瘤侵犯心脏等重要纵隔内器官,伴同侧纵隔及隆突下淋巴结转移;或任何 T,出现对侧纵隔或肺门淋巴结,同侧或对侧斜角肌组或锁骨上窝淋巴结转移,无远处转移。

Ⅳ期 (任何 T,任何 N,M_1):肿瘤有远处转移。

(3)淋巴结部位分区 美国胸科协会(American Thoracic Society,ATS)肺癌委员会考虑到原有的 TNM 分类中淋巴结的分区标准不够细致,进一步将胸内淋巴结按解剖部位区分(表 7.1),以便取得更细致及统一的记录,比较疗效。Glazer 并在 CT 扫描图像上显示相应各组淋巴结。但 4 组与 10 组较难区分。Friedman 建议将 10R 组淋巴结列为 N_1,10L 淋巴结列为 N_2,8 组与 9 组应合并,并增加膈肌组(14 区)淋巴结,同侧者属 N_2。

表 7.1 淋巴结部位分区(美国胸科协会)

名称	部位	描述
1(R 及 L)	锁骨上	锁骨上或颈斜角肌淋巴结(N_3)
2(R 及 L)	高位气管旁	主动脉弓上缘以上气管中线的右或左侧(肿瘤同侧为 N_2)
4(R 及 L)	低位气管旁	主动脉弓上缘以下气管中线的右或左侧,右侧下界为奇静脉上缘,左侧在隆突水平(肿瘤同侧为 N_2)
5	主动脉-肺动脉窗	纵隔淋巴结在主动脉-肺动脉窗,动脉导管韧带或主动脉弓或肺动脉的外侧,直到左上叶支气管起始处(肿瘤同侧为 N_2)
6	前纵隔	升主动脉或头臂静脉、左锁骨下及左颈总动脉前方(同侧为 N_2,对侧为 N_3)
7	隆突下	隆突下方(N_2),要注意除外 8 或 11
8(R 及 L)	食管旁	邻近食管的淋巴结,食管中线的右或左侧。在隆突下 3 cm 以远(同侧为 N_2)
9	肺下韧带区	肺下韧带区淋巴结(同侧为 N_2)
10R	气管、支气管	气管中线右侧,上界为奇静脉上缘,沿右主支气管直至右上叶支气管(同侧为 N_1,对侧为 N_3)
10L	支气管周围	气管中线左侧,沿左主支气管自隆突至左上叶支气管(N_2)
11(R 及 L)	肺门	沿右或左叶或段支气管分布的淋巴结,在 7 及 10 区以远(同侧为 N_1)
14(R 及 L)	膈	膈肌附近的淋巴结。心膈角(前),膈神经附近(中),包括 8 区膈后部的淋巴结(同侧为 N_2)

①如无气胸,在影像上无法区分 8 及 9 区淋巴结;②锁骨上及斜角肌组淋巴结为 N_3,不再划为 M_0;虽不能切除,但可行局部放疗;③10R 区淋巴结属 N_1,10L 区属 N_2

7.2.3.2 小细胞肺癌

小细胞癌的恶性程度高,早期远处转移。TNM 分类对制订治疗方案及评估疗效和预后的价值不够理想。根据美国退伍军人医院肺癌研究组(Veterans Administration Lung Cancer Study Group,VALG)的方案,小细胞肺癌分为局限型及广泛型。局限型指病变局限于一侧胸腔及纵隔,包括同侧胸腔积液及肺门和(或)锁骨上淋巴结转移,在小细胞癌中约占30%。约20%局限型小细胞癌患者可长期生存。病变范围大于局限型者,为广泛型,预后差。

7.2.4 肺癌的检查方法及选择

7.2.4.1 检查方法

影像学检查方法日益增多,对检出肺癌及临床分期有不同的价值。在病理诊断确定后应尽可能明确其临床分期,以制订治疗方案。

(1)胸部 X 射线检查　胸部后前位及侧位 X 射线摄片是肺癌的最基本的检查方法。高千伏(110~130 kV)摄片显示大气道较传统 X 射线摄片为优,也可显示心后、膈后病变及脊椎旁线移位。其主要缺点是不能显示纵隔内的淋巴结,小的周围型肺癌亦易被穿透。有文献报道,在采用高千伏摄片后,侧位胸片仍能为8%的患者提供有价值的信息。诊断准确性首先取决于胶片质量,包括拍照及暗室技术,阅片是否细致则是另一个重要因素。

对疑有下叶肺不张者可加摄斜位胸片;疑有周围型癌时可在透视下拍局部点片。这有助于将肿物与重叠的肋骨分开,观察肿物内有无钙化及瘤周结构等,也有助于穿刺活检或胸腔积液引流的定位。

(2)体层摄影　传统 X 射线体层摄影包括气管分叉体层、侧位气管体层、后斜位体层及局部病灶体层等,由于密度分辨率的局限性,不少学者认为高千伏摄片加上 CT 扫描可取代传统 X 射线体层摄影。

正位气管分叉体层可以显示气管及大支气管的狭窄、截断,但不能显示肿瘤向纵隔内延伸的病变及纵隔内的淋巴结。

侧位气管体层可以显示气管前或后壁的肿物以及隆突附近的肿物。对于一些有奇特喘鸣音的患者,特别是在某一特定体位时患者的呼吸困难及喘鸣得以缓解者,在没有条件做 CT 扫描而分叉体层又未发现病变时,应拍摄侧位气管体层。

后斜位(55°~65°)体层摄影有助于观察可疑的肺门肿物,鉴别膨隆的肺门是由于淋巴结肿大还是血管影所致,其敏感率约为70%。后斜位体层也能很清楚地显示上叶前段、舌段,中叶支气管及下叶背段支气管,是气管分叉体层的重要补充。

局部病灶体层的投照位置的选择应使病灶尽可能与邻近的结构分开。例如,下叶背段或与心脏大血管重叠的病变应采用侧位病灶体层。

病灶体层摄影有助于鉴别肋骨、胸膜病变,观察病灶内有无钙化或空洞,观察肿物有无引流血管,以鉴别是否肺内动静脉畸形等。

(3)CT 扫描　CT 扫描的对比度好,空间分辨率亦较高,无影像重叠,是目前除常规 X

射线胸片以外，检查肺部肿瘤时解决疑难问题的首选方法。细致地扫描是提高诊断准确率的关键。应采用增强扫描，以鉴别血管与淋巴结。对病变区加用薄层扫描技术更能提供有价值的信息。

ⅰ.CT 扫描可以显示常规胸片难以显示的心脏前区、脊柱旁沟、奇静脉食管窝、后肋膈角及靠近胸膜的隐匿病灶。

ⅱ.可以展示被大量胸腔积液或胸膜增厚所掩盖的肺内病变。

ⅲ.薄层 CT 高分辨扫描可以显示肺部肿块内的空洞、钙化或脂肪，肿物与血管、支气管及胸壁的关系，较传统 CT 扫描的效果更优。Sagel 等指出，常规扫描未发现钙化者有10% 可由 CT 薄层扫描检出；CT 扫描尚可以显示肿物横断面的形态及其瘤周改变，有助于鉴别诊断。

ⅳ.可以清晰地显示气管系内的肿物及其向壁外生长的部分。

ⅴ.能显示纵隔内肿大的淋巴结，一般以横径 10 mm 作为正常与异常的分界线。Moller 等报道，CT 显示隆突下淋巴结增大者，传统 X 射线检查仅发现 23% 有奇静脉窝轮廓异常，40% 有隆突下密度增高。CT 扫描发现的肿大淋巴结并不等于转移淋巴结，假阳性可达 58%，必要时须做纵隔镜及活检进一步证实。小于 10 mm 的淋巴结亦不等于没有转移。CT 扫描所见可以作为纵隔镜检或剖胸探查时的“路标”，有目的地取样检查。有人认为，T_1 期的肺癌如果 CT 扫描未发现纵隔淋巴结肿大，可以直接剖胸探查。CT 扫描尚可显示肿瘤与胸壁或纵隔胸膜及大血管的毗邻关系，从而估计手术的难度和预后，但有一定的局限性，应从严掌握诊断指征，只在有绝对把握能判定受侵时才能做出上述组织、器官受侵的诊断，不能轻易根据 CT 所见排除手术的可切除性。Friedman 等报道，假阴性可达 60%，假阳性达 33%。

ⅵ. CT 为横断面扫描，有助于放疗射野，用最小的放射野达到最佳的治疗效果，使正常肺接受的放射量减少到最低限度，从而减少放射治疗的肺部并发症。

CT 的诊断正确率和扫描技术有密切的关系。主持扫描的放射科医生要充分了解患者的病情、胸片的表现和临床医生的要求，有针对性地制订扫描方案，并在扫描过程中根据扫描所见做必要的调整。扫描前应训练患者在平静呼吸时憋气，每次扫描时尽量维持相似的呼吸状态，以免由于呼吸相的不一致而遗漏病变。

(4)MRI　MRI 的特点是软组织对比度好，患者不必接受射线，并可获得任何轴面的图像。由于血液流空效应，MRI 可以清楚地显示血管呈无信号区，有助于鉴别血管与肺门、纵隔内的肿物。同时能根据 T_1、T_2 加权像的不同信号，提供病变组织特性的诊断信息。但目前 MRI 尚不能取代 CT 扫描，其原因为：①肺的信号低，肺结节及其他肺实质病变的检出受限；②空间分辨率不如 CT；③不能检出钙化；④检查时间长，呼吸运动、心血管搏动等运动伪影使图像的清晰度受影响；⑤仪器尚在发展过程中，价格昂贵，不够普及。

目前 MRI 可用于解决 CT 扫描不能解决的特殊部位的问题，例如：①对于肺上沟瘤，MRI 可做冠状面及矢状面扫描，可以清晰地显示胸壁、臂丛等有无受侵；②中央型肺癌患者不能做 CT 增强扫描者，MRI 有助于显示肿瘤的侵犯范围；③能从各轴面观察纵隔、心脏、大血管及大气管，对鉴别 ⅢA 期或 ⅢB 期肺癌有一定帮助，也有助于决定中央型肿瘤与隆突的距离，从而有助于考虑能否做袖状切除术或判断是否能手术切除；④肺癌患者同

时发现肾上腺肿物时，MRI 对鉴别肾上腺良性肿物与转移瘤有一定作用；⑤有助于鉴别放疗后纤维变与局部复发；⑥阻塞性肺不张内含水量高，与肿瘤有所不同，在 T_2 加权像多回波序列上可能显示肺不张内的肿瘤大小，从而有助于放疗设野。MRI 和 CT 相仿，目前仅以大小来评价淋巴结有无病变，无组织特异性。

(5)B 超扫描　除病变靠近胸壁或膈肌者外，肺癌患者一般不做胸部 B 超扫描。B 超有助于评价靠近胸壁的肿物是液体还是实性，是否为包裹性积液，有助于在 B 超导引下穿刺活检或引流；有助于观察不张肺内的肿物的大小，从而确定放射野的大小，避免正常肺组织受到过多的照射；在下肺野有大片致密阴影时，B 超可以显示膈肌的位置、活动度及有无膈翻转等；自胸骨旁做 B 超扫查，有助于观察前、中纵隔有无肿大淋巴结。

(6)食管造影　肺癌患者出现吞咽困难或吞咽时有呛咳症状，应考虑肿瘤侵犯或压迫食管或产生支气管-食管瘘，需做食管造影。靠近纵隔的肿物做 CT 扫描时也可吞服一口 10%～30% 碘溶液，以显示肿物和食管的关系。

(7)支气管造影　目前已为传统体层摄影或 CT 扫描所取代，只偶然用于鉴别慢性炎症和阻塞性病变。

(8)脊髓造影　邻近脊椎的肺癌直接侵犯脊椎、脊髓及肺癌的椎管内转移均可引起神经压迫症状，脊髓造影有助于检出病变，对小的椎管内转移可提供有价值的信息。

(9)血管造影　肺癌的血供丰富，多数由支气管动脉供血，自支气管动脉选择性地注射造影剂，可使肿瘤及转移淋巴结显影。但血管造影是一项损伤性检查，支气管动脉变异多，选择性支气管动脉造影有一定难度，故较少用于诊断。对于不能手术切除的患者，自供血动脉灌注化疗有一定效果。

7.2.4.2 检查方法的选择

目前传统胸部 X 射线摄片仍为最基本的检出及诊断肺癌的手段，进一步的检查方案须根据原发肿瘤的部位、类型而灵活掌握。

(1)当发现周围型肺肿物时　①取过去胸片进行对比，2 年内肿物的大小、形态无变化者，多为良性病变，可随诊观察；②肿物直径小于 3 cm，边缘清晰、锐利，应做病灶体层摄影或薄层 CT 扫描观察内部结构，如果发现典型的良性钙化(爆玉米花状、年轮状或中央致密斑点状)或脂肪，可确认为良性病变；③肿物直径大于 3 cm 或边缘有毛刺，薄层 CT 扫描未发现钙化，或钙化位于肿物的周边、性质难以肯定者，应做针吸活检，以取得组织学诊断。

(2)当发现中央型肺肿物时　①应拍摄高千伏胸片或传统 X 射线体层摄影，以检查支气管的情况，做支气管镜检并活检；②CT 扫描亦有助于显示支气管病变及纵隔有无受侵、淋巴结有无肿大等；③发生在左侧的肺癌常可导致主动脉肺动脉窗淋巴结(5 区)及下段气管旁(4L)、气管、支气管组淋巴结转移，MRI 可做冠状面扫描，对显示 5 区淋巴结优于 CT。

(3)当获得组织学诊断证实为肺癌后　腹部 CT 扫描有助于检出腹内器官及淋巴结转移。临床可疑有骨或脑转移时，应做骨核素扫描或脑 CT(MRI)扫描。

(4)分期处理　T_1 期肺癌如 CT 扫描无纵隔肿大淋巴结，可直接剖胸手术；T_1～T_3 期者如发现纵隔肿大淋巴结，须考虑纵隔镜检及淋巴结活检，这取决于胸外科医师的选择。

7.3 肺灌注显像、肺通气显像

7.3.1 肺灌注显像

7.3.1.1 原 理

肺灌注显像(lung perfusion imaging)又称肺血流显像,由 Taplin 于 1963 年首次建立。将略大于肺毛细血管直径的放射性微粒注入静脉,微粒在经过右心到达肺动脉时已与肺动脉血液混合均匀,乃随肺动脉血随机地灌注到肺的毛细血管床而栓塞在该处,局部栓塞的量与该处的灌注血流量成正比。当某支肺动脉狭窄或完全阻塞,其供血区的放射性微粒将减少或缺如。对放射性微粒在肺内的分布进行显像,所显示各部位的放射性分布即反映各部位血流灌注的多少。

7.3.1.2 显 像 剂

最常用的是^{99m}Tc-大颗粒聚合人血清白蛋白(^{99m}Tc-macroaggregated albumin,^{99m}Tc-MAA),90% 的微粒直径为 10 ~ 100 μm,大多数应为 10 ~ 40 μm,不符合此标准者不能使用。一次静脉注射 20 万 ~30 万个颗粒(约 0.50 mg,不应超过 50 万个),低于 6 万个难以获得满意的影像,栓塞的毛细血管约占肺毛细血管总数的几十万分之一,偏大的颗粒可能阻塞千分之一毛细血管前动脉。MAA 颗粒在肺内很快降解成更小的分子,被吞噬细胞清除,其生物半减期约为 8 h,24 h 内经尿排出 65% ~ 75% 。因此,进行肺灌注显像一般不致引起心肺血流动力学和肺功能改变,广泛应用的结果亦表明是安全的。

小儿和心肺功能不良者应减少注入颗粒数。对于右向左分流的患者,颗粒可通过分流道进入大循环,除为了诊断该种疾病外应慎用。

^{99m}Tc-白蛋白微球也可作为肺灌注显像剂,肺内降解清除较慢,$t_{1/2}$为 12 ~ 24 h,48 h 内经尿排出率为 42% ~ 46% 。

7.3.1.3 显像方法

患者取仰卧位,自静脉缓慢注入显像剂。放射性颗粒在肺内的分布受血流动力学影响,如坐位注射,则两肺尖血流量减少,因而两肺尖的放射性低于两肺底。一般宜采用仰卧位注射,但为诊断肺动脉高压时应采用坐位,此时肺尖放射性分布不仅不减少反而增加。注射显像剂后立即显像,显像采用多体位显像,包括前位(anterior, ANT)、后位(posterior, POST)、左侧位(left lateral, LL)、右侧位(right lateral, RL)、左前斜(left anterior oblique, LAO)、右前斜(right anterior oblique, RAO)、左后斜(left posterior oblique, LPO)及右后斜(right posterior oblique, RPO)。必要时进行断层显像。

7.3.1.4 图像分析

(1)正常图像

1)前位 两肺形态完整。右肺影较左肺影大,肺内放射性分布均匀,纵隔及心脏部位呈空白区。

2)后位 两肺大小基本对称,纵隔及心脏形成的空白区相对较小,对显示左下肺野病变较前位好。

3)侧位及斜位 可较好地显示外围肺段情况,放射性分布基本均匀,肺门及肺尖部位稍显稀疏。

(2)异常图像及临床意义

1)位置、形态及大小异常 胸廓外伤畸形、肺叶切除术后及胸腔积液等均可造成肺形态、大小和位置的异常;胸内肿瘤或邻近脏器组织病变,如主动脉瘤、心脏扩大等压迫也可造成形态异常。

2)放射性分布异常 任何原因引起的肺动脉血流减少、缺如或增加等,均可导致肺内放射性分布异常,并与肺血流受损的解剖部位一致。主要表现为:①放射性分布稀疏或缺损,提示局部肺动脉血流灌注减少或缺如;②肺血流分布逆转即肺尖放射性分布高于肺底部,主要见于肺动脉高压。

7.3.2 放射性^{133}Xe 肺通气显像

7.3.2.1 原理及方法

^{133}Xe 肺通气显像(pulmonary ventilation imaging)方法有两种:吸入法和注射法,现分别介绍之。

(1)吸入法 应用特殊的呼吸装置,让患者反复吸入密闭系统中的通气显像剂——放射性气体 ^{133}Xe,从而使肺显像,肺内各部位的放射性分布与局部通气量成正比。

(2)注射法 静脉注射 ^{133}Xe 生理盐水,^{133}Xe 不溶于血,在其首次通过肺时,95% 的 ^{133}Xe 从血液中逸出,弥散至肺泡并经呼吸道排出体外。静脉注射后肺内局部的放射性分布与血流量成正比,而消失速度与气道通畅情况有关。

吸入法通气显像和注射法通气显像均可进行定量分析,具体方法是:对吸入法通气显像清除相的图像和注射法通气显像的图像进行计算机处理,框取每一肺段或肺叶的感兴趣区(ROI),获取时间-活度曲线,从曲线上可分别计算半清除时间($t_{1/2}$)和 2 min 清除率,该两项参数均反映肺的呼气功能和气道通畅情况。

7.3.2.2 图像分析

(1)正常图像 正常肺通气显像图与灌注显像相似,两肺放射性分布均匀,正常人 2 min 的肺清除率达 95% 以上,$t_{1/2}$为(21.40±4.50)s。

(2)异常图像及临床意义 有两种表现:①局部放射性分布稀疏或缺损(见于吸入相);②局部放射性滞留(见于清除相)。

在病理情况下,两种表现可单独出现,也可同时出现。可见于:①支气管哮喘发作,由于支气管痉挛致使病变区域放射性分布缺如,通气显像缺损与灌注显像缺损相匹配。②支气管阻塞,可由多种病因引起,如异物、黏液栓、肿瘤或慢性阻塞性肺病(chronic obstructive pulmonary disease,COPD)。当支气管部分阻塞时,吸入相呈现放射性分布稀疏,充盈缓慢;排出相可见清除缓慢。若支气管完全阻塞,吸入相呈放射性缺损。

7.3.3 肺灌注和肺通气显像在肺部肿瘤中的应用

肺癌病变浸润或压迫局部血管,常导致肺灌注显像呈现大片缺损影。其范围和大小比 X 射线胸片所显示的为大。有人认为,肺灌注显像在有病灶的一侧,其正常肺组织灌注影小于一侧全肺的 30% ,手术切除肺癌的概率较小,而其值大于 40% 以上,提示肺癌切除的概率较大。

因肺灌注显像,主要反映肿瘤压迫大血管的情况,是一种间接指标,可靠性受限,肺癌是否可切除,主要取决于病灶大小、附近重要器官受累的状况、有无纵隔和肺门淋巴结转移等。因此,CT 和 ^{67}Ga 的 SPECT 检查,对评估手术切除率和其预后,其价值优于肺灌注显像。

放射性核素肺灌注和肺通气显像是一种安全、迅速、无创性检查方法,而且很容易做到分侧肺功能和反映局部某一区段肺功能的状况。为评估肺癌手术后,患者肺功能是否可维持正常呼吸功能和保证术后获得较好的生活质量,寻找一种简易、可靠检测肺功能的方法无疑是有实用价值的。

Wernly 等利用肺呼吸量仪(spirometry),先做出第一秒用力呼气容积(forced expiratory volume in the first second,F_EV_1),用来反映患者术前肺活量的功能状况。并提出下列公式,评估肺癌患者术后残存肺功能的状况。

$$\text{预测术后 } F_EV_1 = \text{术前 } F_EV_1 \times \text{术前残存肺灌注的百分数} \tag{7-1}$$

经计算和预测,术后 F_EV_1 小于 1 L 者,这类肺癌患者,不宜做手术治疗,因术后可因肺功能不良而导致死亡;如术后 F_EV_1 值达 1.50 L 者,可进行手术切除;如预测值 F_EV_1 在 2.00 L,术后不会因肺功能不良而造成死亡。

因此,利用肺灌注显像和肺呼吸量仪结合,测定肺癌手术患者的肺功能是一种安全、可靠的方法,它评估术后肺功能可保证患者术后有较好的生活质量。

7.4 肺 PET 显像及 PET/CT 显像

7.4.1 原 理

葡萄糖、脂肪酸、氨基酸、核苷等类似物各类受体的特异配基及特异性抗体等,能够灵敏而准确地定量分析肿瘤的异常代谢、蛋白质合成、DNA 复制肿瘤增殖及受体的分布状况。

^{18}F-脱氧葡萄糖(^{18}F-FDG)为目前最为常用的一种,根据多数肿瘤细胞所具有的特性,即肿瘤局部在有氧环境中存在异常旺盛的无氧葡萄糖酵解现象,应用葡萄糖的类似物^{18}F-FDG 所具有的与葡萄糖相似的细胞转运能力,检测肿瘤的异常葡萄糖代谢;当肿瘤细胞摄取 ^{18}F-FDG,经细胞内己糖激酶作用,转变为 6-磷酸-^{18}F-FDG 后,不参与葡萄糖的进一步代谢而滞留在细胞内,通过 PET 的动态与静态显像,能定量地测量肿瘤组织对 ^{18}F-

FDG 的摄取速率及摄取量，准确判断肿瘤的葡萄糖代谢异常程度及变化。2001 年上市的 PET/CT 是医学影像技术的发展过程中功能图像和解剖图像融合重要而实用的进展，它将 PET 的高灵敏性和高特异性与 CT 的高分辨率解剖图像相结合，在肿瘤的诊断中发挥着重要作用。

7.4.2 适应证

肺原发灶的诊断；指导穿刺活检；指导肺癌分期；指导肺癌放疗计划；判断肺癌术后复发；监测肺癌放、化疗效果；指导肺癌治疗决策。

7.4.3 显像剂

PET 肿瘤显像最常使用的显像剂为 ^{18}F-FDG，使用量为 0.10～0.12 mCi/kg，静脉注射。^{11}C-蛋氨酸（^{11}C-MET）为另一个常用的 PET 肿瘤显像剂，能灵敏地反映肿瘤组织的氨基酸代谢及蛋白质合成的变化，并是活性肿瘤组织细胞的有效标记物之一。临床检查中 ^{11}C-MET 的常用量为 370～740 MBq（10～20 mCi），静脉注射。此外，还有 ^{11}C 标记的组氨酸、亮氨酸、胸嘧啶脱氧核苷等，以及 ^{18}F 标记的雌激素类似物，如 ^{18}F-16α-氟雌二醇（^{18}F-16α-fluooestradiol，^{18}F-FES）等。

7.4.4 显像方法

7.4.4.1 ^{18}F-FDG 显像

（1）受检者准备　在检查前至少禁食 4～6 h。注射放射性药物以前安静休息30 min，以卧位或半卧位休息为宜，避免走动。

（2）显像步骤

1）透射显像　患者仰卧在检查床上，经体位固定后进行脏器或全身的 CT 透射显像，用于组织衰减校正。通过多束低能激光在体表画上标记，用于再次显像时体位的精确重复定位。

2）发射显像　显像前固定患者的体位，发射显像的位置及视野应与透射显像完全相同。

3）动态显像　静脉弹丸注射，^{18}F-FDG 后，立即启动已设置好的连续动态采集程序，基本顺序为 30 s/帧×10，60 s/帧×5，5 min/帧×3，在影像采集的同时采集对侧肘静脉血样本，用于计算肿瘤对 ^{18}F-FDG 的摄取率。

4）静态显像　静脉注射 ^{18}F-FDG 后 50～55 min 进行静态影像的采集，每一断面影像的计数应为 1×10^8左右。

5）全身显像　静脉注射 ^{18}F-FDG 后 50～55 min 开始全身显像。由于 PET 视野有限，当一个视野的采集达到一定的计数后，经计算机调控，通过床位移动，依次进入第 2 个视野，直至达到预定采集范围。

7.4.4.2 ^{11}C-MET 显像方法

（1）患者准备　同 ^{18}F-FDG 显像，但患者在检查前 6 h 内可进食少量低蛋白饮食。

(2)显像步骤　PET 显像分透射显像和发射显像两部分。

1)透射显像　与 ^{18}F-FDG 显像中描述的透射显像相同。

2)发射显像　显像前固定受检者的体位,发射显像的位置及视野应与透射显像相同。

3)动态显像　静脉弹丸注射 ^{11}C-MET 后,立即启动已设置好的连续动态采集程序。第一时相 30 s/帧为 10 帧;第二时相 60 s/帧为 5 帧;第三时相 5 min/帧为 3 帧。在影像采集时,同时采集对侧肘静脉血样本,用于计算肿瘤对 ^{11}C-MET 的摄取率。

4)静态显像　静脉注射 ^{11}C-MET 后 40 ~45 min 进行静态影像的采集,每一断面影像的计数应为 1×10^8左右。

5)全身显像　在静脉注射 ^{11}C-MET 后 40 min 开始全身显像。经计算机调控,通过床位移动,依次采集影像,直至达到预定的采集范围。

7.4.5　影像处理

经放射性时间衰减校正及透射显像的组织衰减校正后,通过适当的滤波处理和重建断层影像,并制作矢状和冠状断层影像以及三维立体影像。PET/CT 常规使用图像融合软件对采集的 CT 图像和 PET 图像进行融合显像。临床常用的半定量指标有肿瘤标准摄取值,定量指标有肿瘤摄取率。

标准摄取值(SUV)= 衰减校正后的平均感兴趣区放射性(MBq)/每千克体重的放射性示踪剂注入剂量(MBq/g)

$$\text{肿瘤摄取率}\ Ci(t)/Cp(t)=kiCp(t)dt/Cp+Vp \tag{7-2}$$

式中,Ci 为 PET 测定的肿瘤组织放射性计数,Cp 为血浆中的放射性计数,ki 为肿瘤摄取率,Vp 为确定的感兴趣区内容积。

上述肿瘤摄取率也可通过作图法算出,即 Y 轴为 $Ci(t)/Cp(t)$,X 轴为 $Cp(t)dt/Cp$,Vp 为截距,从而计算出斜率值即肿瘤摄取率(tumor uptake rates,TUR)。

7.4.6　图像分析

7.4.6.1　正常图像

两肺对 ^{18}F-FDG 的摄取对称,放射性分布均匀,无明显的放射性异常浓集或缺损区;但应注意饮食和用药对正常图像的影响。

7.4.6.2　异常图像及其临床意义

肿瘤的恶性程度与局部^{18}F-FDG 的摄取速率和浓集量有一定的相关性,但脑肿瘤除外。各脏器的恶性肿瘤多表现为肿瘤原发灶和转移灶,^{18}F-FDG 摄取异常增加,明显高于周围正常组织,显示出明显的异常浓集区。少数肿瘤也可表现为 ^{18}F-FDG 摄取与周围正常组织相似或低于正常,这主要取决于肿瘤的类型、分化程度和增殖状态等。PET/CT 的优点在于它一次检查可完成全身的 PET 和 CT 检查,集中了全身显像和断层显像的优点,可获得冠状面、矢状面、横断面 3 个方向的全身断层图像。PET/CT 的诊断优势在于：①显著缩短图像采集时间；②提高病变定位的精确性，减少 PET 的假阳性与假阴性；③PET/CT 诊断的准确性优于单纯的 PET 或单纯的 CT 及 PET 与 CT 的视觉融合；④CT 的应用可避免 FDG 摄取阴性肿瘤的漏检。

（1）肺部良性与恶性肿瘤的鉴别诊断　在胸片、CT 或 MRI 上，肺癌常表现为局灶性结节或非特异性不易透光区，往往难以鉴别良性与恶性。^{18}F-FDG 在肿瘤局部的异常浓集，是恶性肿瘤的重要标志。综合近年来有代表性的 10 篇论文的结果，^{18}F-FDG 异常浓集在恶性肿瘤诊断中的灵敏度为 90%，特异性为 93%。

^{18}F-FDG PET 显像能反映肺癌病变经治疗后，肿瘤部位的代谢改变。Knopp 报道用 ^{18}F-FDG 和 PET 检查一组肺癌患者，作者分析了治疗后患者 ^{18}F-FDG 的吸收改变与疗效的关系。他们发现有 12 例治疗后的患者，^{18}F-FDG 摄取明显降低，1 例治疗后 ^{18}F-FDG 值无变化，4 例其值反而增高。上述 12 例肺癌，治疗后 ^{18}F-FDG 摄取值降低者，临床疗效好，两者相关系数佳（$r=1.00$）。5 例患者中，^{18}F-FDG 摄取值无改变者 1 例，另 4 例 ^{18}F-FDG 摄取值还有升高，该 5 例临床疗效不良。疗效不良的 5 例，CT 检查肿瘤体积有缩小者 4 例，仅 1 例肿瘤体积不缩小。作者认为，PET 的 ^{18}F-FDG 反映肿瘤代谢的变化比观察肿瘤大小即形态的变化要可靠，并可及时地反映疗效。^{18}F-FDG PET/CT 由于能够同时反映病变组织形态学变化和分子水平上的代谢变化，因此具有准确定位和定性的独特优势。Halpern 等报道了 36 例 NSCLC 患者的 T 分期，以病理结果为“金标准”，PET/CT 诊断的准确率为 97%，明显高于单独 PET 的 67%（$P<0.05$）；NSCLC 总的分期准确率 PET/CT 为 83%，而单独 PET 是 57%，PET/CT 明显优于单独 PET（$P<0.05$）。Dewan 等报道 ^{18}F-FDG PET 的中位敏感性 100%，特异性 78%，胸部 CT 为 82% 和 93%，而 PET/CT 应是最有优势的。

（2）单个肺结节（solitary pulmonary nodule，SPN）的诊断　SPN 没有典型的临床症状，绝大多数是偶然发现的，并且 SPN 恶变的总发生率很高，为 20%～40%，所以，从 20 世纪 50 年代起，就有这样一句格言，立即切除所有结节，除非能肯定地判断结节是良性的，其他不能排除的都应手术切除。所以，SPN 的鉴别诊断十分重要。鉴别诊断 SPN 的目的有两个：①立即切除恶性结节；②避免良性结节患者采取手术治疗。

目前，常规评价 SPN 的方法包括 CT 检查、经胸廓的针吸活检（transthoracic needle aspiration biopsy，TTNAB）、纤维支气管镜（fiberoptic bronchoscopy，FOB）和电视辅助胸腔镜手术（video-assisted thoracic surgery，VATS）。这些常规的方法因其固有的缺陷正受到 PET 的强烈冲击。

^{18}F-FDG PET 通过肿瘤组织对葡萄糖的利用率而对肿瘤进行定位和定性。多个中心的评定结果表明，该方法的实用性越来越受到人们的重视，其诊断 SPN 正处于上升势头。

普遍认为，PET 显像的真阳性率和真阴性率很高，其敏感性比特异性要高。虽然 PET 的特异性比敏感性要低，并且对于假阳性来说，PET 基本上没有假阴性，但 PET 比 CT 的特异性得到很大程度的提高，其最大的潜在实用价值在于避免良性 SPN 患者的不必要外科手术。^{18}F-FDG PET/CT 对 SPN 的诊断也表现出较高的灵敏性。Duhaylonsod 等对 81 例肺内单发结节的 PET/CT 研究结果显示：恶性结节的标准摄取值（SUV）为 5.90 ± 2.70，良性结节的平均 SUV 为 2.00 ± 1.70。以大于 2.50 为判断标准，诊断恶性结节的灵敏度为

100%，特异性为79%。PET/CT 的假阴性率低于5%（图7.2）。

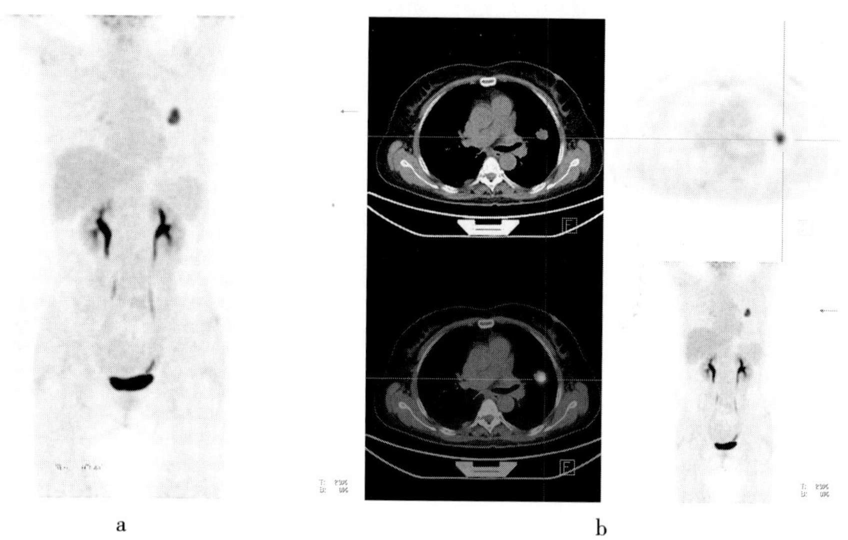

a b

图7.2 左上肺癌，^{18}F-FDG PET/CT 显像，肿瘤部位高度摄取 ^{18}F-FDG

a：全身 PET 3D 图像 b：左上肺结节同一横断面 CT、PET 及 PET/CT 融合图像

（3）肿瘤转移与复发病灶的检测 在多数肿瘤复发和转移灶的检测中，^{18}F-FDG 异常浓集的定位诊断灵敏性为90%，特异性为85%，明显高于同组 CT 检查的比较结果。肿瘤疗效判断是 PET 代谢显像最独特的优势，肿瘤局部^{18}F-FDG 摄取在有效化疗和放疗后会产生明显的改变，能及时反映临床治疗效果，指导临床尽快修正或制订更有效而合理安全的治疗方案，CT 和 MRI 则难以在有效治疗后立即显示出相应的变化。Keidarz 等研究发现，PET/CT 提高了对肺癌复发的检出率并能对发现的异常^{18}F-FDG 浓聚准确定性定位，最终改变了29%患者（12/42 例）的治疗计划。同时报道，PET/CT 诊断 NSCLC 复发的灵敏度、特异度、阳性预测值、阴性预测值分别为96%、82%、89%、93%，而 PET 联合 CT 的诊断结果分别为96%、53%、75%、90%（图7.3）。

（4）肺癌组织学的判断 肺癌组织学类型对判断肺癌恶性度有较重要的临床价值。对一组包括小细胞肺癌大细胞肺癌腺癌鳞癌在内的肺癌进行 ^{18}F-FDG PET 定量显像研究，结果显示，不同组织学类型的肺癌间 ^{18}F-FDG 摄取有明显区别，以小细胞肺癌摄取最高，其次依次为非小细胞肺癌、腺癌、鳞癌。

（5）肺癌的分期 临床肺癌的分期通常采用 TNM 系统，^{18}F-FDG PET 显像在判断肿瘤大小及局部的浸润范围、有无局部淋巴结和远隔转移等方面应用越来越多。

1）判断肿瘤大小及局部侵及范围 尽管 CT 扫描可对肿瘤大小及局部侵及范围进行精确的判断，但 PET 显像可估测肿瘤的大小，对 T_1期（直径<3 cm）和 T_2期（直径>3 cm）的病灶进行分类，尤其是可准确的判定 CT 扫描难以确定的有恶性胸膜种植转移，利于 T_4期的判断。

2）局部淋巴结有无转移的判断 对339 例肺癌患者纵隔淋巴结转移进行 CT 扫描和

PET 显像的对比研究，结果显示，PET 显像的灵敏度、特异性分别为 88% 和 93%，CT 扫描为 63% 和 80%。PET/CT 能够灵敏地检查直径<1 cm 淋巴结转移灶。PET/CT 既可以从分子代谢功能判断淋巴结转移情况，又可以利用 CT 解剖定位功能两者图像融合，从而更加准确判断较小淋巴结转移。

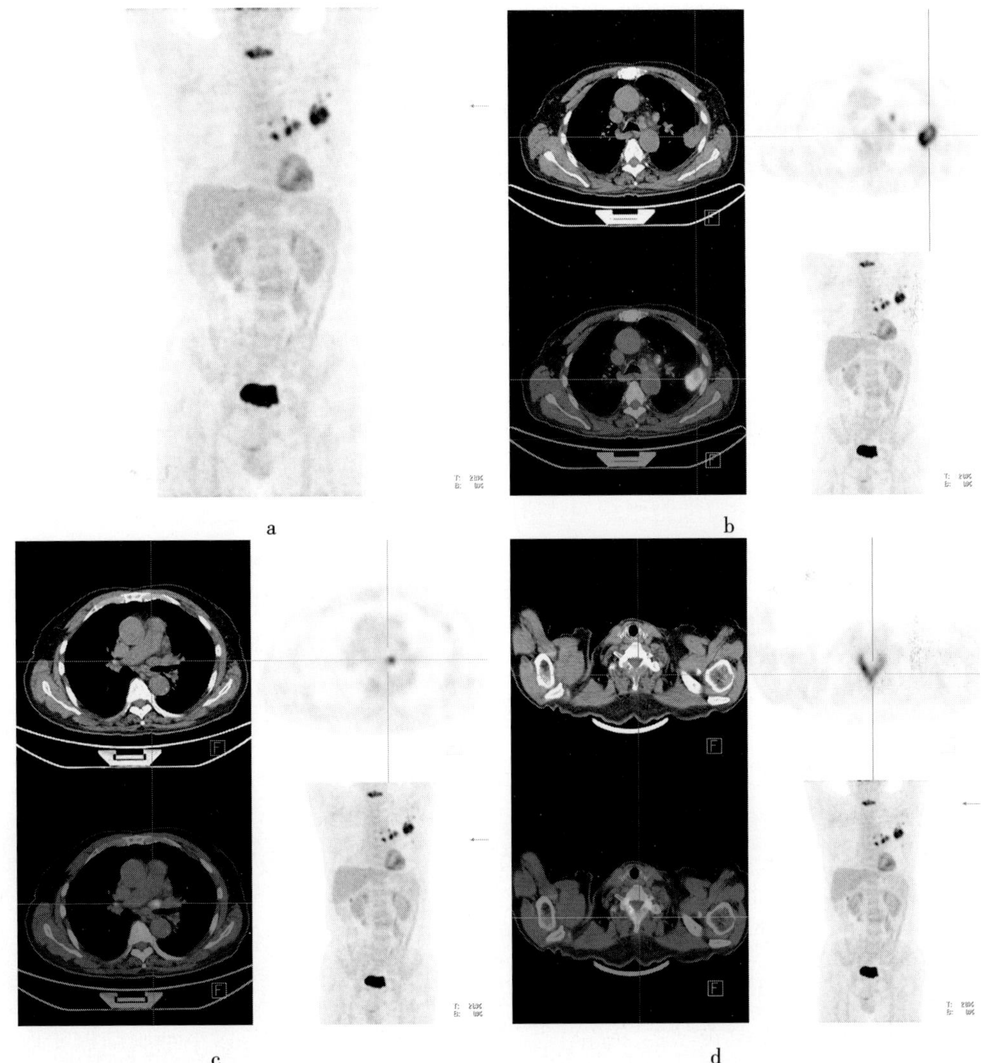

图 7.3　左上肺癌合并纵隔、腋窝淋巴结及骨转移，[18]F-FDG 显像可见多发高代谢区

a：全身 PET 3D 图像　b：显示左上肺结节同一横断面 CT、PET 及 PET/CT 图像　c：显示纵隔肿大淋巴结同一横断面 CT、PET 及 PET/CT 图像　d：显示 C7 骨质破坏同一横断面 CT、PET 及 PET/CT 图像

3）判断有无远隔转移　PET 显像可通过全身断层显像对肺癌的远隔转移情况进行全面评估，为肺癌治疗方案的确定提供可靠依据。研究表明，肺癌患者经 PET 显像后，有 47% 的治疗方案被修正。

4）对判断疗效和复发的价值　对不能进行手术治疗的肺癌患者，临床通常采用肿瘤大小的变化来判断放、化疗的疗效,而 ^{18}F-FDG PET 显像可通过观察治疗前后葡萄糖摄取的变化,即代谢变化,更准确地反映治疗效果。对手术或放疗后局部异常改变是瘢痕还是复发,单纯通过形态学检查往往难于做出准确的判断,^{18}F-FDG PET 显像通过观察代谢变化可准确做出判断。

7.5 肺肿瘤阳性显像

7.5.1 ^{201}Tl 和 ^{99m}Tc-MIBI 显像

7.5.1.1 原 理

(1)^{201}Tl　^{201}Tl(^{201}thallium)为心肌灌注显像剂,可用于诊断心肌缺血、心肌梗死。1976 年 Cox 等人在心肌显像时首次发现能显示肺部肿瘤,此后 ^{201}Tl 就被用于多种肿瘤显像。

^{201}Tl 亲癌机制不清楚,但人们很早就了解到 K^+ 在肿瘤细胞中含量高。阳离子 ^{201}Tl 的生物性质与 K^+ 相似。肿瘤细胞摄取 ^{201}Tl 与其细胞膜的跨膜电势和膜上 Na^+-K^+ 泵相关。该泵主动运转,使肿瘤细胞组织对 ^{201}Tl 摄入增加。另外,瘤组织生长快,局部血供丰富也促使肿瘤部位 ^{201}Tl 浓聚增加。在含炎性细胞的结缔组织内也有少量积聚,而坏死组织则不浓聚 ^{201}Tl。^{201}Tl 在肿瘤内的浓聚是多因素的,包括血流、肿瘤活性、Na^+-K^+-ATP 酶系统、非能量依赖性转运系统、钙离子通道系统和细胞膜通透性等。^{201}Tl 的摄取不受类固醇、化疗或放疗的影响,治疗前测定肿瘤对 ^{201}Tl 的亲和力对肿瘤治疗有重要意义。正常情况下 ^{201}Tl 分布在侧脑室脉络丛、泪腺、甲状腺、心肌、肝、脾、肾、肠等处,肌肉中摄取均匀,而在骨髓中无放射性聚集,在愈合伤口处可有少量放射性摄取。^{201}Tl 的体内清除较慢,生物半衰期 10 d。

(2)^{99m}Tc-MIBI　^{99m}Tc-MIBI 是一种近年来广泛应用的心肌灌注显像剂,与 ^{201}Tl 相比,其优点为:①^{99m}Tc 的物理性质理想,半衰期短,仅为 6.03 h,γ 射线能量为 140 keV,非常适合 SPECT 显像;②药盒已商品化,标记方法较简单;③价格较便宜。1987 年 Muller 对 1 例甲状腺癌切除术后的患者行心肌显像时,无意中发现肺部转移灶有 ^{99m}Tc-MIBI 浓集,引起了国内外学者的广泛关注。

肿瘤细胞摄取 ^{99m}Tc-MIBI 的机制目前尚不十分清楚。有研究认为,^{99m}Tc-MIBI 进入细胞不像 ^{201}Tl 依赖于 Na^+-K^+ 泵的主动转运,而是依赖于细胞膜两侧的电位差。进入细胞后最终浓集于线粒体,与线粒体的膜电位相关。这就解释了 ^{99m}Tc-MIBI 在体内的分布情况,即主要聚集于细胞富含线粒体的组织,如肝、心肌、肾、骨骼肌等。恶性肿瘤也具有此类特性,以维持较高的代谢水平,故可聚集较多的 ^{99m}Tc-MIBI。一般认为,肿瘤细胞对 ^{99m}Tc-MIBI 的摄取与其代谢水平、血流量、毛细血管通透性等因素有关。

7.5.1.2 显 像 剂

(1)^{201}Tl 使用量　为 111～185 MBq(3～5 mCi)。

(2)^{99m}Tc-MIBI 使用量　为 740 ~ 925 MBq(20 ~ 25 mCi)。

7.5.1.3 显像方法

(1)检查前准备　受检者一般无须特殊准备,但须向患者说明检查的要求与意义,以取得患者的合作。

(2)体位　令受检者仰卧,双手抱头,摄前后位、后前位、左和右侧位。

(3)采集条件

1)平面像矩阵　为 128×128 或 256×256,Zoom 1.00 ~ 1.50。注射后 10 ~ 20 min 采集早期像,2 ~ 3 h 后采集延迟显像。时间采集 2 ~ 3 min,每帧采集计数为 $(5\sim7)\times10^5$。

2)断层像矩阵　为 64×64 或 128×128,Zoom 1.00 ~ 1.50,旋转 360°采集 60 帧,每帧 6°,每帧采集时间为 30 ~ 40 s。

(4)半定量处理

RI=[延迟摄取比值(T/N)-早期摄取比值(T/N)]/早期摄取比值(T/N)×100%　　(7-3)

式中,RI 为肺部肿瘤滞留指数,早期摄取比值为注药后 10 ~ 20 min 肿瘤(T)与正常部位(N)单位像素的放射性计数的比值,延迟摄取比值为注药后 2 ~ 3 h 肿瘤(T)与正常部位(N)单位像素的放射性计数比值。

7.5.1.4 图像分析

(1)正常图像　胸部平面像中,在颈部可见到两侧甲状腺影,中央部可见到心脏和纵隔影。双肺野放射性呈均匀和对称性分布,膈面下可见部分肝和脾影(图 7.4)。

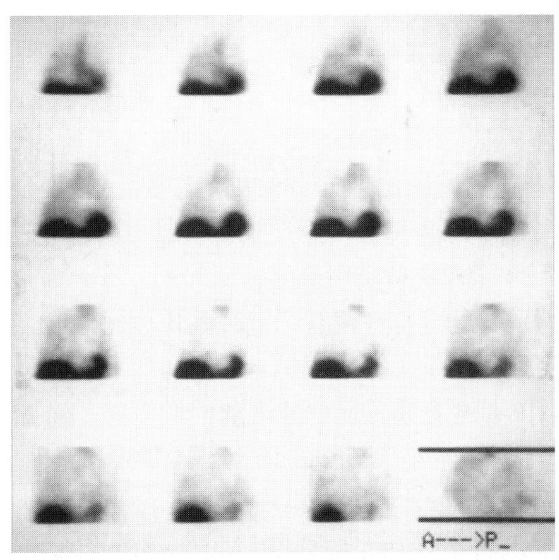

图 7.4　正常人肺 ^{99m}Tc-MIBI 断层显像(冠状切面),两肺无异常放射性聚集

(2)异常图像　肺部病灶部放射性浓度高于相应健侧部者为阳性。病灶部无放射性浓聚者为阴性。

T/N 比值>1.31(推荐值)者为恶性,<1.31 者为良性肺部病变。RI 值呈正值者则符合恶性肿瘤。反之,肺部病灶在早期和延迟显像中均为阴性,或早期显像中病灶中有放射性浓聚,但在延迟图像中变淡或消失,T/N 比值<1.31(推荐值,供参考),则符合肺部良性病变(图 7.5)。

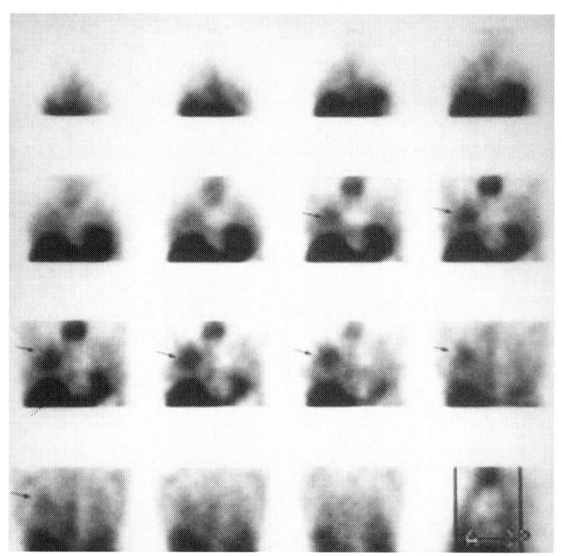

图 7.5　右肺小细胞肺癌 ^{99m}Tc-MIBI 断层显像(冠状切面),可见右上肺异常放射性聚集

7.5.1.5　临床意义

(1)诊断肺癌　^{201}Tl 和 ^{99m}Tc-MIBI 诊断肺癌的灵敏度为 86%~96%,其特异性为 75%~90%。关于 ^{201}Tl 和 ^{99m}Tc-MIBI 用于评估放化疗的疗效,初步经验认为,患者经治疗后,疗效好,其 RI 值从正值下降为负值。而疗效差者其 RI 值不变或升高,但尚须积累更多的临床病例和数据后,才能肯定其实用价值。

由于 ^{201}Tl 本身固有的核物理特性没有 ^{99m}Tc-MIBI 理想,故近年来 ^{99m}Tc-MIBI 的报道日渐增多。

Wang H 1997 年对 19 例经证实的肺癌患者行同期 CT、^{99m}Tc-MIBI 及 ^{18}F-FDG PET 显像。^{99m}Tc-MIBI 显像是静脉注射 740 MBq(20 mCi) ^{99m}Tc-MIBI 后 15 min 行前后位胸部平面显像,1 h 内行胸部 SPECT 断层显像;^{18}F-FDG PET 显像是患者禁食 4 h 后静脉注射 370 MBq ^{18}F-FDG后,1 h 内行全身 PET 显像,采集 15 min。图像分析是以 CT 寻找肿瘤位置及受累纵隔淋巴结(直径>1.50 cm 的淋巴结即认为异常),^{99m}Tc-MIBI 平面像以肿瘤及肿瘤处淋巴结^{99m}Tc-MIBI 摄取增高为定性评估标准,SPECT 像的评估标准同平面像,以肿瘤及受累淋巴结^{18}F-FDG 摄取增高为 PET 显像定性评估标准,以肿瘤摄取率(tumor uptake rates,*TUR*)为 ^{99m}Tc-MIBI 及 ^{18}F-FDG PET 显像的定量评估标准。TUR = 肿瘤侧 ROI 平均计数/健侧 ROI 平均计数。

结果,CT 显示 95% 的患者存在单侧肿瘤(其中 1 例为术后显像,病灶已切除),5 例患者共 13 个纵隔淋巴结受累。^{99m}Tc-MIBI 平面像示 15 个肿瘤处 ^{99m}Tc-MIBI 摄取异常增加,余 3 个肿瘤未探及。肿瘤处与非肿瘤处的摄取存在显著差别($5.00±2.50$ 比 $1.60±0.70$,$P<0.05$)。有 3 例患者各发现一个纵隔淋巴结受累。SPECT 像显示所有肿瘤及 5 例患者 9 个受累淋巴结,两者敏感性分别为 83% 及 100%。所有 CT 探查到的肿瘤及受累淋巴结均显示^{18}F-FDG 摄取增加,其诊断敏感性为 100%,并探查到 2 例患者纵隔内 4 个受累灶而 CT 未显示。87% 的肿瘤 ^{99m}Tc-MIBI SPECT 及 ^{18}F-FDG PET 显像表现一致,但 PET 显像的 TUR 较高。^{99m}Tc-MIBI 及 ^{18}F-FDG PET 显像均发现 4 例肿瘤中心放射性缺损,提示中心坏死,并被 CT 与活检证实。

研究表明,^{99m}Tc-MIBI 显像可准确显示肺部原发肿瘤及受累纵隔淋巴结,^{99m}Tc-MIBI SPECT 断层显像的敏感性高于平面显像。^{99m}Tc-MIBI SPECT 与 ^{18}F-FDG PET 显像在显示肿瘤及淋巴结上表现了相似性,而前者更易行且价格较便宜。^{99m}Tc-MIBI 能区分存活和坏死的肿瘤细胞,但 PET 显像在受累淋巴结的诊断敏感性上优于 ^{99m}Tc-MIBI SPECT 显像。

^{99m}Tc-MIBI 显像尚可在活体评价肿瘤多耐药基因的表达水平,预测化疗效果,指导临床用药。

(2)评价多药耐药性(multi-drug resistance,MDR) 化疗对于某些肿瘤无效或疗效甚微,有些经过一段时间化疗后产生抗药性。化疗失败的原因是多方面的,多药耐药性是癌症化疗效果不佳的主要原因。迄今对于肿瘤细胞的耐药机制已有较多研究,多药耐药基因编码的 P-糖蛋白(P-glycoprotein,P-gP)是其中之一,并起关键作用。如果在肿瘤早期明确有 P-gp 的高表达,可在治疗方案中使用 P-gp 的调节剂(modulator),降低其在细胞内的含量,减弱肿瘤的耐药性,给肿瘤的化学治疗带来转机。因此,如何预测肿瘤中 P-gp 的表达水平尤为重要,生物学方法必须将组织从患者体内取出后检测,而无创性的放射性核素显像法比较优越,^{99m}Tc-MIBI 被认为是 P-gp 的底物,可用于 P-gp 的检测。实验表明,耐药肿瘤细胞株 P-gp 表达水平高,对 ^{99m}Tc-MIBI 的摄取少;而 P-gp 表达阴性者,对 ^{99m}Tc-MIBI 的摄取明显升高,在 30 ~ 60 min 达到高峰,90 min 未见下降,比耐药细胞株相对高得多。

林保和等为探讨 ^{99m}Tc-MIBI 断层显像用于肺癌 P-gp 定性检测的可行性,采用二时相(30 min 和 120 min)断层显像,以横断面处 ^{99m}Tc-MIBI 的滞留指数[retention index,RI,$RI=(C_{120}-C_{30})/C_{30}\times100\%$,$C_{120}$、$C_{30}$分别为 120 min、30 min 病灶处 ROI 的计数均值]为 P-gp 定性指标,以 $RI<0$ 为 P-gp 阳性的界值进行 P-gp 定性。按 WHO 推荐的分级标准将疗效分为完全或部分缓解(CR 或 PR)及无效(NR)2 组,然后将 P-gp 定性结果与疗效进行比较。结果,71 例Ⅲ ~ Ⅳ期肺癌患者原发灶中 35 个病灶为阳性,其中 29 个疗效为 NR,阳性符合率为 82.90%;另 36 个病灶为 P-gp 阴性,其中疗效为 CR(PR)者 24 例,阴性符合率为66.7%。与免疫组化法和 PCR 技术相比,可避免取材受限及 P-gp 非均一表达等因素影响。认为 ^{99m}Tc-MIBI 断层显像可作为 P-gp 定性检查的一个有效补充手段。

严建等对 12 例肺癌患者于术前分别做肺部早期(30 min)和延迟(120 min)^{99m}Tc-MIBI 断层显像,计算肿瘤部位 ^{99m}Tc-MIBI 滞留分数:

$$滞留分数=(T/N_{120}-T/N_{30})/T/N_{120}\times100\% \quad (7\text{-}4)$$

式中，T/N 为病灶部位和健侧相对应部位取同样大小的感兴趣区的放射性计数比，与手术后肿瘤标本测定的 P-gp、增殖细胞核抗原（proliferating cell nuclear antigen，PCNA）、胎盘型谷胱甘肽-S-转移酶（glutathion s-transferase，GST-π）水平做相关分析。结果 ^{99m}Tc-MIBI 滞留分数与 P-gp 明显负相关（$r=-0.771$，$P<0.01$），而与 PCNA、GST-π 无显著意义的相关关系。结论认为，^{99m}Tc-MIBI 滞留分数可能较好预测 P-gp 的水平，对由 P-gp 介导的细胞多耐药性评估有价值。

7.5.2 ^{99m}Tc(V)-DMSA 显像

7.5.2.1 原　理

^{99m}Tc-二巯基丁二酸（^{99m}Tc-dimercaptosuccinic acid，^{99m}Tc-DMSA）有多种化学形式。商品所得的 DMSA 为内消旋异构体，其 ^{99m}Tc 标记化合物应写作 ^{99m}Tc-meso-DMSA，但常简写为 ^{99m}Tc-DMSA。酸性环境下制备的 ^{99m}Tc-DMSA，^{99m}Tc 的化学价态证实为+3，现已被写作 ^{99m}Tc（Ⅲ）-DMSA，为理想的肾皮质显像剂；碱性环境下可获得 5 价锝标记的二巯基丁二酸，即^{99m}Tc（Ⅴ）-DMSA，为一新型肿瘤显像剂。

现在认为 ^{99m}Tc（Ⅴ）-DMSA 是一个单核化合物，具有由 2 个 DMSA 配体提供的 4 个巯基与一个锝酸根共价结合的正方形四锥体结构，分子式为［^{99m}TcO（DMSA）$_2$］$^-$形式，有 3 种几何异构体。它被肿瘤细胞浓聚的确切机制尚不清楚，有人认为，［^{99m}TcO（DMSA）$_2$］$^-$ 在血浆内可稳定存在，它到达肿瘤细胞后发生水解反应，产生磷酸根（PO_4^{3-}）样的锝酸根（TcO_4^{3-}）参与细胞磷酸代谢。

7.5.2.2 显 像 剂

（1）直接制备法　将 ^{99m}Tc 洗脱液 740～3 700 MBq（20～100 mCi）/1～3 ml 注入 ^{99m}Tc(V)-DMSA 药盒中，混匀后室温放置 15 min 备用。

（2）间接制备法　用含上述 ^{99m}Tc 洗脱液的针筒抽取适量 0.45 N NaOH 或 5% $NaHCO_3$注射液，混匀，测得 pH 值为 8.50 后注入 ^{99m}Tc（Ⅲ）-DMSA 药盒中，混匀后放置 15 min 备用。

（3）使用量　^{99m}Tc(V)-DMSA 静脉注射液 740～925 MBq（20～25 mCi）/次，儿童减量。

7.5.2.3 显像方法

使用配置低能高分辨率平行孔准直器的 γ 相机或 SPECT，能峰 140 keV，窗宽 15%，Zoom 1.00。

快速静脉注射后 2 h 患部（包括对侧正常部位）局部静态显像，必要时断层采集。如有阳性摄取应加做远处静态显像或全身前、后位扫描；如有可疑，24 h 后局部复查。

患者在注射前无须任何准备，但在检查前应排尿。

7.5.2.4 图像分析

（1）正常图像　主要经肾排泄，膀胱以外各时相中肾放射性最高，腮腺、甲状腺、胃始终无放射性摄取，四肢大关节附近放射性始终可辨。

1)头颈部　颅壳清晰,脑实质无放射性分布;可有泪腺摄取,鼻咽部放射性最强;部分患者颌下腺区域及牙床骨有灶性增强,可能与慢性炎症有关;颈双侧大血管影逐渐变淡。

2)胸部　心脏、主动脉弓及锁骨下血管影较强,以后逐渐变淡为胸骨放射性替代,剂量大者 24 h 肋骨可分辨;年轻人肋软骨结合部放射性摄取明显;女性双侧乳腺有片状摄取,与月经周期无关。

3)腹部及盆腔　前位肝区放射性高于脾,胃底最低呈空泡状,倒“Y”血管影逐渐变淡,可见双侧髂前上棘;后位可辨脊柱及骶髂关节。

4)四肢　大关节附近放射性最强,可辨大血管及长骨。

(2)异常图像　肺肿块或全身其他部位(包括骨骼,女性乳腺以外)放射性分布有高于邻近或对侧相应区域者为异常。

7.5.2.5 临床意义

肺部周围型肿块若有放射性摄取,恶性可能大。骨转移性肿瘤可呈异常浓聚表现,但诊断应慎重;骨显像为放射性缺损的病灶若有放射性浓聚,则可考虑为恶性;肠道恶性肿瘤累及骨骼时,骨骼病灶放射性摄取可降低。

7.5.3 ^{99m}Tc-PPM 显像

7.5.3.1 原　理

培谱利欧霉素(peplomycin, PPM)是博来霉素的衍生物,国内称平阳霉素(pingyangmycin,PYM),具有较强的抗肿瘤作用。研究证明,PPM 进入体内后,主要定位于肿瘤细胞核,并与其 DNA 结合,其作用模式为抑制 DNA 的合成和切断 DNA 链。^{99m}Tc 标记的 PPM 的体内生物学行为和 PPM 一致,因此,在体外用核医学影像设备可以定位恶性肿瘤的部位。

7.5.3.2 显像剂

^{99m}Tc-PPM 是还原 ^{99m}Tc 和 PPM 螯合形成的一种肿瘤阳性显像剂。标记方法为,将新鲜 $^{99m}TcO_4^-$ 淋洗液 740～2 590 MBq(20～70 mCi)注入 PPM 药盒(每支含 PPM 2 mg 及微量氯化亚锡),混合后震荡 10 min,加维生素 C 0.50 g,标记率>90%。静脉注射后大部分显像剂被肝组织摄取,注射后 2～3 min 肾显影,2 h 经肾排泄 50%～70%。使用量 825～1 110 MBq(25～30 mCi)。

7.5.3.3 显像方法

(1)检查前准备　静脉注射显像剂前 30～60 min,口服过氯酸钾 400 mg,余无特殊准备,但须与患者说清楚检查的要求与意义,以取得患者的合作。

(2)平面显像　令受检者俯卧位,双手抱头,先摄前后位和后前位,必要时加左前斜位、左侧位、右前斜位和右侧位像。探头配置低能通用或高分辨型准直器,能峰为 140 keV,窗宽为 20%,Zoom 1.00～1.50,矩阵为 128×128 或 256×256。注射后 10～20 min 进行早期显像,2～3 h 做延迟显像,时间采集,每帧 2～3 min,$(0.60\sim1)\times10^6$

计数。

（3）断层显像　探头、准直器、能峰、窗宽同前，矩阵为 64×64 或 128×128，Zoom 1.00～1.50，旋转 360°采集 60 帧，每帧 6°，每帧采集时间为 30～40 s。

（4）影像处理　常规摄片，亦可采用镜像 ROI 勾画法，计算异常放射浓集区与相应正常部位的 T/N 比值和 RI 值。

$$RI=[延迟摄取比值(T/N)-早期摄取比值(T/N)]/早期摄取比值(T/N)\times100\% \tag{7-5}$$

7.5.3.4　图像分析

（1）正常图像　颈、肩和胸部轮廓影清晰，正常双肺显影但放射性分布低于纵隔、心脏和大血管。右下方可见肝浓影，双肾及膀胱内放射性分布甚高。

（2）异常图像　双肺出现团块状或不规则异常放射性浓集影，其部位和 X 射线或胸部 CT 所见一致。定量诊断标准（RI 值 $\bar{x}\pm s$ 以下为推荐值，供参考）如下。

1）肺内肿物良性与恶性的鉴别诊断　良性灶−17.80±5.90，恶性灶 12.00±8.50。

2）病情监测　稳定−6.10±8.50，进展 12.70±5.20。

3）疗效评价　有效−5.00±5.00，无效 4.40±2.10。

7.5.3.5　临床意义

^{99m}Tc-PPM 肿瘤显像是一项诊断肺癌的有效方法，鳞状细胞癌、腺癌和未分化癌摄取 ^{99m}Tc-PPM 皆较高。但小细胞型肺癌浓集较差。

^{99m}Tc-PPM 在肿瘤中的浓集量反映肿瘤细胞的代谢活性，手术、放疗和化疗有效时，肿瘤部位的 ^{99m}Tc-PPM 浓集量减少，RI 值≤0；无效、手术不彻底或复发时肿瘤部位 ^{99m}Tc-PPM 放射性浓集量和 RI 值不变，甚至增高。因此，可作为评价疗效的指标。

黄俊星等报道 26 例肺癌患者和 6 例肺良性病变 ^{99m}Tc-PPM 显像结果，26 例恶性病变早、晚期显示放射性分布异常者 25 例，6 例肺良性病变中早期显示 5 例、晚期显示 2 例。晚期肉眼观察结果为：灵敏度 96.20%（25/26），特异性 66.70%（4/6），准确性 90.60%（29/32）。恶性病变早、晚期摄取比值分别为 1.20±0.12 及 1.34±0.13；良性病变的早、晚期摄取比值分别为 1.40±0.12 及 1.16±0.13。RI 值恶性病变为 12.01±8.53，良性为−17.81±5.91。良性与恶性病变早、晚期图像放射性分布明显不同，良性病变早期摄取要多于晚期摄取，而恶性病变与其相反。以恶性病灶晚期摄取比值 $\bar{x}-s=1.21$ 为判断良性与恶性病变的临界值，灵敏度、特异性及准确性分别为 92%（23/25）、80%（4/5）及 90%（27/30），以 RI $\bar{x}-s=3.48$ 为标准，则灵敏度、特异性及准确性分别为 92%（23/25）、100%（5/5）及 93.30%（28/30）。结果表明，良性与恶性病变对 ^{99m}Tc-PPM 的摄取时相不同。早期两者均有较高的放射性，但此时只反映病灶的血液供应、血管通透性等细胞外的摄取，因而只要局部出现上述病理过程，摄取比值就可能较高。良性病变（尤其急性炎症、新生肉芽等）血供丰富，通透性高，胞外摄取的因素大于胞内，摄取比值早期高于晚期，甚至可以超过恶性病变。但到晚期，主要影响病灶放射性的为细胞内摄取，此时反映了 ^{99m}Tc-PPM 与 DNA 结合的过程（代谢因素所致），恶性病变的 DNA 代谢不同于良性病变，使得其晚期摄取比值大于早期，也导致良性与恶性病变 RI 值明显不同。肿瘤对的 ^{99m}Tc-PPM 摄取与其组织学类型无关。对于非小细胞肺癌（NSCLC），^{99m}Tc-PPM 摄取与细胞分化程度相关，高、中分化者 RI 明显低于低分化者。恶性程度越高，对 ^{99m}Tc-PPM 的潴留越明显。

7.5.4 ^{67}Ga 显像

7.5.4.1 原 理

^{67}Ga 是较早应用的肿瘤显像剂，属周期表上ⅢA 族元素，和硼、铝、铟、铊等同属一族，Ga^{3+}为唯一稳定的价态。Ga 有多种放射性核素，但只有 ^{67}Ga 用于肿瘤显像。^{67}Ga 由回旋加速器生产，通过电子俘获衰变，物理半衰期为 78 h，衰变时放出能量分别为 93 keV、184 keV、296 keV 和 393 keV 4 种 γ 射线，前 3 种适合于显像。

^{67}Ga 经静脉注射后，可明显聚集于恶性肿瘤细胞内。肿瘤内积聚 ^{67}Ga 的机制，至今尚未完全清楚，有待阐明。一般认为，其生物特性的许多方面类似 3 价铁离子。静脉注入 ^{67}Ga 后，血浆中至少有 4 种铁蛋白即转铁蛋白、铁蛋白、乳铁蛋白、含铁细胞可与之结合，但主要与转铁蛋白结合成转铁蛋白复合物，再与肿瘤细胞表面的特异铁蛋白受体作用，而进入细胞内，沉积于胞质溶酶体中。正在分裂的细胞比静止细胞吸收 ^{67}Ga 要多，肿瘤分化程度、血运丰富与否、肿瘤细胞渗透性和肿瘤组织中 pH 值，均可影响肿瘤对 ^{67}Ga 的吸收。临床上多次输血导致血铁负荷过高，转铁蛋白和铁的饱和结合将导致^{67}Ga 生物分布的改变，如肝摄取降低，肾放射性增强，血清除增快。稳定的镧系元素，包括 Gd，在化学性质上与 Sc 相似，钆喷酸葡胺（gadopentetate dimeglumine，Gd-DTPA）、钆-二乙三胺五乙酸用于做 MRI 的增强剂，如果在 ^{67}Ga 使用之前数小时内行 MRI Gd-DTPA 增强造影，后者对 ^{67}Ga 的生物分布产生影响，导致骨的过多摄取以及软组织和肝的摄取减少。

7.5.4.2 显 像 剂

^{67}Ga-枸橼酸盐（^{67}Ga-citrate）静脉注射液，使用量成人通常 74～185 MBq（2～5 mCi），做断层或延迟显像时，宜用 370 MBq（10 mCi），给药途径为静脉注射。

7.5.4.3 显像方法

（1）患者准备 停用铁制剂 1 周，检查前做肠道准备（前一天晚嘱服缓泻剂或检查前做清洁灌肠，大剂量延迟显像时可免做）。因为患者从注射药物到显像的等待时间较长，显像时应注意患者衣服或皮肤是否污染。

（2）检查技术要点 ①使用的仪器为 γ 拍摄机或 SPECT，配置中能或高能平行孔准直器；②采集条件为 3 能量采集，包括 93 keV、184 keV 和 296 keV，窗宽 20%。Zoom 1.00，矩阵 256×256 或 128×128，预置计数 $5×10^5$；③采集时相一般在 48 h 和 72 h，大剂量时可在 7 d 后；④体位采用全身前后位和后前位，及局部多体位，必要时做局部断层显像（360°旋转，6°/帧，50 s/帧）。

7.5.4.4 图像分析

（1）正常图像 ^{67}Ga 静脉注入体内与血浆转铁蛋白结合后，在血中运行，部分经尿、粪便排出，多处放射性浓聚区实属正常生理性分布。

1）头颈部　鼻咽、泪腺、唾液腺较为明显。

2）胸部　胸骨、胸椎及心脏可见放射性分布，哺乳期或口服避孕药女性常见双乳显示。

3）腹部　肝影明显，24 h 双肾、膀胱显示，未做清肠者结肠放射性较高。

4）骨骼　有放射性显示，脊柱、骨盆、大关节和儿童的骨骺区较强。

（2）异常图像　^{67}Ga 作为肿瘤显像剂，肿瘤灶显示放射性异常浓聚，通过目测与相应部位比较，或计算 T/N 比值做出判断。以下情况为异常影像：①其他影像检查所示肿块处明显放射性摄取增加；②肿物部位，放射性核素肿瘤间接显像（非肿瘤阳性显像）时呈放射性缺损，而本显像有放射性填充者；③恶性肿瘤已确诊者，淋巴结引流区域有异常放射性浓聚者；④肿瘤治疗后曾一度转阴的病灶再度浓聚放射性。

若有明显非对称性放射性分布也应视为异常。由于生理性分布，必须注意时相及多体位检查。

7.5.4.5　临床意义

（1）探查原发肺肿瘤及其累及范围　^{67}Ga 在确定原发肺肿瘤及病变范围方面的应用日益增多。肺癌患者 ^{67}Ga 显像的阳性率达 85%～95%，比痰细胞学检查和支气管镜检查更准确。^{67}Ga 显像探查肿瘤的阳性率与肿瘤的大小呈显著正相关。应用大剂量 ^{67}Ga 及多能峰采集可将探查直径 1.50～3 cm 的肿瘤的阳性率由 43% 提高到 75%。此外，^{67}Ga SPECT 显像与 CT 显像的图像融合定位对明确肿瘤累及的范围，确定治疗计划意义较大，并有助于确定放射治疗区。

^{67}Ga 显像的假阴性率为 0～22%。最常见的假阴性原因是肿瘤直径<1.50 cm；肝影对右肺下叶病变探查的影响；肿瘤退化和坏死或合并肺病，以及近期应用细胞生长抑制剂等。

（2）探查纵隔转移　淋巴结转移 ^{67}Ga 阳性可预测生存率，原发性肺癌未见淋巴结转移者 5 年生存率 30%；在有同侧肺门或气管旁淋巴结转移时，若纵隔、对侧肺门和颈部淋巴结转移，则 5 年生存率分别降至 12% 和 3%。

一般认为，肺癌一经病理确诊后，如有肺门或纵隔受累应放弃开胸探查或外科切除，因为此时患者的 5 年生存率已小于 10%。^{67}Ga 显像在探查肿瘤是否累及肺门和纵隔方面具有一定的临床意义。研究显示，^{67}Ga 显像在评价纵隔是否受累时，比纵隔 CT 和平片更敏感（前者为 88%，后两者分别为 81% 和 75%）；当 ^{67}Ga 显像和纵隔 CT 检查均呈阳性时，两种方法提示局部淋巴结受累的准确率相近（87% 和 85%）。但是，当检查呈阴性时，^{67}Ga 显像的准确度（80%）明显比胸部 X 射线检查高（40%，$P<0.01$）。学者建议，如果原发肿瘤摄取 ^{67}Ga，而纵隔无摄取，即纵隔 ^{67}Ga 显像为阴性时，患者可以不通过纵隔镜进行疾病分期，直接行开胸探查术。如果原发肿瘤和纵隔均摄取 ^{67}Ga，或原发肿瘤无摄取仅纵隔处有摄取，或胸部 X 射线提示有纵隔扩散，患者应行纵隔镜取组织活检以确定有无纵隔受累。

^{67}Ga 显像出现的假阴性可能是由于受累的纵隔淋巴结与纵隔旁原发病灶距离过近，

或由于分辨率的限制，使得 ^{67}Ga 显像无法发现淋巴结内的微小转移。

Matsuno 等对比研究了 ^{67}Ga 与 ^{201}Tl 的平面、SPECT 显像在原发性肺癌中的价值，发现 ^{201}Tl 平面显像的灵敏度为 82%、SPECT 显像灵敏度为 100%，而 ^{67}Ga 平面显像灵敏度为 50%、SPECT 显像只有 65%，尤其当病灶直径小于 3 cm 时，^{201}Tl SPECT 灵敏度为 100%，而 ^{67}Ga SPECT 显像只有 42%；在 ^{67}Ga 平面显像中，肺燕麦细胞癌比支气管肺癌有更高的灵敏度。作者认为，在原发性肺癌及转移性淋巴结探测中，^{201}Tl 显像优于 ^{67}Ga。探查肺门及纵隔淋巴结转移对于选择手术指征、估计预后很重要。^{67}Ga 用于探测肺门及纵隔转移的灵敏度和特异性在以往文献中报道不一，1978 年至 1986 年间的文献报道显示，其灵敏度为 23%～100%，特异性为 58%～94%；Matsuno 近年研究认为，^{67}Ga SPECT 探测肺门、纵隔淋巴结转移的灵敏度为 100%，肺门特异性为 33%，纵隔淋巴结特异性为 56%。Kataoka 等于 1992 年报道，在 103 例肺癌患者中，39 例显示放疗后在原发灶与复发肿瘤以外的部位存在异常的 ^{67}Ga 摄取，并与放疗引起的肺炎有关，经过激素治疗后浓聚灶消失；在非照射部位有弥漫性双肺摄取增高，则提示预后较差。

^{67}Ga 显像是一种安全可靠、简便无创的探查纵隔或肺门淋巴结有无转移的方法，可以提高活检的阳性率，为活检切口部位的选择提供依据。

(3)评价放疗和化疗疗效及肺部并发症　肺癌放疗、化疗后可出现 ^{67}Ga 摄取降低或完全受抑制。治疗后 ^{67}Ga 摄取的变化与放射学证实的肿瘤大小的变化之间有良好相关性。^{67}Ga 在肿瘤内的摄取变化与放疗照射剂量相关，可用于指导放疗方案的确立。治疗后 ^{67}Ga 显像可先于放射学检查发现纵隔受累或复发病灶。

^{67}Ga 显像对早期发现和评价博莱霉素等药物的肺毒性有意义，可以发现 X 射线探查不到的异常改变。胸片表现正常的患者(包括应用环磷酰胺在内的化疗患者)出现双侧肺弥漫性 ^{67}Ga 摄取，提示出现肺中毒。放射性肺炎可以出现在胸部放疗后 2～6 个月，肺纤维化可于照射后 6 个月照射野可见一过性 ^{67}Ga 摄取。经皮质类固醇治疗好转的肺炎患者 ^{67}Ga 摄取消失。照射野外双侧肺弥漫性 ^{67}Ga 摄取是预后不良的指征。总之，^{67}Ga 显像有益于探查纵隔淋巴结受累情况从而避免不必要的纵隔镜检查，并可指导纵隔镜活检部位的选取，区别残余病变和复发病变及考察治疗后并发症。

^{67}Ga 临床应用中的主要问题是缺乏特异性。在术后手术创口处，急性与慢性炎症、自身免疫性疾病时的 ^{67}Ga 摄取均增加。

7.6　放射免疫显像

7.6.1　概　述

用放射核素标记抗体，让标记抗体与肿瘤细胞的抗原相结合，用它做肿瘤定位和鉴别诊断，这种技术称为放射免疫显像(radioimmuno imaging，RII)。

肿瘤抗原是肿瘤细胞表面的一种大分子物质，常表达在肿瘤的细胞膜上，这些抗原能引起宿主产生特异性免疫反应。将人体肿瘤抗原，用传统方法免疫动物，可得到多克隆抗体(polyclonal antibody,PcAb),它是多种抗原决定簇所产生的混合抗体,其缺点是特异性差,且产量低。利用杂交瘤技术,将人体肿瘤抗原免疫接种小白鼠后,其β淋巴细胞产生特异抗体,用这种方法生产的抗体产量大,特异性强,称之为单克隆抗体(monoclone antibody,McAb)。

抗体是一种免疫球蛋白,有多种成分,其中 IgG 和 IgG_{2a} 性能较好。免疫球蛋白的整体是由具有免疫活性的两条重链和两条轻链通过二硫键与非特异部位连接而成,通常用"Y"形状表示。Y 的上半截为免疫活性部分,其下半截为非特异部分被称作 Fc 段,用胃蛋白酶可消化 IgG,使其裂解为 Fc 和 $F(ab')_2$。

$F(ab')_2$ 的相对分子质量小,故在血中清除快,去除 Fc 后,$F(ab')_2$ 不会被补体所固定,其免疫原性弱,过敏反应少。

标记抗体的常用放射核素有 ^{131}I、^{123}I、^{111}In 和 ^{99m}Tc 等。^{131}I 价廉易得,显像可延至72～96 h,此时血本底低,但其γ射线能量高,图像质量欠佳。^{123}I 和 ^{111}In 价格昂贵,不易普及。用 ^{99m}Tc 标记抗体,价廉。其缺点是显像只能在 6～24 h 内进行。

7.6.2 检查方法

7.6.2.1 患者准备

如用 ^{131}I 标记的抗体,注射抗体前 2 d 口服含碘的卢戈液,每次 5 滴,每日 3 次,并连续服用 7 d。临注射标记抗体前,肌内注射地塞米松 2～4 mg 以减少过敏反应。

给患者输入 500 ml 生理盐水,标记抗体加入输液内从输液管缓慢滴入可减少过敏反应。另可将标记抗体溶于 5～10 ml 生理盐水中,缓慢注入,密切观察有无过敏反应。

7.6.2.2 仪器条件

根据标记核素,如 ^{131}I、^{99m}Tc 等选择相应的γ线能量峰。采用 20% 的窗宽,相应能量的平行孔准直器。每帧采集计数 $(5～7)\times10^5$。深部肿瘤与前后脏器重叠者,应使用 SPECT 断层技术,去除其干扰。

7.6.3 提高 RII 图像质量的方法

抗体是一种相对分子质量大的球蛋白(IgG),注入人体后,它在血中清除慢,从而造成本底高。标记抗体被肿瘤吸收后只占总注入量的 1% 以下。靶与非靶区的放射比值,一般为 1.40～3.20。为提高 RII 图像质量,可采用下列一些措施。

7.6.3.1 断层显像

用 ^{99m}Tc 标记抗体,其γ线物理性能好,图像清楚。国内外多使用 SPECT 断层技术,可避免肿瘤上下重叠脏器的干扰。

7.6.3.2 去本底技术

(1)采用一般去本底的技术　衡量好肿瘤与正常部位的计数值后,确定去本底的阈值。利用去本底线路,去除肿瘤四周的本底值。

(2)双核素去本底技术　注射 ^{131}I-McAb 后 48～72 h,注入适量 ^{99m}Tc-人血浆蛋白

(human serum albumin,hSA),用感兴趣区(ROI)技术,分别取得靶与非靶部位,大小相同,像素数目相近的计数值,然后使靶与非靶的计数值予以归一化,并乘以 K 值,其目的使非靶部位计数乘 K 值后,其值为零。从而使肿瘤图像清楚。如 K 值设值不当,将带来伪影。

(3)应用抗体片段　标记的抗体片段[$F(ab')_2$,Fab],它们的相对分子质量小,在血中清除快,并且与正常组织结合少,血本底降低后,RII 的图像质量得到改善。

(4)给予第二抗体　它与血中标记抗体形成复合物,后者被网状内皮系统所吸收,以达到降低血本底的目的。

7.6.4 临床意义

肺癌是常见和发病率较高的肿瘤之一,临床上很需要研究出早期诊断的方法,寻找一种可靠鉴别良性与恶性肺癌的影像技术,发掘一种可显示肺癌纵隔和肺门淋巴转移灶的部位。放射免疫显像对肺癌的诊断和治疗起一定的作用。

7.6.4.1 肺癌原发灶的诊断

肺癌由于病理类型比较复杂,包括肺鳞癌、小细胞肺癌、肺腺癌等。尽管不同类型的病理类型可选用不同的抗体,但 RII 的效果不一样,其中肺鳞癌摄取单克隆抗体最高,其次为小细胞肺癌,两者的检出率均可达 100%,而肺腺癌则对单克隆抗体的摄取较低,其检出率仅为 33% 左右。国内研究结果表明混合单抗优于单一单抗。国外报道采用 ^{111}In 标记的 FO23C5 的 $F(ab')_2$片段对 131 例小细胞肺癌患者进行放射免疫平面显像、SPECT 断层显像及 CT 检测,结果平面显像、断层显像及 CT 对肺癌淋巴转移的诊断准确性分别为 76%、74% 和 71%,诊断灵敏度分别为 45%、77% 和 64%,特异性为 88%、72% 和 74%,三者之间的差异无显著性。

7.6.4.2 肺癌的分期

肺癌分为小细胞肺癌(small cell lung cancer,SCLC)和非小细胞肺癌(non-small cell lung cancer,NSCLC)两类,治疗方案不同,治疗方案的选择取决于肺癌的分期。

(1)SCLC 的分期　20%~25% 的肺癌是 SCLC,恶性程度虽然高,但对放化疗敏感,85% 的患者放化疗后有缓解,然而 3 年生存率仍然很低,准确分期将明显减少不必要的放疗对患者的致死作用。应用 ^{99m}Tc 标记的 RN-LU-10 的多中心研究发现,RII 能很好地诊断肺癌广泛转移,它的阳性预测率为 95%~100%,这是任何一种常规方法所不能达到的。另外,15% 被认为是局限性病变的患者经 RII 判断为广泛转移。然而 RII 低估 10% 的转移病灶。这些结果表明,如果 RII 提示,那么不需要进一步的检查,如果提示局限性病变,通过进一步的检查可使 10% 低估分期的患者有正确的分期,RII 可作为补充手段来完善对患者的分期。

(2)NSCLC 的分期　对于 NSCLC,早期手术明显提高患者的 5 年生存率,但确诊时能做外科手术治疗的患者占肺癌总人数的 25%,能够完成手术切除的患者为接受手术治疗者的 80%~90%,约占肺癌总人数的 20%~22.70%,因此手术前确定病变的范围尤为重要。RII 不仅可避免损伤性纵隔镜等介入性检查,而且可以发现 CT 未能发现的淋巴结病变。RII 对患者肿瘤灶和转移灶的探测率分别是 94% 和 95%,而 CT 分别是 81% 和 88%。

对无手术机会的远隔转移,RII 的阳性率与常规分期方法阳性率相当,RII 可发现 91%~100% 除骨骼外的器官转移。

（韩星敏　谢新立　刘婷婷）

参考文献

[1]吴国,王朝晖,李滢,等. 189 例肺癌骨转移患者核素全身骨显像分析[J]. 安徽医学,2011,32(12):2056-2057.

[2]SCHIRRMEISTER H,ARSLANDEMIR C,GLATTING G,et al. Omission of bone scanning according to staging guidelines leads to futile therapy in non-small cell lung cancer[J]. Eur J Nucl Med Mol Imaging,2004,31:964-968.

[3]HETZEL M,ARSLANDEMIR C,KONIG H-H,et al. F-18 NaF PET for detection of bone metastases in lung cancer: Accuracy,cost-effectiveness,and impact on patient management[J]. J Bone Miner Res,2003,18:2206-2214.

[4]SCHMIDT GP,SCHOENBERG SO,SCHMID R,et al. Screening for bone metastases: Whole-body MRI using a 32-channel system versus dual-modality PET/CT[J]. Eur Radiol,2007,17:939-949.

[5]BRUZZI JF,KOMAKI R,WALSH GL,et al. Imaging of non-small cell lung cancer of the superior sulcus. Part 2: Initial staging and assessment of resectability and therapeutic response[J]. Radiographics,2008,28:561-572.

[6]FOGELMAN I,COOK G,ISRAEL O,et al. Positron emission tomography and bone metastases[J]. Semin Nucl Med,2005,35:135-142.

[7]PEZESHK P,SADOW CA,WINALSKI CS,et al. Usefulness of ^{18}F-FDG PET-directed skeletal biopsy for metastatic neoplasm[J]. Acad Radiol,2006,13:1011-1015.

[8]BLAU M,GANATRA R,BENDER MA. 18 F-fluoride for bone imaging[J]. Semin Nucl Med,1972,2:31-37.

[9]GRANT FD,FAHEY FH,PACKARD AB,et al. Skeletal PET with ^{18}F-fluoride: Applying new technology to an old tracer[J]. J Nucl Med,2008,49:68-78.

[10]IAGARU A,MITTRA E,DICK DW,et al. Prospective Evaluation of ^{99m}Tc-MDP Scintigraphy,^{18}F-NaF PET/CT,and ^{18}F-FDG PET/CT for Detection of Skeletal Metastases[J]. Mol Imaging Biol,2012,14(2):252-259.

[11]LANGSTEGER W,HEINISCH M,FOGELMAN I. The role of fluorodeoxyglucose,^{18}F-dihydroxyphenylalanine,18F-choline,and 18F-fluoride in bone imaging with emphasis on prostate and breast[J]. Semin Nucl Med,2006,36:73-92.

[12]EVEN-SAPIR E,METSER U,FLUSSER G,et al. Assessment of malignant skeletal disease: Initial experience with 18F-fluoride PET/CT and comparison between 18F-

fluoride PET and ^{18}F-fluoride PET/CT[J]. J Nucl Med,2004,45:272-278.

[13]ZAMPAKIS P,ROMANOS O,KRANIOTIS P,et al. Skeletal metastases: an update of the literature with pictorial review[J]. J BUON,2011,16(1):24-37.

[14]SCHIRRMEISTER H,GUHLMANN A,ELSNER K,et al. Sensitivity in detecting osseous lesions depends on anatomic localization: Planar bone scintigraphy versus ^{18}F-PET[J]. J Nucl Med,1999,40: 1623-1629.

[15]DE MAESENEER M,LENCHIK L,EVERAERT H,et al. Evaluation of lower back pain with bone scintigraphy and SPECT[J]. Radiographics,1999,19:901-912.

[16]UTSUNOMIYA D,SHIRAISHI S,IMUTA M,et al. Added value of SPECT/CT fusion in assessing suspected bone metastasis: Comparison with scintigraphy alone and nonfused scintigraphy and CT[J]. Radiology,2006,238:264-271.

[17] VINJAMURI M, CRAIG M, CAMPBELL-FONTAINE A, et al. Can positron emission tomography be used as a staging tool for small-cell lung cancer? [J] Clin Lung Cancer, 2008,9:30-34.

[18]PETERSON JJ,KRANSDORF MJ,O'CONNOR MI. Diagnosis of occult bone metastases: Positron emission tomography [J]. Clin Orthop Relat Res, 2003, 415 (suppl): S120-S128.

[19]CHERAN SK,HERNDON JE,PATZ EF. Comparison of whole-body FDG-PET to bone scan for detection of bone metastases in patients with a new diagnosis of lung cancer[J]. Lung Cancer,2004,44:317-325.

[20]ALGRA PR,HEIMANS JJ,VALK J,et al. Do metastases in vertebrae begin in the body or the pedicles? Imaging study in 45 patients [J]. Am J Roentgenol, 1992, 158: 1275-1279.

8 消化系统

8.1 解剖和生理概要

消化系统始于口腔终于肛门,包括口腔、食管、胃、小肠、大肠,以及与消化吸收过程密切相关的消化腺体——唾液腺、胰腺、肝和胆囊等(图8.1)。

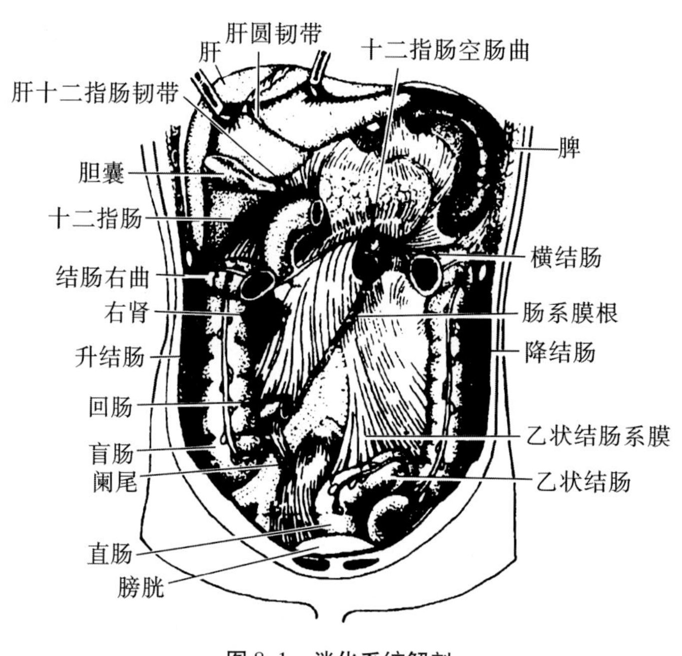

图8.1 消化系统解剖

食管从第6颈椎水平环状软骨的咽部开始,向下经过后纵隔到达食管-胃连接处,全长25 cm,分为颈、胸、腹3段。从功能上食管分3个部分,即上食管括约肌、食管体部及下食管括约肌。静态时,食管主要起屏障及保护作用,吞咽时,上食管括约肌松弛,食团从近端向远段依靠重力或蠕动作用，使食团顺利通过。

胃位于上腹部膈肌下，它有 2 个口，上接食管的为贲门，下接十二指肠球部的称幽门，贲门固定于膈肌，无括约肌结构，幽门有很发达的括约肌结构，胃分为胃底、胃体及胃窦 3 个部分，它的功能是贮存食物及研磨，混合形成食糜，并将食糜推进至十二指肠。

小肠从幽门到回盲瓣，平均长 600 cm，包括十二指肠、空肠、回肠，小肠的主要功能是吸收营养物质，大肠包括盲肠、升结肠、横结肠、降结肠、乙状结肠和直肠，全长约 150 cm。盲肠位于盆腔内，自盲肠至肝曲为升结肠，长 15 ~ 20 cm。升结肠在肝右叶下向左向下弯曲成肝曲，横结肠从肝曲横过腹腔至左侧脾下极处弯曲成脾曲。横结肠全长约 45 cm，其背侧有右肾、十二指肠的第二段和胰头。降结肠起自脾曲，下降至髂嵴下与乙状结肠相接，长约 20 cm，其背侧为左肾。乙状结肠长度变异很大，一般平均长约 40 cm。直肠长 10 ~ 14 cm，下端与肛门相接。大肠的主要功能是吸收水分和推移粪便排出两大功能。

肝是人体内最大的实质器官，成人重 1 400 g 左右，肝外形呈楔形，右端粗厚圆钝，左叶较扁薄，大小因人而异，一般左右径为 25 cm，前后径为 15 cm，上下径为 14 cm。肝外形与形体有一定关系，矮胖体形的人，肝多呈横位，左右径较宽；瘦长人，肝上下体形较长，多呈垂直型。肝右叶轮廓较整齐，左叶变化较大，如呈波形弯曲，极度向上卷翘以及呈现明显切迹等，容易误诊为病变。肝由无数的肝小叶组成，肝小叶由肝细胞索和血窦构成，肝细胞索由多角细胞联成，血窦实为胀大的毛细血管接受小叶间动脉和小叶间静脉来的血液，汇入中央静脉，再汇成肝静脉。血窦内皮为单核-吞噬细胞系统细胞，有吞噬作用，称为星状细胞或库普弗细胞（kupffer cell）。肝有肝动脉和门静脉双重血液供应，门静脉输入肝的血量占肝输入血量的 70% ~ 80%，其血液含氧量较少，肝动脉输入血量仅占 20% ~ 30%，主要供应氧气。

胆囊位于肝右叶前下方的胆囊窝内，长约 10 cm，直径 3 ~ 4 cm，容量 40 ~ 60 ml，胆囊的功能是浓缩、贮存和释放胆汁。

胰腺分头、体、尾 3 部，头部位于十二指肠所形成的凹陷内，胆总管在其表面通过，胰腺的外分泌液中含大量消化酶，对消化功能十分重要。

消化系统的异位发育组织在儿童较多见，异位胃黏膜常见于食管（Barrett 食管）、胸腔、小肠和升结肠。

8.2 消化系统肿瘤概述

消化系统恶性肿瘤常见、多发，其中以食管癌、胃癌、结（直）肠癌和肝癌最为常见，近年来，胆囊癌和胰腺癌发病率呈明显上升趋势，尽管近年来消化道肿瘤的发病率、致死率均有不同程度的下降，但这类肿瘤仍是危害最大的疾病之一。

消化道不同节段的肿瘤有不同的病理分型，食管癌的主要病理类型是鳞癌和腺癌，胃癌的组织学分型包括普通型和特殊型两大类，但临床上有时根据大体所见将胃癌分为早期和中晚期两类，结直肠癌的分型与胃癌大体相似。

与预后相关的主要因素是肿瘤分期，消化道肿瘤分期的共同依据是肿瘤组织对消化道壁的浸润深度、组织学类型及转移淋巴结的数目和范围，对临床分期低的肿瘤多采取外科治疗。

不同节段的消化道肿瘤有不同的临床表现,但一般在早期没有症状或体征,临床诊断方法除物理学检查、内镜、消化道造影外,血清肿瘤标志物的化验常有重要价值,相当多的消化道肿瘤表达肿瘤胚胎类(CEA、TPA、CA19-9 等)肿瘤标志物,测定这些标志物不仅有助于明确肿瘤的存在,在肿瘤术后复查和疗效监测中有更重要的作用。

消化道肿瘤术后随访的重点是术后复发和远处转移,但往往只在局部复发达到一定程度,尤其是肿瘤已侵犯周围组织时才有临床症状,然而,放疗反应或瘢痕形成也可产生相似的主诉,甚至 CEA、CA19-9 等肿瘤标志物也并不是完全可信的。

消化系统核医学检查是将放射性核素标记在某种药物或化合物上,经口服或静脉注射的方式,达到所需观察的消化器官,来显示该脏器的形态和功能。目前,核医学影像对消化系统肿瘤的研究主要包括肿瘤的诊断、鉴别诊断、分期、分级、疗效评价等。消化系统常规核医学影像检查包括肝显像、肝血池显像、肝胆动态显像、肝肿瘤阳性显像等,随着 PET/CT 及 PET/MRI 等新技术的应用,使消化系统恶性肿瘤的核医学影像诊断进入了一个崭新的时代。

8.3 肝显像

8.3.1 肝平面显像

放射性核素肝显像,可以按照肝的生理特点,研制不同的放射性药物,进行肝功能显像。采用平面方式显像称为肝平面显像,也称肝实质显像。

8.3.1.1 原 理

肝由多角细胞和库普弗细胞组成,库普弗细胞能迅速地摄取吞噬进入肝的 90% 的胶体颗粒,其余的胶体颗粒则被脾、骨髓和淋巴结摄取,由于库普弗细胞的吞噬作用,使放射性核素能均匀的散布在整个肝而显像。肝平面显像主要是利用库普弗细胞的吞噬功能进行核素示踪,肝病变时,病变部位的吞噬功能受破坏,失去摄取放射性胶体颗粒的能力,显示局部放射性较周围正常组织降低或缺损。

8.3.1.2 适应证

了解肝的位置、形态、大小和功能;了解肝内有无占位性病变,以及占位性病变的部位、大小和数目;了解上腹部肿块与肝的关系;了解其他部位恶性肿瘤有否转移到肝。

8.3.1.3 方 法

(1)显像剂 ^{99m}Tc-硫胶体(^{99m}Tc-sulfur colloid,^{99m}Tc-SC)是一种细小的放射性胶体颗粒,静脉注射后 90% 被肝的库普弗细胞吞噬,2% ~ 3% 进脾,8% 进骨髓。^{99m}Tc-植酸钠(^{99m}Tc-sodium phytate)本身不是胶体颗粒,与血中钙离子螯合形成不溶性^{99m}Tc-植酸钙胶体(颗粒直径为 300 nm),被肝库普弗细胞吞噬而显像。

(2)检查前准备 患者无须特殊准备,向患者说明检查的目的、方法和注意事项,以充分取得患者的配合。

(3)显像方法 静脉注入 ^{99m}Tc-硫胶体或 ^{99m}Tc-植酸钠 74 ~ 111 MBq(2 ~ 3 mCi) 15 min 后行肝显像,常规取前位、右前斜、右侧、左前斜、后前位等 5 个体位,必要时增加体位,以清晰显示病灶的位置、大小及部位。

(4)注意事项 ①显像前 24 h 内不宜行钡餐检查;②显像时除去衣物表面的金属物品;③嘱受检者平静呼吸,以减少脏器位移的影响;④肝功能不良、门脉高压患者显像开始时间适当延迟。

8.3.1.4 **图像分析**

判断肝正常与异常图像时,可从位置、形态、大小、放射性分布等方面分析。

(1)正常图像

1)位置 正常肝影位于右季肋部,前位时,肝右叶上缘相当于第 5 肋间,下缘与右肋缘平齐,肝左叶下缘达剑突下 2 ~3 cm。

2)形态 在不同的肝投影图像有不同的形态,通常采集 3 帧图像。

ⅰ.前位:肝影常呈三角形,右叶的上缘呈弧形,与右侧膈肌下面相邻,右缘略向右突出,边缘清晰。左叶上缘有一心脏压迹。肝下缘常模糊欠清晰,近锁骨中线处有一局限性凹陷,称为肝门切迹,此处为肝动脉、胆总管及门静脉进出肝的部位,肝门切迹右侧缘常呈一凹陷,为胆囊窝。

ⅱ.右侧位:正常图像常呈“逗点”形,也可呈卵圆形及菱形,由于体位的影响,正常变异较多。肝影下缘不低于右肋缘,上缘及前缘呈圆弧形,前缘中部下方有时可见一切迹,是肝左右叶交界部位,后缘由上后方向前下方行走,近于平直。

ⅲ.后位:肝影近似三角形,右叶显像清晰,上外缘清楚,外缘略向右突。左叶因受脊柱及软组织遮挡,以及距离探头较远,故显像模糊不清。脾显像大而清晰,因为脾位于腹膜后之故。

3)大小 正常成人前位时肝投影表面积平均为(167.50±40.80) cm^2,右叶上下径(锁骨中线)为(14.50±3.60) cm,左叶上下径(胸骨中线)为(7.60±1.70) cm,最大横径为(17.00±4.30) cm。

4)肝内放射性分布 前位时肝影内放射性分布均匀,整个肝边缘呈移行性稀疏。右叶放射性较高,逐渐向左叶均匀降低。左叶和右叶下缘放射性较低。此外,肝镰状韧带部位、肝门区、胆囊窝、肝上缘肝静脉汇入下腔静脉处等,可见放射性稀疏,属正常稀疏区。右侧位时右后叶下方所见放射性稀疏区为胆囊窝。后位时右叶外缘肾压迹处放射性稀疏,左叶显影不清(图 8.2)。

(2)异常图像 包括肝的位置、形态、大小及放射性分布异常。

1)位置异常 可分为先天性和病理性位置异常。先天性肝影位置异常,如先天性左位肝,属内脏转位异常。病理性位置异常有肝下垂、肝上移。肝下垂常见于肺气肿、胸腔积液、右膈病变;也可因年老消瘦、多孕妇女、腹肌松弛等引起。肝上移见于先天性膈疝、膈神经麻痹、大量腹水等疾病。

2)形态异常 包括先天发育异常,邻近组织器官外压变形。先天发育异常,包括 3 叶肝、肝右叶隆突,使肝呈三角形,称为“僧帽肝”、左叶异常时的“鸭嘴状”“象鼻肝”及右

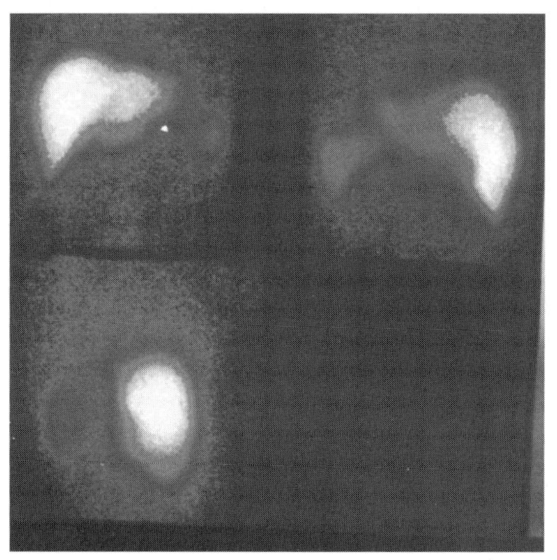

图 8.2 正常肝胶体平面显像

叶发育差时呈水平带状肝。邻近组织器官外压变形，可见于胆囊位置异常致肝门扩大呈明显放射性降低区，或腹膜后肿物、肾上腺肿物、卵巢肿瘤挤压推移使肝移位，或胃泡长期膨胀，使肝左叶在左侧位时突然消失。

3）大小异常　肝影增大常见于急性和慢性肝炎、脂肪肝、血吸虫病、肝硬化代偿期、肝脓肿、肝囊肿、肝包虫病、原发性肝癌、肝转移癌、充血性心力衰竭等。肝影缩小常见于失代偿期肝硬化。

4）放射性分布异常　可分为下列不同情况。

ⅰ.肝区放射性分布弥漫性不均匀：见于弥漫型原发性肝癌、肝转移癌、肝硬化、脂肪肝等。

ⅱ.肝区局限性放射性分布稀疏或缺损：见于肝恶性肿瘤、海绵状血管瘤、畸胎瘤、肝囊肿、肝脓肿、肝包虫、肝外伤血肿和肝撕裂等。均表现为肝内单发或多发放射性稀疏区或缺损区。当肝硬化时，由于肝组织萎缩和增生，使右叶缩小，左叶代偿性增大，伴有脾大的典型表现。

ⅲ.肝边缘区和正常稀疏区的稀疏和缺损：常因肝外相邻器官病变所致。右叶顶部放射性稀疏和缺损，常见于膈下积液、脓肿或是右肺底肿物压迫所致。左叶放射性稀疏或缺损，常见于先天性左叶发育不良，这时剑突下未能触及肝，如能触及包块则应考虑肝内病变或肝外包块压迫所致。肝门切迹增宽，常见于胰头癌或肝门区占位性病变。

ⅳ.肝区局限性放射性增高：使用放射性胶体显像时可见肝左右叶之间的尾叶出现放射性局部浓聚，称为“热区”，这种情况常见于下腔静脉梗阻和肝静脉梗阻。肝结节增生及个别肝脓肿和血管瘤也可出现局部“热区”，产生“热区”的原因可能是由于肝静脉梗阻时血流受阻，肝细胞坏死，萎缩纤维化，肝放射性浓聚不良而普遍降低，而尾叶血流直接注入下腔静脉维持着正常的血液循环，加上该叶的吞噬功能也增强，使该区出现相对性岛状热区。上下腔静脉梗阻时由于侧支循环的建立,使肝圆韧带及镰状韧带中的脐静脉和副脐静脉扩张成为侧支通路,从而出现肝左右叶之间放射性胶体摄取增加的区域。

8.3.1.5 临床意义

(1)肝肿瘤　肝良性、恶性、转移瘤显像都有各自的特点,但这些显像特点均不特异。

1)原发性肝癌　以中年男性较多见,按其组织来源分为3类:①肝细胞性肝癌,约占75%;②胆管细胞性肝癌,约占25%;③少数为混合性。肉眼观,也分为3型:巨块型、结节型和弥漫型。以巨块型多见,约占70%,结节型次之。巨块型多呈膨胀性生长,表面呈不规则突出,有的呈蒂状生长,可沿胆管伸入胆囊。

显像图上巨块型原发性肝癌呈现大片放射性稀疏或缺损区,边缘不规则,约90%以上的患者肝影增大,形态失常。结节型者呈现相应大小的放射性稀疏区。弥漫型者常表现放射性普遍稀疏,分布不均匀,可见多数散在斑片状放射性稀疏区。

2)转移性肝癌　癌症患者尸检发现有30%的肝转移,其中以胃癌最多,其次为乳腺癌和肺癌。肝转移癌的显像图多见肝弥漫性增大,呈单个或多个放射性稀疏或缺损区,通常呈圆形或类圆形,缺损边缘较整齐。结合病史,容易做出诊断。

3)肝良性肿瘤:最常见的为肝海绵状血管瘤,此瘤为先天性畸形病变,发病率为0.40%~7.00%,瘤体大小不一,有几毫米、几厘米甚至更大,可单发或多发,位于肝包膜下或中心部,切面呈海绵状的血窦,窦中充满血液。此瘤可逐渐纤维化而腔隙闭塞,或钙化而痊愈,有时肿瘤可穿破入腹腔而致急腹症。

显像图上,病变部位呈现放射性稀疏或缺损,边界较清楚,大多呈椭圆或类圆形,肝一般无明显增大,如瘤体过大过多时可出现肝弥漫性肿大。

肝海绵状血管瘤在肝实质显像图的表现与肝癌占位难以区别,而两者的治疗和预后完全不同,所以,鉴别诊断十分重要。对疑为肝血管瘤的占位性病变可做肝血池显像,以资鉴别。

(2)肝囊肿　肝囊肿分为寄生虫性和非寄生虫性两类,前类为包虫病,后一类为先天性疾病。

包虫病是一种人感染细粒棘球绦虫的幼虫所致的慢性寄生虫病,人类感染这种寄生虫后,可在各器官形成特殊结构的囊肿,70%发生在肝。肉眼见肝大,囊肿大小不一,大者直径可达20 cm,小者显微镜下才能见到。囊腔内为澄清液体。

先天性肝囊肿可单发可多发,多发性肝囊肿常与肾、脾、胰或其他脏器的多囊性病变同时存在,囊肿大小不等,腔内为清亮的蛋白性液体,囊腔外围为纤维组织,单发性肝囊肿通常是一种潴留性囊肿,由于胆管被堵塞造成的,大者直径可达10 cm,囊肿可长在肝内,也可呈悬垂状突出肝外,囊外为纤维包膜,囊内为清液或胆汁。

肝囊肿的显像图表现为两种形态,球形缺损或大片缺损。单发囊肿者其相应部位放射性稀疏或缺损,呈球形或半弧形,境界清晰,肝影增大,与肝海绵状血管瘤图像相似,如为多发囊肿,则呈现多个球形缺损区,容易与转移性肝癌混淆。多发性小泡性肝囊虫,整个肝叶被无数大小不等的包虫囊所占据,其图像则呈现境界模糊的大片稀疏缺损,肝影肿大,与肝癌难以区别。

(3)肝炎性病变

1)病毒性肝炎　其表现为肝细胞肿大,肝实质出现灶性坏死,慢性期还伴有再生、纤维组织增生。显像图上通常呈现肝大,坏死严重者可呈现散在性斑片状的放射性稀疏区。

2)肝脓肿　可分阿米巴性和细菌性两种,阿米巴性肝脓肿为肝液化性坏死性病变,好发于肝右叶,细菌性肝脓肿一般表现为肝大,脓肿体积小、多发、散在,若互相连通则形成大脓肿。

显像图的表现:阿米巴肝脓肿,多呈单个或大片状放射性稀疏区或缺损区,边缘模糊,多发性细菌性肝脓肿,图像仅见肝大,放射性分布不均匀,无明显大片状放射性稀疏区,但当小脓肿融合连通时则可见单个、边缘模糊的放射性稀疏缺损区。经治疗随访可见缺损区逐渐缩小。

3)肝硬化　肝硬化通常由病毒性肝炎、营养缺乏、慢性毒物中毒、胆道梗阻及寄生虫等引起。肝硬化的早中期阶段,肝体积略肿大,重量增加,质地稍硬,伴重度肝脂肪变;晚期肝体积缩小,肝包膜增厚,表面呈半球状隆起的结节,直径多在 0.10 ~ 0.50 cm,结节切面圆形,弥漫地分布于整个肝,其周围由增生和纤维组织包绕,门静脉高压,肝小而硬,重量明显下降。

显像图的典型表现为全肝实质细胞摄取胶体颗粒功能差,放射性普遍稀疏,分布不均匀,呈现弥漫性“虫蛀状”或小斑点状稀疏区。肝硬化早期功能代偿期,肝影明显增大。失代偿期肝硬化时,肝影明显缩小,但脾影显著增大,显像异常清晰。通常骨髓也显影。肝硬化的局灶性肝细胞坏死、纤维化,脂肪性变等所产生的局限性放射性稀疏区,容易误诊为肝实质占位性病变,必须结合临床其他检查结果进行鉴别。

概括以上图像的特点,肝实质显像的临床意义如下:①对诊断肝内占位性病变有肯定的价值,准确率一般为 80%,病灶分辨率一般为直径 2 cm 以上,但分辨率随设备和病灶位置不同而有区别。②对占位性病变的诊断是非特异性的,放射性核素实质显像只能显示肝内占位的形态、位置和大小,不能明确占位为何种疾病引起,更不能认为占位就是肝癌,为进一步鉴别,可进行肝阳性显像,肝血池显像。③对肝弥漫性病变的显像诊断价值有限,弥漫性病变包括急性肝炎、脂肪肝、代偿性肝硬化、血吸虫病等。这类病变的图像彼此类似,特异性不明显,鉴别难度大,不是肝显像的指征,对这类疾病一定要结合临床资料进行分析。

8.3.2 肝断层显像

放射性核素断层显像不同于 X 射线、CT,它是将放射性标记药物经静脉注射后到达肝的部位,由肝部位发射出 γ 射线,用单光子发射计算机断层扫描(SPECT)仪围绕人体肝部位旋转 360°,采集各角度的肝内放射性计数,经计算机重建图像后得到放射性核素在肝各断面(横断面、矢状断面、冠状断面)的分布图。它排除了邻近脏器或组织中放射性核素的干扰,故分辨率高,定位准确,并可计算出病灶大小,提高了肝内占位病变的检出率。在平面显像中,由于病灶小或部位深,不能清晰显示占位病变时可行肝断层显像(liver tomography),明确占位病变部位及大小。

8.3.2.1 适应证

肝平面显像,可疑有占位病变,须进一步明确者。肝内占位病变部位较深或较小,平面显像难以肯定时。

8.3.2.2 放射性药物

^{99m}Tc-植酸钠,^{99m}Tc-硫化胶体。

8.3.2.3 方法

受检者仰卧于断层床上,SPECT 仪采用高分辨率平行孔准直器,将探头对准肝部位,并以患者身体的厚度为旋转中心,以探头能围绕断层床的最小距离为半径,旋转 360°,每 3°~5°采集一帧,共 72~120 帧像,采集完毕,由计算机重建图像并处理得到肝的横断面、矢状断面、冠状断面三方位的断层图像,按肝的大小,一般断层数为 12~16 层。

8.3.2.4 图像分析

(1)正常图像

1)横断面　自下而上依次将肝横断 12~16 层,每层约 1.20 mm(3 pixel),多数于第 5~8 层面可见 3 个内凹性放射性稀疏或缺损区,即胆囊窝,肾窝及肝门区(图 8.3 a)。

2)矢状面　自右向左依次将肝矢状断 12~16 层,多数于第 5~8 层可见右叶背后的肾窝和靠前的胆囊窝,在胆囊窝的后上方可见肝门区造成的放射性稀疏区延伸至肝实质(图 8.3 b)。

3)冠状面　自后向前依次将肝冠状断 12~16 层,首先于右叶后方可见肾窝,肾窝之前是肝门造成的不均匀的放射性缺损或稀疏区,右叶前下方是胆囊窝引起的放射性缺损或稀疏区,肝放射性分布均匀,轮廓清晰(图 8.3 c)。

(2)异常图像　病灶区在断层显像图上表现为“放射性降低或缺损区”,要确定肝内占位病变,至少要在两个不同方位的相邻的两个断层面上显示“缺损区”,方可诊断。若病变直径在 1.00~1.50 cm,只在一个断层面上显示时,必须在两个不同方位的相邻部位显示放射性减低或缺损区,方可诊断。

由于正常肝形态有很大的变异,不同形态的肝断层图像亦有很大的差别。因此,在分析肝的断层图像时必须与平面肝显像的各个位置的图像进行对照。

8.3.2.5 临床意义

肝断层显像发现肝内占位病变准确率为 92%,假阳性率 11%,假阴性率 6%,Kudo 等用断层方法检查了 342 例慢性肝病患者,这些病例都进行了肝平面显像,并与 B 超、AFP 检测对照,结果 15 例被发现为小肝癌,其中 AFP 阳性者 27%,肝平面显像阳性者 53%,B 超阳性者 73%,而 SPECT 阳性者达 80%。

8.3.3 肝受体显像

肝受体显像是近年来发展的一种既能获得肝解剖形态,又能通过动态测定肝受体功能来判定患者的预后的方法。早在 20 世纪 60 年代,已发现肝细胞膜上的肝结合蛋白(hepatic binding protein,HBP)是血浆糖蛋白的受体。1984 年 Vera 等,化学合成了类似血浆糖蛋白的标记物^{99m}Tc-半乳糖新糖白蛋白(^{99m}Tc-neoglucosy galactose albumin, ^{99m}Tc-NGA),它能选择性地与肝细胞膜上的 HBP 结合,形成配体-受体结合物,于是实现了肝受体显像。

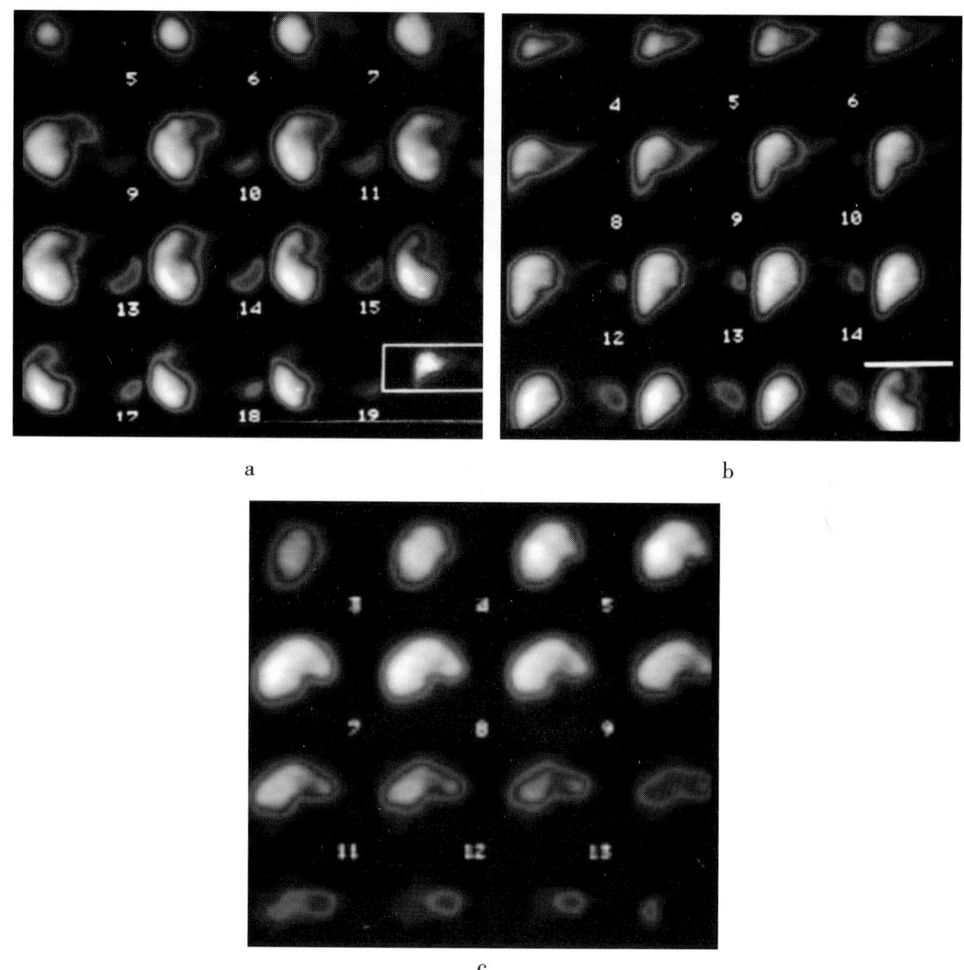

a b

c

图 8.3 正常肝胶体断层显像

a:横断面 b:冠状断面 c:矢状断面

8.3.3.1 放射性药物

^{99m}Tc-NGA。

8.3.3.2 显像方法

受检者仰卧于 γ 拍摄机探头下,采用低能平行孔准直器,静脉注射^{99m}Tc-NGA 185 MBq(5 mCi),注射同时计算机以每 30 s 一帧,连续拍摄至 30 min,在静脉注射后 2 min自另一侧静脉取 0.50 ml 血样,测定 ^{99m}Tc-NGA 的浓度(每克血样中放射性活性与标记物稀释标准比),用标准软件程序获得心前区、肝区的时间-放射性曲线,30 min 后改为静态拍摄(700～1 000 k/帧),取前后、左前斜、右前斜、后前位4个体位,以观察肝内病变的部位、大小及数目。

8.3.3.3 **图像分析**

由于肝结合蛋白(HBP)仅存在于肝细胞内,故肝是特异性结合 ^{99m}Tc-NGA 的唯一组织,静脉注射后12～15 min达峰值,60 min时肠道和胆囊出现放射性,由于 ^{99m}Tc-NGA 显像时没有脾显影和骨髓的摄取,故它的肝影清晰度较 ^{99m}Tc-硫化胶体佳,同时它的摄取不受胆红素的影响,即使高胆红素血症患者,也可获得解剖分辨率优的肝影像和做出肝细胞功能的正确评价。^{99m}Tc-NGA 探测肝病变的能力与CT和血管造影相似,尤其对弥漫性病变,又缺乏血管的肿瘤,仅能被受体显像发现。用 ^{99m}Tc-NGA 进行断层显像,也可获得与PET相同的结果。

8.3.3.4 **受体显像反映肝储备功能**

静脉注射 ^{99m}Tc-NGA 后1 min,就出现选择性肝浓聚,通过血液清除的测定和心前区与肝的时间-放射性曲线,可以评估与肝灌注相应的肝内HBP浓度。HBP的浓度可作为评估肝功能的依据,因为HBP的结合活性随许多生理和病理变化而变化,如血清中的结合抑制剂(唾液酸糖蛋白的异质成分IgA等)与糖类的代谢有关糖尿病时,HBP浓度降低。在一些肝疾病,如肝硬化、肝炎、癌前结节和原发性肝癌等,由于血清中存在结合抑制剂,其HBP浓度降低,而且HBP浓度下降对患者预后的估计有重要意义。

8.3.3.5 **临床意义**

提供了一种无创性测定肝细胞储备功能的方法。^{99m}Tc-NGA 受体显像方法,不仅显示脏器的解剖形态,还提供生理化学信息,是新一代的放射性药物,有重要临床价值。

8.4 肝血流、血池显像

8.4.1 肝血流显像

8.4.1.1 **原　理**

正常肝由双重血管供血,肝动脉供血占25%,门静脉占75%。肝是一个血量相当丰富的器官,血液交换也相当迅速,每秒从肝动脉获得5 ml的血液,从门静脉获得20 ml的血液,这一解剖生理特点,提供了利用肝动静脉供血的差别来分辨病灶性质的物质基础。肝不同的占位性病变,其动静脉供血的情况也各具特点。肝血流显像(liver blood perfusion imaging)利用不漏出血管外的放射性示踪剂迅速注入血循环后,立即对肝连续动态显像和待示踪剂在血循环中充分混合平衡后的延迟静态显像,即可显示病灶的动静脉供血情况,借以判断病灶的性质。

8.4.1.2 **适应证**

肝实质显像发现明确的占位性病灶,拟进一步了解其血流状况以便鉴别病灶的性质者。疑占位性病变为肝血管瘤者。提供恶性肿瘤的血供和血床情况以供选择治疗方法和预测化疗效果的参考。

8.4.1.3 示踪剂

(1)^{99m}Tc-红细胞(^{99m}Tc-red blood cell) ^{99m}Tc-RBC 的成人剂量为 370 ~ 740 MBq (10 ~ 20 mCi)<1.50 ml。注射前 1 h 先给患者口服过氯酸钾 200 ~ 300 mg,以封闭甲状腺和胃黏膜。1 h 后注入亚锡焦磷酸盐 1 支,按 $SnCl_2$ 0.20 mg/10 kg 计算,注射后 30 min,由静脉注入 $^{99m}TcO_4^-$ 在体内标记,也可使用 ^{99m}Tc-人血清白蛋白(^{99m}Tc-human serum albumin,^{99m}Tc-hSA)。

(2)^{113m}In-转铁蛋白(^{113m}In-transfrrin) 收集^{113m}In 洗脱液需用量,调其 pH 值为 2.50 ~ 3.00 即可作静脉注射用,在此 pH 值条件下,静脉注射后 ^{113m}In 即与血浆内转铁蛋白结合,变为 ^{113m}In-转铁蛋白,不逸出血管外,以供血池扫描。

8.4.1.4 方 法

(1)首次通过法 将已做过胶体肝实质显像的患者,隔 2 ~ 3 d 后,置患者肝区缺损明显的部位于 γ 相机探头下,视野应包括患者的胸腹部,由肘部静脉弹丸式注入 $^{99m}TcO_4^-$ 显像剂,当储像示波器出现肺显像后,立即以每帧/2 s 的速度连续采集 16 帧或 25 帧影像,即可获得肝动脉的血流图像,称为肝动脉期显像。主要显示肝动脉血在病灶的灌注情况。

(2)平衡法 首次通过法检查后 30 ~ 120 min,^{99m}Tc-RBC 在血液循环中均匀地与血液混合,在这时间内常规进行肝前位、后位、右侧位静态显像,称为延迟肝血池显像。必要时可增加各种角度的斜位显像。

8.4.1.5 正常图像

正常肝血流像分 3 期。

(1)动脉期 在腹主动脉出现放射性后约 8 s 为动脉期。此期肝区内可以没有或仅有少量放射性灌注,而脾、双肾已显像。原因是肝动脉只提供肝血量的 25%,如若肝区放射性出现时间提早到与肾相同时,往往提示肝区病变区动脉成分增加。

(2)静脉期 动脉期后进入静脉期,历时 8 s 左右,肝区内放射性逐渐增加与周围组织器官相似,肝影呈现,因正常肝的血供 75% 来自门静脉,故动脉期肝不显影,静脉期才显影。

(3)平衡后血池期 一般在静脉期后即进入此期。此期对诊断肝血管瘤意义独特。平衡所需的时间与瘤体大小有关,大者延迟显像的时间较长。

病变区域血运的丰富程度判断是根据其放射性决定的。分为下列 3 种。

1)不填充 病变区放射性低于周围肝组织,与肝实质显像图无区别,说明病变区血供很差。

2)填充 病变区放射性与周围正常肝组织相似而不高于正常肝组织,说明其血供情况与正常肝组织相当。

3)过度填充 病变区全部或部分放射性高于周围正常肝组织并接近心脏或脾的放射性,说明病变的血供很丰富。

8.4.1.6 异常图像及临床意义

(1)诊断肝海绵状血管瘤 动脉期病变部位往往不灌注,但有小部分血管瘤出现灌注阳性,这可能与瘤体大,肝动脉来源的血液经小叶间动脉直接、大量进入瘤内及肝血窦进出口处的括约肌失调有关。静脉期后瘤内放射性逐渐增高。平衡血池期,瘤体放射性显示过度填充,放射性接近心脏或脾(图8.4)。肝血池显像对诊断肝海绵状血管瘤的准确率达96%,特异性达100%,直径1.50 cm位于右叶深部的病灶也能清晰显示,为临床鉴别肝血管瘤提供了可靠的证据。但当血管瘤内出现机化、梗阻或钙化时可不出现过度填充,应予以注意,尤其是老年患者。

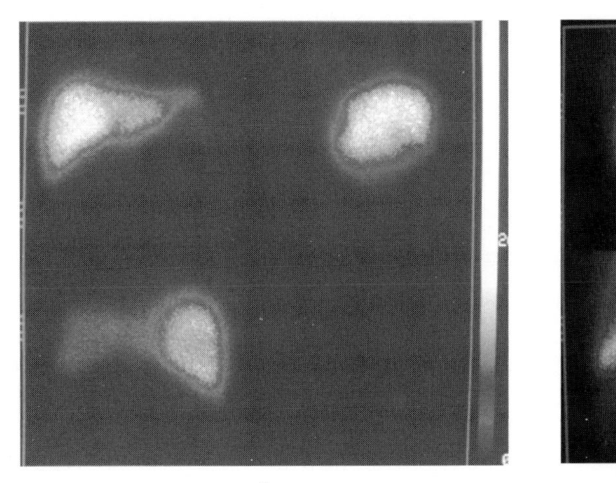

a

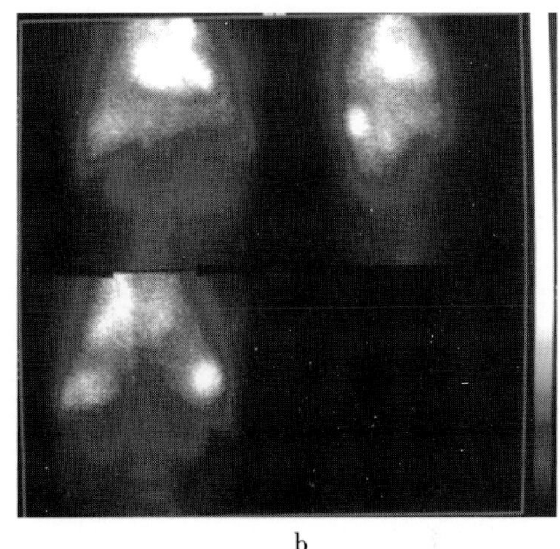

b

图8.4 肝右叶血管瘤

a:肝胶体显像示右叶后段呈放射性分布稀疏区 b:肝血池显像示右叶后段呈放射性分布浓集区

(2)原发性肝癌 肝癌的血供来自肝动脉而且较丰富,在动脉期,占位性癌灶可立即显像,静脉期的放射性大致与周围正常肝组织近似。平衡后血池期显像也未显示放射性继续增浓,仍显示为填充现象。但当肝癌中心发生坏死、液化,则动脉期的灌注常常局限于其边缘部位,延迟显像癌灶的放射性也低于正常肝组织。肝癌患者,动脉期阳性者占60%~90%;平衡后病灶占位显示放射性填充而不高于正常肝组织的放射性者达100%。这种图像与表现动脉期阳性,平衡后血池期过度填充的一些肝血管瘤的图像完全不会混淆。

(3)转移性肝癌 除肾癌等血管丰富的肿瘤外,大部分肝转移癌的血管不如原发性肝癌丰富,血流较少。因此,动脉期病灶区放射性仅稍增加,随后逐渐减退。平衡后血池期病灶放射性常低于正常肝组织。

(4)肝囊肿及肝脓肿 动脉期、静脉期、平衡后血池期显像病灶区均显示放射性缺损,不填充,境界清晰。说明病变区无血管供血,与原来肝实质胶体显像结果相同。但部分脓肿四周充血,动脉期可显示环状放射性增强区。

(5)其他 肝内其他良性病变有91.20%~96.40%,可见中心部位不填充。肝硬化结节也显示不填充图像。

8.4.2 肝血池断层

肝血池断层显像(liver blood pool tomography)是在注射显像剂(^{99m}Tc-RBC)1 ~2 h 后开始采集,故又称为延迟血池显像。由于延迟断层显像可以使平面未发现的小血管瘤及大的血管瘤达到过度填充,而邻近组织中的放射性明显减低,有利于小血管瘤的检出,对肝癌和血管瘤的鉴别上比平面显像更具价值。

8.4.2.1 适应证

B 超、CT 疑为血管瘤,而血池平面显像不能肯定时。直径<4 cm 的小血管瘤。

8.4.2.2 放射性药物 ^{99m}Tc-RBC

为了提高肝内病变的诊断准确性,红细胞的标记方法十分重要,体内标记法所用的国产焦磷酸药盒中亚锡含量不能保证红细胞标记率达到要求(>95%),而体外标记法的标记率>97%,由于被标记的红细胞能较长时间存留于血循环中,以利延迟断层显像。

8.4.2.3 方 法

被检者仰卧于检查床上,采用以肝平面显像所示病灶最清晰的体位,行断层显像。肘静脉"弹丸"式注入 ^{99m}Tc-RBC 555 MBq(15 mCi)<1 ml,同时启动由计算机控制的 γ 拍摄机进行连续拍摄,每 2 s 一帧,连续 16 帧,为血流相(包括动脉及静脉期),1 min 后每 5 min一帧至 20 min,20 min 后每 10 min 一帧至 60 min。

8.4.2.4 图像分析

正常图像时仅显示大血管及脾影,肝影很淡。病灶为血管瘤时,由于大量红细胞聚集,呈异常的放射性浓聚区,但病灶性质的确定,要结合胶体断层及平面显像中病灶的部位,并应清楚掌握肝内外血管的分布走向,避免将血管影误认为血管瘤。

8.4.2.5 临床意义

Masatoshi 等报道,延迟血池断层与平面血池相比,对直径小于 5 cm,尤其是 2 ~4 cm 血管瘤和肝癌的鉴别诊断更有价值,对直径小于 2 cm 的血管瘤,检出率可以从 46.60% 提高到 84.40%。如结合三维立体显示(3D)技术显像,对病灶部位及性质可得到进一步的确诊。

8.5 肝胆动态显像

8.5.1 原 理

亚氨二乙酸(iminodiacetic acid,IDA)类药物在静脉注射后能被肝多角细胞主动地将其摄取,吸收的机制是因这些有机化合物与血中白蛋白结合后而进入肝细胞,然后在肝细胞内分离并迅速分泌、排入毛细胆管、肝管、胆囊和胆总管,最后经十二指肠直至排出体外,几乎不存在肝肠再循环。正常人仅有少量显像剂由肾排出,如果患严重肝疾病以及胆道完全性梗阻时,肾排出增加。使用闪烁 γ 拍摄机或扫描机,从体外定时动态地将注入体内的显像剂在肝胆系统的吸收、运转、排泄情况和形态显示出来,从而诊断肝胆疾病。肝胆动态显像(hepatobiliary dynamic imaging)对消化系统恶性肿瘤的诊断有一定的意义和临床价值。

8.5.2 适应证

急性胆囊炎的诊断;黄疸的鉴别诊断;异位胆囊定位;胆总管囊肿的诊断;新生儿黄疸的鉴别(新生儿肝炎或先天性胆道闭锁);肝胆系统手术后的疗效观察和随访、胆汁漏的诊断;肝细胞癌、肝腺癌、肝局灶性结节增生的特异诊断;鉴别诊断肝外胆管梗阻和肝内胆汁淤积;全胃肠道外营养(total parenteral nutrition,TPN)治疗后,胆道功能的监测。

8.5.3 显像剂

常用的显像剂有 ^{99m}Tc-二甲基乙酰苯胺亚氨二乙酸[N-(2,6-dimethylphenyl) carbamoyl methylimino diacetic acid,^{99m}Tc-HIDA]、^{99m}Tc-二异丙基亚氨二乙酸(diisopropyl iminodiacetic acid,^{99m}Tc-DISIDA)、^{99m}Tc-EHIDA 等。这类药物在体内及体外均稳定,在血中半清除时间快,约 4.60 min,注入显像剂后 10 ~ 20 min 肾排泄量为注入量的 15%,30 min 肾影基本消失,但这类药物易受血中胆红素的影响。

由于 IDA 的衍生物和血液中胆红素都是通过与肝细胞膜外的阴离子膜载体结合再进入肝细胞内,两者相互竞争膜载体,肝细胞对显像剂的摄取效率与血中胆红素值成反比。不同显像剂受胆红素抑制作用浓度也不同,如用 HIDA 显像,胆红素水平限于 85.50 ~ 136.80 μmol/L,BIDA 为 171 ~ 342 μmol/L。但 DISIDA 尽管胆红素值高达 513 μmol/L 时,大部分患者仍能很好显示胆囊和肠道。因而,临床使用时应注意患者血清胆红素水平,避免假阴性的结果。

8.5.4 方 法

8.5.4.1 患者准备

检查胆囊的患者需禁食 2 ~ 4 h,因为进食后胆囊收缩,显像剂进入胆囊明显地减少。但如若禁食时间过长,超过 12 h,胆囊吸收了水分亦不显影。长期营养过度的患者,用显像剂前 1 h 给予缩胆囊素,刺激胆囊收缩,可以减少胆管胆汁淤积并增强胆囊显像。

8.5.4.2 显像方法

检查时患者仰卧于 γ 拍摄机的探头下,取前后位,自肘静脉注入 ^{99m}Tc-EHIDA 185 ~ 370 MBq 后,行连续拍摄,于注射后立即、5 min、10 min、15 min、20 min、30 min、40 min 各照一帧像,为了确认胆囊位置,可加右侧位,如胆汁排泄延缓,为确定有无梗阻及胆囊收缩功能是否正常时,可给患者进脂肪餐或用促胆囊收缩素(cholecystokinin,CCK),观察胆囊收缩功能。若胆囊至 60 min 仍未显影,可于 2 h、4 h 再做延迟显像,某些病变,如胆总管梗阻、胆管狭窄等须在 18 ~ 24 h 做延迟显像。

8.5.5 图像分析

8.5.5.1 正常图像

正常人静脉注射显像剂后 10 min 内肝应清晰显示,20 min 后肝影逐渐转淡。肝清除功能良好的人,注射药物后 5 min 肝已可清晰显像,心、肾影则模糊不清。

一般 30 min 内胆总管、胆囊或十二指肠出现放射性,1 h 胆囊仍存在明显的放射性。通常在注射显像剂后 10 ~15 min 胆总管甚至有的胆囊已显像,十二指肠也出现放射性。60 min 内肠影应显示。

概括地说,^{99m}Tc-EHIDA 显像剂注射后 1 h 内胆管系统各部位都应显像,如显像延迟或不显像,或肠影不显示,则为异常,须做延迟显像以进一步观察分析。

8.5.5.2 异常图像及临床意义

常见于下列几种疾病。

(1)急性胆囊炎　多种不同刺激皆可引起本病,尤以细菌为多见。病变开始于胆囊黏膜,向外扩散。胆囊因水肿充血而肿大,胆囊壁厚度可数倍于正常,腔内除胆汁外,常积有血液及脓液,胆囊可与四周脏器组织粘连。95% 以上的急性胆囊炎合并胆囊管梗阻。

胆道显像可见肝、胆管显影正常。胆管可呈现扩张,肠腔也出现放射性,但占95% ~98% 的患者有延迟显像至 4 ~6 h 胆囊始终不显影,这是因为绝大多数患者合并功能性或机械性胆囊管梗阻之故。胆道显像诊断急性胆囊炎,准确性达 99. 70% ,特异性为 99. 20% ,假阳性仅 0. 58% 。

(2)肝外完全性梗阻性黄疸　癌肿大多引起完全性梗阻伴有肝细胞损害。胆管结石偶然也可形成完全性梗阻。注射显像剂后 1 ~2 h,可见肝内胆管扩张,胆囊扩大,肾影显示清晰,延迟至 24 h,甚至 48 h 肠内仍无放射性,如肝受损害,相应部位出现放射性降低。

(3) 肝外不完全梗阻性黄疸　常见于胆管结石、胰腺炎、癌肿。由于梗阻部位不同,胆道显影的情况也不同。如胆总管受阻,则胆囊可显像;如梗阻部位更高,胆囊可不显影,肝内胆管可有不同程度的扩张。延迟 1 h 以上肠腔才出现放射性并逐渐增多,肠内是否出现放射性,是胆管完全性梗阻和不完全性梗阻的鉴别指标。

(4) 肝细胞性黄疸　此类黄疸与上述的肝外梗阻导致胆汁引流不畅的黄疸性质完全不同,它是由于肝细胞的功能受损害,肝功能降低,胆小管内水肿或炎症改变,造成胆汁从肝细胞分泌清除速度缓慢并在胆小管内滞留。肝显像可见肝实质放射性降低,显影维持时间较长,放射性消除缓慢,胆管不出现扩张。中度或严重损害时,胆囊不显影。肠腔放射性可以正常或延迟 24 h 内出现,但常不能构成明显肠影。心、肾显影持续时间较长。肝、心、肾显像的程度取决于肝病的严重程度。

(5)新生儿黄疸的鉴别诊断　溶血性黄疸、肝炎和先天性胆道闭锁是新生儿黄疸的 3 种病因。临床鉴别有困难,使用核医学肝显像鉴别,安全准确。先天性胆道闭锁的特征为肝外胆道完全梗阻和肝内胆管发育不良。显像显示肝影增大,24 h 后肠道仍无放射性出现,肾影明显。新生儿肝炎显示肝清除功能中度降低,肝心放射性比率小,1 h 内肠腔无放射性,延迟显像,肠腔出现放射性,提示胆道通过时间延长。

(6)先天性胆总管囊肿　本病可继发于胆道梗阻,是肝外胆道的囊肿,放射性核素显像剂很方便地积聚在囊肿里,将囊肿的位置、大小和形态明确地显示出来。

(7)肝细胞癌的定位诊断　应用肝胆显像剂做延迟显像来诊断原发性肝癌,系放射性核素肝肿瘤阳性显像的一种（详见^{99m}Tc-PMT 阳性显像）。

8.6 肝癌阳性显像

8.6.1 原 理

利用肝恶性肿瘤细胞能选择性摄取某些放射性显像药物,直接把肿瘤的部位形态显示出来而肝不显像的方法称为肝癌阳性显像。

8.6.2 适 应 证

凡肝实质显像发现占位性病变疑为肝恶性肿瘤者均可做此项检查。

8.6.3 显 像 剂

常用肝恶性肿瘤阳性显像剂有 ^{67}Ga、^{169}Yb-枸橼酸盐(^{169}Yb-citrate)、^{99m}Tc-博来霉素(^{99m}Tc-bleomycin)、^{99m}Tc-吡哆醛-5-甲基色氨酸(^{99m}Tc-pyridoxylidine-5-methyltryptophan,^{99m}Tc-PMT)。

8.6.4 显像方法

肝实质显像发现占位性病变后 2～3 d,即可进行本项检查。常规采集前位、后位及右侧位影像,特别注意对占位最清晰的体位进行显像,方便对比分析。

8.6.4.1 ^{67}Ga 显像

^{67}Ga 为应用最早和最广泛的一种亲肿瘤显像剂,88% 的肝细胞癌有浓集^{67}Ga 的能力而获得阳性显像,约有 10% 的假阳性和少数假阴性(肝癌组织血供不良或有出血坏死)。^{67}Ga 的不足之处是炎症病灶特别是化脓性炎症亦可浓集此显像剂,这是产生假阳性结果的主要原因。^{67}Ga 显像其机制尚不十分明确,有如下学说,^{67}Ga 属元素周期表中 IIIA 族,它的生物特性与 3 价铁离子相似,静脉注射后至少可与 4 种含铁蛋白即运铁蛋白、乳铁蛋白、含铁蛋白和含铁细胞相结合,但主要与运铁蛋白结合成复合物,然后与肿瘤细胞表面特异性铁蛋白受体作用进入细胞内,Hoffer 等则认为,乳铁蛋白在肿瘤组织摄取 ^{67}Ga 上起关键作用。某些肿瘤产生过量乳酸使肿瘤细胞外的 pH 值降低,^{67}Ga 脱离转铁蛋白而与肿瘤细胞膜上的乳铁蛋白结合,通过离子载体作用进入细胞,沉积在细胞质内的溶酶体中。

^{67}Ga 是回旋加速器生产的放射性核素,物理半衰期 78 h,电子俘获方式衰变,发射的主要 γ 射线是 93(41%)、185(93%)、300(18%)和 394(4%)keV。常用标记化合物为^{67}Ga-柠檬酸盐,静脉注射给药,给药剂量为 74～185 MBq(2～5 mCi)。SPECT 能谱置于 185 keV;如采用多能装置同时置 93 keV、185 keV、300 keV 可增加计数率,窗宽 20%,低

能或中能准直器,于给药后 24 ~96 h(以 48 ~72 h 显像最佳),患者在探头下,探头对病变部位行正侧位平面显像,如断层可旋转探头 360°,每 6°采集 1 帧采集计数(30 ~50)×10^4;采集14 ~16 帧,采集完毕按计算机预定程序重建三维图像。

将显像结果与肝实质显像图对照,可见原来肝区内的放射性缺损区被放射性填充,说明病变区亲和了恶性肿瘤显像剂,诊断为肝癌可能性很大。诊断时应排除肝炎性病变。肝脓肿和继发性肝癌也可浓集。如 ^{67}Ga 显像仍为放射性缺损区,即原缺损区不浓集 ^{67}Ga 者,表明恶性肿瘤可能性较小。

8.6.4.2　^{99m}Tc-PMT **阳性显像**

^{99m}Tc-PMT 为较理想的肝胆显像剂之一,其与胆汁一样可被肝实质细胞摄取分泌和排泄,也可被肝癌和肝腺瘤细胞摄取和分泌,但后者即癌瘤细胞病灶无胆管系统供其排泄,故^{99m}Tc-PMT 被其摄取分泌后,可在其中较长时间聚集,在注射显像剂 25 h 做延迟显像时,正常肝组织放射性已经胆道系统完全排出,而癌瘤病灶区仍滞留大量的放射性,形成“热区”显像。

^{99m}Tc-PMT 注射量 185 ~740 MBq(5 ~20 mCi)静脉注射给药。检查前 2 ~3 d 先行 ^{99m}Tc 或 ^{113m}In 肝实质显像,明确占位性病变的位置、大小,检查前要求进食以减少胆囊浓聚放射性的干扰,仪器置能谱于 140 keV,窗宽 20%,于注药后 5 ~10 min 和 2 ~5 h 分别行平面正侧位和断层,原发性肝癌转移到其他部位的病灶可于注射后 30 ~60 min 进行显像效果较好。

静脉注射 ^{99m}Tc-PMT 5 min 后,肿瘤部位呈现出放射性减低区(冷区),但 2 ~5 h 延迟显像,该放射性减低区变为放射性浓聚区(热区),肝癌/肝组织放射性比值可达 4 ∶ 1,肝腺瘤/肝组织放射性比值更高达 10 ∶ 1。

根据延迟显像肝占位性病变所摄取的 ^{99m}Tc-PMT 的程度可分为 3 级。

Ⅰ级:肝占位性病变的 ^{99m}Tc-PMT 摄取量低于周围正常肝组织。

Ⅱ级:肝占位性病变的 ^{99m}Tc-PMT 摄取量与周围正常肝组织相等。

Ⅲ级:肝占位性病变的 ^{99m}Tc-PMT 摄取量高于周围正常肝组织。Ⅱ级以上者为阳性。

^{99m}Tc-PMT 延迟显像对于肝细胞癌的诊断具有较高的特异性,优于目前较好的肿瘤阳性显像剂如 ^{67}Ga-枸橼酸盐等。它的临床价值为:①用于小肝癌的定位及定性诊断。所显示的最小肝癌直径为 2 cm;②对临床诊断较困难,占肝癌总数 30% 左右的 AFP 阴性肝癌的诊断有独特价值,^{99m}Tc-PMT 延迟显像的阳性率达 62.20%;③用于原发性与继发性肝癌的鉴别诊断,^{99m}Tc-PMT 延迟显像阳性的肿瘤可排除继发性肝癌。另外,^{99m}Tc-PMT 肝显像可直观地显示肝肿瘤的大小、数量和部位,为手术提供参考。对肝癌肝外转移灶的寻找及肝腺瘤的诊断也有较大价值。

8.6.4.3　**放射免疫显像**

利用免疫学原理,将放射性核素标记抗体引入体内定向地与肿瘤相关抗原结合,用核仪器显示肿瘤的位置大小称为放射免疫显像(radioimmuno imaging,RII),其为恶性肿瘤的定性检查法。其显像原理为:恶性肿瘤细胞能分泌和合成一些肿瘤相关抗原,其在正常细胞中含量甚微或完全缺如,它可引起宿主的特异性免疫反应,将抗原注射给动物后产生相关的抗体，利用杂交瘤技术生产单克隆抗体，用放射性核素加以标记，注入体内后与肿瘤抗原相结合，用核仪器显示肿瘤的影像。可用于肿瘤原发灶的定位、良性与恶性肿瘤的鉴别。

(1)患者准备　如用 ^{131}I 标记的显像剂显像时，需在显像前 1 周口服复方碘溶液，每日 3 次，每次 5～10 滴，连续 1 周以封闭甲状腺。注射标记抗体前做皮肤过敏实验，用 1∶100 的抗体稀释液皮内注射，皮丘小于 1 cm 者为阴性。注射抗体前即刻静脉注射地塞米松 2～4 mg，或肌内注射异丙嗪 25 mg。

(2) 显像条件

1)显像剂　常用的放射性核素为 ^{131}I、^{111}In、^{99m}Tc，抗体为单克隆抗体、多克隆抗体。

2)给药途径　为安全应将标记抗体溶于 500～1 000 ml 的生理盐水中静脉滴入，注射量 ^{131}I 标记抗体为 74～111 MBq，^{111}In 标记抗体为 111～185 MBq，给药后可于 48～72 h 显像，如使用 ^{99m}Tc 标记抗体可于 4～24 h 显像。

仪器 SPECT 选择相应能谱及准直器，用 ^{131}I 标记抗体时置能谱于 365 keV，高能准直器；用 ^{111}In 标记抗体时置能谱于 171～245 keV 中低能准直器；^{99m}Tc 标记抗体时置能谱于 140～159 keV 低能准直器。以上窗宽均为 20%，每帧采集 $(5\sim7)\times10^5$ 计数，SPECT 探头尽量贴近患者身体，旋转 180°或 360°，每 6°采集一帧，采集按预定程序重建三维图像。

(3)图像分析　将放射免疫显像图与肝实质显像图比较，相当于原肝内放射性缺损区，可见明显的放射性浓聚则为阳性，反之为阴性，根据病灶浓聚程度可分为 3 级。

Ⅰ级：病灶区未见放射性浓聚。

Ⅱ级：病灶区有放射性浓聚，其强度略高于或等于周围正常肝组织，界限不十分清晰。

Ⅲ级：病灶区有放射性浓聚，其强度高于周围正常肝组织且界限清晰。Ⅱ级以上者为阳性。

原发性肝癌发病率较高，早期诊断目前仍有一定困难。现国内外用 ^{131}I-AFP 抗体做原发性肝癌的定性诊断，但所报道的阳性率高低不一，最高可达 90%。少数原发性肝细胞性肝癌其细胞不分泌 AFP 抗原，或因肝肿瘤生长过快，瘤区发生坏死，可影响显像效果，用 ^{131}I-抗人肝细胞癌抗体的放射免疫显像用于诊断原发性肝癌及其转移灶，特异性更强(图 8.5)。

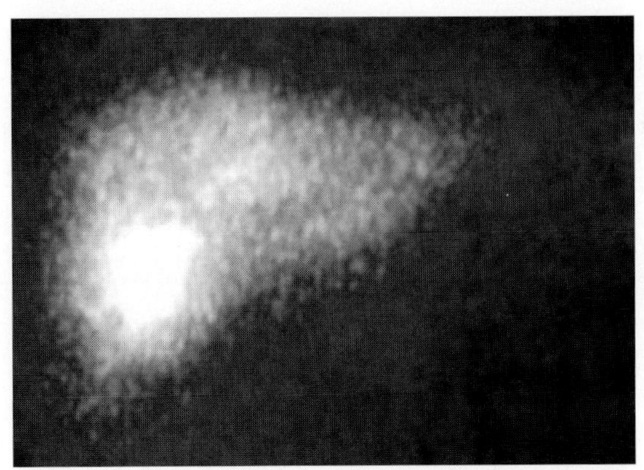

图 8.5　原发性肝癌 ^{131}I-抗 AFP 抗体前后位显像

示右叶下段放射性异常浓集

8.7 胰腺显像

8.7.1 原 理

胰腺在合成消化酶过程中，需要吸收大量的氨基酸，静脉注射放射性核素标记的氨基酸类显像剂 30 min 后，胰腺摄取达到高峰，摄取率可达 10%，胰/肝比值约为 9/1，应用 SPECT 进行体外显像可显示胰腺影像。

8.7.2 适 应 证

胰腺占位性病变（如胰腺癌、囊肿、胰岛细胞瘤等）；慢性胰腺炎；判断胰腺急性炎症后功能恢复情况；鉴别腹部肿块，排除胰腺疾病；阻塞性黄疸病因探讨；慢性腹泻、脂肪痢、吸收不良综合征病因探讨。

8.7.3 显 像 剂

可选用 ^{75}Se-蛋氨酸（methionine），用量 7.40 ~ 11.1 MBq（200 ~ 300 μCi）；或 ^{131}I-HIPDM[（N，N，N′-三甲基-N′-C2-羟基-3-甲基-5-碘苄基）-1，3-丙二胺]（NNN′-trimethyl-N′-C2 hydroxy-3-methyl-5-iodobenzyl-1，3-propanediamine），用量 37 ~ 55.50 MBq（1 ~ 1.50 mCi）。

8.7.4 显像方法

8.7.4.1 患者准备

为增加胰腺对氨基酸显像剂的吸收，检查前令患者空腹 12 h，次晨给高蛋白、低脂肪早餐，餐后 2 h（胃基本排空）注射显像剂，如用 ^{131}I 的显像剂在注射前需用过氯酸钾以封闭甲状腺。

8.7.4.2 仪器和显像条件

应用 ^{75}Se-蛋氨酸时选用中能平行孔准直器，能峰 265 keV，窗宽 20%；患者取仰卧位，探头向头倾斜 15°，自左前斜位 10° ~ 15°探测。静脉注射显像剂后每 10 min 采集一帧，连续显像 60 min，必要时延迟 1 ~ 2 h 后显像，一般在 30 min 时显像较清晰，胰腺显像后，可静脉注射胶体 ^{113m}In 或胶体 ^{99m}Tc 显像剂进行肝显像，以观察肝边缘。

8.7.5 图像分析

8.7.5.1 正常图像

（1）位置 横跨上腹中央，胰头位于胆道口括约肌处，胰尾至脾门。

（2）大小 长 14 ~ 20 cm，宽 2 ~ 5 cm。

(3)形态　变异很大,多见呈微弯曲的哑铃状,右端膨大部分为胰头,左端膨大部分为胰尾,中间部分为胰体。常见形态有:手枪形占 25%;马蹄形占 17.10%;水平形占 14%;腊肠形 17.10%;哑铃形占 9.30%;其他尚有钩形、直立形等占 17.50%。

(4)放射性分布　正常放射性分布基本均匀,胰头组织较厚显像稍浓,胰头和胰体之间由于受腹主动脉和腰椎压迫,组织变薄,故显像稍淡。由于肝影和肠道内放射性的干扰,有时胰腺形态不完整影像周界不清。

8.7.5.2 异常图像

(1)局限性或完全性放射性缺损　多见于胰腺占位性病变,如胰头癌、胰体癌、胰尾癌、胰腺囊肿、胰岛细胞瘤等。图像特点:多为持续固定某一部位或全胰的放射性缺损或降低,72% 的病变显示较好,急性胰腺炎时也可表现为整个胰腺不显影,须结合临床与胰腺癌鉴别。

(2)显像延迟　注射 1 h 后胰腺才开始显影且放射性分布不均匀,出现降低稀疏区,见于:慢性胰腺炎、胰腺假性囊肿、糖尿病、胃肠道疾病术后等。

8.7.6 临床意义

获取正常胰腺显像图,有助于临床排除胰腺疾病,准确率达 90%。

对胰腺癌诊断的阳性率为 88%~95%;慢性胰腺炎阳性率为 33%~92%。

胆道梗阻时,胰腺显像可结合肝动态显像判断胆道梗阻原因是否因胰头癌压迫所致。

胰腺显像假阳性率高达 20%,假阴性率为 10% 左右。影响因素为:消化道疾病、内分泌疾病(如甲状腺功能亢进)等,显像时本底扣除不当也可引起假阴性。

本法较简便,患者痛苦少,但尚需开发良好的胰腺显像剂,使胰腺显像更为清晰。

8.8 结肠癌放射免疫显像

放射免疫显像是利用具有导向作用的单克隆抗体作为载体标记放射性核素进行体外显像,从而达到肿瘤定位和定性的诊断新方法。自从 1978 年 Goldenberg 报道抗癌胚抗原(carcino embryonic antigen,CEA)抗体临床肿瘤定位至今,结肠癌单克隆抗体(monoclonal antibody,McAb)的放射免疫显像(RII)在抗体的制备、放射性核素的选择和标记、显像技术及临床应用等方面取得了较大进展。

8.8.1 单克隆抗体

目前已知的结肠癌相关抗原主要有 CEA、肿瘤相关糖蛋白(tumor-associated glyeopotein-72,TAG-72),现已制备出各抗原的单克隆抗体。

8.8.1.1 抗 CEA McAb

CEA 与消化道上皮肿瘤相关,但也可表达于肺腺癌、乳腺癌、膀胱癌等组织,其相应抗体可选择性地与细胞膜上的 CEA 结合,故用该抗体显像不受血清 CEA 水平的影响,由于 CEA 为膜抗原,可从肿瘤细胞表面脱落入血,标记抗体与之结合,形成高本底而影响肿瘤显像。但是,Muxi 等人报道,无论在大肠癌原发灶或复发灶,血清 CEA 水平对显像结果无明显影响,这可能是因为细胞膜上的 CEA 与脱落入血后的 CEA 有所不同,使标记抗体与血 CEA 结合力下降,而与肿瘤细胞上的 CEA 则优先结合。

8.8.1.2 抗 TAG-72 McAb

抗原 TAG-72 是一种肿瘤相关糖蛋白,它在结肠癌的表达阳性率很高。病理及免疫组化研究表明,癌灶周围看似正常的黏膜有 TAG-72 表达,因此可对结肠癌实现早期诊断,并且灵敏度和特异性比 CEA 和 CA19-9 都高。在 TAG-72 对应的抗体中,B72.30 的应用最多,它对结肠癌诊断的灵敏度高,尤其适用于晚期病灶。

8.8.2 显像方法

静脉滴注地塞米松 5 mg,30 min 后注入标记抗体(以抗 CEAMcAbC$_{50}$为例),每个患者 1.00 mg,4 ~5 h 后显像,能谱设置于 140 keV,窗宽 20%。患者平卧于检查床上,平面显像采集前、后、左、右 4 种体位,(500 ~1 000)×10^{3}计数/帧;断层显像时探头绕可疑病区旋转 360°,每 5.60°采集一帧,共 64 帧,重建后以横断面、矢状面及冠状面显示。

8.8.3 结果判读

患者显像后手术,根据显像结果,对异常放射性聚集区重点探查,可疑病变送病检;根据手术、病理及其他辅助检查结果判断。每一患者显像结果记录为阳性、阴性,阳性即病灶区有放射性聚集;阴性即病灶区未见放射性聚集。

8.8.4 临床意义

8.8.4.1 对原发性结肠癌的诊断

RⅡ对早期结肠癌虽不及 CT 灵敏,但对其分期比 CT 准确,Arnold 等人根据 RII 结果将 31 例大肠癌分为Ⅰ/Ⅱ期(11 例)、Ⅲ/Ⅳ期(20 例)两组,随访 30 ~54 个月,发现前者的生存期明显比后者长(P=0.019)。可见,对于原发性大肠癌,RII 不仅能发现肿瘤的位置、数目、有无远处转移,而且对选择术式、估计病期和预后均有一定价值。

8.8.4.2 对复发病灶的诊断

结肠癌术后复发率高达 50%。术后由于局部解剖关系的改变,瘢痕或水肿形成,使 CT、超声等检查的准确度较低。RII 对复发性大肠癌诊断特异性为 57%,而 CT 诊断的特异性仅 17%,两者差异显著(P<0.001);根据检查结果决定是否切除病灶,RII 的准确度为 80%,CT 为 62%,RII 低估和高估病期的发生率分别为 27% 和 4%,CT 则分别为 41% 和 26%,对肝外腹腔和盆腔病灶,RII 一次显像可提供有关疾病范围的全身信息。对于手术以后血清 CEA 水平升高,而 CT 等检查未见异常时,放免显像可望发现复发病灶,指导手术。

8.9　消化系统 PET 显像

8.9.1　概　述

消化道肿瘤的 PET 检查主要以^{18}F-FDG 为示踪剂，其他较常用示踪剂包括^{11}C-胆碱、^{11}C-乙酸盐及^{18}F-FLT 等。国内外的经验证实，PET 在肿瘤分期、分级、疗效监测、复发与瘢痕鉴别等方面有重要临床价值。

8.9.1.1　原发肿瘤的术前分期

虽然消化道肿瘤大多位于相对高本底或非特异性摄取较多的部位，但 PET 对于食管、结肠的原发肿瘤具有很高的诊断灵敏度，诊断效率高于 CT。306 例两种方法的比较显示，PET 诊断的灵敏度为 95%，而 CT 为 60%；对肝转移的灵敏度分别为 95% 和 83%（PET、CT）；盆部复发灶的诊断灵敏度分别为 97% 和 63%。另外，11% 患者的原临床诊断为局限病变，PET 显示伴有转移性病变，改变了原有的临床分期。原发结直肠癌的术前临床分期仍有争论，但目前普遍认为 PET 还是有帮助的，局部淋巴结转移的低灵敏度对临床并无明显影响，因为可以在手术过程中进行探查，而肝转移的高灵敏度可以使手术计划更合理。

8.9.1.2　对转移灶的诊断价值

PET 的重要优势在于它可以一次检查提供全身的信息。全身 PET 检查是肿瘤远隔转移探测的最有效、同时也是高度精确的方法。在肝转移的探测方面，PET 较 CT 更准确（92%、78%），肝外转移的 PET 检出率为 92%，CT 为 71%。有人比较了 72 例患者 PET、CT 及 US 在肝转移的准确性，发现 PET 所探测的病灶数目明显高于其他方法，这直接影响了治疗决策（手术治疗或化疗）。

8.9.1.3　疗效预测中的临床价值

^{18}F-FDG 显像在评价消化道肿瘤的治疗效果方面具有重要价值。经过 1 ~ 2 个周期的化疗后^{18}F-FDG 的摄取可以明显下降甚至完全消失，远早于在传统影像学检查中出现肿瘤体积的缩小。这一技术可用于多种肿瘤的放疗和化疗疗效的评价。尽早明确对治疗无效的病例也很重要，因为据此可以避免无效治疗，重新选择有效的治疗方案。

8.9.1.4　术后复发肿瘤的诊断

手术改变了脏器的结构及与相邻组织的关系，放疗可以引起局部的炎症、水肿和纤维化。这些治疗后改变常常干扰 CT、MRI 和超声对术后复发病灶的检测。研究证实，PET 能有效鉴别瘢痕和肿瘤复发。复发部位表现为 FDG 浓聚。假阳性、假阴性均低，即使临床已确定的局部复发者，PET 检查也是必要的，它能对手术计划的制订有重要帮助。在这方面，代谢检查和解剖显像可以互为补充。

全身 PET 对没有临床发现但 CEA 升高患者的诊断很有价值。对 CEA 水平升高而 CT 结果阴性患者行 PET 检查，可提高阳性率，有研究显示在 2/3 CT 阴性但 CEA 升高者，

PET 结果为阳性。PET 还可用于复发肿瘤患者的术前分期,显示出未被怀疑的转移灶,使患者避免不必要的手术。

8.9.2 肝、胆、胰恶性肿瘤

肝是人体内最大的实质性器官,肝、胆、胰在人体功能和代谢中占有重要地位。这一区域的组织器官不仅可以发生原发肿瘤,也是转移癌的好发部位。

8.9.2.1 原发性肝癌

肝癌是我国最常见的恶性肿瘤之一,据世界卫生组织统计,全球每年发现的肝癌病例的 40% 以上发生在我国。肝癌多见于男性,好发年龄在 40 ~ 50 岁,肝癌中最常见的组织学类型是肝细胞癌(hepatocellular carcinoma, HCC),其次为胆管细胞癌(cholangio carcinoma, CCC),还有小部分两种细胞混合型肝癌。

肝癌的术前诊断通常依赖于 B 超、CT、MRI 等影像学检查。通过对肝内病灶的形态特征、血流供应状态等指标多能做出明确诊断。血清肿瘤标志物,主要是 AFP,在明确肝癌诊断和监测治疗效果方面也有重要价值。尽管如此,肝癌的早期发现、与其他疾病的鉴别诊断以及复发的监测仍存在一定的问题。

原发性肝癌对 ^{18}F-FDG 的摄取有较强的多样性。Okazumi 等观察了 35 例肝占位病变对 ^{18}F-FDG 的摄取,发现的肝内病灶分为 3 种类型。A 型:^{18}F-FDG 摄取高于周围正常组织;B 型:^{18}F-FDG 摄取与周围正常组织相近;C 型:^{18}F-FDG 摄取低于周围组织或无摄取。A 型表现见于所有的 CCC 和肝转移,但只有 55% 的 HCC 呈 A 型摄取,其余的呈 B、C 型表现。HCC 摄取多样性的原因是其细胞分化程度。部分 HCC 分化好,可以迅速清除摄入的 ^{18}F-FDG,在显像时表现为 B 或 C 型(图 8.6)。

PET 对肝癌治疗后的疗效监测价值较大。介入治疗对于不能手术的肝肿瘤是有效的姑息性治疗手段。临床上有时在患者术前使用血管内栓塞以降低肿瘤活性,使手术切除更容易更安全。介入治疗后 CT 可以观察栓塞后碘油聚积的情况和肿瘤坏死后变化,但不能显示残存的肿瘤活性。根据国内经验,对肝癌治疗后的 PET 观察,发现介入治疗后肿瘤坏死部位呈 C 型,而在治疗灶周边出现高浓聚区者,随诊均证实有肿瘤复发。PET 表现为 A、B 型者,病灶部位仍存在病灶组织,而 C 型中 90% 的肿瘤组织坏死,提示 PET 发现肿瘤活性比 CT 所见的瘤内碘油存留更准确(图 8.7)。

8.9.2.2 转移性肝癌

肝是血行转移的恶性肿瘤最常侵犯的器官之一。肝转移可以是单灶,也可以是多发。临床上常根据转移组织取代肝组织的百分比(percent hepatic replacement, PHR)对肝转移进行分期。PHR<25% 为Ⅰ期,PHR 25% ~ 75% 为Ⅱ期,PHR>75% 为Ⅲ期。除了过小的病灶 ^{18}F-FDG 摄取表现为假阴性外,几乎所有转移灶都表现为高摄取(图 8.8)。

肝 PET 检查的假阳性主要见于肝脓肿,偶尔扩张的胆道或小胆管阻塞并周围炎症可以表现出类似转移灶的摄取。假阴性主要见于过小病灶,以及约 40% 的高分化 HCC。结合其他影像发现和对 HCC 摄取多样性的了解,是减少漏诊的必要条件。

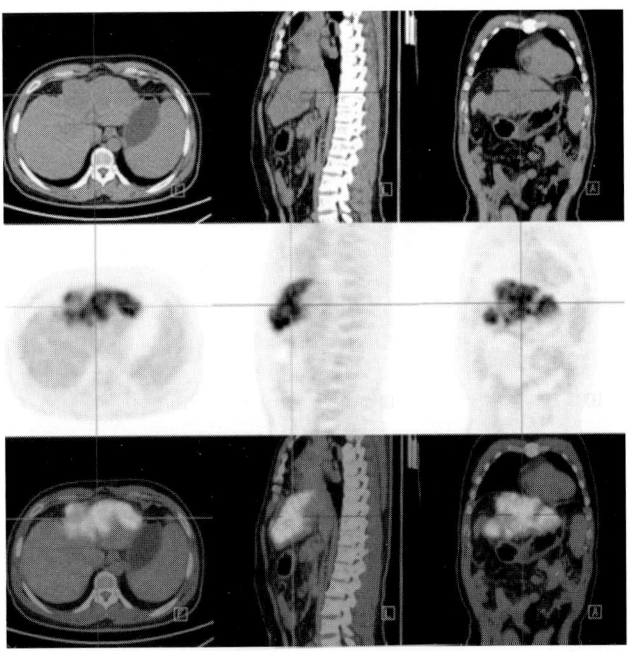

图 8.6 肝细胞肝癌

患者,男,41 岁,上腹疼痛 1 年,发现肝占位 2 d,PET/CT 示:肝左叶大片状低密度影代谢活跃,SUV_{max} 约 16.10,术后病理:肝细胞肝癌

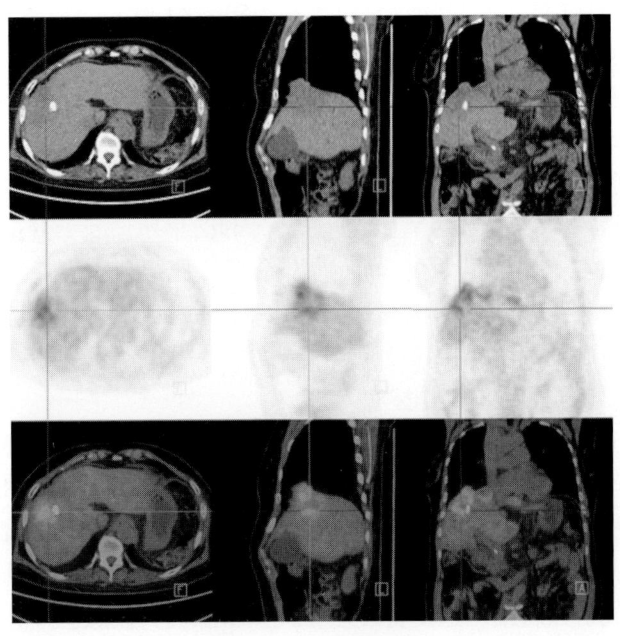

图 8.7 肝细胞肝癌

患者,男,47 岁,肝细胞肝癌介入术后 5 个月,PET/CT 示:肝右叶碘油聚积周边区域见片状低密度影代谢活跃,SUV_{max} 约 15.30,提示肿瘤复发或转移,病理:肝细胞肝癌复发

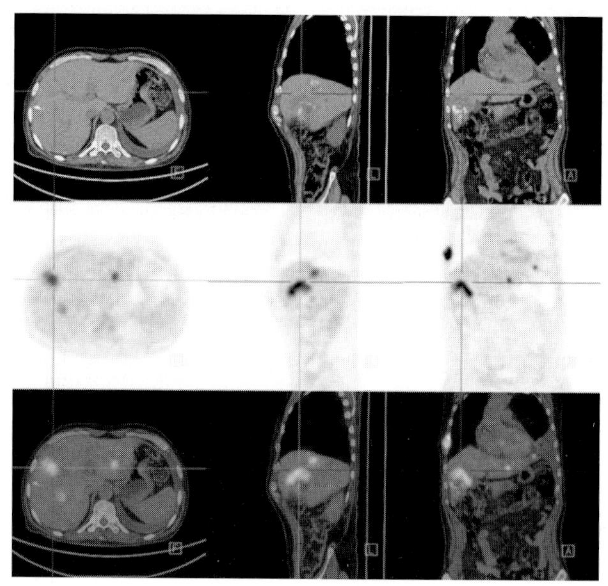

图 8.8 肝多发转移癌

患者,男,59 岁,肝转移癌介入术后,PET/CT 示:肝多个低密度结节代谢活跃,SUV_{max} 约 13.10,病理:肝多发转移癌

8.9.2.3 **胰腺癌**

胰腺癌是消化系统最常见的恶性肿瘤之一。50～70 岁发病最高,男性多于女性,低阶层的人较易感,胰腺癌的病因学不清楚,但已知一些危险因素。最重要的可能是抽烟,发病危险率与抽烟量成正比。胰腺癌往往发现较晚,由于诊断困难和缺乏有效的治疗方法,胰腺癌诊断后 5 年生存率<50%。早期转移至局部淋巴结,多数患者在诊断时既有肝转移。患者生存期与病变范围有关。单纯手术切除者大多数会有局部复发,联合治疗后仍有 50%～70% 患者肝转移,转移者生存期短暂,因此,早期诊断十分重要。

^{18}F-FDG PET 检查有助于胰腺癌诊断,特别是当几种形态学检查结果不一致时,应考虑 PET 检查。胰腺病灶部位、胰腺区局灶摄取 $SUV_{max}>3$ 即应怀疑恶性。根据国内外的报道,PET 诊断胰腺癌的灵敏度和特异性为 80%～90%。淋巴结转移的诊断效能与 CT 和内窥镜相似,约 60%,特异性约 85%(图 8.9)。

^{18}F-FDG 可以用于慢性胰腺炎、肿块性胰腺炎与胰腺癌的鉴别。胰腺癌和胰腺炎有许多共同的病理特征,目前,超声、经内镜胰胆管造影、CT、MRI 均难以准确鉴别慢性胰腺炎和胰腺癌,而只用于肿瘤可切除性的确定。典型的胰腺癌 PET 显像表现为 ^{18}F-FDG 局灶性摄取增加,而大多数的慢性胰腺炎和肿块型炎性假瘤无或仅有少量 ^{18}F-FDG 弥漫性摄取,亦可表现为放射性缺损。这使得慢性肿块型胰腺炎与胰腺恶性肿瘤得以鉴别,准确性可达到 80%～90%。最常见的假阳性发现见于包括慢性胰腺炎急性发作在内的急腹症,对于有急性病征象的患者,如腹痛、WBC 增多或 C 反应蛋白升高者,PET 阳性结果的解释应慎重;PET 的假阴性主要见于小病灶。

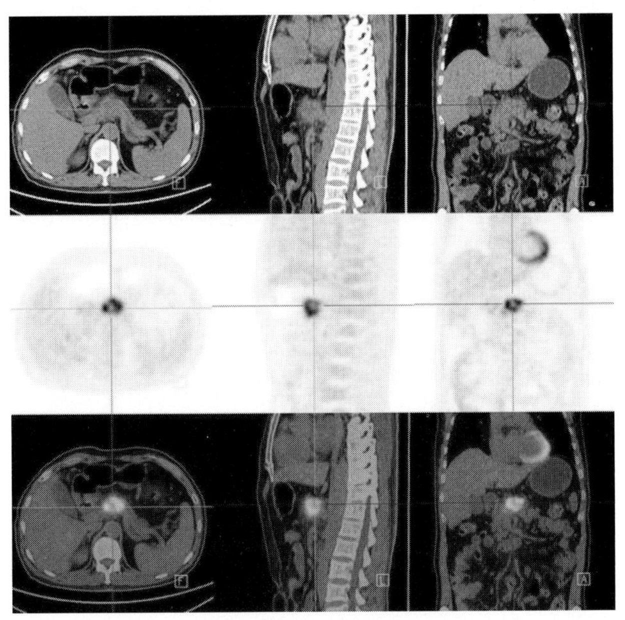

图 8.9 胰腺癌

患者,男,45 岁,腹痛、消瘦 1 年余,发现胰头占位 1 周,PET/CT 示:胰头部软组织肿块代谢活跃,SUV_{max} 约 12.30,术后病理:胰腺癌

8.9.2.4 胰腺转移癌

胰腺转移偶尔可在手术中发现,如果转移为单发不易与胰腺恶性肿瘤区分。胰腺癌本身也可以转移到其他部位。PET 诊断肝内未治疗的、直径>1 cm 的转移灶很灵敏,据报道 PET 可前瞻性发现半数以上的>1 cm 的转移灶,而 CT 仅在回顾性分析时才能发现,PET 可诊断 46% 的淋巴转移和 52% 的远处转移,然而,PET 对淋巴结微转移、潜在的转移,如腹膜微小病灶且不局限者诊断较困难,PET 对腹膜转移的诊断仅为 30% 。

胰腺与周围组织器官的空间关系密切,胃、十二指肠、肝、胆、脾、肾及腹膜后淋巴结等部位的摄取有时难以与胰腺分开。注意多体位观察,必要时在显像前饮水或服用少量胃肠造影发泡剂,有助于拉大胰与其他器官的距离,方便 PET 图像的解释。

^{18}F-FDG 摄取不是肿瘤所特异的,也可在炎性胰腺病变时表现为高摄取。为降低假阳性结果,应严格掌握适应证,检查时排除急性炎症。

8.9.2.5 胆道系统恶性肿瘤

起源于胆管细胞的胆道系统恶性肿瘤包括胆囊癌(gallbladder cancer)、肝外胆管癌(extrahepatic cholangiocarcinoma)和肝内胆管细胞癌(intrahepatic cholangiocarcinoma, ICC)。胆囊癌是最常见的胆道系统恶性肿瘤,发病率居消化道恶性肿瘤的第 5 位,90% 的患者发病年龄超过 50 岁,平均 59.60 岁,女性发病约为男性的 30 倍。胆管癌多发生于 40 岁以上者,男性比女性略高。ICC 多发生于 50 ~ 70 岁的患者,男性稍多于女性。

由于胆道系统恶性肿瘤缺乏特异性的症状和体征,大部分患者入院时已处于相对晚期。胆囊癌恶性程度高，预后非常差，5 年存活率不到 10%，总体中位生存时间为 8～10 个月。肝外胆管癌预后极差，根治性手术切除的 5 年生存率也仅为 20%～40%。ICC 恶性程度高，根治性切除的患者平均生存 27 个月，姑息性切除平均生存期只有 11 个月。因此，早期、及时的诊断对于延长胆道系统恶性肿瘤患者的生存期显得尤为重要。

PET/CT 显像对胆道系统恶性肿瘤的诊断具有重要的临床价值，大多数病灶表现为 ^{18}F-FDG 高摄取，少数囊腺癌、高分化腺癌等 ^{18}F-FDG 显像易出现假阴性，而炎性及增殖性病变易出现假阳性，应结合临床，综合分析。PET/CT 显像在胆道系统恶性肿瘤的分期中具有重要临床价值，可发现常规影像学检查未发现的远处转移或周围组织浸润，而改变患者的临床分期。

8.9.3 其他显像剂在消化道肿瘤中的应用

^{18}F-FDG 是 PET/CT 是临床使用最普遍的显像剂，在恶性肿瘤的诊断、鉴别诊断及分期方面有很好的价值，但临床研究显示其对低度恶性肿瘤（如分化较好的高分化 HCC）检测灵敏度较低。且由于 ^{18}F-FDG 在胃肠道系统的高摄取也限制了其在消化道肿瘤中的应用。近年来，大量研究证实，^{11}C-乙酸盐、^{11}C-胆碱及 ^{18}F-FLT 等可弥补 ^{18}F-FDG 在这些方面的不足，提高 PET/CT 在消化道肿瘤中诊断的准确性。

8.9.3.1 ^{11}C-胆碱

细胞中普遍存在磷酸胆碱反应，血液中的胆碱被细胞摄取后可以有不同的代谢途径，如参与氧化反应、参与神经递质的合成、参与磷酸化反应等。在肿瘤细胞内胆碱参与磷脂代谢，由于肿瘤细胞具有短倍增时间、代谢旺盛的特点，因此肿瘤细胞膜的合成同样比正常细胞快。^{11}C-胆碱在肿瘤细胞内的代谢最终产物磷脂胆碱是细胞膜的重要组成成分，故肿瘤细胞摄取 ^{11}C-胆碱的速率可以直接反应肿瘤细胞膜的合成速率，成为评价肿瘤细胞增殖的指标。

研究报道在注射 ^{11}C-胆碱后大部分脏器在 1～5 min 左右摄取率最高，然后开始逐渐降低。^{11}C 的半衰期为 20.30 min，一般在注射后 10～15 min 开始显像。

研究表明，^{11}C-胆碱在检测高分化 HCC 及小 HCC 病灶方面优于 ^{18}F-FDG。但是，^{11}C 半衰期较短，无法进行远距离运送，只能在具有回旋加速器及合成装置的医院使用。

8.9.3.2 ^{11}C-乙酸盐

乙酸盐是一种正常的生理代谢物，以 0.20～0.30 mmol/L 的浓度存在于血液中。近年来许多研究认为，^{11}C-乙酸盐作为氨基酸及甾醇合成的前体，肿瘤摄取 ^{11}C-乙酸盐与加速的脂质合成和减弱的氧化代谢有关，可用于肿瘤的诊断，它与目前用于肿瘤显像的主要示踪剂 ^{18}F-FDG 不同，可以从另一方面反映肿瘤代谢情况且不受葡萄糖去磷酸化的影响。^{11}C-乙酸盐应用于多种 ^{18}F-FDG 显像阴性的高分化、低度恶性的肿瘤显像，可弥补 ^{18}F-FDG 显像的不足，大大提高临床诊断率。是除 ^{18}F-FDG 之外用于肿瘤显像的一种很有潜力的新型正电子药物。

与 ^{18}F-FDG 相比，^{11}C-乙酸盐不经泌尿系统排泄，肾、输尿管、膀胱几乎没有或仅有很少的放射性滞留；T/NT 值高，可以更好地定位和显示肿瘤。^{11}C-乙酸盐 PET 可在前列腺特异性抗原<0.80 mg/L 时早期发现前列腺肿瘤，其区分前列腺癌及良性肿瘤的准确率可达90%，^{11}C-乙酸盐在探测原发、复发及淋巴结转移方面明显优于 ^{18}F-FDG，但在探测骨转移方面，^{18}F-FDG 则优于 ^{11}C-乙酸盐。

研究发现，^{11}C-乙酸盐可发现高分化的肝癌，^{18}F-FDG 可探测中、低分化的肝癌，两者联合可使诊断的灵敏度提高到近100%。而在脑肿瘤中，^{11}C-乙酸盐不通过血-脑屏障，在脑中的本底很低，可以清楚显示肿瘤及其边缘。^{11}C-乙酸盐还可以很好地鉴别胶质瘤的恶性级别，高恶性级别胶质瘤的 ^{11}C-乙酸盐的 *SUV* 及 T/NT 值明显高于低级别胶质瘤。

总之，^{11}C-乙酸盐 PET、PET/CT 在脑肿瘤、头颈部肿瘤、高分化肺癌、前列腺癌、肝癌、肾透明细胞癌及膀胱肿瘤的诊断中较灵敏，可以弥补单纯^{18}F-FDG PET 显像在上述肿瘤诊断中的局限性，两者联合应用，可优势互补，提高诊断的准确率。在上述肿瘤疗效监测及生物靶区勾画方面 ^{11}C-乙酸盐 PET/CT 也有很大的潜力，具有广泛的应用前景。

8.10 消化系统肿瘤放射性核素治疗

目前，消化系统肿瘤的放射性核素治疗主要针对肝癌，主要分为：肝癌放射免疫治疗、肝癌组织间注射治疗、肝癌动脉介入治疗和肝癌^{125}I-粒子植入治疗四大类治疗方法。分别介绍如下。

8.10.1 肝癌放射免疫治疗

放射免疫治疗是将标记放射性核素的肝癌相关抗原特异性抗体引入机体，利用特异性抗体与相关抗原特异性结合的原理，把放射性核素自动导航到肝肿瘤细胞，从而选择性地对肝肿瘤组织进行内照射治疗。这一方法也被称为“核素导航治疗”或“放射免疫导向治疗”。1975 年杂交瘤技术的出现，能制备高纯化、高特异性的单克隆抗体（McAb），使放射免疫治疗得到迅速发展。用抗体做导向治疗，其优点是特异性强，对正常组织损伤小，弥补了目前化疗照射治疗的缺陷。但由于 McAb 本身存在的缺点，使放射免疫治疗工作仍停滞于实验阶段。放免治疗的关键问题是肿瘤部位浓集的标记抗体含量不高，难于达到足够内照射剂量，因此，寻找特异性更高的载体工具，是今后研究的重要方向。所以 Wangner 预言，放射免疫治疗技术要真正进入临床应用，只有寄希望于利用基因工程技术生产的第二代或第三代 McAb。

用多克隆抗体治疗肝肿瘤，国内外已经做了大量工作，大多数用 ^{131}I 标记的 AFP 抗体，或者抗铁蛋白抗体对晚期原发性肝癌患者进行治疗。肝癌放射免疫治疗是恶性肿瘤导向治疗最早的实例，美国 Johns Hopkins 癌症中心 1980 年报道了 ^{131}I-铁蛋白抗体治疗原发性肝癌，至 1985 年已累积了 105 例，缓解率达 48%。其中有 7 例不能切除的肝癌经导向治疗后肿瘤缩小而获二期手术切除。

^{131}I-利卡汀（^{131}I-licartin）联合碘油栓塞及化疗药物血管灌注治疗原发性肝癌是肝癌放射免疫治疗中应用最为成熟的领域。

8.10.1.1 利卡汀治疗肝癌的原理

利卡汀(^{131}I-美妥昔单抗)是一种放射性核素标记的片段抗体,对肝癌细胞具有高特异性、高亲和性,是一种治疗肝细胞癌的新的导向药物。通过肝动脉灌注给药和抗体的特异性靶向作用,将 ^{131}I 放射性核素有选择性地带到肝癌组织并滞留较长时间,^{131}I 释放高能 β 射线,可有效地电离杀伤癌细胞。

8.10.1.2 利卡汀治疗肝癌的适应证

利卡汀适用于所有肝细胞癌,包括不能手术切除或术后复发的原发性肝细胞癌,以及不适宜做动脉导管化疗栓塞术(transcatheter laepatic arterial chemoembolization,TACE)或经 TACE 治疗后无效、复发的晚期肝癌患者。

8.10.1.3 用药前准备及用药流程

(1)美妥昔单抗皮试　用药前 3 d,需先进行皮试,阴性者方可使用。方法:取皮试制剂 1 瓶,加入生理盐水 1 ml 溶解后,抽取溶解液 0.10 ml,前臂皮内注射,15 min 后观察结果,注射点皮丘红晕直径>0.50 cm 或其周围出现伪足者为阳性。

(2)封闭甲状腺　皮试结果显示为阴性,患者即开始连续口服 10 d 卢戈氏液(复方碘溶液),0.50 ml/次,每日 3 次。

(3)用药　受试者在给药前先水化(静脉输注生理盐水或 5% 葡萄糖液 2 000 ~ 3 000 ml),排空小便后,将导管插至肝固有动脉或肿瘤的供血动脉,注入利卡汀,注射过程在 5 ~ 10 min 内完成。完成注射后,立即用生理盐水液 10 ml 冲洗插管,以确保治疗药物全部进入。

8.10.1.4 利卡汀治疗肝癌的禁忌证

对利卡汀以及碘制剂过敏者;全身状况差,肝功能受损明显(胆红素>3 倍正常上限,血清白蛋白<30 g/L)或肝功能 Child C 级;严重心、肾及血液系统疾病;妊娠及哺乳期妇女;不能耐受甲状腺封闭药物的患者。

8.10.1.5 肝利卡汀显像的原理

^{131}I 可以发射 364 keV 的 γ 射线,利用 γ 射线可以对特异性浓聚利卡汀的肝癌组织显像,利卡汀较浓聚的部位提示肝癌组织的存在。

8.10.1.6 肝利卡汀显像方法

受检者仰卧于断层床上,由 SPECT/CT 仪行断层融合扫描。SPECT 采用高能通用准直器,选取 128×128 矩阵,双探头旋转 180°进行人体轨道扫描,每 60°采集一帧,共采集 60 帧左右,每投影时间为 20 s。

CT 选取管电压为 130 kV,管电流为 60 mA,层厚为 0.60 mm,并采用迭代法进行数据重建。

8.10.1.7 异常图像特征及其临床意义

中晚期肝癌介入术后,常表现为肝体积增大、肝叶比例失调等肝硬化表现,肝实质内多见片状高密度碘油沉积影及不均匀斑片状低密度影,相应低密度区内可见不同程度的放射性聚集,提示利卡汀浓集较高的区域,即肝癌组织主要分布区域(图 8.10)。

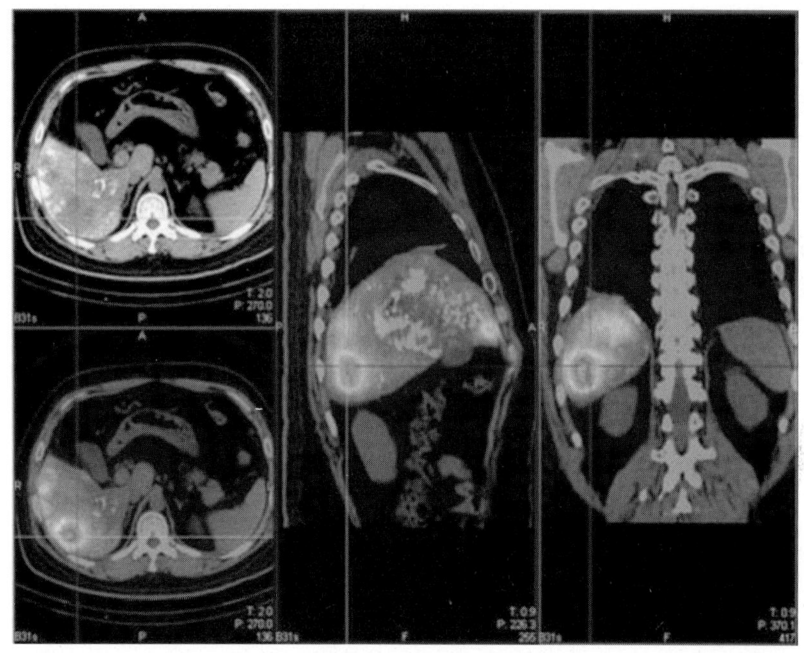

图 8.10 肝细胞癌

患者,男,39 岁,肝癌介入术后,肝利卡汀 SPECT/CT 显像示:肝右叶后段低密度结节影,放射性分布异常浓聚,病理:肝细胞癌

8.10.2 肝癌组织间注射治疗

早在 20 世纪 60 年代就有人以 ^{90}Y、^{32}P 标记陶瓷小球、树脂微球、石蜡小球,或用 ^{125}I、^{131}I 标记的碘油直接注射于肝肿瘤病灶部位,对肿瘤组织进行内照射治疗,起到缓解病情的作用。近来,通过 B 超、CT 引导,放射性胶体或微球的注入更为精确,从而使肝癌组织间注射治疗取得了更加理想的疗效。

8.10.2.1 肝癌组织间注射治疗的原理

通过 B 超、CT 引导以及直接经皮注射等途径,将放射性胶体或微球注入肝肿瘤组织内。一般根据肿瘤的大小和形态,采用多点注射,使瘤体内放射性获得均匀分布,利用放射性核素的 β 射线对肿瘤进行内照射,达到治疗的目的。

8.10.2.2 常用放射性药物

^{90}Y、^{32}P 玻璃微球,^{90}Y、^{32}P 胶体或 ^{125}I、^{131}I 标记的碘油。

8.10.2.3 适应证

原发性肝癌无法手术切除或不能采取其他方法治疗者;预计肝肿瘤经组织间注射治疗后,可使手术治疗成为可能者;肝肿瘤术后复发,难于再手术者。

8.10.2.4 治疗剂量

通过 B 超、CT 或核素显像等方法测定瘤体大小,然后按 18.50 MBq(0.50 mCi)/cm^3 的剂量进行注射,预计肿瘤组织的吸收剂量可达 4 000 ~6 000 Gy。

8.10.3 肝癌动脉介入治疗

进入 20 世纪 80 年代,随着临床血管造影、动脉插管技术的进展,肝癌放射性核素治疗应用最多的方法是通过选择性动脉灌注,将 ^{90}Y-玻璃微球、^{32}P-胶体或 ^{125}I-碘油注入肝肿瘤病灶部位进行治疗。

8.10.3.1 肝癌动脉介入治疗的原理

放射性核素经选择性肝动脉插管单次高剂量注入肝癌病灶区域,滞留在前毛细血管或小动脉内的放射性药物,一方面阻塞营养血管,同时借放射性核素发射的 β 射线杀伤杀死肝癌细胞,达到治疗肝癌的目的。

8.10.3.2 常用放射性药物

^{90}Y、^{32}P 玻璃微球,^{90}Y、^{32}P 胶体或 ^{125}I、^{131}I 标记的碘油明胶微球。要求微球具有高机械稳定性、高化学稳定性,微球大小为 46 ~76 μm;放射性比度为 370 ~1 850 MBq(10 ~50 mCi);微球比重<2.50 g/cm^3。

8.10.3.3 适 应 证

原发性肝癌或转移肝癌,化疗无效且不能手术治疗,肝肿瘤血管丰富,有明确的单一动脉供血;肿瘤供血无动脉畸形或变异者;肿瘤无显著的动-静脉分流的患者。

8.10.3.4 禁 忌 证

肿瘤血液供应差,并有广泛坏死者;肿瘤有动-静脉瘘,且分流量大者。

8.10.3.5 治疗方法

治疗前进行血常规、肝功能、AFP 以及超声、CT、SPECT 等检查。

放射性微球必须制备成混悬液方能使用。

可先经导管注射亚甲蓝,观察亚甲蓝是否集中分布在肝肿瘤部位,以选定灌注介入动脉,确保动脉导管尽可能放到接近肿瘤的动脉处。

8.10.3.6 治疗剂量

通过 B 超、CT 或核素显像等方法测定瘤体大小,然后按 18.50 MBq(0.50 mCi)/cm^3 剂量进行注射,预计肿瘤组织的吸收剂量可达 4 000 ~6 000 Gy。

8.10.3.7 疗效评价

如果病例选择适当,肿瘤被灌注放射性微球后,灌注区开始肿胀,5 ~7 d 达高峰,并有假膜形成和坏死组织脱落,一般情况下接受治疗后几周病情可获稳定,肿块可停止生长或肿块明显缩小;1 ~2 个月后大部分患者肿块有明显坏死,血清 AFP 下降。美国和加拿大已用本法治疗数百例肝癌患者,平均延长寿命 19.50 个月,已有存活 4 年的病例。也有肝癌患者经肝动脉介入放射性核素治疗后肿瘤缩小转行手术切除。

上海医科大学肝癌研究所以^{131}I-FtAb 给 43 例不能手术切除的肝癌患者行肝动脉给药,每月 1 次共 1 ~3 次,每次约 1 110 MBq(30 mCi),结果其中 13 例因肿瘤缩小获二期手术切除。

河南省肿瘤医院给 22 例不能手术切除的肝癌患者行 ^{125}I-碘化油抗癌药与明胶海绵肝动脉栓塞治疗,给药剂量 111 ~740 MBq(3 ~20 mCi),治疗后有 18 例瘤体缩小,其中 4 例缩小至一半以下,有 1 例缩小肿瘤获二期手术切除,切除标本的病理切片未见癌细胞。

8.10.4 肝癌^{125}I-粒子植入治疗

肝癌^{125}I-粒子组织间永久植入治疗,是在^{125}I-粒子组织间永久植入治疗计划系统的指导下,通过术中、腹腔镜、B 超、CT 引导以及直接经皮注射等途径,以微创方式把带有低能射线的 ^{125}I-粒子植入到肝肿瘤部位和相关的淋巴系统内对肿瘤进行放射性核素治疗(内照射治疗),使细胞变性坏死,从而达到治疗肿瘤的目的。

治疗中,由于 ^{125}I-粒子均匀分布于肿瘤内,乏氧细胞的比例减小,从而增强了对肿瘤的杀伤力。^{125}I-粒子的半衰期为 59.50 d,发出的射线能连续不间断地作用于肿瘤,使得任何进入活跃期的肿瘤细胞都被射线抑制和杀灭,从而使局部肿瘤得到有效的控制,达到延长生存期、解除或减轻疼痛,提高患者的生活质量的目的。

其主要特点是可以将切不干净的肿瘤瘤体、亚肿瘤区域以及可能转移的淋巴途径永久埋入 ^{125}I-粒子进行持续内放射治疗或者利用微创技术,如腹腔镜、B 超、CT 等导入下对孤立性可数的肿瘤进行内照射治疗。具有创伤小、靶心准、无污染等优点,符合环保标准,局部肿瘤控制率可达 90% 以上。对于行动不便、一般状况不佳的患者尤其适宜。

(王瑞华　石丽红　牛晓博)

参考文献

[1] KRAUSE B J, HERRMANN K, WIEDER H, et al. ^{18}F-FDG PET and ^{18}F-FDG PET/CT for assessing response to therapy in esophageal cancer[J]. Journal of Nuclear Medicine, 2009, 50(1): 89S-96S.

[2] BARBER T W, DUONG C P, LEONG T, et al. ^{18}F-FDG PET/CT has a high impact on patient management and provides powerful prognostic stratification in the primary staging of esophageal cancer: a prospective study with mature survival data[J]. Journal of Nuclear Medicine, 2012, 53(6): 864-871.

[3] WANG Z, CHEN J Q. Imaging in assessing hepatic and peritoneal metastases of gastric cancer: a systematic review[J]. BMC gastroenterology, 2011, 11(1): 19-33.

[4] EPELBAUM R, FRENKEL A, HADDAD R, et al. Tumor aggressiveness and patient outcome in cancer of the pancreas assessed by dynamic ^{18}F-FDG PET/CT[J]. Journal of Nuclear Medicine, 2013, 54(1): 12-18.

[5]NOTARISTEFANO A,NICCOLI A A,STABILE I A A,et al. ^{18}F-FDG PET/CT in staging and restaging cholangiocarcinoma[J]. Recenti Prog Med,2013,104(7-8):328-335.

[6]DAI D,XU W,LIU J,et al. Safety and efficacy of a peripheral intravenous bolus of Licartin for the treatment of advanced hepatocellular carcinoma[J]. Experimental and therapeutic medicine,2013,6(6):1417-1422.

9

泌尿生殖系统

9.1　解剖和生理概要

泌尿系统由肾、输尿管、膀胱和尿道组成。肾位于腹腔后壁，脊柱两旁，相当于第 11 胸椎至第 3 腰椎的高度，大小为 11 cm×5 cm×3 cm，重约 120 g，外形似蚕豆状。肾的长轴剖面上可见皮质、髓质和肾盂。皮质包围在肾髓质周围；髓质由三角形锥体组成，锥体的底部与皮质相连，尖端为肾乳头，肾小盏漏斗状包围肾乳头，2 ~ 3 个肾小盏形成一个肾大盏与肾盂相连。肾的血供主要来自起始于腹主动脉的肾动脉。正常成年人的肾血供相当于 1/4 的心输出量，其中极大部分（占 90%）流经肾皮质，每分流经肾的血浆量大约为 660 ml。

肾的基本单位为肾单位。每个肾有 100 万个以上肾单位，每个肾单位由肾小球、肾小管组成。肾小球主要分布于皮质，由血管球及肾小囊组成，总过滤面积累计可达1.50 m^2。肾小管又分为近曲小管、髓襻和远曲小管。在尿液生成过程中肾小球主要起过滤作用，而肾小管则选择性重吸收和分泌一些物质，起到排泄代谢终末产物，调节水、电解质及酸碱平衡作用。

输尿管是一对细长的肌性管道，长为 20 ~ 30 cm，起于肾，终于膀胱。其管壁由较厚的平滑肌层组成，管径为 0.50 ~ 0.70 cm。输尿管全程有 3 个狭窄部，即肾盂与输尿管移行处、越过小骨盆入口处、壁内段（开口于膀胱内面的输尿管口）。这些狭窄部常是结石滞留的部位（图 9.1）。

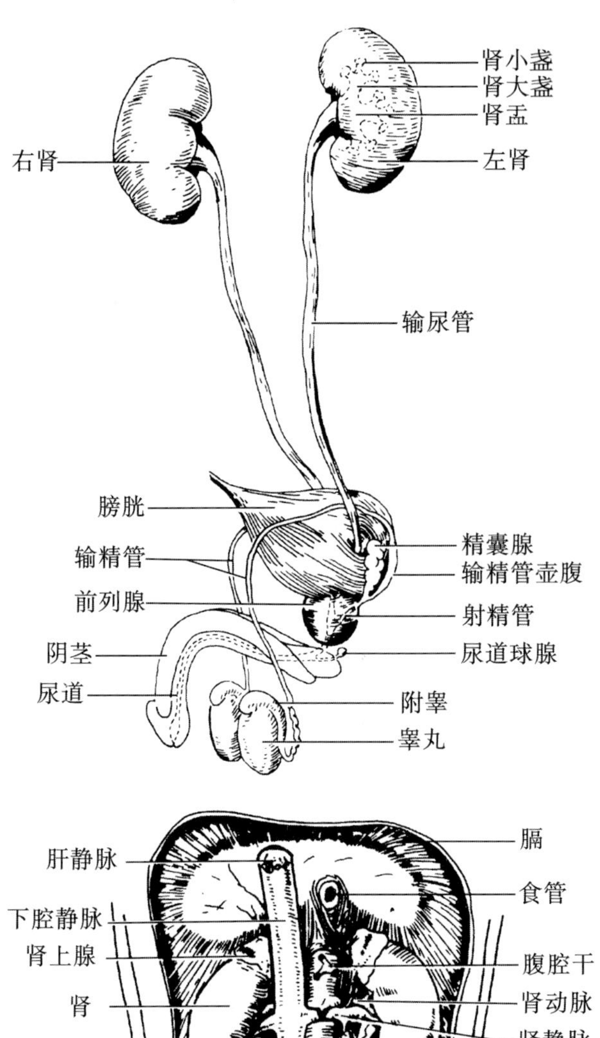

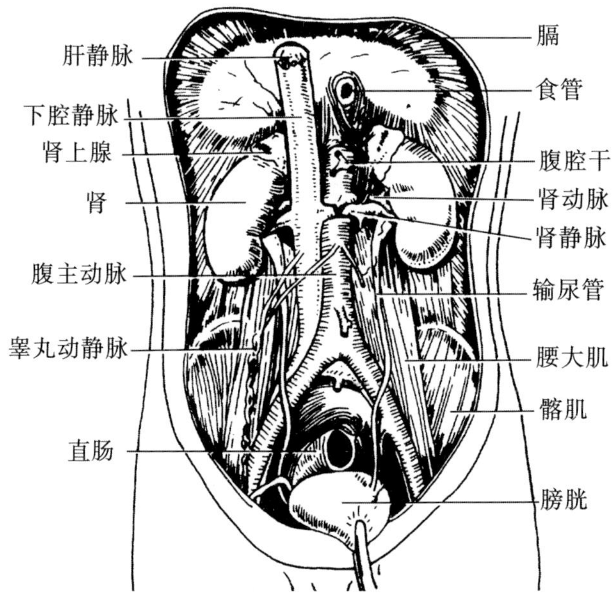

图 9.1　泌尿系生殖系统解剖

9.2 泌尿生殖系统肿瘤概述

9.2.1 肾 癌

肾癌(kidney cancer)全称为肾细胞癌,又称肾腺癌,简称为肾癌。肾癌是指源于肾实质泌尿小管上皮系统的恶性肿瘤,占成人恶性肿瘤的 2% ~ 3%,占成人肾恶性肿瘤的 80% ~ 90%。世界范围内各国或各地区的发病率各不相同,总体上发达国家发病率高于发展中国家,城市地区高于农村地区,男性多于女性,男女患者比例约为 2 ∶ 1,发病年龄可见于各年龄段,高发年龄 50 ~ 70 岁。据全国肿瘤防治研究办公室和卫生部卫生统计信息中心统计我国试点市、县肿瘤发病及死亡资料显示,我国肾癌发病率呈逐年上升趋势,至 2008 年已经成为我国男性恶性肿瘤发病率第 10 位。与肾癌发病相关因素有遗传、吸烟、肥胖、长期维持性血液透析、高血压及抗高血压治疗药物等。

大多数肾癌患者是由于健康查体时发现的无症状肾癌,这些患者占肾癌患者总数的 50% ~ 60%。有症状的肾癌患者中最常见的症状是腰腹隐痛和无痛性血尿,少数患者是以腹部肿块来院就诊。10% ~ 40% 的患者出现副肿瘤综合征,表现为高血压、贫血、体重减轻、恶病质、发热、红细胞增多症、肝功能异常、高钙血症等异常改变。20% ~ 30% 的患者可由于肿瘤转移所致的骨痛、骨折、咳嗽、咯血等症状就诊。

诊断肾癌需要进行实验室检查、影像学检查和病理学检查。实验室检查的目的是作为对患者术前一般状况、肝肾功能以及预后判定的评价指标,目前,尚无公认的可用于临床诊断肾癌的肿瘤标志物。肾癌的临床诊断主要依靠影像学检查,确诊则需病理学检查。常用影像学检查项目包括:胸部 X 射线片(正、侧位)、腹部超声、腹部 CT、腹部 MRI 检查。

对局限性或局部进展性(早期或中期)肾癌患者采用以外科手术为主的治疗方式,但对转移性肾癌(晚期)应采用以内科治疗为主的综合治疗方式。手术后尚无可推荐的辅助治疗方案用来有效预防复发或转移。外科手术切除患侧肾可以起到明确肾癌的类型和减少肿瘤负荷的作用,可以提高免疫治疗(如干扰素-α)或靶向治疗的有效率。

2005 年以来美国 FDA 先后批准推荐了索拉非尼、舒尼替尼、替西罗莫司、贝伐株单抗联合 IFN-α、依维莫司、帕唑帕尼、阿昔替尼及厄洛替尼等多种靶向方案用于转移性肾癌患者的一线或二线治疗。Ⅰ、Ⅱ、Ⅲ、Ⅳ期肾癌患者治疗后 5 年生存率分别可达到 92%、86%、64%、23%。

9.2.2 前列腺癌

前列腺癌(prostate cancer)是指发生在前列腺的上皮源性恶性肿瘤。前列腺癌病理类型包括腺癌(腺泡腺癌)、导管腺癌、尿路上皮癌、鳞状细胞癌、腺鳞癌。其中前列腺腺癌占 95% 以上,因此,通常我们所说的前列腺癌就是指前列腺腺癌。2012 年我国肿瘤登记地区前列腺癌发病率为 9.92/10 万,列男性恶性肿瘤发病率的第 6 位。发病年龄在 55 岁前处于较低水平,55 岁后逐渐升高,发病率随着年龄的增长而增长,高峰年龄是 70 ~ 80

岁。家族遗传型前列腺癌患者发病年龄稍早,年龄≤55 岁的患者占 43%。前列腺癌的发生与遗传因素有关,此外,前列腺癌的发病与性活动、饮食习惯、种族、地区、宗教信仰可能有关。前列腺癌早期常无症状,随着肿瘤的发展,前列腺癌引起的症状可概括为两大类。

9.2.2.1 压迫症状

逐渐增大的前列腺腺体压迫尿道可引起进行性排尿困难,表现为尿线细、射程短、尿流缓慢、尿流中断、尿后滴沥、排尿不尽、排尿费力,此外,还有尿频、尿急、夜尿增多,甚至尿失禁。肿瘤压迫直肠可引起大便困难或肠梗阻,也可压迫输精管引起射精缺乏,压迫神经引起会阴部疼痛,并可向坐骨神经放射。

9.2.2.2 转移症状

前列腺癌可侵及膀胱、精囊腺、血管神经束,引起血尿、血精、阳痿。盆腔淋巴结转移可引起双下肢水肿。前列腺癌常易发生骨转移,引起骨痛或病理性骨折、截瘫。前列腺癌也可侵及骨髓引起贫血或全血象减少。

临床诊断前列腺癌主要依靠直肠指诊、血清 PSA、经直肠前列腺超声和盆腔 MRI 检查,CT 对诊断早期前列腺癌的敏感性低于 MRI。确诊前列腺癌需要通过前列腺穿刺活检进行病理检查。前列腺癌的恶性程度可通过组织学分级进行评估,最常用的是 Gleason 评分系统,依据前列腺癌组织中主要结构区和次要结构区的评分之和将前列腺癌的恶性程度划分为 2 ~10 分,分化最好的是 1+1 =2 分,最差的是 5+5 = 10 分。因前列腺癌骨转移率较高,在决定治疗方案前通常还需行放射性核素全身骨显像。

对于早期前列腺癌患者可采用根治性治疗方法,能够治愈早期前列腺癌的方法有放射性粒子植入、根治性前列腺切除术、根治性外放射治疗。对于中期前列腺癌患者应采用综合治疗方法,如手术+放疗、内分泌治疗+放疗等。

9.2.3 膀胱癌

膀胱癌(bladder cancer)是指发生在膀胱黏膜的恶性肿瘤,是泌尿系统最常见的恶性肿瘤,占我国泌尿生殖系肿瘤发病率的第一位,在西方其发病率仅次于前列腺癌,居第 2 位。2012 年全国肿瘤登记地区膀胱癌的发病率为 6.61/10 万,列恶性肿瘤发病率的第 9 位。膀胱癌可发生于任何年龄,甚至于儿童。其发病率随年龄增长而增加,高发年龄50 ~70 岁。男性膀胱癌发病率为女性的 3 ~4 倍。膀胱癌的病理类型包括膀胱尿路上皮癌、膀胱鳞状细胞癌、膀胱腺癌,其他罕见的还有膀胱透明细胞癌、膀胱小细胞癌、膀胱类癌。其中最常见的是膀胱尿路上皮癌,约占膀胱癌患者总数的 90% 以上,通常所说的膀胱癌就是指膀胱尿路上皮癌,既往被称为膀胱移行细胞癌。

膀胱癌的病因复杂,包括遗传因素和环境因素。目前较为明确的两大致病危险因素是吸烟和职业接触芳香胺类化学物质。吸烟是目前最为肯定的膀胱癌致病危险因素,30%~50% 的膀胱癌由吸烟引起,吸烟可使患膀胱癌危险率增加 2 ~6 倍。另一重要的致病危险因素是与一系列职业或职业接触有关,现已证实苯胺、二氨基联苯、2-萘胺、1-萘胺都是膀胱癌的致癌物,长期接触这类化学物质者患膀胱癌的概率增加,职业因素所致的膀胱癌患者约占膀胱癌患者总数的 25%,与膀胱癌相关的职业有铝制品、煤焦油、沥青、染料、橡胶、煤炭气化等产业。

血尿是 90% 以上的膀胱癌患者最初的临床表现，通常表现为无痛性、间歇性、肉眼全程血尿，有时也可为镜下血尿。出血量与血尿持续时间的长短，与肿瘤的恶性程度、大小、范围和数目并不一定成正比。有 10% 的膀胱癌患者可首先出现膀胱刺激症状，表现为尿频、尿急、尿痛和排尿困难，而患者无明显的肉眼血尿。这多由于肿瘤坏死、溃疡、膀胱内肿瘤较大或数目较多或膀胱肿瘤弥漫浸润膀胱壁，使膀胱容量减少或并发感染所引起。膀胱三角区及膀胱颈部的肿瘤可梗阻膀胱出口，而出现排尿困难的症状。

对于 40 岁以上出现无痛性肉眼血尿的患者，应考虑到泌尿系肿瘤的可能性，特别是膀胱癌。综合患者既往史、家族史，结合症状和查体做出初步判断，并进一步进行相关检查。检查方法包括尿常规检查、尿脱落细胞学、尿肿瘤标志物、腹部和盆腔 B 超等检查。根据上述检查结果决定是否行膀胱镜、静脉尿路造影、盆腔 CT 和(或)盆腔 MRI 等检查明确诊断。其中，膀胱镜检查是诊断膀胱癌的最主要方法。

膀胱尿路上皮癌分为非肌层浸润性尿路上皮癌和肌层浸润性尿路上皮癌。非肌层浸润性尿路上皮癌患者多采用经尿道膀胱肿瘤电切术，术后用膀胱灌注治疗预防复发。肌层浸润性尿路上皮癌和膀胱鳞癌、腺癌患者多采用全膀胱切除术治疗，有些患者可以采用膀胱部分切除术治疗。肌层浸润性尿路上皮癌患者也可先进行新辅助化疗+手术治疗的方法。转移性膀胱癌以化疗为主，常用的化疗方案有 M-VAP(甲氨蝶呤+长春花碱+阿霉素+顺铂)和 GC(吉西他滨+顺铂)及 MVP(甲氨蝶呤+长春花碱+顺铂)方案，化疗的有效率为 40%～65%。

减少环境和职业暴露可能会降低发生尿路上皮癌的危险。约 70% 的患者经尿道电切术后复发，术后膀胱内灌注卡介苗或化疗药治疗可使复发率降为 25%～40%。常用的灌注化疗药物有丝裂霉素、阿霉素、噻替派、羟喜树碱等。浸润性膀胱癌患者行全膀胱切除术后 5 年生存率为 60%～70%。

9.2.4 睾丸癌

睾丸癌(testicular cancer)是泌尿外科中常见的肿瘤之一。睾丸肿瘤几乎都是恶性的，睾丸肿瘤分为生殖细胞肿瘤、非生殖细胞肿瘤和睾丸继发性肿瘤，其中以生殖细胞肿瘤最多见，占 90%～95%。生殖细胞肿瘤分为精原细胞瘤(35%)、非精原细胞瘤(胚胎癌;畸胎瘤;绒毛膜上皮癌等)及混合性生殖细胞瘤。非生殖细胞瘤分为间质细胞瘤、支持细胞瘤、性腺间质瘤、混合瘤。发病年龄有 3 个高峰:婴儿期以卵黄囊瘤(婴儿型胚胎性瘤)为多;20～40 岁间可见各类型睾丸肿瘤，但仍以精原细胞瘤为多，70 岁以后主要为精原细胞瘤。其病因尚不明了，目前认为，其发病与遗传和后天因素均有关系。其中与隐睾关系最密切，隐睾发生肿瘤的机会比正常人大 10～14 倍，腹腔内隐睾比腹股沟更高，而睾丸固定术并不降低恶性变的发病率，但可使肿瘤更易被发现。

最常见症状为睾丸渐进的、无痛性的增大，并有沉重感。精原细胞瘤肿大的睾丸往往保持睾丸的轮廓，质地一致，而畸胎瘤则呈结节性肿大，软硬不一致。约有 10% 的患者因睾丸内出血或梗死而感觉疼痛，10% 的患者可能出现转移症状，如腹膜后淋巴转移块较大，压迫神经根出现背痛。肺部转移可出现咳嗽和呼吸困难，十二指肠转移可出现厌食、恶心和呕吐,骨转移可引起骨痛等。儿童有睾丸肿块,同时有早熟症状,或成人同时有女性型乳房及性欲减退时应考虑睾丸间质细胞瘤。

典型的睾丸肿瘤诊断不难,根据临床表现及相关检查即可诊断。体检可触及患侧睾丸肿大,质韧,有沉重感,透光试验阴性。睾丸肿瘤标志物、人绒毛膜促性腺激素(hCG)及甲胎蛋白(AFP)浓度分别可能在精原细胞瘤、绒毛膜细胞癌、胚胎癌或混合性生殖细胞瘤患者的血清中增高。B超显示睾丸均匀性增大,回声增强而不均,血流信号强。CT检查主要观察腹膜后淋巴结转移的情况。

睾丸肿瘤的治疗分为手术治疗、放射治疗和化学治疗。其基本手术方式为睾丸切除术和腹膜后淋巴结清扫术。精原细胞瘤对放疗极为敏感,胚胎癌和恶性畸胎瘤对放射线的敏感度较低,绒毛膜上皮癌对放射线极不敏感。睾丸肿瘤对化疗效果好,一般认为,化疗对精原细胞瘤的治疗效果较好,对胚胎癌和绒毛膜上皮癌也有效,尤其是几种药物联合使用,效果更好,对畸胎瘤效果较差,对于晚期或复发病例,化疗有一定作用。

9.3 核医学在泌尿系统的应用进展

1956年Taplin首先应用放射性核素及体外闪烁计数法来估计肾功能。近年来新的放射性核素及其标记化合物的不断制备和改进,仪器设备除线性扫描机外,又有了γ拍摄机、多道分析仪和电子计算机配合,适合于器官和组织显影的定量分析及快速连续动态观察,使得放射性核素对泌尿系统的检查更趋于完善。

放射性核素诊断在某些方面优于X射线检查,属非创伤性检查。检查时所受到的辐射剂量比X射线检查要小,因而可以进行多次的、连续性的动态观察。另外,患者在检查前一般不需要特殊准备,肠内充气、腹壁肥厚等均不影响检查。但是直至目前,这种检查尚不能做出有关病因或病理改变的诊断,这是因为不同原因或病理所引起的肾形态和功能的改变,在显影时可能出现同样的影像;因此,这项检查必须结合临床体征及其他检查进行综合性分析,才能得出确切的判断。

9.4 肾　图

肾图是一种用于了解肾功能的检查方法,具有简便、无创,且能显示分肾功能的优点,是核医学常规检查方法之一。

9.4.1 ^{131}I-邻碘马尿酸钠肾图

9.4.1.1 原　理

邻碘马尿酸钠(orthoiodohippurate,OIH)静脉注射入血以后随血液流经全身,其中95%以上从肾排出体外,有人做过实验证实流入肾静脉血中OIH的含量仅为进入肾动脉血液中的8%左右,静脉注射OIH 30 min后,尿液可排出注射总量的(67.50±5.85)%,肾清除的OIH中80%是由肾近曲小管上皮细胞吸收,然后分泌到肾小管腔随尿液排出体外,OIH 在肾的聚集速率和从肾内排出的速率,分别与肾血流量、肾小管功能、肾小球滤过率、尿流量和尿路通畅情况有关。

核医学检查的示踪剂^{131}I-IOH 是以放射性^{131}I 取代 OIH 中稳定性 I 使之具有放射性(所谓示踪剂即其物理性质与被示踪物不同,而化学性质完全相同体内代谢过程完全一致),示踪剂入血后,^{131}I-OIH 迅速在肾聚集并排泄至尿液中,用测量仪器(肾图仪、多功能仪、γ 拍摄机)对 γ 射线进行连续测量,即可获得一条指示放射性强弱的涨落曲线-放射性肾图,简称肾图。放射性肾图在临床上对多专科疾病的辅助诊断具有重要价值。

9.4.1.2 适应证

了解分肾功能状态;肾残留肾功能的判断;观察尿路通畅情况;肾及输尿管术后疗效随访;尿路反流的诊断;移植肾的监护。

9.4.1.3 检查方法

(1)准备　患者无须特殊准备,正常饮食,检查前饮水 300 ml,30 min 后检查。

(2)肾定位　关键在于找出肾的中心位置。

方法之一:左髂嵴上 11 cm,右髂嵴上 10 cm。

方法之二:第十二肋距中线左右各 6.00 ~6.50 cm

正常体形用以上方法,特殊体形、儿童、疑肾移位及肾下垂等情况最好结合 B 超 X 射线方法定位。

患者体位,一般取坐位,尤其对肾下垂患者,肾图曲线更能反映其正确的肾功能及尿路通畅情况。重患者可取仰卧位。不论取何种体位,探头与患者两肾间的几何位置不能变动。

(3)肾图描记　将肾图仪两探头对准患者两肾中心位置,要求患者在检查过程中保持体位不变,然后先用肾图仪描记一段本底曲线,根据仪器的灵敏度和量程确定用药剂量,一般按 0.01 ~0.02 μCi/kg,总体积<0.50 ml 计算。于肘静脉快速注入("弹丸"式注射),注射时应注意衣袖不可过紧,不要注入血管外,注射完毕即在已描记一段的本底曲线上做一注射时间记号,这时,即可见曲线开始上升。如肾图曲线正常,连续描记 15 min 已足够,遇有异常情况应适当延长描记时间。

9.4.2 正常肾图

9.4.2.1 正常肾图曲线

(1)a 段　示踪剂出现段。静脉注入 ^{131}I-OIH,10 s 左右开始出现的上升曲线,它指示示踪剂已在肾区聚集,它的高度代表肾周围血管床放射性、肾内血床放射性及肾实质放射性(来自早期肾小管上皮细胞快速摄取随血流来的示踪剂)的总和。其中肾外血管 60%,肾内血管 10%,近曲小管 30%(图 9.2)。

a 段主要代表肾外血管床即肾外放射性,肾内因素不占主导因素,这可由^{131}I-白蛋白与 ^{131}I-OIH 肾图 a 段相似,无肾侧亦可达健侧 50% 左右所证实。

(2)b 段　示踪剂聚集段,a 段后曲线斜形上升,经 2 ~4 min 到达高峰,在肾功能正

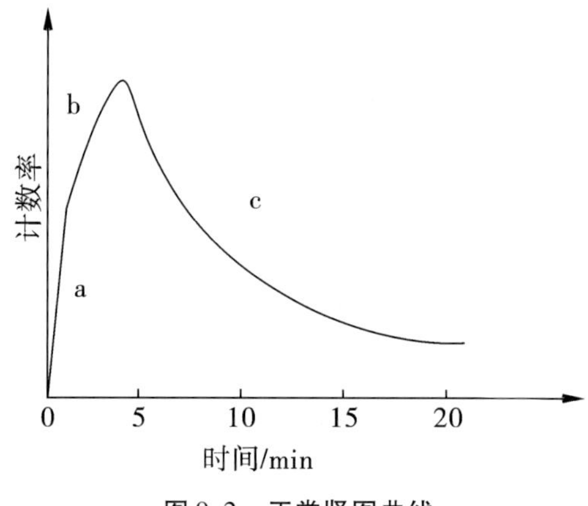

图 9.2 正常肾图曲线

常，尿液流速足够时，b 段斜率和高度的大小反映肾小管上皮细胞从血液中摄取 ^{131}I-OIH 的速度和数量，也就是说反映了肾有效血浆流量的大小和肾清除血液中^{131}I-OIH 的功能。

（3）c 段（示踪剂排出段） 是曲线的下降部分。一般前段比较快，后段比较慢，其形成是^{131}I-OIH 随尿液下行离肾的结果，其下降趋势的快慢主要反映示踪剂随尿液离肾下行的速度，其下降速率与 b 段上升速率近似，既 b、c 斜率对称。

由于尿液主要受到肾有效血浆流量的制约，因此，在无尿路梗阻的情况下，c 段下降的斜率不但反映肾功能，实际也反映了肾血浆流量。

此外，在肾盂以下部位的尿流通畅与否亦可影响 c 段下降趋势的快慢，即肾前性、肾性及肾后性因素均可影响 c 段的斜率。因此，c 段可反映肾功能、肾有效血浆容量（尿流量）和尿路通畅情况。

9.4.2.2 影响测定肾图曲线的因素

（1）生理因素

1）患者因素 患者的体形（高矮胖瘦）、年龄及肾大小均可影响肾图形态，应根据实际情况，调整探头与肾区体表间的距离，尽量消除这些因素的影响。

2）饮水量 饮水量可影响尿流量，肾功能正常者，由于进水量减少，可致半排时间延长，c 段下降较缓，此种情况可在让患者饮水后复查，肾图可恢复正常。在天气炎热时，因出汗量较大，尤其应注意这一点，以避免出现错误的诊断。

有人做过试验，当尿流量小于 3 ml/min 时，多数人肾图曲线 c 段斜率与尿流量呈一定的函数关系。当尿流量大于 3 ml/min 时，c 段斜率不再减小，说明了尿量的多少对肾图形态产生影响。

3）精神因素 当患者因疼痛、恐惧、精神过度紧张时，交感神经兴奋，引起肾有效血浆流量下降、肾小球滤过率（GFR）下降、尿流量突然减少，使放射性尿液不能及时离肾下行至膀胱，此时可见肾图曲线持续上升，不见 c 段，b 段呈急剧上升形态，这种情况可根据患者昏厥的表现做出判断。

(2)技术因素的影响

1)肾定位 肾中心位置的准确定位对肾检查至关重要,否则可致肾图形态异常,尤其是单侧肾图的异常分析时应充分注意,以免做出错误的结论。当探头偏离肾中心位置时,曲线振幅随距离增大而下降,当探头对准肾的中心位置,肾图曲线的振幅随探头与肾的距离增加而下降。

2)示踪剂的放射化学纯度 ^{131}I-OIH 中,游离^{131}I 的量应小于 10%,即该示踪剂的放射化学纯度大于 90%;否则由于游离^{131}I 的再循环,肾小球上皮细胞再吸收可致肾图 c 段下降缓慢,斜率减小。

3)注射技术 亦可对肾图形态造成影响,注射时患者衣袖过紧,血管穿透,"弹丸"过大等可致 b 段峰时延迟。

(3)药物因素 一些药物能增加肾清除的负荷、阻塞尿路或改变血管容量等,从而影响肾图曲线。

1)青霉素钠盐 由于其也是主要从肾小管排出,因而可影响^{131}I-OIH 的排出,致使肾图 b 段的斜率减小。

2)磺胺类 当使用不当时,可在肾小管内形成结晶,使尿液不能排出,肾图可出现类似梗阻的形态。

3)丙磺舒 此药可抑制肾小管上皮细胞内运转邻碘马尿酸酶系统的活力,使肾小管分泌^{131}I-OIH 的功能下降,致使 b 段斜率及 b 段峰值降低。

4)升压药及降压药 升压药由于引起血管收缩,肾有效血浆容量下降,可引起 b 段形态异常,峰值降低;舒张药,尤其是组织胺类,由于血管舒张,肾有效血浆容量增加,可致 a 段峰值升高,当剂量在时,b 段峰值增高,峰时后延。所以高血压患者使用降压药,能改善病理原因所致的异常肾图,故检查前应停药。

此外,X 射线肾盂造影后,短期内不宜进行肾图检查。其原因为大量的碘造影剂可影响^{131}I-OIH 的代谢,造成肾图形态失常。

9.4.3 异常肾图

9.4.3.1 异常肾图的形成原因

主要由于肾供血不足,肾功能受损,尿路排泄障碍等病理因素影响以下几点所致。①肾对血中^{131}I-OIH 的清除效率;②^{131}I-OIH 在肾中的通过时间;③^{131}I-OIH 自肾盂离肾下行排出的效率。

9.4.3.2 异常肾图常见的类型

异常肾图常见的类型如图 9.3、图 9.4。

(1)急剧上升型 特点:a 段正常,b 段持续上升,无 c 段。

该种肾图出现在单侧者多见于急性上尿路梗阻。若出现在双侧可由肾前性和肾后性原因所引起,前者多见于急性肾功能衰竭(acute renal failure)的少尿期;后者多见于继发于下尿路急性梗阻引起的双侧上尿路引流不畅。其鉴别诊断可根据病史,如失水通过补充液体肾图形态可明显改善,必要时可进行甘露醇试验,即静脉注射甘露醇后再行肾图显像,肾前性因素引起的肾图可明显恢复,而肾后性因素引起的肾图异常更加明显。

(2)高水平延长线型　特点:a 段基本正常,自 b 段开始即成一水平直线或略向上伸展的直线,无 c 段。

该种肾图多见于尿路梗阻时间较长、伴有肾盂积水及肾功能受损的患者以及原的肾功能不全近期又发生尿路梗阻的患者。

(3)抛物线型　特点:a 段略低于正常水平,b 段上升迟缓,高峰时间后延,然后徐徐下降出现 c 段,整个图形显示峰顶圆钝,呈抛物线状。

此种肾图的出现提示由于肾近曲小管上皮细胞清除^{131}I-OIH 速率下降,肾功能出现轻度至中度的损伤。其中肾前性因素引起的多见于由于肾血流不足所致肾缺血;肾性因素多见于尿路感染等所致肾功能损伤,其中以肾盂肾炎尤为多见;肾后性因素多见于轻度上尿路梗阻伴轻、中度积水。

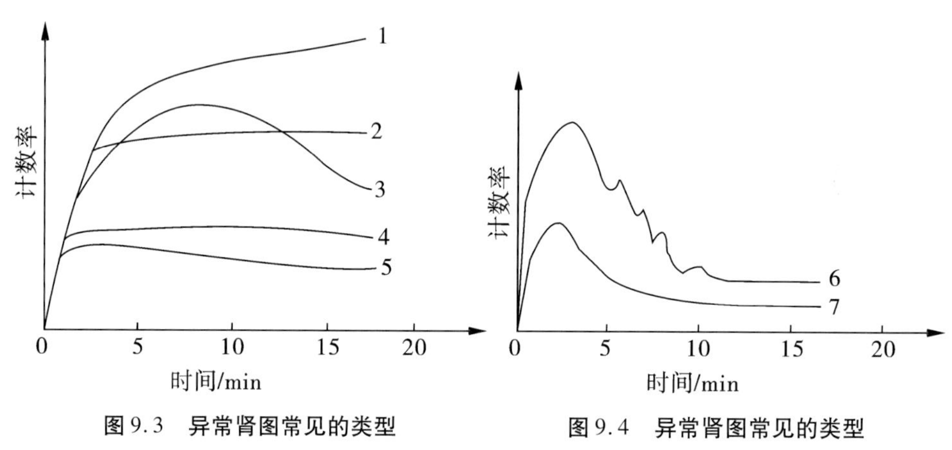

图 9.3　异常肾图常见的类型

1. 急剧上升型　2. 高水平延长线型　3. 抛物线型　4. 低水平长线型　5. 低水平递降型

图 9.4　异常肾图常见的类型

6. 阶梯下降型　7. 小肾图

(4)低水平长线型　特点:a 段下降,约为正常水平的一半左右,然后一水平延长线或略为向上伸展的直线,b 段和 c 段不分,形态类似高水平延长线型,但 a 段明显降低。

此种肾图说明肾功能出现严重受损。单侧出现者为各种原因如尿路结石、肾结核等造成肾功能严重受损;双侧的多见于慢性肾小球肾炎的失代偿期、急性肾前性肾功能衰竭未得到有效治疗以及慢性上尿路严重梗阻者。

(5)低水平递降型　特点:a 段明显降低,仅为正常水平的一半左右,随后即呈一缓慢下降的曲线。

此种肾图见于无功能肾或肾缺如。

(6)阶梯下降型　特点:a 段和 b 段正常,c 段呈阶梯状下降。

这是肾功能性梗阻的典型图形,临床多见于尿路炎症刺激、输尿管痉挛、疼痛、精神紧张等原因。该种肾图重复性差,可根据病史或重复肾图检查予以鉴别。

(7)小肾图　肾图形态和正常一致,但各段峰值较正常肾图相差大于 30%。单侧出现此种肾图是肾动脉狭窄的典型图形。

分析异常肾图的注意事项：肾图的形态无特异性，各段所受的病理因素的影响各有侧重，但都不是单一的，而是错综复杂的，也就是说各段所代表的生理和病理意义不是孤立的或不变的，相同的病因可出现不同的肾图形态，同一肾图形态可由不同的病因所引起。在临床分析时应密切结合临床实际情况全面地、相互联系地具体分析。

9.4.4 肾图的临床应用

9.4.4.1 尿路梗阻

尿路梗阻（urinary tract obstruction）可分为机械性梗阻和功能性梗阻。机械性梗阻又可分为急性梗阻和慢性梗阻，可由前列腺疾病（前列腺增生、结石）、尿路结石、泌尿系统肿瘤、盆腔肿瘤、腹膜后肿瘤、泌尿系结核、外伤、先天性尿道狭窄、膀胱纤维化等病因引起。功能性梗阻则一般无器质性病变，可由于疼痛、精神紧张、尿路炎症刺激等原因所致。

（1）急性机械性梗阻　若机械性梗阻时间不长，尚未引起肾处理^{131}I-OIH 功能减退时，尿液容量未明显减少，尿液聚集在肾盏、肾盂或梗阻以上部位，致使肾区放射性持续增高，肾图则表现为急剧上升型曲线。

（2）慢性机械性梗阻　若梗阻前肾功能已有损伤，则因某种原因又发生急性梗阻后，肾小管因分泌^{131}I-OIH 速率下降，肾盂内聚集放射性尿液的速率也有下降，此时肾图多表现为高水平延长线型。此外，肾图形态还受梗阻部位和梗阻程度的影响，若梗阻为不完全性，上尿路的容量虽增加，但仍能部分通过梗阻部位，此时肾图曲线可见 c 段呈直线型下降，当梗阻程度进一步加重时，c 段由直线型下降逐步转化成水平线，整个肾图形态转化成高水平延长线形态。梗阻部位对肾图的影响主要与梗阻发生的位置有关，梗阻位置越低，肾盂、肾盏由于尿液排出不畅所造成的扩张时间越推迟，肾图出现异常的时间和程度越推迟。这是因为输尿管、肾盂均有一定的代偿作用。

（3）陈旧性梗阻　引起急性尿路梗阻的原因未予以及时解除，1 周后，可影响肾小管处理^{131}I-OIH 的能力（此时肾小管细胞发生组织学改变），肾小球滤过率亦因近曲小管压力增高而降低，若梗阻进一步加剧，使肾内压力接近肾入球小动脉压力则肾小球滤过率将接近停止，肾血流量亦明显下降，此时，肾图 a 段振幅下降，c 段下降缓慢趋向水平型，若梗阻持续存在，则肾图曲线进一步呈水平延长线型，最后发展成为无功能曲线，即低水平延长线型曲线。

当机械性梗阻原因去除以后，除梗阻时间过长使肾功能产生不可逆转的损伤以外，一般由机械性梗阻所致的肾图异常均可逐渐恢复正常形态。

（4）功能性梗阻　各种原因引起的尿路痉挛，肾图形态与机械性梗阻类似，其明显特点主要表现在 c 段，即 c 段曲线可呈突然加速下降，若尿路呈周期性痉挛和松弛，则其肾图曲线呈阶梯状下降形态。此外，这类患者的另一重要特点是检查的重复性差，对可疑患者应再次行肾图检查，若二次肾图形态差别明显应考虑功能性梗阻的可能性。

9.4.4.2 肾功能减退

（1）急性肾功能衰竭　急性肾功能衰竭的无尿期呈急剧上升型肾图。多尿期（发病 10 d 左右，继无尿期后出现）可出现以下 3 种肾图形态：①a 段及 b 段无明显异常，c 段下降迟缓;②类似抛物线型曲线,b 段起始部尚正常,但峰时后延,c 段下降极缓慢;③类似低水平延长线型曲线,反映肾小管功能严重受损。

以上 3 种肾图出现的临床意义:第一种图形说明肾功能将很快恢复;第 2 种图形说明病情若不进一步恶化约需 3 个月,肾图形态可恢复正常;第 3 种肾图的患者预后不肯定,复查肾图若图形未改善,说明肾功能损伤严重,若曲线向第 2 种图形过渡,说明病情已有好转,预后尚可,反之亦然。

(2)慢性肾炎　病变多为双侧性及弥漫性,少数可呈局灶性,肾图形态可随病情轻重、病程长短而变化不一。

疾病早期,由于肾的代偿功能,肾图曲线变化不明显,随病程进展,b 段和 c 段斜率开始减小,其后 a 段亦可发生变化。逐渐通过抛物线型曲线转化成低水平延长线型曲线,甚至转化成无功能曲线的低水平递降型曲线。

肾图曲线的变化较血尿素氮(blood urea nitrogen,BUN)测定灵敏,与 BUN 含量反映的病情程度呈高度的正相关。

(3)慢性肾盂肾炎　多为单侧,肾图曲线变化多端,以抛物线型曲线较为多见,其原因也较复杂,通常是由于肾缺血、伴肾功能减退所引起。其特点之一是 a 段及 b 段峰时均后延,c 段半排时间延长。

(4)肾结核　多为单侧,早期肾图曲线可无明显变化,此时即使尿中可查到结核菌,肾图亦可呈正常表现,晚期病变破坏严重,累及肾实质或导致输尿管狭窄,肾图才可能出现异常,严重者可出现低水平递降型曲线。尽管病变以单侧居多,但个别患者病变侵及膀胱三角可造成对侧肾的下尿路梗阻而出现对侧曲线异常(梗阻型曲线)。

9.4.4.3 泌尿系统手术后观察肾功能

手术后利用肾图可以检查部分肾切除术后的肾功能状态,自体肾移植后的血供和尿路通畅情况,血管搭桥术后血运通畅情况、尿路改道后的尿路通畅与否,以及肾动脉扩张术后肾的血供改善情况等。如肾前搭桥的血管阻塞,肾图可呈无功能型曲线,若尿路改道后尿流不畅,可因程度不同,肾图呈急剧上升型或抛物线型等形态。

9.4.4.4 盆腔肿瘤治疗前后观察肾功能

盆腔肿瘤(pelvic tumors)常侵犯输尿管,治疗前后观察输尿管通畅情况有以下几点意义:①了解治疗前输尿管或肾盂有无积水及肾功能情况,以帮助估计预后;②了解术中造成输尿管损伤的各种原因或了解放射治疗引起盆腔结缔组织增生形成纤维化而影响输尿管功能;③了解癌肿有无复发、转移或残留,若术后肾图持续异常、由正常转化为异常或异常状况加剧者均应高度怀疑癌肿复发或残留。

盆腔肿瘤治疗后最易引起输尿管损伤,其肾图多表现为段斜率的变化。

9.4.4.5 儿科肾图检查注意事项

儿童正处于生长发育期,其甲状腺浓聚 ^{131}I 的能力较强,在进行肾图检查前应封闭甲状腺;此外,小儿肾生理与解剖结构与成人有所不同,9 ~ 12 个月后才能达到成人水平的肾功能,在进行肾图分析时应予以注意。

9.4.4.6 优点与缺点

(1)优点 方法简便、安全、无创伤等,尤其了解分肾功能,观察有无尿路梗阻及用于移植肾的监测有独特价值。

(2)缺点 影响因素较多。如:饮水量不够、对位偏移、^{131}I-OIH 放化纯度降低等均可致肾图异常。此外,肾图缺乏特异性,不能作为病因诊断。

9.5 肾显像

9.5.1 原 理

利用某些放射性化合物可以被肾小球滤过或肾小管上皮细胞浓聚的特性,经静脉注射以后,利用扫描机、拍摄机、SPECT 等显像装置在肾区体外探测放射性在肾的分布情况并获得肾的放射性分布图像的方法称为肾显像(renal imaging)。根据临床情况和检查目的采用不同的显像剂,可以进行不同的显像方式,即静态显像(static imaging)和动态显像(dynamic imaging),前者可显示肾的位置大小形态及放射性分布等解剖学信息,而动态显像则在此基础上可以了解肾的功能状况。

9.5.2 显像剂

9.5.2.1 快速通过型显像剂

此类显像剂可在较短时间内通过肾排出体外,适合进行动态显像。常用的有以下几种。

(1)肾小球滤过型显像剂 最常用的是^{99m}Tc-二乙三胺五乙酸(^{99m}Tc-diethylenetriamine pentoacetic acid,^{99m}Tc-DTPA),其相对分子质量为 500,血液内的 ^{99m}Tc-DTPA 经过肾小球时,20% 被滤出,然后随尿流排出体外,第 1 h 排出 50% 左右,24 h 为 90% 左右。1 h 末血液内尚存留初始浓度的 1%。

^{99m}Tc-DTPA 的上述特性基本符合泌尿系动态显像和定量测定肾小球滤过率(glomerular filtration rate,GFR)的要求。缺点有二:一是经尿排出不够迅速,显像时间内体内存留量较高,致本底较高而影响影像的清晰度,尤其是当肾功能减退时为甚;二是血浆蛋白结合率为 3%~5%,可导致 GFR 测定值偏小。

(2)肾小管分泌型显像剂 最常用和应用经验最多的是^{131}I-OIH,但由于 ^{131}I 的物理性能不理想,使用药量受限,影响影像质量。近年用 ^{99m}Tc 标记的新的同类显像剂,如^{99m}Tc-巯基乙酰基三甘氨酸(^{99m}Tc-MAG_3)和^{99m}Tc-双半胱氨酸(^{99m}Tc-EC),可以获得质量很好的泌尿系动态影像,但临床应用经验尚有待积累。

1)^{131}I-邻碘马尿酸(^{131}I-OIH) 其化学性质与测定肾血浆流量的金标准试剂——多环芳烃(polycyclic aromatic hydrocarbons,PAH)相似,静脉注射后血浆蛋白结合率为 60%~70%,随血液流经肾,被肾摄取 96% 左右,其中 80% 由肾小管近端小管上皮细胞吸收,然后分泌到肾小管腔内,20%未结合部分由肾小球滤出,两者在小管腔内汇集而随尿流排出体外,30 min 内排出 70%左右。

^{131}I-OIH 从血液清除到肾内的速率主要取决于有效肾血浆流量(effective renal plasma flow,ERPF),因化学量极微,肾小管上皮细胞的数量和摄取功能关系不大,除非数量和功能有极度的降低。故 ^{99m}Tc-OIH 的清除率或肾摄取率已用于定量计算 ERPF。杂质超过 1.50%将影响 ERPF 的测定值。随着存放时间的延长,^{131}I-OIH 可脱碘,故应定期检查放化纯度。

2)^{99m}Tc-MAG$_3$　^{99m}Tc-MAG$_3$的血浆蛋白结合率为 88%±5%,经尿排出率与 ^{131}I-OIH 基本相同。其不足之处:① 血浆清除率仅为 ^{131}I-OIH 的 60%~65%;② ^{99m}Tc-MAG$_3$在肝内和肠道有较多的聚集;③制备时需加热。

3)^{99m}Tc-EC　它的血浆蛋白结合率虽低(31%±7%),但血液清除率较 ^{99m}Tc-MAG$_3$ 高,为 ^{131}I-OIH 的 75%±5%,故本底较低,肝肠也无明显摄取,泌尿系影像十分清晰,制备无须加热。

9.5.2.2 慢速通过型显像剂

该类显像剂经血流到达肾以后,可结合于肾皮质内,在一定的时间内其在肾的放射性保持一定的动态平衡,在体外通过显像方法可获得肾的解剖学图像。

(1)^{99m}Tc-二巯基丁二酸(^{99m}Tc-dimercaptosuccinic acid,^{99m}Tc-DMSA)　静脉注射以后大部分和血浆蛋白结合随血流通过肾,在 1 h 内约有总量的 50%牢固地结合于肾皮质内,而且在 1~5 h 内保持恒定的浓度,因而适合静态显像。

(2)^{99m}Tc-葡庚糖酸盐(^{99m}Tc-glucoheptonate,^{99m}Tc-GHA)　静脉注射 1 h 内肾皮质可积聚注入总量的 16%~28%,该显像剂价格较 ^{99m}Tc-DMSA 便宜,肾显影尚可,但与 ^{99m}Tc-DMSA 相比图像的清晰度稍次之。临床该显像剂应用较多。

9.5.3 显像方法

肾显像根据检查目的的不同可分为以下两类,即肾静态显像及肾动态显像,后者又可分为肾血流显像和肾动态显像。

显像前准备:①进食饮水如常;②尽可能前 3 d 停服任何利尿药物,前 2 d 不进行静脉肾盂造影;③如用 ^{99m}Tc 标记的显像剂,显像前 1 h 口服过氯酸钾 400 mg;④显像前 20~30 min 饮水 300 ml。

9.5.3.1 肾血流显像

属于动态显像的一种形式,由于肾血流显像是观察血流动力学及放射性一次性通过血管的过程,所以对显像剂的选择要求不高。凡是适合体内显像应用的放射性药物均可使用,但一般情况下肾血流显像后都要进行肾功能检查,即还要进行肾动态显像,所以常选用 ^{99m}Tc-DTPA,显像剂的剂量为 370 MBq (10 mCi),体积应小于 1 ml,患者体位一般为后前位,尽量使探头包括两侧肾及膀胱上部,移植肾、游走肾、肾下垂及腹部可疑肿块则应将探头置于相应位置。

注射时要求“弹丸”(Bolus)式注射,即对静脉穿刺要求较高,患者衣袖不能过紧,穿刺部位以肘部较粗大的静脉为好。穿刺成功后,加压冲击式推注药物,同时开机进行连续动态显像,每秒采集 1 ~2 帧图像,连续采集 30 s。在检查过程中患者应保持呼吸平稳,身体不能活动。

9.5.3.2 肾动态显像

(1)显像剂选择及剂量　显像剂 ^{131}I-OIH 用量为 9.25 ~ 11.0 MBq(250 ~ 300 μCi),^{99m}Tc 标记的显像剂为 148 ~296 MBq(4 ~8 mCi),体积皆小于 1 ml。显像剂用量根据仪器效率而定,以保证以下各种计数不发生漏记为度。

(2)仪器条件　显像剂为 ^{131}I-OIH 时,用中能平行孔通用准直器,能峰 364 keV。显像剂为 ^{99m}Tc 标记的显像剂时,用低能平行孔通用(或高分辨)准直器,能峰 140 keV。窗宽皆 20%,矩阵 64×64,在同时需观察肾血流及肾功能时,肾动态显像可于肾血流显像结束后即可开始,即在 30 s 末开始每 30 s 采集 1 帧图像,连续采集 20 min 结束,应用电子计算机应用程序进行图像综合和数据处理,可获得肾的连续动态图像及肾的时间-放射性活性曲线,即 DTPA 肾图,通过对动态图像和肾图曲线的综合分析可对肾的形态和功能状况做出正确评价。

9.5.3.3 肾静态显像

显像剂选择慢速通过型放射性药物,目前以^{99m}Tc-GH 应用较多,剂量为 5 ~ 10 mCi(选择 ^{99m}Tc-DMSA 时剂量为 1 ~5 mCi),静脉注射后 1 h 开始进行显像,肾功能不好的患者必要时可延时显像。根据患者肾的位置采集不同体位的平面图像,必要时可进行断层显像。

9.5.4 图像分析

9.5.4.1 肾血流显像

肾血流显像亦称放射性核素肾血管造影,主要是观察含有放射性弹丸的动脉血液首次通过肾时肾血管的灌注情况。因此,这种方法对诊断肾血管病变以及观察病变的血运情况有较大的应用价值。

(1)适应证　①了解肾供血情况,协助诊断肾血管性高血压和估价肾动脉病变情况;②协助诊断肾栓塞及观察溶栓疗效;③监测移植肾的血供情况;④观察肾内占位性病变血运情况,有助于良性与恶性病变的鉴别诊断。

(2)正常图像　腹主动脉上段显影后 2 s 左右,两侧肾动脉几乎同时显影,随之出现完好的"肾影",继而影像逐渐减淡,此时为肾内小动脉和毛细血管床的灌注和未被肾实质摄取部分又由肾静脉带离的影像,两侧基本对称。两侧影像出现的时间差和峰时差小于 1 ~2 s,峰值差小于 25%(图 9.5)。

(3)异常图像及临床意义

1)异常类型　①肾动脉显影延迟,肾影小而淡,多见于该侧肾血管主干病变或肾萎缩。②肾影像中出现局部放射性降低区,提示局部缺血病变或其他良性病变。③肾内已知占位病灶的血流灌注影像基本正常或有较早和较多的放射性聚集,提示恶性病变的可能性大。

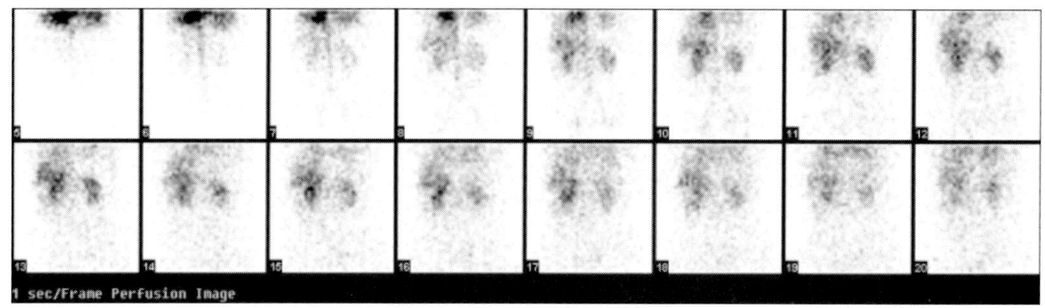

图 9.5 正常肾血流灌注显像

2)临床意义 ①肾性高血压的诊断:肾动脉狭窄时(一般单侧发病)病侧肾肾显影灌注不佳,显影延迟,肾内放射性分布稀疏且不均匀,肾影缩小,时间-放射性活性曲线可显示峰延迟、峰值降低。②肾肿瘤与肾囊肿的鉴别诊断。恶性肿瘤血管丰富,尤其是动脉血运较强,肿瘤细胞可从肾动脉获得充分的血供,因而在肾血流显像时病变区域显示放射性聚集程度强于周围的正常肾组织,而在进行的肾动态显像时,因其是功能显像,肿瘤细胞不具备正常的肾代谢功能,显像图上病变区域则为放射性缺损区。肾囊肿因无血供,病变区域在肾血显像及肾动态显像始终不显影。③肾移植术后的监测:利用肾血流显像可以观察肾移植术后新连接的肾血管是否通畅,血流灌注良好则移植肾显示清晰,否则显像不清甚至不显影。④了解肾外伤的部位、程度及肾的血流灌注情况:外伤肾的血流灌注一般明显降低,为肾血流灌注显影差,当外伤治愈后血流灌注可恢复正常。⑤间接了解肾功能衰竭的程度:当肾功能衰竭晚期,肾萎缩,肾血流灌注可明显下降。

9.5.4.2 肾动态显像

(1)适应证 ①综合了解肾的形态、功能和尿路通畅情况;②肾血管病变的诊断;③肾实质病变主要累及部位(肾小球或肾小管)的探讨;④急性肾功能衰竭的病变部位鉴别;⑤上尿路梗阻的诊断;⑥了解病肾残留功能,供选择病肾手术类型时参考;⑦移植肾监护;⑧观察有无尿漏发生;⑨当非显像肾图疑有对位影响或不能区分功能受损与上尿路引流不畅而临床需要鉴别诊断时。

(2)正常图像 肾动态图像包括功能及形态两方面的信息,图像分析时除应注意肾的形态方面的变化以外,重点应动态的观察肾显影及消影的全部过程。

肾动态显像的时相特征:静脉注射放射性药物后约 15 s,两肾区即可出现少许放射性,在 1 min 内两肾显影清晰,2 ~ 4 min 肾实质显像清晰且完整,肾区内放射性达到高峰,5 ~ 6 min 肾盂放射性开始增高,肾实质进入消影过程,肾外侧皮质的放射性逐渐向肾盂集中,膀胱显影,10 min 后肾盂放射性逐渐减退,放射性尿液逐步排入膀胱,膀胱的放射性不断增强,正常情况下尿路通畅,输尿管一般不显影或显示不清晰。至 20 min 末两肾影像极淡,仅见肾内侧皮质和肾盂仍有少量的放射性分布(图 9.6)。

肾动态显像形态学表现:分析肾动态显像图时,应注意两肾对比,分别从肾的位置、大小、形态及放射性分布几个方面进行分析(参见肾静态显像)。

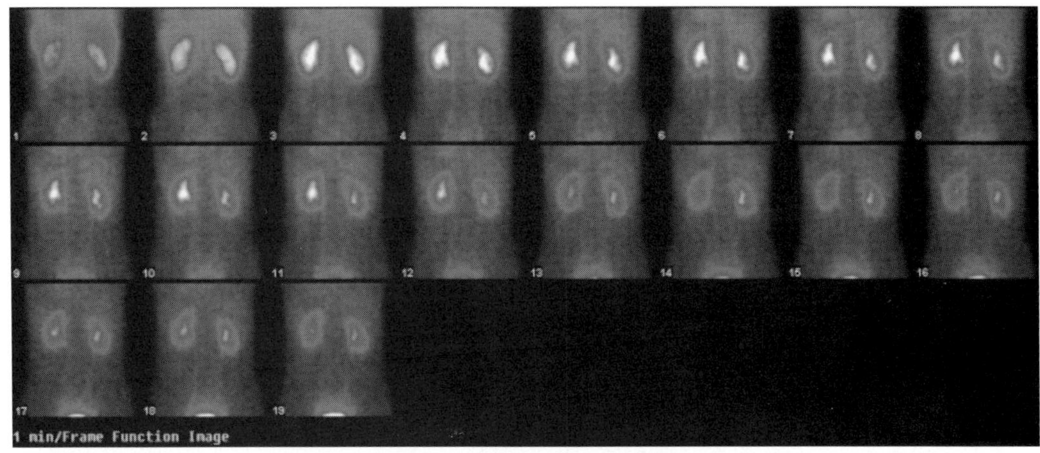

图9.6 正常肾动态功能显像

(3)异常图像

1)肾不显影 各种原因所引起的肾实质病变或肾血流障碍致使肾功能严重受损、肾无功能均可造成肾不显影,如慢性肾小球肾炎肾功能衰竭期、肾动脉严重狭窄等疾病(图9.7)。

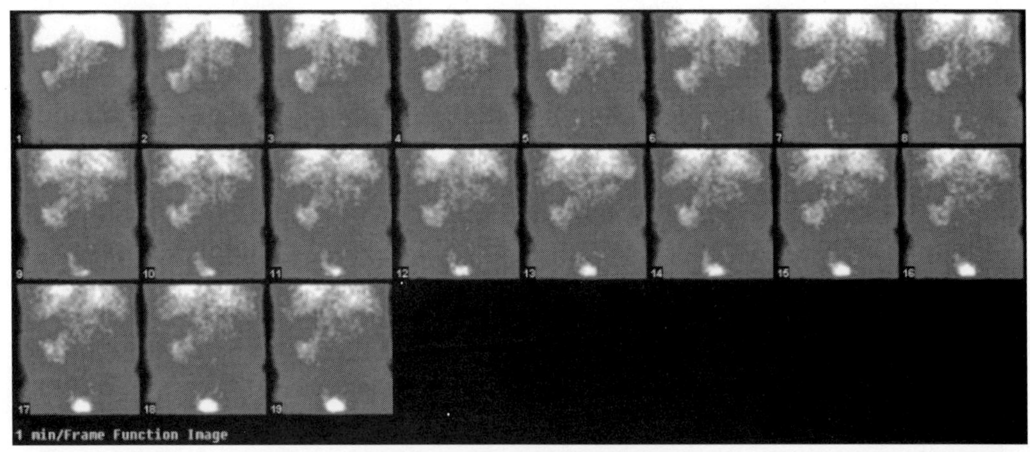

图9.7 双肾无功能肾动态显像

2)肾显影及消影过程延缓 见于多种原因造成的肾实质功能严重损伤,肾前性及肾后性因素均可出现,单侧肾功能严重损伤的一个典型表现为"倒相"现象,即病侧肾显影时相延迟,较健侧肾显影明显延缓,但在健侧肾进入消影过程以后,其影像放射性反而较健侧浓集。肾显影及消影过程延缓由尿路严重梗阻并发肾积水引起者,可见肾盂扩大,有时可见到输尿管显影,输尿管粗大显影的下方即为梗阻部位(图9.8)。

3)肾实质持续显影 提示各种原因引起的尿生成不良或肾小管对水的再吸收增加,使肾小管内尿液冲刷不畅,放射性尿液持续滞留于肾实质内造成肾持续显影,肾小管淤塞和急性上尿路完全性梗阻亦可出现此种现象,这是由于肾小管内压力急剧增高所引起

(图9.9)。

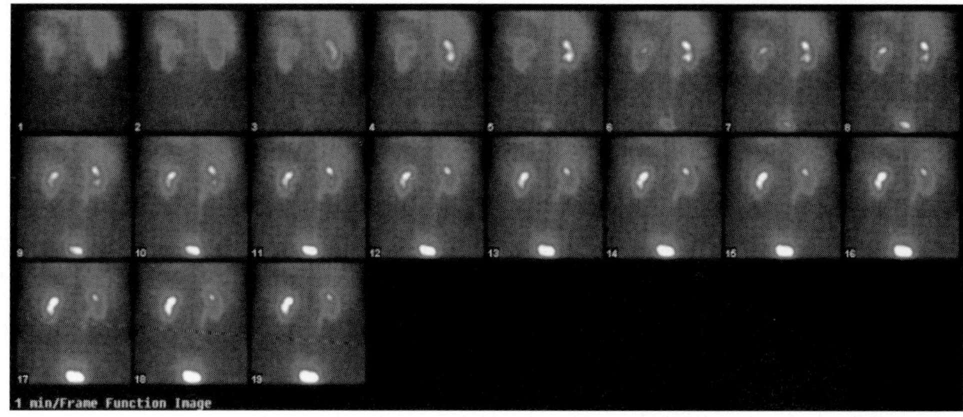

图9.8 右肾功能正常;左肾积水,功能受损

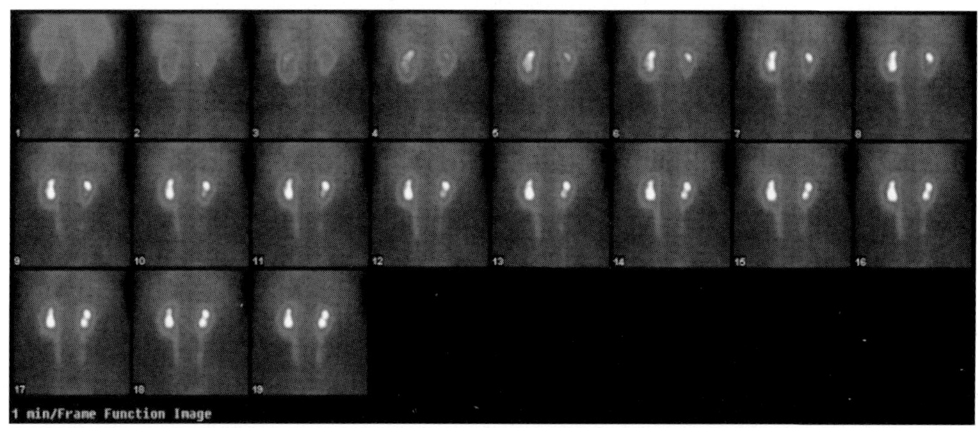

图9.9 双肾积水

4)肾内局部区域放射性持续不消退 提示局部肾盏引流不畅(图9.10)。

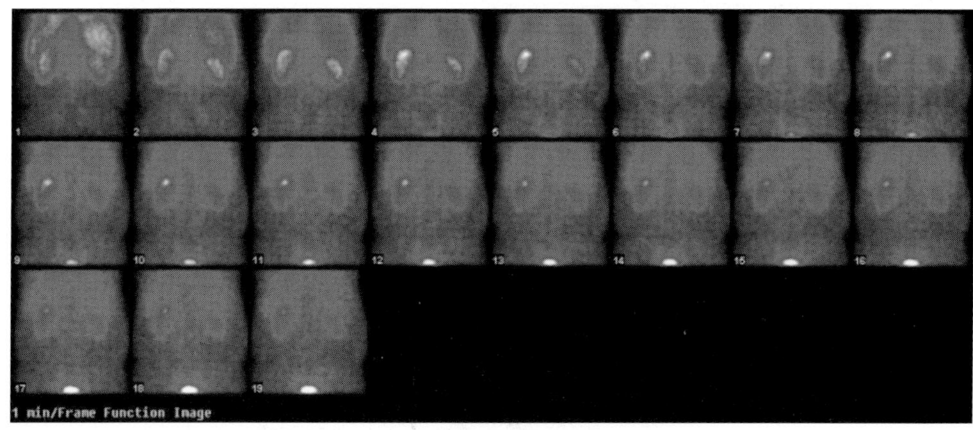

图9.10 左肾上极放射性持续不消退

5)肾周围或腹腔出现放射性 提示有尿漏存在。

(4)临床应用 肾动态显像是用 γ 显像图像来反映肾清除 ^{99m}Tc-DTPA 等放射性示踪剂的全过程显像法,即用图像的方法来了解在显像过程中肾区域的时间-放射性的变化,因此这种方法是一种形态功能测定法,其临床意义明显高于单纯的肾时间-放射性曲线(肾图)方法,其临床主要应用于以下几个方面。

1)综合评价肾的功能状态 如在诊断肾小球肾炎肾功能损伤程度的同时,观察肾大小、形态、放射性分布等形态学的变化,对肾受损的程度做出综合判断。

2)诊断肾占位性病变 在诊断肾占位性病变的同时或解剖学异常的同时确定肾的功能状态。

3)尿路梗阻和梗阻部位的诊断 急性尿路梗阻时,肾功能尚未受到严重损伤,则病肾显影及消影时相可呈轻度延迟,但梗阻以上部位可呈明显的放射性浓集,肾图可呈现典型的急剧上升型形态。慢性尿路梗阻时肾功能损伤较重,如合并有肾盂积水,显影早期可见肾体积略增大,肾门区出现放射性分布稀疏区或缺损区,显影后期则该区放射性明显浓集。消退明显延迟,输尿管梗阻时,由于示踪剂在肾盂内和输尿管内潴留,不仅肾盂显像,而且输尿管梗阻部位上端扩张、放射性潴留,其下端即梗阻部位(图 9.11)。

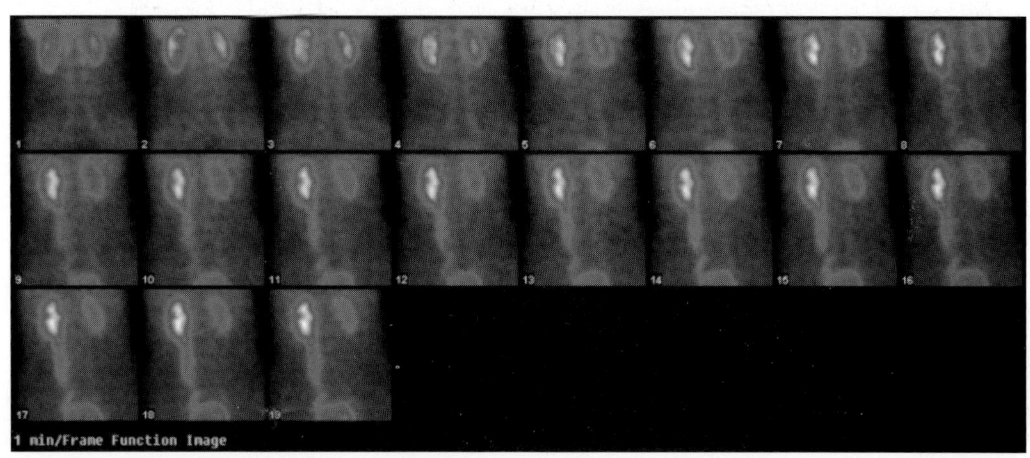

图 9.11 左输尿管狭窄并左肾积水肾动态功能显像

9.5.4.3 肾静态显像

肾静态显像是用慢速通过肾的显像剂,由静脉注射后,经一定时间在体内达到平衡并浓聚在肾实质细胞内,利用显像剂所放出的 γ 射线,通过 SPECT 进行静态平面及断层显像,借以了解肾的位置、大小、形态和肾内占位性病变。

(1)适应证 ①先天性肾解剖异常的诊断;②肾位置异常的诊断;③肾内占位性病变、缺血性病变和破坏性病变的检出;④上腹部肿块与肾的鉴别诊断。

(2)显像剂 ^{99m}Tc-GH、^{99m}Tc-DMSA 和 ^{99m}Tc-葡萄糖酸钙是良好的肾皮质显像剂,主要被肾小管上皮细胞吸收和浓聚,排泄缓慢,静脉注射后 5 h 内约 54% 聚集在肾,肾皮质与肾髓质的比为 22 : 1,可在 5 h 内放射性浓度保持相对稳定。由于排泄缓慢,肾盂及输尿管不显影,能使肾皮质显示清晰的图像。^{99m}Tc-GH 是一种优良的肾显像剂,与 ^{99m}Tc-DMSA 近似,静脉注射后,部分被肾小球滤过,迅速从循环中被清除,部分被肾小管重吸收并滞留在肾皮质中,随着时间的延长(直至注射后 6 h)肾皮质的放射性逐渐增加。

(3)显像方法

1)平面显像　患者在静脉注射 ^{99m}Tc-GH 或 ^{99m}Tc-DMSA(3 ml)1 ~2 h 后,排空膀胱,应用 SPECT 取后位摄得影像为肾实质影像。必要时加做左后斜位、右后斜位及前后位显像。如有肾功能异常则须行 2 h 后延迟显像。

2)断层显像　在肾静态平面显像后病灶显示不清时需接着做断层显像,将探头对准肾部位围绕患者做 360°旋转,每 6°采集一帧,每帧 10 s。矩阵 64×64。经图像重建和断层处理,可得横断面、冠状面、矢状面 3 种断层面的肾实质图像。断层显像能发现和提供肾平面显像所不能显示功能状态的肾内“肿块”。

(4)图像分析

1)正常图像　双肾位于第 1 ~2 腰椎两侧呈蚕豆状,轮廓清晰,内侧中央部稍凹陷为肾门。两肾纵轴呈“八”字形,右肾常较左肾稍低,左肾多较右肾稍长,右肾多比左肾稍宽,大小约 11 cm×6 cm,两侧肾纵径差<1. 50 cm,横径差<1 cm。放射性分布密度除肾门处略稀疏外,一般匀称,两侧对比放射性分布无明显差异。

2)异常图像与临床意义

ⅰ. 肾数目的异常:如先天性单肾缺如,常见于左肾,图像显示一侧肾缺如,正常单肾通常代偿增大。

ⅱ. 肾位置的异常:①异位肾,多见于左侧,男性较多,位于下腹部者居多,也有位于纵隔者,其肾动脉从邻近的大血管腹主动脉或髂动脉分出。异位肾常伴有形态失常或体积缩小。②肾下垂,多见于右肾,常见女性患者,其肾动脉的位置正常,若在各种体位上见肾影中心下降大于 3 cm 者属肾下垂,若直立位肾位置明显下降而卧位检查时肾影像位置正常则称为游走肾。

ⅲ. 肾形态畸形:马蹄肾,常见两肾下极相连,有时一侧大,另一侧肾小。双肾一侧融合畸形,肾形态失常。先天性一侧肾发育不全或肾萎缩,图像显示体积小及放射性降低。

ⅳ. 肾占位性病变:图像显示肾体积增大,形态失常,放射性分布不均匀,呈局限性放射性缺损或稀疏区,缺损区可单发亦可多发,如肾功能严重受损,整个肾不显影(图 9. 12)。

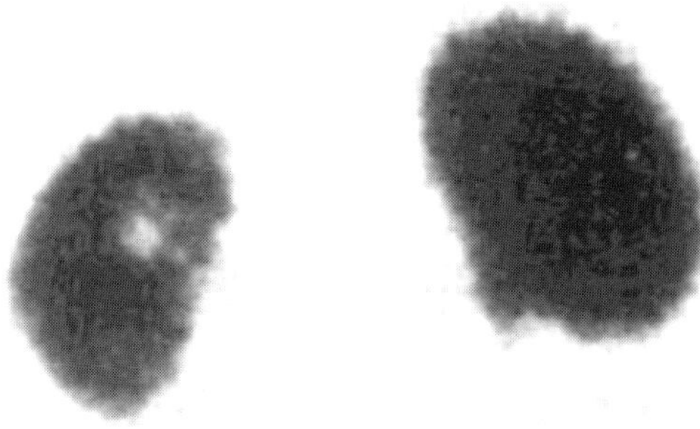

图 9. 12　左肾占位性病变肾静态平面显像

肾占位性病变可见于肾肿瘤(如肾癌)、肾囊肿、肾血肿等疾病。单独依据肾静态显像难以确定占位性病变性质,应结合临床及其他影像诊断结果综合分析,采用肾动态显像有助于占位性病变的定性诊断。断层显像可提高占位性病变的检出率(图 9.13、图 9.14)。

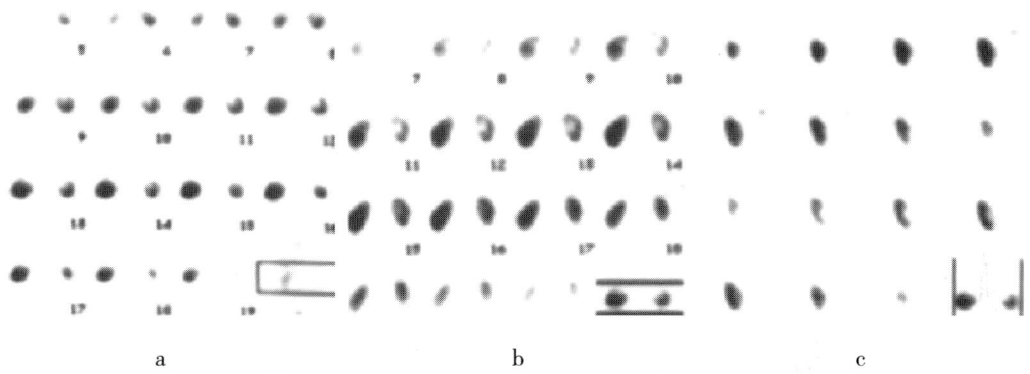

a　　b　　c

图 9.13　右肾占位性病变,肾静态断层显像

a:横断面　b:冠状断面　c:矢状断面

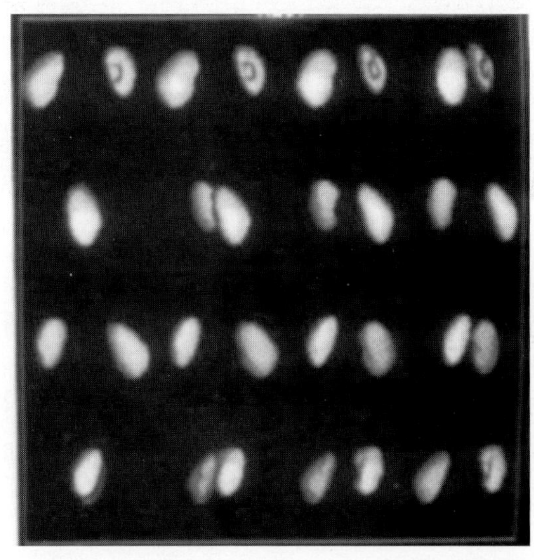

图 9.14　右肾占位性病变,肾静态断层显像(三维立体图)

肾静态显像诊断多囊肾较为准确,其图像特征是肾体积增大,肾区放射性分布不均匀,可见多个放射性稀疏区或缺损区,肾边缘常不规则,多有“弧形”改变(图 9.15、图 9.16)。

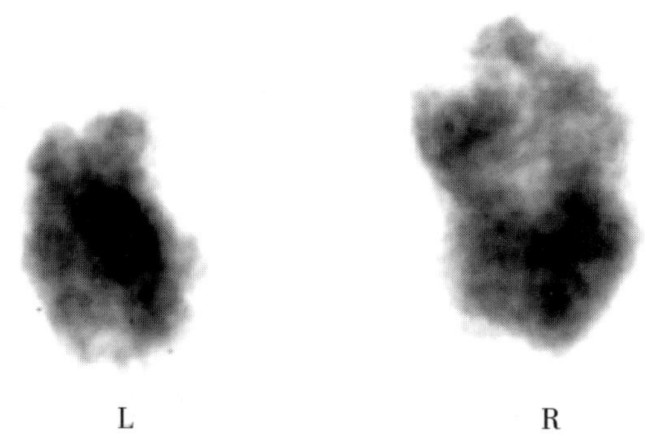

图 9.15　多囊肾肾静态平面显像

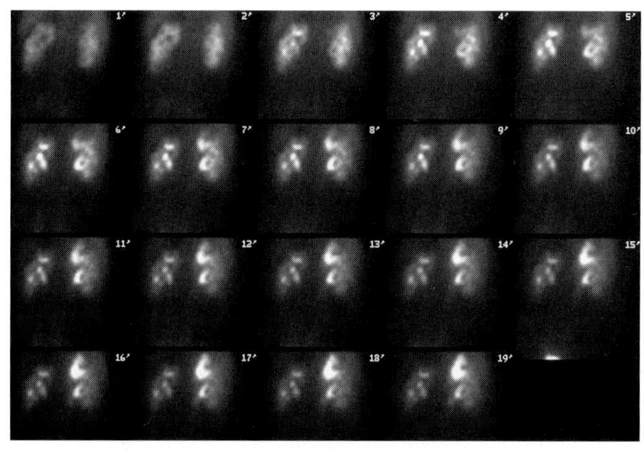

图 9.16　多囊肾肾动态显像

v. 肾炎症病变：细菌感染、自身免疫功能低下及化学物质中毒均可引起肾实质病变所致肾功能受损，如急性肾盂肾炎、慢性肾盂肾炎、肾小球肾炎、肾脓肿、肾结核、肾硬化症等。其损伤范围可以是单肾或双肾、弥漫性或局限性；功能受损程度有轻有重。肾静态显像可显示单肾或双肾单发或多发性的放射性分布稀疏缺损区，严重功能受损或功能丧失的肾显影模糊或不显影。

9.6　PET/CT 在泌尿生殖系统的应用

9.6.1　肾　癌

多数作者的研究报道^{18}F-脱氧葡萄糖（^{18}F-FDG）PET/CT 显像灵敏度为 60%～77%，其主要假阴性结果的原因为：①尿液在肾盏及集合系统中存留影响病灶观察；②肾癌的葡葡糖代谢存在特殊性，国外学者通过摄取动力学研究发现：所有恶性肿瘤的 ^{18}F-FDG 的磷酸化率常数升高，代表高代谢，^{18}F-FDG 摄取增加；而在部分肾癌中去磷酸化常数较高，表现为 ^{18}F-FDG 摄取与周围肾组织相同或减低。更进一步深入分析发现，PET 表现与肾肿瘤生长速度呈正相关，生长快的肾细胞癌摄取高，显示率高达 97%，而生长缓慢的肾癌摄取率明显偏低，阳性率只有 40%。这在一定程度上有助于临床判断肾癌的生物学特征，对于疾病的预后及疗效监测有很好的指导价值（图 9.17、图 9.18）。

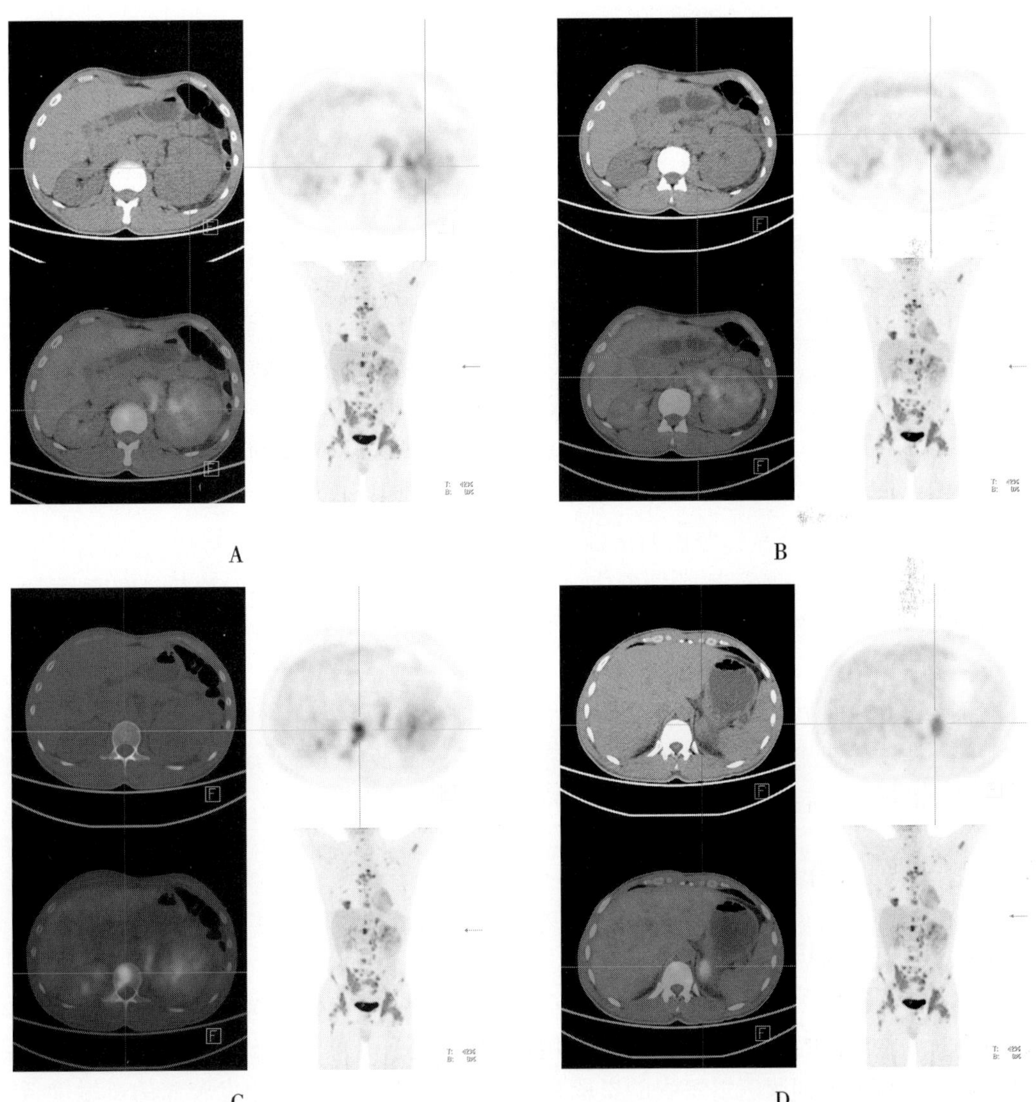

图 9.17　左肾透明细胞癌(A)伴腹膜后淋巴结(B)、骨(C)及左侧肾上腺转移(D)

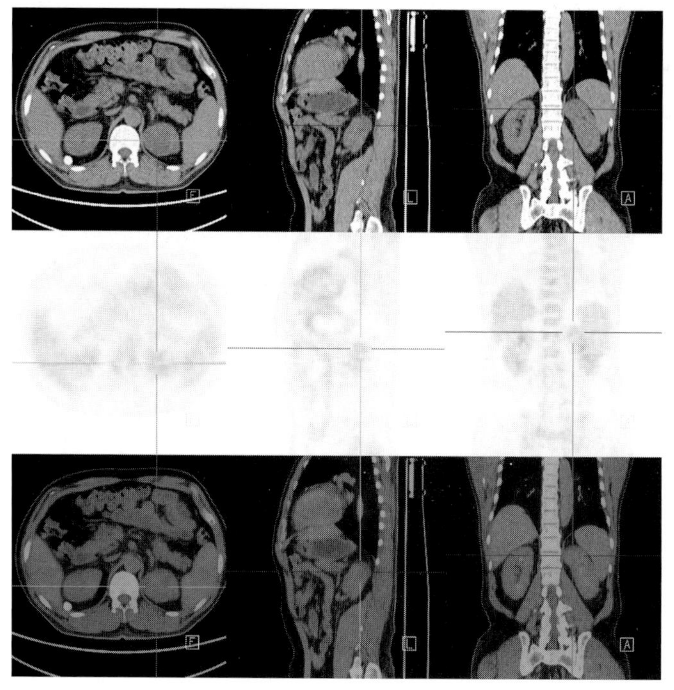

图 9.18　左肾透明细胞癌(与周围肾实质放射性分布浓聚程度差别不大)

^{18}F-FDG 虽然在原发性肾癌的诊断中作用受限,但对于复发和转移灶的探测由于不受尿液排泄的干扰,具有一定诊断价值,其中肺和腹膜后淋巴结转移的诊断灵敏度及特异性较高。对于骨转移灶的诊断,^{18}F-FDG PET/CT 对溶骨性表现者阳性率较高,可与 ^{99m}Tc-MDP 骨显像互补。

总之,^{18}F-FDG PET/CT 检查一般很少用于诊断肾癌,多是用于晚期肾癌患者以便能发现远处转移病灶或用于对进行化疗、分子靶向治疗或放疗患者的疗效评定,PET/CT 还可以有效的区别术后瘢痕和复发(图 9.19)。

9.6.2　前列腺癌

9.6.2.1　原发前列腺癌

随着前列腺特异抗原(prostate specific antigen,PSA)检测的普及,前列腺直肠指诊及超声下前列腺活检的应用,原发性前列腺癌的诊断并不困难。许多研究显示,由于 ^{18}F-FDG 在分化好的前列腺癌组织中的摄取相对偏低,在评价前列腺原发肿瘤的灵敏度、特异性均不高,对于鉴别前列腺良性增生与前列腺癌有困难。由于能否准确地对转移性病变进行定位,直接影响临床治疗决策。所以 PET/CT 主要优势在于了解全身情况,排除全身有无转移灶,从而有利于对患者临床分期(图 9.20)。

正常情况下,注射后肌肉摄取低,采集过程中只有少量的示踪剂通过尿排除,对盆腔的观察影响小。因此,^{11}C-胆碱可较好地显示前列腺肿瘤和周围淋巴结受累情况,诊断效

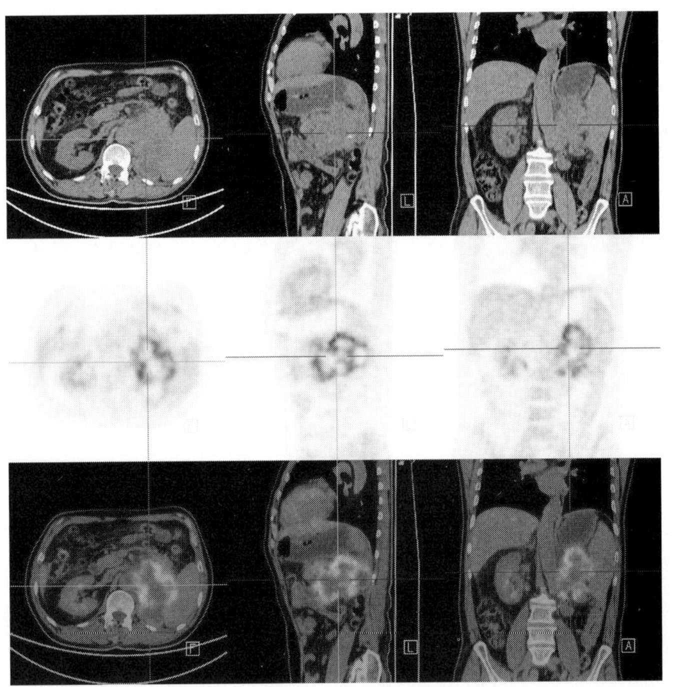

图9.19 左肾癌术后，左肾区不规则软组织肿块代谢不均匀性活跃

能优于^{18}F-FDG。但是目前^{11}C-胆碱应用于临床的还比较少。

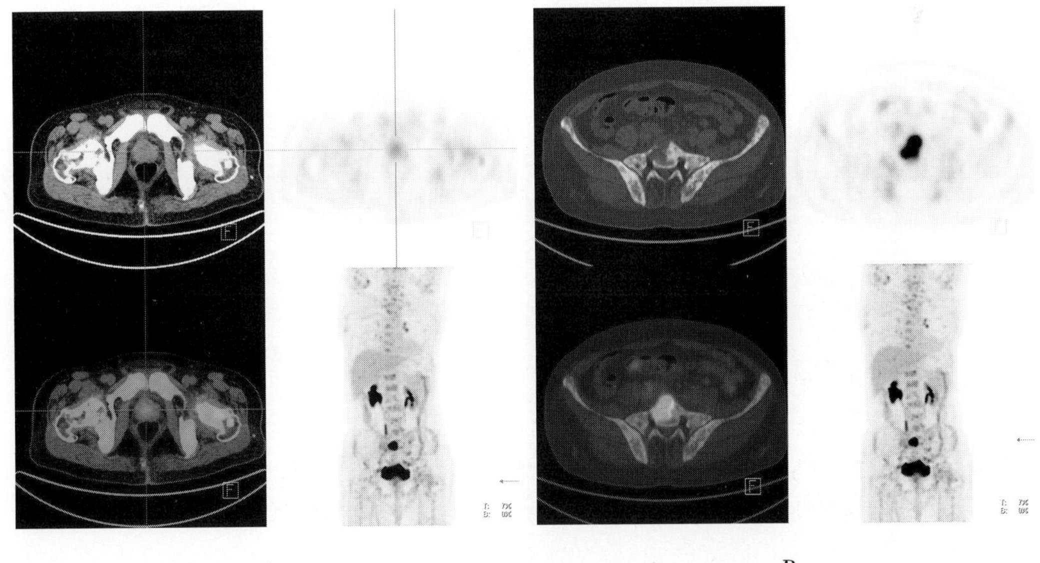

图9.20 前列腺癌(A)伴全身成骨性转移(B)

9.6.2.2 疗效监测及预后

由于对 PSA 监测的普及应用，大多数前列腺癌复发首先表现为 PSA 升高。但由于肿瘤体积变化慢，且 PSA 水平与临床转归不完全相关，因此现有的方法对激素和化疗的评价不够精确。有研究显示，前列腺去势术后 48 h 和 10 d，^{18}F-FDG 摄取分别减少至原来的 62% 和 32%，早于肿瘤体积和 PSA 变化。

有研究显示，^{18}F-FDG 低摄取的原发前列腺癌（$SUV<4$）患者生存率较高，同时表明新发前列腺癌的显像阳性率与其 PSA 水平相关，提示^{18}F-FDG 显像的表现主要反映肿瘤的生物学特性及其侵袭性。

9.6.3 膀胱癌

国外的相关研究报道证实，在膀胱癌动物模型实验中对 ^{18}F-FDG 有很高的摄取，但由于膀胱内大量的放射性积聚，对原发膀胱肿瘤的检查缺乏特异性。在有必要进行^{18}F-FDG 膀胱显像时，可采用口服或静脉注射呋塞米等利尿剂，或导尿管导尿的方式排空膀胱，提高膀胱肿瘤的诊断率。目前临床上^{18}F-FDG 主要用于对膀胱外肿瘤转移的检测，对于膀胱癌盆腔复发的诊断亦有一定的诊断价值。其他类型显像剂，如 ^{11}C-乙酸（^{11}C-acetic acid）和 ^{11}C-胆碱（^{11}C-choline）等的诊断作用有待进一步的临床研究证实（图 9.21）。

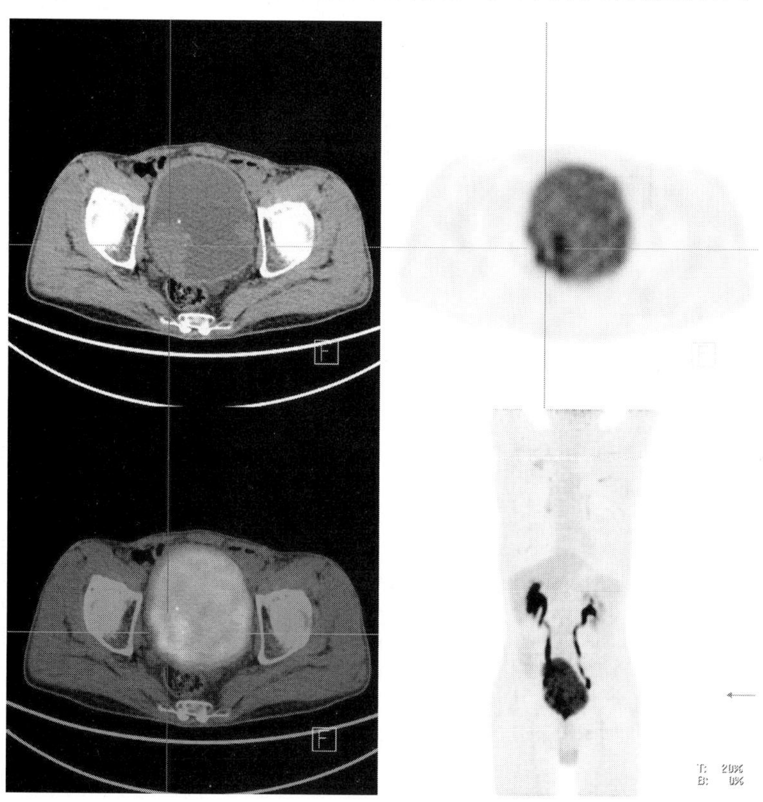

图 9.21 膀胱癌

9.6.4 睾丸癌

目前对于睾丸原发精原细胞瘤、非精原细胞瘤及成人畸胎瘤的 ^{18}F-FDG 显像的临床价值评价不一。多数研究的结果表明 ^{18}F-FDG 显像对于精原细胞瘤及畸胎瘤治疗后残留肿块的探测,及肿瘤标志物升高时转移灶的寻找,鉴别存活的瘤组织与治疗后坏死/纤维化有较高的准确性。有关报道认为,^{18}F-FDG 显像对于放疗后大于或等于 3 cm 的残留肿块诊断的灵敏度、特异性、阳性预测值机阴性预测值分别为 80%、100%、100% 和 96%,但对于睾丸肿瘤微转移灶的检测效率不理想(图 9.22)。

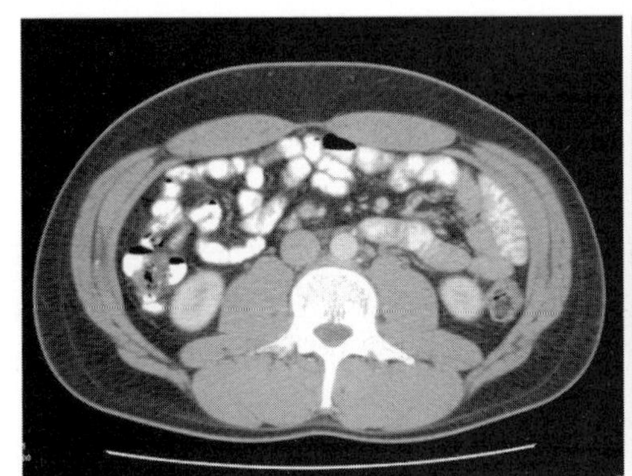

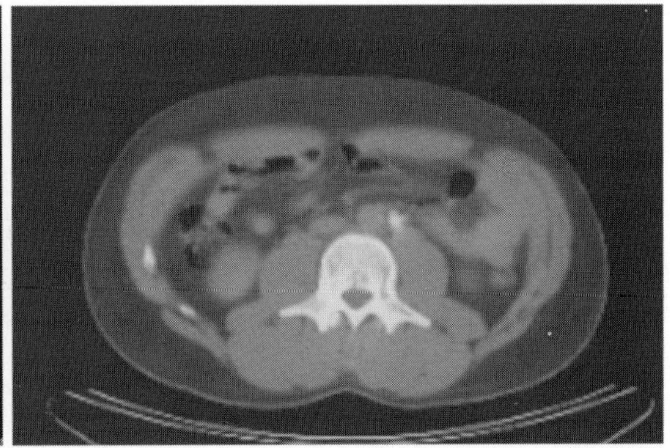

图 9.22 睾丸癌腹膜后转移

9.7 泌尿生殖系统其他显像

9.7.1 阴囊、睾丸显像

近年来,有人用 ^{99m}Tc-高锝酸盐(^{99m}Tc-high technetium acid salt $^{99m}TcO_4^-$)观察阴囊内病变。其原理是:当睾丸扭转或睾丸积水时,由于睾丸内血运减少,病变部位会出现放射性稀疏或缺损区;而当有炎症时,如睾丸炎或附睾炎,则因充血,病变部位出现放射性浓聚。据此可鉴别上述两类疾病。

睾丸由睾丸动脉供血,而阴囊壁则由阴部动脉分支供应。睾丸一旦发生扭转即可引起局部血流减少,导致睾丸梗死,而阴囊壁的供血仍正常,或因睾丸附睾炎症引起局部血流增加。这些由血供改变所引起的放射性变化可造成睾丸阴囊血流、血池影像发生异常改变。

9.7.1.1 受检者准备

显像前 1 h 服过氯酸钾 400 mg。

9.7.1.2 显像剂

$^{99m}TcO_4^-$ 用量 555 MBq 成人(15 mCi),儿童为 185 MBq(5 mCi)。

9.7.1.3 仪 器

γ相机,低能通用平行孔准直器。

9.7.1.4 影像采集

(1)准备 受检者仰卧使分腿,将阴茎贴于腹壁,用铅橡皮托起阴囊,探头从前方对位于阴囊。

(2)采集条件 矩阵64×64,能峰140 keV,窗宽20%。

(3)采集方法 静脉"弹丸"式注射显像剂后立即以3 s拍摄1帧的速度连续采集血流灌注影像,共10帧,注射10 min后采集1帧血池影像。

9.7.1.5 图像分析

(1)正常图像 灌注相可见髂动脉和股动脉显影,阴囊无明显放射性出现,睾丸动脉不显影。血池相阴囊轻度显影,浓度低于股动脉影像,但分布对称。

(2)异常图像及临床意义

1)急性睾丸扭转 此病若发病后数小时不能得到及时诊治,睾丸的存活概率将大大降低,而急性附睾睾丸炎的临床表现与此病极为相似,但后者只需保守治疗,所以两者的鉴别诊断具有重要意义,急性睾丸扭转的显像特征为患侧中心部位呈放射性缺损的"冷区",周围有一圈放射性增强的浓聚带。

2)附睾睾丸炎 患侧显示放射性弥漫性增加,慢性期睾丸显像基本正常,如有脓肿形成,则在血池相呈现中心放射性降低的"冷区"图像,提示睾丸内有坏死。

3)精索静脉曲张 患侧血液郁结造成左右两侧阴囊内血池容量不等,使曲张侧有更高的放射性浓聚,本病的血池相类似于急性附睾睾丸炎,应结合临床和其他检查结果综合考虑。

4)睾丸肿瘤 临床多表现为无痛性肿胀,睾丸显像也多与炎症类同,与急性睾丸扭转易于区别。

9.7.2 膀胱显像

9.7.2.1 直接法

受检者仰卧,γ拍摄机探头从床下面对位于膀胱和双肾区。将导尿管插入膀胱后,注入37 MBq(1 mCi)^{99m}Tc-DTPA,然后持续缓慢灌入生理盐水。在膀胱逐渐充盈的过程中,每1~2 min拍摄1帧。拍摄用高辉度,使肾区有少量放射性即可。每次拍摄时记录灌入生理盐水量,以观察出现尿反流时的膀胱容量。当患者诉说膀胱已充盈到难以忍受时,或见患者表现出难忍表情,或幼儿突然停止哭闹,即让患者用力排尿,在整个排尿过程中连续快速拍摄。排尽后再连续拍摄2帧。

输尿管或肾区出现放射性影像,是尿反流存在的证据。用"ROI"计数积分的方法,对比尿反流区的计数和排尿前膀胱内的总计数,可计算出尿反流量(%)。

本法优点是:①较X射线膀胱造影法灵敏;②一次检查对膀胱和性器官的剂量仅为同类X射线检查的1%,便于复查;③时间短,小儿易于耐受;④结果不受肾功能和肾积水的影响。

其缺点是需要膀胱插管,同时要注意导尿管周围溢尿造成污染。本法分辨率低,对膀胱形态的观察不如 X 射线造影。

9.7.2.2 间 接 法

检查前半小时饮水 300 ml,坐位静脉注入 ^{99m}Tc-DTPA 或 ^{131}I-OIH,当药物已大部分排至膀胱内,肾区放射性已明显下降到足以能看见任何回流时,将 γ 拍摄机探头从受检者后背对位于膀胱区和双肾区,采集 1 帧静态影像。然后在下腹部逐渐加压并令受检者用力憋尿,随即排尿,在此过程中每 1 ~2 s 连续采集,若输尿管或肾内有任何明确的放射性增加,即提示膀胱尿有反流。

本法的优点是免去了膀胱内插管,同时也观察了肾的功能和形态。

缺点是:①等待肾区放射性明显降低和膀胱内充盈足够的放射性,需要较长时间地憋尿,小儿难以做到,常会失败,并污染衣物、环境;②肾功能不良和肾积水者肾区放射性可长久不下降,也难以观察,特别是对较小量的反流;③约 20% 的尿反流患者反流量较小,仅在膀胱明显充盈时才发生,本法常难达到这种充盈程度,故会造成一定的漏诊。因而间接法只适合年龄较大的儿童和成人,肾功能良好和没有输尿管积水或积水很轻者。如表现为阴性尚不能排除小量反流存在。

9.7.2.3 适 应 证

泌尿系感染的原因探讨;下尿路梗阻和神经性膀胱患者,观察有无尿反流存在及其程度;尿反流治疗后疗效观察;膀胱残余尿量测定。

9.8 泌尿和生殖系统肿瘤免疫分析

9.8.1 糖蛋白抗原-125

1983 年 Bhst 等用卵巢囊腺癌的上皮细胞株,通过杂交瘤技术,制备了抗卵巢癌上皮细胞的单克隆抗体,用此抗体测得的抗原称为糖蛋白抗原-125(CA-125)。CA-125 作为卵巢癌的肿瘤标志物,引起人们广泛注意。

9.8.1.1 正常参考值

血清:<35 kU/L。

9.8.1.2 临床意义

(1)卵巢癌的阳性率　高达 82.70%,因肿瘤组织类型不同而有区别,以浆液性囊泡脑筋 134 例的阳性率最高,可以达 96.30%,而且测定值最高达 3×10^4 U/L。黏蛋白瘤 36 例的阳性率为 55%,子宫体癌为 26.10%,子宫颈癌为 17.60%。

(2)消化道癌的阳性率　胰腺癌的阳性率为 59%,胃癌为 33%,直、结肠癌为 14%。

(3)其他　联合测定 CA-125、CA19-9、组织多肽抗原及 CEA 能提高阳性率,动态观察用于诊断、治疗及预后监测。

9.8.2 尿 β_2-微球蛋白测定

9.8.2.1 生化和代谢

β_2-微球蛋白(β_2-microglobulin,β_2-MG)由100个氨基酸残基组成,为单链多肽,属组织相容性抗原(HLA)的亚单位,相对分子质量仅11 800,电泳时位于 β_2 区带故命名 β_2-MG。由红细胞、淋巴细胞和有核细胞合成。在正常情况下,当HLA降解或细胞更新,β_2-MG以游离形式进入血液,血浓度为2 ng/L左右。β_2-MG以游离形式存在于血浆、尿、脑脊液、羊水、腹水和乳汁等体液中,在酸性环境中易被水解。从细胞表面脱落或释放入血的 β_2-MG经肾小球基底膜滤过进入肾小管,但约99.90%在肾近曲小管被重吸收,经溶酶体降解为氨基酸,不再利用。当肾灌流量不足、少尿、尿闭和肾小球受损时,血 β_2-MG升高;当肾小管病变时,重吸收减少,尿中 β_2-MG升高。肿瘤细胞合成和分泌稀释也使血 β_2-MG升高,故可用作肾功能试验和肿瘤诊断。

9.8.2.2 测定方法

弃晨尿后,服500 ml水及碳酸氢钠0.30 g 2片(β_2-MG在酸性环境下身破坏),1 h后收集尿液送检。每小时排出量不受尿流率的影响,甚至在口服大量液体或注入利尿剂后也如此,故可留晨尿或随机尿。尿样稀释视尿量而定,尿量100~200 ml以1∶20稀释,200~400以1∶10稀释。稀释活性在酸性环境下极易丧失,故应尽量减少在膀胱贮存时间。若尿pH值5以下时,可加1~2滴0.50 mol/L NaOH调到pH值6.00~7.50。

9.8.2.3 正 常 值

正常血 β_2-MG浓度平均为2.00~2.40 pg/L,尿浓度平均为100~150 μg/L。

9.8.2.4 临床应用

(1)肾疾病中的应用　常规测定血尿素氮(BUN)在早期肾功能不全时常正常,且受到尿量、氮负荷及摄入蛋白质的影响。只有当肾小球滤过率(GFR)下降50%以上时,BUN才逐渐升高,而此时血 β_2-MG已升高1倍。血清Cr也受饮食、年龄、尿量和药物的影响,而肾小管回吸收率损害1%时,尿 β_2-MG排量已增加30%。因此血清和尿 β_2-MG是诊断肾小球滤过率及肾近曲小管受损较灵敏和特异的指标。

血 β_2-MG升高见于急性与慢性肾炎、氮质血症和尿毒症,以氮质血症最高,可高达38 ng/L,其次是狼疮性肾炎、急性肾炎、原发性肾病综合征及慢性肾炎。测定慢性肾炎尿毒症患者血液透析前后血 β_2-MG可监测疗效,慢性肾功能衰竭和尿毒症患者血透前后血 β_2-MG有不同程度下降,比血BUN、肌酐(creatinine,Cr)为敏感。血 β_2-MG清除率因所用透析膜不同而异,故测定血 β_2-MG可作为选择合适的透析膜的依据。

尿 β_2-MG升高也见于急慢性肾炎、氮质血症及尿毒症,在尿路感染中,上尿路感染(急性肾盂肾炎)患者的尿 β_2-MG明显高于下尿路感染患者,因此尿 β_2-MG可用于鉴别上、下尿路感染。此外,血 β_2-MG正常和尿 β_2-MG升高见于单纯性肾小管重吸收损伤,如范克尼综合征、胱氨酸尿症和肝豆状核变性等。

(2)评价移植肾的肾功能状态　血清肌酐监测肾移植后患者的排斥反应,受年龄、体形、肌肉、营养状况和药物的影响，故肌酐尚不能正确反应排斥所致的肾小球滤过率的减退。而血 β_2-MG 能准确、灵敏地反映肾小球滤过率。且血和尿 β_2-MG 与血 BUN、Cr 含量呈正相关。由此可见，肾移植患者动态测定血和尿 β_2-MG 变化，有助于早期发现排异反应和早期发现潜在性肾损害。

(3)糖尿病中的应用　糖尿病时易发生隐匿性肾病，这是因为组织缺氧加重了微血管病变发展使，肾小球基底膜增厚引起肾功能低下。血 β_2-MG 能准确地反映肾功能的情况。糖尿病肾病，血 β_2-MG 均明显增高，其中 4 例血肌酐仍正常。故而 β_2-MG 测定有助于早期发现糖尿病肾病。

(4)孕妇妊娠期的应用　正常妊娠妇女随着妊娠期有血 β_2-MG 升高。由于妊娠高血压综合征患者全身小动脉伴有肾小球输入小动脉痉挛引起缺血、肾受损、GFR 下降，而使血 β_2-MG 明显升高，故血 β_2-MG 测定可早期发现妊高征。

(5)血液系统疾病中的应用　多种血液疾病如慢性淋巴细胞性白血病、淋巴瘤、多发性骨髓瘤等均可见到血 β_2-MG 升高。急性淋巴细胞性白血病、急性粒细胞性白血病和慢性粒细胞白血病，血清 β_2-MG 均明显高于正常对照组。恶性淋巴瘤中阳性率为 81.80%，骨髓瘤为 80%。慢性粒细胞白血病阳性率为 100%，急性淋巴细胞性白血病为 60%，慢性粒细胞性白血病为 82%。白血病血清 β_2-MG 的升高可能与细胞增殖、代谢转换率增加和白血病细胞合成分泌 β_2-MG 增多有关。

(6)神经系统疾病中应用　当脑和脊髓病变时，脑脊液可以直接反映出来，因此，检测脑脊液的化学变化对神经系统疾病的诊断、疗效观察和预后判断均有重要意义。一般脑脊液中 β_2-MG 含量仅为血液的 1/2 左右，但神经系统疾病时则 β_2-MG 可升高。脑膜炎、脑出血、脑外伤、脑血栓、椎间接脱出症和感染性疾病等脑脊液 β_2-MG 的含量均有不同程度的增高，其中以脑膜炎最明显，高出正常的 10 倍，且与病情轻重有关。脑脊液 β_2-MG 含量对诊断神经系统感染性疾病有一定价值，并对鉴别出血性与缺血性脑血管疾病有一定参考价值。可作为白血病患者中枢神经系统受累的早期诊断和随访观察方法。至于脑脊液中 β_2-MG 升高的机制可能由于炎性细胞、淋巴细胞的浸润、应激反应以及血-脑屏障的破坏有关。

(7)肿瘤诊断的应用　已知癌细胞、肉瘤细胞等也可产生，故恶性肿瘤时血液及尿液中含量均增高。作为一个肿瘤标志物，可用于肿瘤的辅助诊断和治疗监测。

9.8.3 尿蛋白

9.8.3.1 理化特性

白蛋白(albumin，Alb)相对分子质量为 7 万，经肾小球滤过的尿蛋白质中约有 40% 为白蛋白，但几乎全被肾近曲小管重吸收，因此正常人尿中含量极微。当肾小球疾病时，毛细血管壁通透性增加，滤过的血浆蛋白量大大增多，其中主要是 Alb，故 Alb 代表肾小球性蛋白尿，当肾小球进一步受损时尿中 IgG 增加，故检测尿中 Alb 能早期诊断隐匿性肾损害。

9.8.3.2 临床意义

(1)尿微量蛋白检测的目的　在于早期发现肾小球疾病。凡能引起肾小球滤过膜通透性增加和(或)滤过膜的电荷屏障破坏,就使肾小球滤液中蛋白质增加,若滤液中大、中分子蛋白超过了肾小管重吸收的阈值,即形成肾小球性蛋白尿。肾小球疾病早期阶段都可出现尿微量蛋白排泄增加,如在糖尿病肾病的早期诊断中尿微量白蛋白测定即是一个敏感的判断指标。

(2)尿微量蛋白的测定可推测肾小球病变的严重性　因为尿中蛋白相对分子质量的大小反映肾小球滤过膜通透性改变的程度,尿蛋白相对分子质量范围5万~10万,其中白蛋白相对分子质量6.60万,IgA相对分子质量15万,IgA相对分子质量6万~39万,IgM相对分子质量为90万。肾小球轻度损伤时尿中白蛋白排泄增加,当肾小球进一步受损时尿中IgG和IgA增高,肾小球出现严重病变时,尿中IgM增高,如亚临床型糖尿病肾病,仅有尿微量白蛋白排泄增加,临床型糖尿病肾病,常伴有IgG和IgA增加,肾功能不全时IgM明显增加。

(3)尿微量蛋白的检测可用于推测肾小球疾病的病理类型和估价预后　微小病变时仅有尿白蛋白排泄增加,IgG/Alb和IgM/Alb不增加;系膜增殖型和局灶节段性硬化,IgG/Alb和IgA/Mlb明显增加。

(4)尿微量蛋白的动态变化　是观察亚临床型肾小球疾病疗评价近端小管功能非常敏感及特异性指标。

9.8.3.3　临床应用

(1)肾疾病中应用　各种肾病有尿Alb升高,特别在肾小球受损时,首先Alb升高,随后为则BUN、Cr试验异常。间质性肾炎、急慢性肾小球肾炎、肾功能衰竭等患者尿Alb均值为246 ng/L,而正常为(2.98±2.30)ng/L,阳性率73%。肾病尿Alb的升高率达85%,明显优于尿BUN(23.40%)、Cr(14.70%)。有肾损害的各类疾病,尿Alb大部分升高与病情严重程度有关,并提出与尿β_2-MG、尿IgG同时检测,有助于肾功能损害部位的鉴别。

(2)糖尿病中的应用　糖尿病肾病为肾小球、肾小球动脉以及感染性肾病变的总称,主要表现为肾小球毛细血管基底膜的增厚,肾小球滤过率减少及毛细血管通透性增加引起蛋白尿。常规尿蛋白阴性的隐匿性糖尿病进行24 h尿Alb测定,结果均高于正常。糖尿病视网膜病变与尿Alb的关系进行研究,发现正常眼底的尿Alb阳性率为54%,背景性视网膜眼底者阳性率为80%,增殖性视网膜眼底者阳性率为88%,高血压性眼底者阳性率为75%,因此认为糖尿病肾病者尿Alb增高与视网膜病变密切相关。

(3)在妊娠高血压综合征中的应用　妊娠高血压综合征时由于全身小动脉痉挛,血管内凝血及水钠的潴留,全身组织最先受累的是肾。镜下见肾小球内皮细胞发生肿胀,毛细管壁及基底膜增厚。尿蛋白测定,首先可见尿白蛋白升高或可伴有尿β_2-MG、IgG升高,称为尿三蛋白升高。梁太华报道48例妊娠高血压综合征,尿Alb、尿β_2-MG和尿IgG的异常率分别为91.60%、91.60%和83%。

(4)体外震波碎石术(extracorporeal shock wave lithotripsy,ESWL)对肾功能的影响　体外震波碎石术对排除尿路结石的成功率为70%~80%,但文献报道可引起肾功能损害。罗加报道20例尿路结石患者,ESWL前后尿三蛋白的改变,术前无梗阻组ESWL后1~3 d内尿β_2-MG和Alb明显增高,7 d后降低到术前水平,而术前有梗阻组术后未完全解除梗阻者,ESWL术后尿三蛋白逐渐升高到第7天未见下降,提示ESWL对肾组织有一定损伤作用。

9.8.4 尿免疫球蛋白

9.8.4.1 理化特性

尿免疫球蛋白G(IgG)相对分子质量16万,主要在脾及其周围淋巴结的浆细胞中合成,半寿期约25 d。IgG具有抗菌和抗病毒的功能。正常人尿中排出量极微,当肾小球病变时,由于肾小球滤过膜通透性增强,尿中Alb和IgG含量均见升高,尿IgG排出的异常,反映了肾病变的加剧。

9.8.4.2 临床应用

(1)糖尿病肾病中的应用　糖尿病患者虽无肾病的临床表现,但可先有尿Alb排出增多,随后有尿IgG的出现。董慎安报道29例糖尿病患者,尿IgG升高阳性率为79.30%,糖尿病患者尿IgG增高的阳性率为45%,尿IgG的排出异常表示肾病变的加剧。因此尿β_2-MG,Alb和IgG的联合检测,不但能早期发现糖尿病性肾病,并可判断肾损伤程度和受损部位。

(2)高血压肾病中的应用　Ⅰ和Ⅱ型高血压可有肾功能损害。高血压患者尿IgG增高阳性率为75%,说明尿IgG检测可作为高血压病肾受损的灵敏指标。

(3)在各种肾疾病中的应用　各种肾病如急慢性肾炎、肾盂肾炎等不同病因、不同程度、不同病程的肾疾病患者尿三蛋白的含量均有不同程度升高。

(4)妊娠高血压综合征中的应用　妊娠高血压综合征尿IgG增高阳性率为83%,因此尿三蛋白检测是反映妊娠高血压综合征中肾功能损伤的有效方法。

9.8.5 分泌型免疫球蛋白A

9.8.5.1 理化特性

分泌型免疫球蛋白A(secretory immunog lobulin A,SIgA)广泛地存在于各种分泌液如尿液、泪液、唾液、脑脊液、乳汁、消化道及呼吸道分泌液中,是局部黏膜的重要防御物质,免疫上有抗感染作用。SIgA主要以11S形式存在,相对分子质量为380 000,由2个单体及分泌小体和1个J链组成。J链由合成IgA的浆细胞产生,在分泌前就和IgA连在一起,是附加小分子的酸性糖肽。分泌小体是一种黏膜上皮细胞合成的糖蛋白,能保护IgA免受蛋白酶的水解。SIgA是黏膜局部抗感染的一个重要因素,因而有局部抗体之称。尿液中SIgA是泌尿系统黏膜浆细胞与上皮细胞共同合成与分泌的,对尿路局部黏膜能抑制细菌黏附,防止病原体侵入,故有免疫保护作用。

9.8.5.2 临床应用

正常人每天都有少量SIgA从尿中排出,并随着年龄增加,15岁达成人水平。

尿路感染好发于女性,复发率与再感染率高,在反复发作性尿路感染的急性感染阶段尿中SIgA含量明显升高。发作期的SIgA为(10.68±9.99) pg/mg(Cr)明显高于正常(4.54±3.05) pg/mg(Cr)。泌尿系感染患者SIgA为(4.766±8.094) pg/mg(Cr)高于对照组的(2.146±2.78)pg/mg(Cr)。细菌侵入尿路,作为抗原刺激局部尿路,产生抗体以保护黏膜,故尿 SIgA 分泌量增高,但反复发作性尿路感染的非感染阶段,则尿 SIgA 含量低于正常。非发作期的 SIgA 含量为(2.07±1.03)pg/mg(Cr),明显低于正常(4.54±3.05)pg/mg(Cr),这是由于反复多次的尿路炎症反应,致使尿路黏膜的淋巴组织、上皮组织受到不同程度的破坏,使得在细菌等病原体的刺激下,不能分泌正常的 SIgA,表示局部免疫功能低下。因此,肾病患者尿中 SIgA 有助于判断疾病的活动性和作为疗效观察的一种手段,尿中 SIgA 的降低,可能是尿路反复感染的易感因素之一。

9.8.6 TH 糖蛋白

9.8.6.1 生化和代谢

1950 年 Tamm-Horsfall 从正常人尿中用氯化钠盐析法分离出一种高分子黏蛋白,简称为 TH 糖蛋白。它由肾亨利襻后升支和远曲小管细胞内高尔基小体产生,然后分布于细胞核膜周围和胞质内,电子显微镜下呈无分支的纤维状结构,有规则的弯曲。TH 糖蛋白亚单位的相对分子质量为 8 万 ~ 10 万,TH 糖蛋白,蛋白约 70%,糖基约 30%,蛋白部分由 18 种氨基酸组成。

TH 糖蛋白有其特殊理化性质,许多因素可引起聚合,但聚合是可逆的,增加 pH 值酸度、离子强度和 TH 糖蛋白本身的浓度均可促使聚合,尿素能增加 TH 糖蛋白的溶解度,与二价离子特别是钙离子有很强的亲和力。

9.8.6.2 临床应用

正常人 24 h 的分泌量约为 50 mg。尿液存放 24 h 后,由于聚合成大分子聚合物,使得 TH 糖蛋白下降,尤其在酸性条件下,冰冻将影响其溶解度,故应 4 ℃贮存。

(1)尿 TH 糖蛋白排量减少　见于肾小球肾炎、反流性肾病、多囊肾和肾功能衰竭。这是由于肾病变使远曲小管细胞减少,TH 的产生减少所致。

(2)尿 TH 糖蛋白排出量增加　见于肾病综合征、蛋白尿酸中毒、脱水、肾小管损伤等,结石患者 TH 糖蛋白排量也增高。尿石中 TH 糖蛋白的含量以与草酸钙结合最高,上尿路结石高于下尿路结石,而尿中的含量与结石中含量相平行。

9.9 泌尿系统肿瘤治疗

9.9.1 放射性粒子植入治疗在泌尿系统肿瘤中的应用

放射性粒子植入治疗(radioactive seeds implantation branchytherapy)属于近距离放射治疗(branchytherapy)的范畴。是将含有放射性核素(^{125}I 和 ^{103}Pd 等)的微型封闭粒子源,按制订的术前治疗计划(treatment plan system,TPS),以一定的影像学手段引导下或术中直接植入到肿瘤、受浸润或沿淋巴途径扩散的靶区组织中,粒子持续释放低剂量率的 γ 射线,肿瘤靶区累积获得高剂量照射,使肿瘤细胞停滞于静止期并不断地消耗肿瘤干细胞,使其失去增殖能力。而靶区外的受照剂量很低,正常组织不受或仅受轻微损伤。近年来,放射性粒子永久性植入作为治疗恶性肿瘤的有效的方法发展很快,同时该疗法是一个多学科融合交叉,治疗时应有相关临床科室的医师、技师和物理师参加。

9.9.1.1 适应证

经病理诊断的恶性实体肿瘤,如:前列腺癌;直径 7 cm 以下的实体病灶;局部进展期肿瘤用粒子植入需结合外照射等综合治疗措施;局部进展难以用局部治疗方法控制,或有远位转移晚期肿瘤,但因局部病灶引起严重症状者,为达到姑息治疗目的,也可行粒子植入治疗;术中肉眼或镜下残留。

目前国内粒子植入治疗应用较多的恶性肿瘤包括:肺癌、头颈部肿瘤、前列腺癌、脑部肿瘤、胰腺癌、肝癌、肾及肾上腺肿瘤以及眶内肿瘤(恶性黑色素瘤、视网膜母细胞瘤等)、软组织肿瘤等。

9.9.1.2 禁忌证

恶病质,一般情况差,不能耐受治疗者;肿瘤质脆,易致大出血者;肿瘤靠近大血管并有感染和溃疡者;淋巴引流区不做预防性植入;估计患者寿命不能等待疗效出现。

9.9.1.3 治疗原则

严格掌握临床适应证和禁忌证。粒子植入前应通过近期 CT、MRI 或 B 超了解病灶与周围重要器官的关系。治疗前应对 10% 放射性粒子进行测定,允许测量结果偏差在 5% 以内。应有放射粒子植入计划设计及剂量分布。治疗后应行 CT 检查进行验证,了解粒子重建和剂量分布情况,如发现有稀疏或遗漏应拟订计划择期补种,以期与植入前治疗计划相符。放射性粒子植入之后,如果需要配合外照射或化疗者,应在第一个半衰期内给予外照射的相应生物学剂量或化疗方案,并告知患者或亲属。

9.9.1.4 操作程序

(1)术前计划　植入前,应用影像学方法(CT、MRI、彩色超声等)或术中确定靶区,在治疗计划系统上制订治疗前计划,确定植入导针数、导针位置、粒子数及位置、选择粒子种类及单个粒子活度,计算靶区总活度,预期靶区剂量,包括肿瘤及正常组织的剂量分布。

(2)植入方法　①在模板、彩色超声和 CT 等引导下进行粒子植入,根据术前或实时计划的剂量分布要求,选用均匀分布或周缘密集、中心稀疏布源方法进行粒子植入操作(图 9.23)。②建议将粒子植入导针一次性插植完成,以减少粒子植入时靶区结构和位置的改变,并且缩短粒子植入时间,减少术者受照剂量。③推荐使用笔式植入器,从靶区的后缘起始,按计划要求的间距(一般为 1 ~ 1.50 cm)顺序后退式植入粒子。

(3)术中计划　植入粒子时,用 TPS 进行剂量优化,优化剂量要求:①正确勾画实际肿瘤靶区;②计算植入针及粒子数;③计算靶区放射性总活度;④调整粒子位置,纠正不均匀度,保护靶区相邻的重要器官。

(4)术后验证和质量评估　粒子植入后,必须进行术后验证和质量评估,包括两项内容:粒子位置和剂量重建。

1)粒子植入术后　要尽快拍摄靶区正、侧位 X 射线片,确认植入的粒子数目。经皮穿刺影像引导下粒子植入术后可以即刻验证。必须要记录植入术与质量评估间隔的时间。前列腺癌植入后 30 d 内行 CT 检查(建议层厚:头部 3 mm,胸、腹、盆部 5 mm)。

2)依据 CT 检查的影像资料　用 TPS 计算靶区及相邻正常组织的剂量分布,根据评价结果,必要时做补充治疗。

3)评估参数　处方剂量的靶体积(V)百分比,常用 V200、V150、V100、V80 和 V50 等;靶区达到处方剂量的百分数(D),常用 D100、D90 和 D80;靶体积比(target volume ratio,TVR),理想的 TVR=1。

4)评估方法　等剂量曲线:最主要的是 90%、100%、150% 处方剂量线;剂量-体积直方图(dose volume histograms,DVH);粒子植入的数量及位置;重要器官的剂量分布。

5)评估参考指标　靶区剂量 D90>匹配周缘剂量(MPD,即 PD),提示植入质量很好。平均外周剂量(mean peripheral dose,MPD)应为 PD。适形指数(conformation index):PD 的靶体积与全部靶体积之比;植入粒子剂量的不均匀度<PD 20%;显示 DVH 测量相邻结构正常组织的剂量。

6)根据质量评估结果　必要时补充其他治疗。

9.9.1.5　注意事项

粒子植入后可能游走或影响到其他器官并引起并发症。注意穿刺误入血管引起组织栓塞、放射区域内空腔脏器吻合口瘘等。当肿瘤靠近大血管时应注意避免对大血管的损伤。放射性粒子源辐射安全与防护参照国家有关规定。粒子植入中或治疗后有可能发生大出血,应注意观察患者及时处理。放射性粒子属放射性药物应按照放射性药物的购置、贮存和保管相关规定管理。

9.9.1.6　疗效评价

临床资料表明放射性粒子源植入治疗对许多实体肿瘤有效,如:脑肿瘤、鼻咽癌、口腔癌、肺癌、乳腺癌、胰腺癌、前列腺癌眼眶部肿瘤等肿瘤。可使患者症状改善、肿瘤缩小甚至消失、转移和复发病灶减少(图 9.24)。

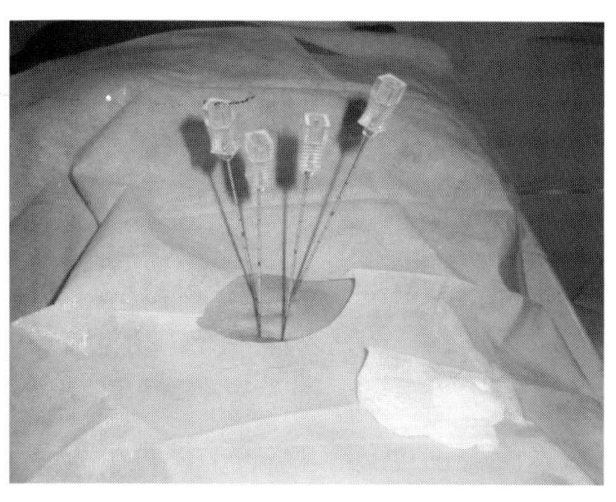

a

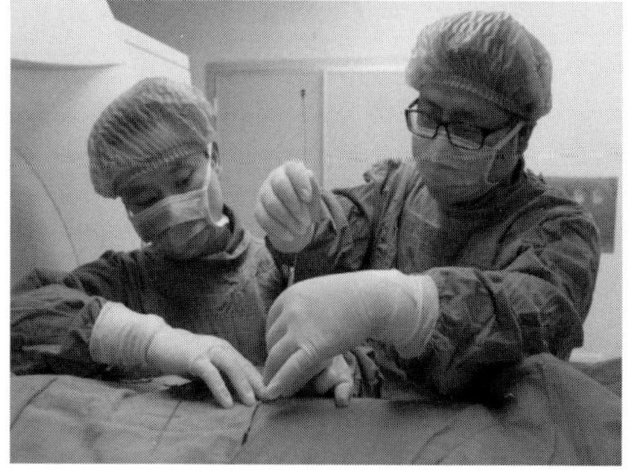

b

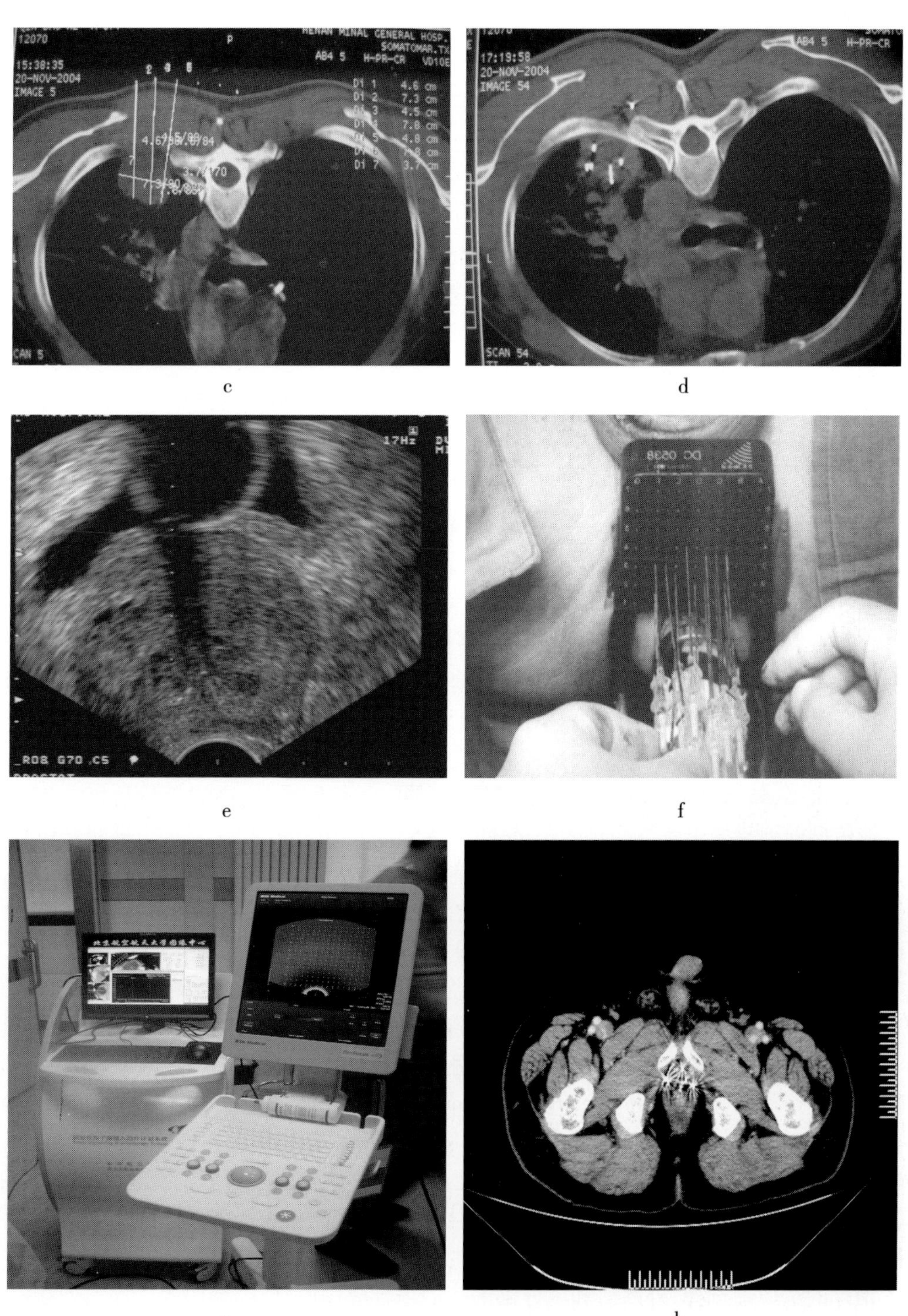

图 9.23 CT 和超声引导下的放射性粒子 ^{125}I 植入术

图 a ~ d:CT 引导下多针穿刺及放射性粒子植入后分布图;图 e ~ h:B 超引导下模板穿刺及放射性粒子后分布图

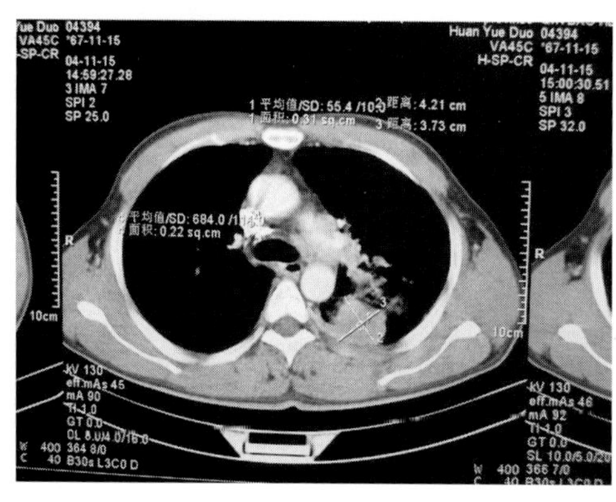

a(植入前)

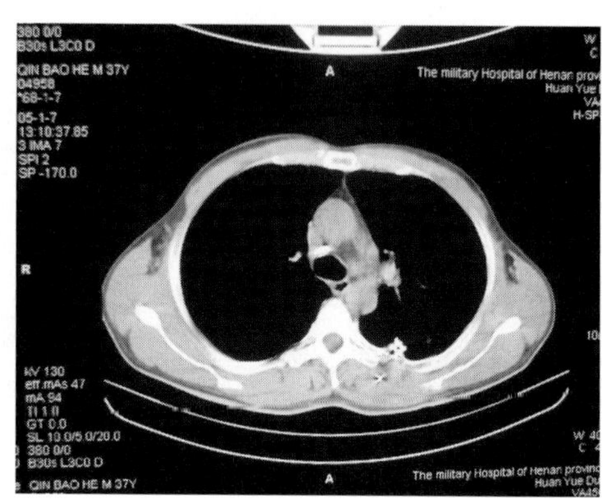

b(植入后4个月)

图 9.24　放射性粒子植入术后疗效观察

图 a 和 b 为一肺腺癌患者行治疗前后的对比

9.9.2　放射性粒子植入治疗前列腺癌

前列腺癌是指发生在前列腺的上皮性恶性肿瘤。2004 年 WHO《泌尿系统及男性生殖器官肿瘤病理学和遗传学》中前列腺癌病理类型上包括腺癌(腺泡腺癌)、导管腺癌、尿路上皮癌、鳞状细胞癌、腺鳞癌。其中前列腺腺癌占 95% 以上。2012 年我国肿瘤登记地区前列腺癌发病率为 9.92/10 万,列男性恶性肿瘤发病率的第 6 位。发病年龄在 55 岁前处于较低水平,55 岁后逐渐升高,发病率随着年龄的增长而增长,高峰年龄是 70 ~ 80 岁。家族遗传型前列腺癌患者发病年龄稍早,年龄≤55 岁的患者占 43%。对于早期前列腺癌患者可采用根治性治疗方法,能够治愈早期前列腺癌的方法有放射性粒子植入、根治性前列腺切除术、根治性外放射治疗以及内分泌治疗等。

鉴于国内前列腺癌患病率不高,经会阴永久性前列腺癌放射性粒子植入治疗应用时间较短,尚缺少建立在临床研究基础之上的经会阴永久性前列腺癌放射性粒子植入治疗的规范和指南,因此,我们有必要借鉴欧美的有关这一治疗技术的指导性文献。来自美国 10 个临床肿瘤中心的放射肿瘤学家、美国放射学院(American College of Radiology,ACR)、美国放射肿瘤学会(American Society for Radiation Oncology,ASTRO)以及美国近距离治疗协会(American branthy therapy Society,ABS)联合在 2010 年美国红皮杂志《Int J Radiation Oncology BiolPhys》上发表了《经会阴永久性前列腺癌放射性粒子植入治疗临床实践指南》。这一指南对于国内开展应用这一治疗技术具有一定的参考价值。指南包括了对放射肿瘤医生、物理师或剂量师的资格认证和责任、关于经会阴永久性前列腺癌放射性粒子植入治疗的适应证选择、外照射和内分泌治疗的综合应用原则、经会阴永久性前列腺癌放射性粒子植入治疗程序规定和剂量分布参数要求及放射防护规定等,这些都是前列腺癌粒子植入治疗质量和安全的重要保证。这一指南的意图在于帮助临床医生在临床实践中有效和安全的开展经会阴永久性前列腺癌放射性粒子植入治疗。

9.9.2.1 **适应证及禁忌证**

(1)适应证

1)单纯放射性粒子植入治疗的适应证应同时满足以下 3 个条件 ①PSA<10 μg/L;②Gleason 评分为 2~6;③临床分期为 T_1~T_{2a}期。

2)符合以下任一条为近距离植入治疗联合外放疗的适应证 ①临床分期为 T_{2b}、T_{2c}期;②PSA>20 μg/L;③Gleason 评分为 8~10;④周围神经受侵;⑤多点活检病理结果为阳性;⑥双侧活检病理结果为阳性;⑦MRI 检查明确有前列腺包膜外侵犯。

3)Gleason 评分 评分为 7,或者 PSA 为 10~20 μg/L 则要根据具体情况决定是否联合外放疗。

4)近距离治疗联合雄激素阻断治疗的适应证 ①术前前列腺体积>60 ml,可以使用雄激素阻断治疗使前列腺缩小;②局部晚期及中高危前列腺癌可用放射性粒子治疗联合内分泌治疗。

(2)禁忌证

1)主要禁忌证 预计生存期少于 5 年;经尿道前列腺切除术后缺损较大或预后不佳;一般情况差,不能耐受手术;明确有远处多发转移。

2)相对禁忌证 有下列情况可能会出现技术操作困难、剂量分布不满意、术后并发症发生率高等风险,技术操作不熟练者应避免选择此类患者:①腺体体积大于 60 ml,或中叶重度突入膀胱;②既往有经尿道前列腺切除术史;③精囊受侵;④严重糖尿病,不能很好控制;⑤多点活检病理结果为阳性;⑥多次盆腔放疗及手术史;⑦尿道刺激症状重,前列腺症状评分高。

9.9.2.2 **治疗程序**

(1)术前计划 前列腺癌粒子植入前和植入中都应当进行治疗计划设计以明确放疗剂量分布情况,TRUS、CT、MRI 可用于辅助治疗计划的设计。

(2)术中程序 经直肠超声引导下行经会阴插植,推荐使用高分辨率的双平面(双极)探头,并配备完备的前列腺近距离后装治疗软件,CT(或 MRI)可替代经直肠超声引导插针。如果经直肠超声影像质量较差,应当改用荧光或放射影像(CT 或 MRI)引导插植。粒子植入方法可选择针内预置粒子技术和自由布源法等。

粒子植入的剂量计算要求依据美国医学物理家协会(The American Association of Physicists Medicine,AAPM)43 号报告(TG-43)以及后续的相应规范。前列腺癌近距离治疗处方剂量推荐:单用前列腺粒子植入治疗时,^{103}Pd 110~125 Gy,^{125}I 140~160 Gy;综合外照射时,建议给予前列腺及前列腺周围区域外照射 20~46 Gy。全骨盆放疗可用于盆腔淋巴结转移风险高的病例,全盆腔放疗 40~50 Gy,^{103}Pd 前列腺推荐剂量为 80~110 Gy,^{125}I 为 100~110 Gy。放射性核素的选择上没有推荐,从长期的并发症和 PSA 控制率上比较,^{103}Pd 和 ^{125}I 无明显区别。如果使用 ^{131}铯,参考最近的文献,单一粒子植入治疗时推荐剂量为 115 Gy,综合外照射时 85 Gy 的近距离处方剂量正在研究中。

(3)术后程序 插植后应当立即进行膀胱镜检查,在膀胱镜下清理凝血块和误置入膀胱、尿道内的粒子,并向患者说明,粒子有迁移到肺或其他器官的风险。术后可通过尿道上皮麻醉、解痉、止痛、会阴冰敷、软化大便等措施来减轻术后患者的症状。

粒子植入后剂量分布分析是必要的,必须通过以 CT 或 MRI 为基础的影像学来评估粒子在前列腺内的分布以及粒子与膀胱和直肠的关系。

粒子植入术后进行 CT 和 MRI 检查的最佳时间尚无确定,指南建议最好每例病例的术后影像检查时间都保持一致。经直肠超声前列腺检查并将图像融合到 CT 和 MRI 有利于粒子植入后准确进行剂量分布分析。

同时指南认为,各医生在粒子植入术后通过 CT 影像勾画前列腺轮廓上的差别较大,在剂量分布计算时要考虑到这种误差。至于怎样定义靶区、直肠和尿道,目前没有一致意见。指南要求术后剂量分布计算时必须报告以下参数:①处方剂量;②D90,90% 的靶区体积所受的最低剂量;V100,接受 100% 的处方剂量的靶区体积;③其他与靶区或正常组织和器官相关的剂量参数,如 R100(接受 100% 处方剂量照射的直肠体积),还应当减少尿道照射剂量(图 9.25)。

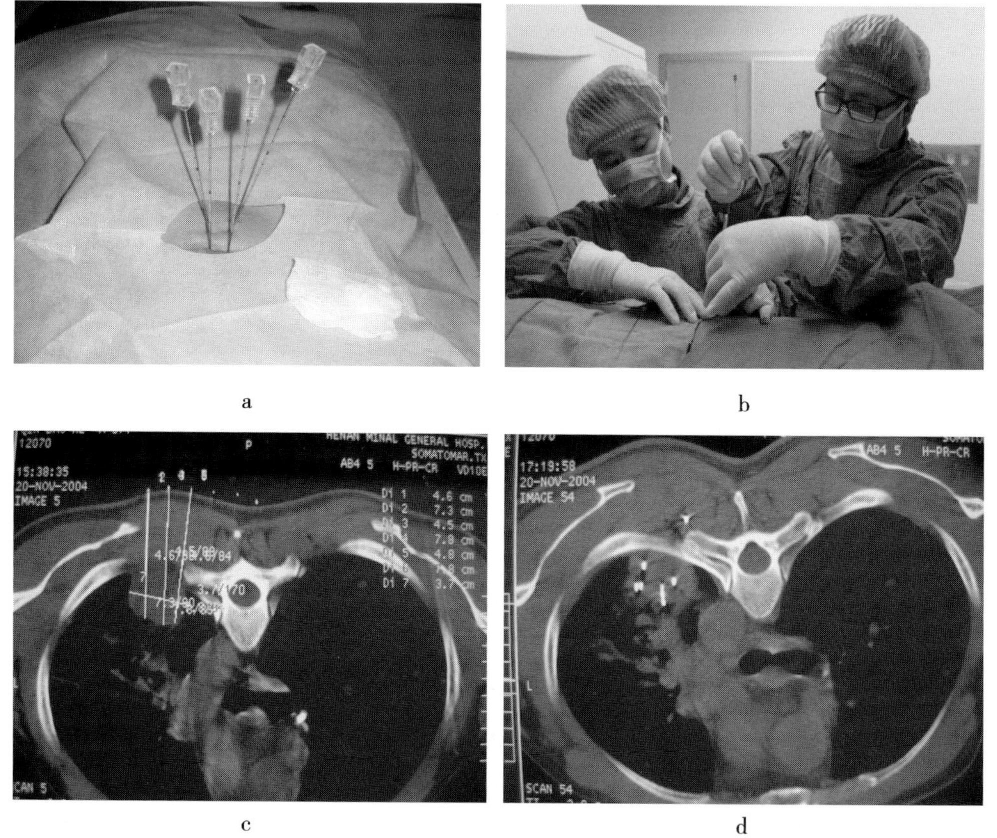

图 9.25 放射性粒子在 B 超模板引导下植入过程(图 a 和 b)及术后疗效评价(图 c 和 d)

9.9.2.3 安全防护和物理质控规定

(1)插植前 经直肠超声影像系统应当符合美国医学物理家学会超声技术组 128 报

告和 ACR 医学物理诊断超声设备实时监测技术标准，物理师和医生应当注意其空间分辨率、灰度对比、几何精度和距离测量。计算机计划系统在临床应用前应经医学物理师调试，应当符合 AAPM TG-40 报告规定。另外，计算机计划系统的剂量率计算应当遵照 AAPM TG-43 报告，参与前列腺癌粒子植入治疗的医学物理师应当熟悉 AAPM TG-64 报告。近距离放射源校准应当遵照 AAPM TG-40、TG-56、TG-64 报告和 AAPM 低能量近距离放射源校准工作程序。

（2）插植中　放射肿瘤医生应当调整前列腺与模板坐标的相对位置，粒子植入后要确认植入的粒子数。粒子植入治疗后通过放射性探测器检测患者及治疗室以防粒子失落，检测患者的体表及周围 1 m 区域。治疗室检测包括插植邻近区域、地板、手术的废弃液体和材料、纱布和所有器具。患者离开之前，医学物理师或经过培训的物理人员和（或）放射和防护人员应当检查并填写粒子植入治疗后检测报告以确保带有放射活性源的患者的安全性。

（3）插植后　插植后应当为患者提供印制好的辐射防护指南，告诉患者减少与未成年人和孕妇的接触。永久性粒子植入患者的辐射安全防护指南由放射肿瘤学家、医学物理师以及放射防护官员共同起草。

9.9.2.4　随　诊

前列腺癌粒子植入治疗后的随诊是肿瘤放射治疗的重要组成部分。指南要求术后 3 个月时对患者进行全面细致的检查和问诊，以保证患者的安全和舒适，减少放疗的急性并发症。以后随诊的频率和顺序可由放射肿瘤学家、泌尿科医生和其他参与过治疗的医生来决定，放射肿瘤学家应当安排长期的随诊计划。

前列腺癌放射性粒子植入治疗后 PSA 生化失败的定义尚未确定。目前常用美国放射肿瘤学会菲尼克斯会议确定的 PSA 失败定义（放疗后所达最低值+2 μg/L 为生化失败）。临床应当注意前列腺癌粒子植入治疗后 18～30 个月 PSA 反弹或突然冲高的现象，如果临床有复发表现，可考虑选择其他治疗手段。

（牛广君　常　伟　杜　彪）

参考文献

[1] KADE H, MEREDITHOM JR, TAPLIN GV, et al. The radioisotope renogram: an external test for individual kidney function and upper urinary tract patency[J]. J Lab Clin Med, 1956, 48(6): 886-901.

[2] TANAGHO E. Urothelial carcinoma: cancers of the bladder, ureter and renal pelvis in Smith's General Urology[M]. 15th ed. New York: McGraw-Hill, 2000.

[3] MIYAKITA H, TOKUNAGA M, ONDA H, et al. Significance of 18F-fluorodeoxyglucose positron emission tomography (FDG-PET) for detection of renal cell carcinoma and immunohistochemical glucose transporter 1 (GLUT-1) expression in the cancer[J]. Int J Urol,

2002,9(1):15-18.

[4]SAFAEI A,FIGLIN R,HOH CK,et al. The usefulness of F-18 deoxyglucose whole-body positron emission tomography (PET) for re-staging of renal cell cancer[J]. Clin Nephrol, 2002,57(1):56-62.

[5]JADVAR H,KHERBACHE HM,Pinski JK,et al. Diagnostic role of [F-18]-FDG positron emission tomography in restaging renal cell carcinoma[J]. Clin Nephrol,2003,60(6):395-400.

[6]FRICKE E,MACHTENS S,HOFMANN M,et al. Positron emission tomography with 11C-acetate and 18F-FDG in prostate cancer patients[J]. Eur J Nucl Med Mol Imaging,2003, 30(4):607-611.

[7]HARA T1, KOSAKA N, KISHI H. Development of ^{18}F-fluoroethyl choline for cancer imaging with PET: synthesis,biochemistry,and prostate cancer imaging[J]. J Nucl Med, 2002,43(2):187-199.

[8]DE JONG I,PRUIM J,ELSINGA PH,et al. Visualisation of bladder cancer using (11)C-choline PET: first clinical experience[J]. Eur J Nucl Med Mol Imaging,2002,29(10):1283-1288.

[9]SCHöDER H1,LARSON SM. Positron emission tomography for prostate,bladder,and renal cancer[J]. Semin Nucl Med,2004,34(4):274-292.

[10]ALBERS P,BENDER H,YILMAZ H,et al. Positron emission tomography in the clinical staging of patients with Stage I and II testicular germ cell tumors[J]. Urology,1999,53(4):808-811.

[11]STERBIS JR,RICE KR,JAVITT MC,et al. Fusion imaging: a novel staging modality in testis cancer[J]. J Cancer,2010,5(1):223-229.

[12]ROSENTHAL SA1,BITTNER NH,BEYER DC,et al. American Society for Radiation Oncology; American College of Radiology: American Society for Radiation Oncology (ASTRO) and American College of Radiology (ACR) practice guideline for the transperineal permanent brachytherapy of prostate cancer[J]. Int J Radiat Oncol Biol Phys,2011,1,79(2):335-41.

10 血液系统

10.1 解剖和生理概要

血液系统主要包括脾、骨髓和淋巴组织，以及通过血液运行散布在全身的血细胞，负责血细胞的生成、调节和破坏。

人的脾位于左季肋部，正常在肋弓下缘不能触及。脾按形态分脏膈两面、前后两缘、上下两端，脾的形态和大小随年龄、性别及贮血量等的变化而改变。脾实质由淋巴组织、血窦和各种细胞构成。脾的主要功能是滤血、造血、贮血及破坏衰老的红细胞及血小板，是机体重要的免疫器官。

淋巴系统由淋巴器官、淋巴管道、淋巴液组成。淋巴器官包括淋巴结、脾、胸腺和腭扁桃体等，脾是人体最大的淋巴器官。淋巴管道由毛细淋巴管集合而成，起着运送组织液的功能。通过淋巴管输送的淋巴液，途中都要通过淋巴结，全身有 500 ~ 600 个淋巴结，根据淋巴液收集和流动的范围，每一局部都可形成一个淋巴结群，如：腹股沟淋巴结群、腋窝淋巴结群、颈淋巴结群和主动脉旁淋巴结群等，淋巴结起着过滤淋巴液的作用，是人体重要的防御器官（图 10.1）。

骨髓（bone marrow）是人体最大的造血器官，分红骨髓（red marrow）和黄骨髓（yellow marrow）两种。红骨髓具有造血功能，又称为造血骨髓或中心骨髓；黄骨髓由脂肪组织构成，无造血功能，又称外周骨髓。幼儿几乎所有的骨髓都是有造血功能的红骨髓，随着年龄的增长，部分红骨髓逐渐被脂肪组织替代而成为黄骨髓，至 12 岁左右，功能性红骨髓分布接近成人，即仅限于颅骨、躯干骨等扁平骨以及四肢骨的近心端 1/3 处。红骨髓主要由造血细胞、网状内皮细胞（reticuloendothelial cell）构成，两者在骨髓中平行分布，因此反映网状内皮细胞功能的胶体骨髓显像，也可以反映造血骨髓的功能与分布。

核医学在血流系统的应用主要包括脾显像（spleen imaging）、骨髓显像（bone marrow imaging）和淋巴显像（lymphoscintigraphy）。本章详细介绍了上述显像的原理、方法和在肿瘤疾病中的应用。此外，还介绍了 PET 显像在血液系统肿瘤疾病的应用，并简述了 ^{90}Y-替伊莫单抗（^{90}Y-ibritumomab tiuxetan，泽娃灵，Zevalin）、^{131}I-抗 B_1 抗体［^{131}I-托西莫单抗，

[131]I-Tositumomab,百克沙,Bexxar]在治疗淋巴瘤方面的应用。

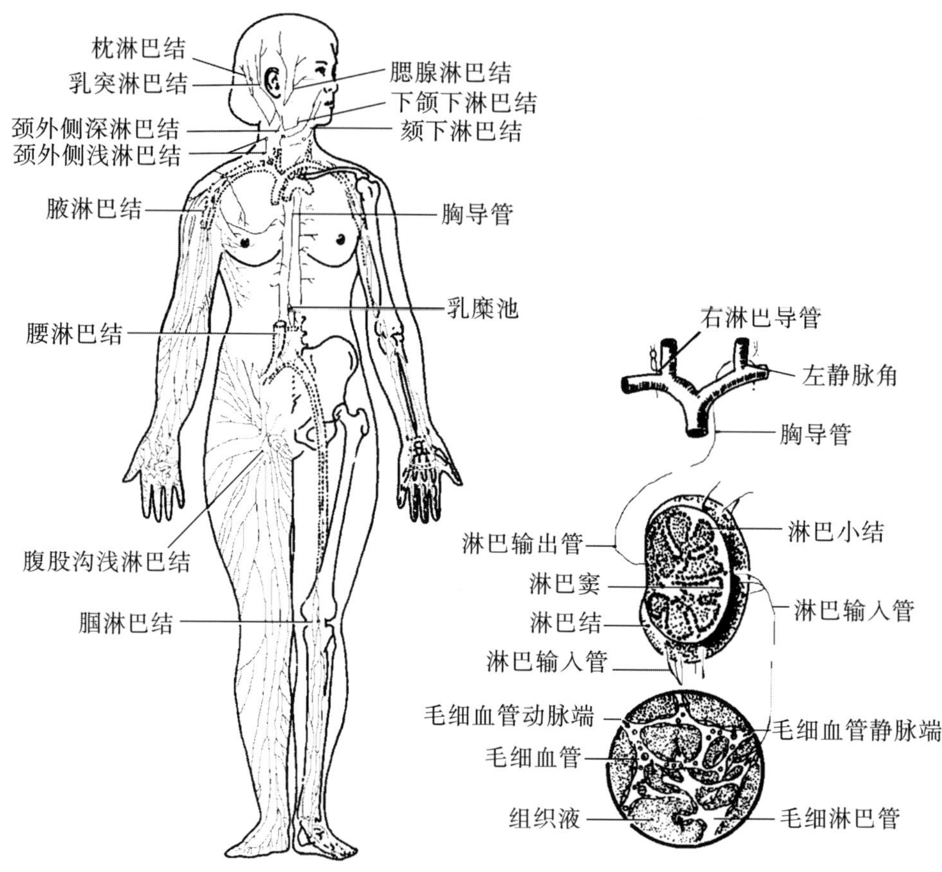

图 10.1 淋巴系统解剖

10.2 骨髓显像

10.2.1 原理和显像剂

放射性核素骨髓显像分为两种,分别为:SPECT 骨髓显像和 PET 骨髓显像。SPECT 骨髓显像分为三大类:红细胞生成骨髓显像(erythropoietic imaging)、网状内皮细胞骨髓显像(reticuloendothelial imaging)和粒细胞生成细胞骨髓显像(myelopoietic or granulopoietic imaging)。PET 骨髓显像包括细胞代谢活性骨髓显像(metabolic activity imaging)和细胞增殖活性骨髓显像(proliferative activity imaging)。常用骨髓显像剂见表 10.1。

表 10.1 常用骨髓显像剂

显像剂	作用靶点
SPECT	
^{99m}Tc-硫胶体(^{99m}Tc-sulfur colloid, ^{99m}Tc-SC)	网状内皮系统
^{99m}Tc-纳米胶体(^{99m}Tc-nano colloid)	网状内皮系统
^{111}In-氯化铟(^{111}In-Indium chloride)	红细胞生成系统
^{99m}Tc-白细胞 (^{99m}Tc-white blood cell, ^{99m}Tc-WBC)	粒细胞生成系统
^{111}In-白细胞 (^{111}In-white blood cell, ^{111}In-WBC)	粒细胞生成系统
^{99m}Tc-抗粒细胞抗体(^{99m}Tc-anti-granulocyte antibodies, ^{99m}Tc-AGAB)	粒细胞生成系统
PET	
^{52}铁(^{52}Fe)	红细胞生成系统
^{18}F-脱氧葡萄糖(^{18}F-FDG)	葡萄糖的代谢活性
^{18}F-3′-脱氧-3′-胸腺嘧啶核苷(^{18}F-FLT)	细胞增殖活性(DNA)
^{11}C-蛋氨酸(^{11}C-methionine)	氨基酸的代谢活性
^{11}C-乙酸盐(^{11}C-acetate)	脂肪酸的代谢活性
^{11}C-胆碱(^{11}C-choline)	细胞增殖
^{18}F-胆碱(^{18}F-choline)	细胞增殖

10.2.1.1 红细胞生成骨髓显像

放射性药物 ^{52}Fe、^{59}Fe 和 ^{111}In-氯化铟(^{111}InCl)与转铁蛋白(transferrin)相结合,通过在红细胞生成细胞中大量聚集而沉积于红骨髓中,可以直接反应骨髓的造血功能和分布情况。此类显像剂主要包括铁(^{52}Fe 和 ^{59}Fe)和 ^{111}In-氯化铟。

放射性核素 ^{52}Fe 具有良好的生理学特性,是较为理想的造血功能显像剂,能直接反映红骨髓的造血功能和分布状态,静脉注射 ^{52}Fe-枸橼酸铁 3.70 ~ 7.40 MBq(100 ~ 200 μCi)10 ~ 24 h 后显像。^{59}Fe 也是一种骨髓显像剂,其生理学特性与 ^{52}Fe 相同,但因其释放的射线能量较高,不适宜应用于临床显像。

^{111}In-氯化铟(^{111}InCl)、^{52}Fe 和 ^{59}Fe 均与转铁蛋白有很强的结合能力,但 ^{111}InCl 不参与血红蛋白的合成。静脉注射 ^{111}InCl 37 ~ 185 MBq(1 ~ 5 mCi)24 ~ 48 h 后显像。

10.2.1.2 网状内皮细胞骨髓显像

网状内皮细胞骨髓显像是目前临床中最为常用的骨髓显像方法,也称为放射性胶体显像,通过骨髓间质中网状内皮细胞吞噬和清除注射入血的放射性核素标记的胶体而使骨髓显像。因大多数情况下,骨髓的网状内皮细胞活性与骨髓的红细胞生成活性相一致,因此,可通过放射性胶体骨髓显像来间接反应红骨髓的造血功能和分布状况。因肝、脾中含有大量的单核-吞噬细胞,通过吞噬注射入血的放射性核素标记的胶体而使肝、脾明显显影，因而与肝、脾部位相邻的骨髓显像质量会受到影响。

放射性胶体主要有 ^{99m}Tc-硫胶体（^{99m}Tc-sulfur colloid，^{99m}Tc-SC）、^{99m}Tc-植酸钠（^{99m}Tc-sodium phytate）和 ^{111}In-胶体。目前，临床最为常用的骨髓显像剂为 ^{99m}Tc 标记胶体，尤以^{99m}Tc-硫胶体显像效果最好。临床上通常静脉注射 296～555 MBq（8～15 mCi）^{99m}Tc-硫胶体或 ^{99m}Tc-植酸钠，20～30 min 后显像。

10.2.1.3 粒细胞生成细胞骨髓显像

包括抗粒细胞单克隆抗体显像和^{99m}Tc-HMPAO-白细胞显像（^{99m}Tc-HMPAO-white blood cells imaging）。

（1）抗粒细胞单克隆抗体　在粒细胞生成细胞的分化过程中，可于细胞膜表面表达癌胚抗原（CEA）亚单位 NCA95，^{99m}Tc-NCA-95 抗体可与 NCA95 特异性结合，其显像剂量并不影响外周血中粒细胞计数。缓慢静脉注射 185～740 MBq（5～20 mCi），分别于注射 20 min、2 h 及 4～6 h 后显像。

（2）^{99m}Tc-HMPAO-白细胞　进行^{99m}Tc-HMPAO-白细胞制备时，应首先分离获得白细胞。^{99m}Tc 不能直接标记白细胞，在与具有亲脂性的 HMPAO 形成复合物后方可进入白细胞内，并达到进一步标记白细胞的目的。缓慢静脉注射 370～1 110 MBq（10～30 mCi）1～4 h 后进行显像。此项显像剂的制备较为复杂，目前国内尚未进行临床应用。

10.2.1.4 细胞代谢活性骨髓显像

常用的细胞代谢活性显像剂有^{18}F-脱氧葡萄糖（^{18}F-FDG）、^{111}I-喷曲肽生长抑素受体等。^{18}F-FDG 的摄取能够反映细胞的代谢活性，它很适用于检测红骨髓的功能及良性与恶性肿瘤疾病对骨髓的侵袭情况。研究表明，当骨髓摄取明显高于肝时可能提示骨髓处于激活状态。骨髓摄取 ^{18}F-FDG 弥漫性增加可能是由于造血系统疾病所致，也有可能是骨髓受恶性肿瘤侵袭或受到恶性肿瘤刺激，或是由于炎性反应，亦可能是近期化疗所致，或是受到造血生长因子的影响。骨髓对 ^{18}F-FDG 摄取增加是刺激造血的敏感指标，扩张型和增强型的摄取应考虑是在造血生长因子治疗期间。^{18}F-FDG PET 显像对骨髓恶性肿瘤的分期、随访、再分期将可能是非常重要的。

研究显示，^{111}I-喷曲肽生长抑素受体显像能够探测多发性骨髓瘤患者的恶性浆细胞和浆细胞瘤尤其是复发者。^{99m}Tc-甲氧基异丁基异腈（^{99m}Tc-MIBI）也被推荐可作为多发性骨髓瘤的一种潜在显像剂。与 ^{99m}Tc-MIBI 相比，^{18}F-FDG PET 检测病灶的性能更好，而 ^{99m}Tc-MIBI 对骨盆和脊柱的弥漫性病变的显像效果优于 ^{18}F-FDG PET。

10.2.1.5 细胞增殖活性骨髓显像

常用的显像剂包括胸苷类似物：^{18}F-3′-脱氧-3′-胸腺嘧啶核苷（^{18}F-3′-fluoro-3′-deoxy-l-thymidine，^{18}F-FLT）、^{11}C-蛋氨酸（^{11}C-methionine，^{11}C-MET）、^{11}C-乙酸盐（^{11}C-acetate）和 ^{18}F-氟乙酸盐等。

^{18}F-FLT 通过被动扩散和依赖 Na^+ 转运体进入细胞后被磷酸胸苷激酶 1（thymidine kinase 1，TK1）磷酸化为 ^{18}F-FLT 磷酸而滞留于细胞内，并且不能参与核酸进一步代谢。急性髓系白血病患者的骨髓和脾对 ^{18}F-FLT 的摄取是增加的；复发的、难治性的、未经治疗的白血病患者的骨髓对 ^{18}F-FLT 的摄取是明显增高的。因此，^{18}F-FLT 是疾病活动性的

生物标记物。^{18}F-FLT PET 显像将是骨髓移植后骨髓活性的一种非常有前景的无创性评价方法。^{18}F-FLT PET 也可应用于髓外造血病变(extramedullarvy hematopoiesis,EMH)。

^{11}C-蛋氨酸是另一种反应细胞增殖活性的 PET 显像剂,可用在高度增殖的组织氨基酸代谢成像,如骨髓活性成像。骨髓对 ^{11}C-蛋氨酸摄取增加的机制是细胞增殖和蛋白质合成表达增加。

10.2.2 方 法

患者无须特殊准备,显像前排空膀胱。静脉注射显像剂后常规进行前、后位全身显像,必要时行感兴趣区局部平面显像。

10.2.3 图像分析

在正常成年人,具有造血功能的红骨髓主要分布于中轴骨,即中心骨髓,少量分布于四肢骨即外周骨髓。对患者行全身骨髓显像分析时,应注意骨髓内显像剂分布情况和集聚程度、外周骨髓是否扩张、有无髓外造血等。

10.2.3.1 正常图像

(1)放射性胶体骨髓显像　放射性胶体在骨髓内分布于红骨髓对应部位,主要集中在正常成年人的中轴骨、肱骨和股骨的近段 1/3,显像剂呈均匀性分布。使用胶体显像剂进行骨髓显像时,大部分放射性胶体被肝、脾所摄取,仅有约 5% 的显像剂被骨髓摄取,因此骨髓显影清晰度较差,下位胸椎和上段腰椎因受肝、脾摄取放射性胶体的干扰而显示欠佳;外周骨髓通常只有肱骨和股骨的近段 1/3 轻微显影,左右基本对称,其余 2/3 基本不显影。正常婴幼儿的全身骨髓均为有活性的红骨髓,因此全身各个部位的骨髓都能显影;5~10 岁时尺骨、桡骨、胫骨和腓骨部分显影;10~18 岁时肱骨和股骨远段开始不显影;18~20 岁及以上骨髓显影基本同于成人。

(2)红细胞生成骨髓显像　放射性核素铁主要分布于中轴骨骨髓,正常肝、脾中浓集较少,如果肝、脾明显显影,则提示髓外造血可能。^{111}In 骨髓图像与放射性胶体骨髓显像图像类似,但因^{111}In 骨髓显像时肝、脾摄取显像剂较少,使得下位胸椎和上段腰椎骨髓显示清晰。

(3)细胞代谢活性骨髓显像　正常情况下,全身骨髓组织的 ^{18}F-FDG 分布略高于本底水平。正常情况下,肝、脾、骨髓对 ^{18}F-FDG 呈均匀性低摄取,与肝相比较,骨髓和脾对 ^{18}F-FDG 呈低摄取。骨髓炎时表现为局部^{18}F-FDG 高摄取。化疗后及使用促骨髓细胞增生性药物后表现为全身骨髓 ^{18}F-FDG 高摄取,左右分布基本对称,骨髓组织密度变化不明显。

(4)细胞增殖活性骨髓显像　^{18}F-3′-脱氧-3′-胸腺嘧啶核苷(^{18}F-FLT)主要分布于增生活跃的红骨髓内,肝和膀胱内也有非特异性分布,正常骨髓由于细胞增殖快,可见 ^{18}F-FLT 摄取,而其他正常组织对 ^{18}F-FLT 呈低摄取。纵隔和正常脑组织对 ^{18}F-FLT 的摄取也很低,因此 ^{18}F-FLT 的肿瘤/本底比值较高。

通常骨髓显像被分为 5 级(0~Ⅳ级),见表 10.2。

表 10.2　骨髓活性水平分级及临床意义

分级	骨髓显影程度	意义
0 级	骨髓未显影，中央骨髓显像剂分布与软组织相似	骨髓功能严重受抑
Ⅰ级	骨髓隐约显影，略高于软组织本底，轮廓不清晰	骨髓功能轻、中度受抑
Ⅱ级	骨髓清晰显影，轮廓基本清晰	骨髓活性正常
Ⅲ级	骨髓清晰显影，摄取显像剂增多，轮廓清晰	骨髓造血活性高于正常
Ⅳ级	骨髓显影十分清晰，与骨骼影像相似	骨髓造血活性明显增强

10.2.3.2　异常图像

骨髓异常通常表现在骨髓分布异常和活性异常两个方面。骨髓显像主要观察骨髓内显像剂分布和浓聚情况，判断是否存在局限性或广泛性显像剂分布增高或减低，以及外周骨髓内显像剂分布范围是否扩大、有无髓外造血等。中心骨髓活性水平低于Ⅱ级提示骨髓功能受抑制，常见于再生障碍性贫血和恶性肿瘤化疗后。Ⅱ级以上多见于代偿性的生理性改变和骨髓增生性疾病，异常骨髓显像常见于以下几种类型（以放射性胶体骨髓显像为例）。

（1）中心骨髓和外周骨髓均不显影或明显显影不良　提示骨髓功能严重受抑制或全身骨髓量普遍减低。

（2）中心骨髓和外周骨髓显影均增强，影像清晰，甚至向四肢远心端扩张　提示全身骨髓增生活跃，称为骨髓增生活跃型。

（3）中心骨髓显影不良　肱骨和股骨骨髓显影并向远心端扩张，称为外周骨髓扩张型，提示中心骨髓造血功能受抑制，而外周骨髓功能代偿性增生。

（4）骨髓局部显像剂分布放射性减低、缺损或增高　提示局部骨髓功能降低、缺失或增强。

（5）中心骨髓显影不良，外周骨髓、肝、脾等其他部位显像剂分布局灶性增高　提示存在髓外造血，是一种造血功能的代偿性现象。

10.2.4　临床应用

骨髓显像主要用于了解造血骨髓的功能与分布情况，对许多血液系统疾病，如再生障碍性贫血、骨髓纤维化、骨髓增殖性疾病等均有重要诊断价值。用于肿瘤疾病的诊断有以下几方面。

10.2.4.1　多发性骨髓瘤

多发性骨髓瘤（multiple myeloma）是骨髓内浆细胞异常增生所引起的一种恶性肿瘤，

病灶呈散在性分布。骨髓显像可见中心骨髓内有单个或多个显像剂分布局灶性缺损区，并常伴有外周骨髓扩张，即中心骨髓显影不良伴肱骨和股骨骨髓显影并向远心端扩张，^{99m}Tc-胶体显像时，40%～50%的患者中心骨髓可见多发性、局灶性缺损，其灵敏度略高于骨骼显像，较X射线发现溶骨性改变早几个月。

10.2.4.2 再生障碍性贫血

再生障碍性贫血（aplastic anemia，简称再障）是各种原因引起造血干细胞数量减少和（或）功能异常，进而引起全血细胞减少的临床病症。主要病理性特征改变是：全身性造血组织总容量减少，在造血功能受抑制的骨髓组织中存在散在的岛状增生灶。骨髓显像呈多样性改变，通常有以下几种类型。

（1）荒芜型　全身骨髓均不显影仅见肝、脾显影，提示全身骨髓造血功能广泛性严重受抑制，见于重度再障。

（2）抑制型　全身骨髓放射性活性低于正常，中心骨髓显像剂分布稀疏，容量减少，显影不良，骨髓造血功能受抑制程度与病情轻重一致。

（3）灶型　在全身受到不同程度抑制的中央骨髓中，可见界限清楚的灶状显像剂分布增高影或外周骨髓活性明显扩张。扩张的外周骨髓多见于股骨和胫骨干中段，灶状显影的原因尚不清楚，可能具有一定代偿性增生意义，预后较好。这一类表现也较常见，常见于慢性再障和青年再障患者，预后较好。

（4）正常型　全身骨髓显像分布基本正常，活性水平Ⅱ级，见于少数病情较轻的再障患者，这类患者贫血症状较轻，预后佳。

10.2.4.3 白血病

白血病（leukemia）是一组起源于造血干细胞的恶性血液系统疾病，常分为急性白血病（acute leukemia）和慢性白血病（chronic leukemia）两大类。急性白血病的骨髓显像呈多种多样改变，无明确规律可循，与急性白血病的病理类型、病程长短、病情严重程度、治疗与否及治疗效果有密切关系。急性白血病骨髓显像的主要特点是中心骨髓活性严重抑制，而外周骨髓明显扩张。中心骨髓活性受抑制程度与病理类型及年龄无关，而与白血病的病期有关。外周骨髓出现扩张多始于膝关节、踝关节的骨骺端，随后沿着四肢长骨骨髓腔由近及远呈离心式扩张，多见于膝关节、股骨和胫骨等部位，有研究表明白血病外周骨髓扩张是四肢长骨骨干中原本无造血功能的黄骨髓重新活化并转变为白血病性骨髓的结果。

慢性白血病骨髓影像与急性白血病骨髓显像相似，均表现为中心骨髓明显受抑制，而外周骨髓扩张，慢性白血病晚期伴发中轴骨纤维化时，外周骨髓扩张更为明显，随病情进展，外周骨髓也受抑制，部分患者可出现脾大，脾的大小及变化是白血病治疗过程中判断疗效的指标之一。

放射性核素^{18}F-FDG PET显像也可用于急性淋巴细胞白血病（acute lymphoblastic leukemia，ALL）或慢性粒细胞白血病（chronic myelogenous leukemia，CML）的疗效评价。CML患者治疗结束后行^{18}F-FDG PET骨髓显像通常显示骨髓摄取^{18}F-FDG减少。ALL患者行^{18}F-FDG PET骨髓显像可以观察局部复发情况。

10.2.4.4 原发性真性红细胞增多症和骨髓增生异常综合征

原发性真性红细胞增多症(polycythemia vera,PV)早期骨髓影像示中心骨髓放射性分布正常,随病情进展中心骨髓活性明显增强,外周骨髓扩张,骨髓显影异常清晰,类似骨骼显像。晚期 PV 中央骨髓因纤维化而表现为活性降低,外周骨髓进一步扩张,脾大。继发性红细胞增多症骨髓显像基本正常。

^{18}F-FDG PET 骨髓显像在真性红细胞增多症患者骨髓显像时表现为骨髓摄取 ^{18}F-FDG 弥漫性增高,这是由于多能造血干细胞的克隆增殖刺激骨髓所致。骨髓增生异常综合征(myelodysplastic syndromes,MDS)患者也显示弥漫性^{18}F-FDG 摄取增强。所以骨髓摄取 ^{18}F-FDG 弥漫性增加时,需要进行鉴别诊断。

10.2.4.5 股骨头无菌性缺血坏死的早期诊断

股骨头血液供应障碍时,最早受到损害的是股骨头内的骨髓组织,使其聚集显像剂的功能明显降低。骨髓显像可见患侧股骨头放射性分布明显低于健侧,甚至表现为缺损,周边骨髓显影正常。股骨头无菌性缺血坏死(aseptic avascular necrosis of femoral head)多见于镰状细胞性贫血。病变早期 X 射线结果显示正常,随病情发展,已坏死的股骨头或股骨颈将出现骨骼结构性改变。与骨显像比较,脊髓显像避免了膀胱内放射性对股骨头观察的影响,骨盆影像优于骨骼显像。

10.2.4.6 骨髓栓塞

骨髓栓塞(bone marrow thrombosis)常见于镰状细胞性贫血(sickle cell anemia)和镰状细胞性血红蛋白病(sickle cell hemoglobinopathy)。临床上主要表现为贫血伴局部关节疼痛与肿胀。急性期 X 射线检查常无异常发现,骨髓显像表现为病变部位局灶性放射性分布缺损,其周边骨髓显像剂分布正常或增浓,有时伴有外周骨髓代偿性扩张。栓塞部位多见于双下肢,其次为双上肢。动态观察骨髓局部缺损区的变化可作为判断疗效和预后的指标。

10.2.4.7 恶性肿瘤骨髓转移

恶性肿瘤骨转移时肿瘤细胞首先在骨髓腔内种植,因此在骨皮质浸润之前首先出现骨髓肿瘤细胞浸润,所以骨髓显像能比普通骨显像更早的发现骨转移。PET 示踪剂 ^{11}C-乙酸盐对于评价肿瘤骨髓转移可能是一个令人关注的示踪剂。Ponde 等研究显示,^{18}F-氟乙酸盐半衰期相对较长,^{18}F-氟乙酸盐作为 ^{11}C-乙酸盐可能的替代示踪剂已用于临床 PET 显像。

10.2.4.8 协助选择有效的骨髓穿刺或活检部位

骨髓穿刺和活检是诊断血液系统疾病的重要手段。骨髓显像能显示全身骨髓的分布状况,并可观察不同部位的骨髓活性,指导选择最佳的穿刺和活检部位,避免盲目穿刺和活检导致误诊和假阴性结果,有助于提高疾病诊断的准确性。

10.2.4.9 其　他

缺铁性贫血、慢性失血性贫血和慢性溶血性贫血等的骨髓显像,表现为中心骨髓活性明显增强、外周骨髓扩张和脾大。急性溶血性贫血的骨髓影像正常或轻度增生活跃。

10.3 脾显像

脾位于人体左季肋区，与第 9～11 肋相对，正常人在左肋弓下缘不能触及脾。脾是单核-吞噬细胞系统的重要组成部分。脾的主要功能是滤血(particles trapping)、造血(hematopoiesis)、储血(reservoir)及破坏衰老的红细胞及血小板，平时作为一个血库储备多余的血液。脾血流的 5%～10% 缓慢流过红髓，血液中如果含有细菌、异物等可被巨噬细胞形成的网状过滤床所拦截，并被吞噬细胞所吞噬。脾也是人体最大的淋巴器官，具有免疫和防御功能，能生成淋巴细胞、单核细胞，分泌激活因子(tuftsin)，还具有吞噬和清除异物功能。在显示脾的形态方面，CT、MRI 及超声的分辨率高，均优于放射性核素显像；但对于脾的生理功能显示方面，放射性核素显像具有独特的价值，在诊断脾血管瘤、脾破裂及监测脾移植方面，放射性核素显像具有不可替代的作用。

10.3.1 原 理

脾核素显像的原理与其功能密切相关。临床上多利用脾的吞噬、储血和滤血功能对脾进行显影。脾显像的原理依据显像剂的不同分为两类：一类是利用脾内单核-巨噬细胞对放射性胶体颗粒的吞噬作用而显像，单核-巨噬细胞在正常脾内呈均匀性分布，使脾显影清晰，放射性分布均匀；另一类是利用脾可贮存或吞噬血液中的热变性红细胞(heat-denatured red blood cell)(如 ^{99m}Tc-DRBC)而使脾显影。

10.3.2 显像剂

用于脾显像的放射性药物种类较多，如放射性核素标记的白细胞、血小板、胶体、红细胞等。临床常规应用的脾显像剂有放射性胶体和放射性核素标记的热变性红细胞。

^{99m}Tc-硫胶体和 ^{99m}Tc-植酸钠是脾显像最常用的胶体显像剂，静脉注射 74～185 MBq (2～5 mCi)，5%～10% 的胶体显像剂分布于脾，80%～90% 被肝摄取，5% 被骨髓摄取，10～15 min 后即可显像，可同时观察到显像剂在 3 种器官显影，并可利用此种显像剂在 3 种器官中不同浓度的分布变化了解和判断各器官的功能和结构状态，以及腹部肿物与肝、脾的关系。

放射性核素标记的热变性红细胞的制备采用体内标记法，即静脉注射 3 ml 生理盐水溶解的亚锡酸焦磷酸钠(含氯化亚锡 1 mg，焦磷酸纳 10 mg)，15～20 min 后自肘静脉抽取 5～6 ml 血置于用 10 ml 无菌有盖的刻度离心管中，离心管内含 2 ml ACD 保养液，均匀抗凝后加入 $^{99m}TcO^{4-}$ 740～1 110 MBq(20～30 mCi)，再次充分混匀。将离心管置于 49.50 ℃±0.50 ℃的恒温水育箱中温育 30 min 进行红细胞变性处理，取出后离心移去上清血浆，将管底的红细胞悬液用生理盐水稀释至 5 ml 后自静脉注入患者体内，0.50～3 h 后进行显像。

10.3.3 显像方法

患者无须特殊准备，常规行后前位、左侧位和前后位静态显像，必要时加做左前斜位和左后斜位，每个体位采集 750 k。若进行脾动脉灌注显像时，应行“弹丸”式静脉注射后即刻以 1 帧/s 的速度连续采集 60 s。

10.3.4 图像分析

10.3.4.1 动脉灌注显像

静脉注射显像剂 8 ~ 10 s 后腹主动脉开始显影，脾和双肾随后即可见显影，再经12 ~ 18 s 后，肝即可见显影。

10.3.4.2 静态显像

由于脾位置紧贴后腹壁，所以后前位显像显示最佳，正常脾后前位像呈椭圆形或逗点形，亦有呈三角形、半球形和分叶形。左侧位脾影呈椭圆形或逗点形，左前斜位脾影呈椭圆形，前位脾影下缘在肋弓以内。脾上端和脾门凹陷处，放射性分布略稀疏，其余放射性分布均匀。脾大小也常以后前位影像来度量，正常纵径为(10.00±1.50)cm，横径小于(6.50±1.00)cm，平均面积(52.80±14.60)cm^2。用下式可计算出脾的重量：

$$W = 0.257 \times S \tag{10-1}$$

式中，W 代表脾的重量(g)，S 代表脾的面积(cm^2)。正常脾重量为(120±50)g。

儿童脾的大小和纵径与其年龄有关。刚出生时婴儿脾的纵径约 5.70 cm，随后每年增加 0.30 cm，直至长大到 16 岁，因此儿童脾纵径的计算公式为：

$$L = 5.70 \pm 0.30\,A \tag{10-2}$$

式中，L 代表脾的纵径(cm)，A 代表年龄(y)。

10.3.5 临床意义

10.3.5.1 脾大小异常

后位脾影纵径大于 13 cm，横径大于 8 cm；或左侧位脾影纵径超过 11 cm，横径大于 8 cm 即为脾大(splenomegaly)。导致脾大的原因有很多种，主要分两大类：一类为血管性因素，即各种原因如感染、肝硬化等导致脾静脉回流障碍，脾内血流量增多致脾大，临床上最多见于肝病。另一类为脾内占位性病变，如脾囊肿、脾梗死、血肿、淋巴瘤或恶性转移瘤浸润、肉芽肿、弥漫性淀粉样改变等，该类病因所导致的脾大，脾内血流量并没有增多。

脾显像示脾影小分为假性小脾和真实小脾。假性小脾的原因可能是因为脾组织被囊肿、血肿或其他因素挤占，致使有功能的脾组织明显减少。真实小脾多见于脾发育不良、脾血管堵塞、手术、外伤后残留脾组织或种植脾和儿童期脾。

10.3.5.2 解剖性无脾和功能性无脾

解剖性无脾为先天性发育畸形，在各种影像学图像如 CT、MRI、B 超及核素脾显像中均表现为脾缺失。功能性无脾是指在 CT、MRI、B 超等影像学检查中显示脾存在，而核素脾显像表现为脾影缺失，该现象多见于脾血流供应障碍或单核巨噬细胞系统功能严重受损。

10.3.5.3 副 脾

副脾(accessory spleen)是一种先天性畸形，是指在正常脾外存在的脾组织，体积明显比正常脾小，但具有正常的脾功能，常位于脾门或脾动脉附近。当脾被切除后，副脾可代偿性增生增大，替代原有脾功能。

10.3.5.4 脾梗死和脾外伤

脾梗死(splenic infarct)可为单发或多发，脾显像表现为脾内单个或多个楔形显像剂分布缺损区。脾外伤(splenic trauma)常伴有脾破裂和(或)脾内血肿，在血肿处没有或仅有少量显像剂分布，脾显像表现为显像剂分布稀疏或缺损。

10.3.5.5 种 植 脾

种植脾(splenosis)多见于脾外伤或手术后，脾碎片在自体腹腔和(或)胸腔组织中播散或种植成活。脾显影可以观察和诊断原位和(或)异位种植脾的存活情况。

10.3.5.6 脾内占位性病变

脾内各种占位性病变，如脾内囊肿、脓肿、脾肿瘤等病变处在脾显像中均表现为局限性显像剂分布稀疏或缺损区。如脾血池显像时在相应部位呈放射性异常浓聚区，则提示脾血管瘤。

10.3.5.7 左上腹肿物的鉴别诊断

左上腹有许多重要器官，如左肾、胃、胰腺、脾等。当检查发现左上腹有占位性病变时，该肿物可能来源于此部位的任一器官，可能难以进行准确的鉴别诊断。脾显像可以明确肿物与脾的关系，脾显像若脾位置正常，形态完整，且肿瘤部位无放射性摄取，提示该肿瘤与脾无关；若脾出现放射性缺损且缺损部位恰与肿瘤部位一致，则提示脾占位性病变。

10.4 淋巴显像

淋巴系统同遍布全身的血液循环系统一样，也是一个网状的液体系统，该系统由淋巴管(lymphatic drainage)、淋巴器官、淋巴液组成。淋巴管由起始于组织间隙具有膨大盲端的毛细淋巴管彼此交汇合成淋巴管，并逐渐汇合成淋巴干，最终汇总成胸导管和右淋巴导管。毛细淋巴管壁的通透性较大，一些不易透过毛细血管的大分子物质，如蛋白质、细菌、异物、癌细胞等较易进入毛细淋巴管。淋巴液指在淋巴管内流动的无色透明液体，组织液进入毛细淋巴管即为淋巴液。淋巴结(lymph node)为扁圆形或椭圆形、直径 2 ~ 25 mm 大小不等的小体，一侧凸隆，另一侧凹陷，凹陷中央处为淋巴结门，淋巴结的主要功能是滤过淋巴液、产生淋巴细胞和参与免疫反应。淋巴系统是人体重要的防卫体系，人受伤以后组织会肿胀,要靠淋巴系统来排除积聚的液体,恢复正常的液体循环。淋巴显像(lymphoscintigraphy)是一种简单、无创的核素显像方法,即可提供淋巴系统结构变化信息又可动态显示淋巴回流功能。目前,淋巴显像主要用于乳腺癌(breast cancer)、喉癌(laryngeal)、皮肤恶性黑色素瘤(cutaneous malignant melanoma,CMM)和盆腔肿瘤相关淋巴结状况的分析,为治疗方案的选择和预后评估提供重要的影像学信息。

10.4.1 适应证

淋巴显像无明确禁忌证,它主要适用于:①了解局部引流淋巴结的解剖分布及生理功能;②了解恶性淋巴瘤的累及范围;③了解其他恶性肿瘤经淋巴系统转移的途径及程度;④恶性肿瘤手术、放疗和化疗前后对比;⑤淋巴结清除根治术后效果判断;⑥经淋巴系统转移的恶性肿瘤的临床分期、治疗方案选择及预后判断;⑦检测其他累及淋巴系统的良性疾病,主要包括:肢体水肿、乳糜尿、乳糜胸、乳糜腹、乳糜心包及蛋白丢失性肠症;⑧肢体水肿的病因诊断。

10.4.2 原 理

毛细淋巴管管壁由单层内皮细胞组成,其基底膜不完整,相邻内皮细胞的边缘像瓦片般互相覆盖,可以向管腔内飘动,形成向管腔内开放的单向活瓣,内皮细胞间的间隙大,组织液以及悬浮于其中的微粒,如大分子蛋白质、细菌、红细胞、癌细胞等都可通过这种活瓣进入毛细淋巴管,但不会倒流。淋巴显像利用这种解剖特点,向组织间隙内注入放射性核素标记的大分子或胶体物质(分子量>37 000 或 4 ~5 nm<颗粒直径<100 nm),这些大分子或胶体物质不能透过毛细血管基底膜,但可以被毛细淋巴管吸收,并在向心性引流过程中部分被引流淋巴窦内单核-巨噬细胞吞噬而滞留于淋巴结内,部分沿淋巴管运行归入体循环,最后被肝、脾单核-吞噬细胞系统清除,用 SPECT 可简便快速、安全无创地显示各级引流淋巴结(链)的分布、形态及相互关系,还可动态显示淋巴回流功能。

10.4.3 方 法

10.4.3.1 显像剂

SPECT 淋巴显像所用显像剂为放射性核素标记的大分子或胶体物质,这些大分子或胶体物质应具有颗粒分散度小、稳定性高、直径小于 100 nm,并且注射后淋巴结摄取率高、在淋巴系统中滞留时间相对较长、清除速度快、半衰期和 γ 射线能量适中等特点。临床常用淋巴显像剂有 3 类,见表 10.3。

目前比较常用的淋巴显像剂为 ^{99m}Tc-硫化锑胶体和 ^{99m}Tc-右旋糖酐。^{99m}Tc-硫化锑胶体颗粒大小适宜,在体内比较稳定,更易被淋巴摄取。^{99m}Tc-右旋糖酐(^{99m}Tc-DX)颗粒小,在淋巴系统内移行速度快,适合动态显像。

表 10.3 常用淋巴显像剂

显像剂	用量	显像时间
胶体类		
^{198}Au-胶体(^{198}Au-colloid)	1～2 mCi	6～24 h
^{99m}Tc-硫胶体(^{99m}Tc-sulfur colloid,^{99m}Tc-SC)	1～2 mCi	
^{99m}Tc-植酸钠(^{99m}Tc-sodium phytate,^{99m}Tc-PHY)	1～2 mCi	2～4 h
^{99m}Tc-硫化锑(^{99m}Tc-antimony sulfide)	1～2 mCi	2～6 h
^{99m}Tc-微胶体(^{99m}Tc-nanocolloid)	1～2 mCi	
蛋白质类		
^{99m}Tc-人血清白蛋白(^{99m}Tc-human serum albumin,^{99m}Tc-hSA)	2～6 mCi	
高聚物		
^{99m}Tc-脂质体(^{99m}Tc-liposome)	1～2 mCi	2～6 h
^{99m}Tc-右旋糖苷(^{99m}Tc-dextran,^{99m}Tc-DX)	1～2 mCi	2 h 内

10.4.3.2 显像方法

(1)注射部位和显像体位 淋巴显像通常有两个目的:一是了解某一区域或组织器官正常淋巴回流的生理性分布;二是观察肿瘤周边淋巴回流是否通畅、确定恶性肿瘤是否侵及周边淋巴组织。显像剂注射部位应根据淋巴循环的解剖生理规律,按照检查部位和范围的不同,选择各部位淋巴回流起点的皮下、黏膜下、组织间隙、体腔或器官被膜下注射。根据显像淋巴结的部位不同,注射的部位和要求亦不同,详见表 10.4。

表 10.4 淋巴显像注射部位及适应证

显像范围	注射部位	注射深度	显像体位	适应证
颈部、耳后、锁骨淋巴结	双耳后乳突尖端	皮下 0.50 cm	前、左右侧位	头面部肿瘤
颌下淋巴结	下唇黏膜		前、左右侧位	头面部肿瘤
双上肢、腋窝、锁骨下淋巴结	双手Ⅰ、Ⅱ指蹼	皮下 0.50～1.00 cm	前、左右侧位	乳腺癌、头颈部肿瘤
腋窝淋巴结	乳晕、乳房皮下	皮下 0.50～1.00 cm	前位	乳腺癌
纵隔淋巴结	右下腹阑尾点下、食管黏膜下	腹腔内、食管黏膜下	前位	纵隔恶性肿瘤

续表 10.4

显像范围	注射部位	注射深度	显像体位	适应证
胸骨旁及乳内淋巴结	腹中线旁3 cm，肋缘下1～2 cm	腹直肌后鞘、双肋缘下1～2 cm	前位	乳腺癌
双下肢、腹股沟、髂外、髂总、腹主动脉旁淋巴结	双足Ⅰ、Ⅱ趾蹼	皮下0.50～1.00 cm	前、后位	盆腔肿瘤转移及淋巴瘤乳糜症、乳糜胸、肢体淋巴管炎、肢体淋巴水肿
盆腔、直肠旁、闭孔、骶前、髂内、髂总、腹主动脉旁淋巴结	肛周3点、9点和肛尾骨连线中点	组织内2～4 cm	后、前位	盆腔恶性肿瘤
前哨淋巴结、病变上行淋巴结	肿瘤内、肿瘤周围	皮下或黏膜下	按需	经淋巴系统转移的恶性肿瘤

淋巴显像一般取仰卧位，在颈淋巴和腋淋巴显像时加做左右侧位，腋窝淋巴显像时嘱患者双手抱头，以充分暴露腋窝部；头颈部病变的注射部位应位于病变的上方；恶性黑色素瘤的注射部位应距离病变或手术切口1 cm以上，避免干扰前哨淋巴结显影。

（2）体表标志　为了准确进行淋巴结解剖位置定位，常需确定体表标志，详见表10.5。

表10.5　淋巴显像体表标志

显像部位	前位标志点	侧位标志点	后位标志点
颈淋巴	胸骨上缘、下颌尖	外耳孔	
腋窝淋巴结	胸骨上缘、肩峰	腋窝前、后缘中心	
胸廓内淋巴结	胸骨上缘、剑突		
腹股沟、髂淋巴结	耻骨联合、脐窝、剑突		尾骨尖、髂嵴
盆腔内淋巴结	耻骨联合、脐窝、剑突		尾骨尖、坐骨结节
其他	根据具体部位标出相应体表解剖标志点		

10.4.3.3　采集方式

（1）局部显像　探头配置低能通用型或高分辨准直器，能峰：140 keV，矩阵：128×128，窗宽：20%。采集计数：100～200 k/帧。时间采集3～6 min。对腋窝、锁骨上淋巴显像时，可用针孔准直器采集。

（2）全身显像　全身、下肢和躯干部淋巴显像时可采用全身扫描，自下而上以10～20 cm/min的速度扫描。肝脾放射性过强时，可用铅片屏蔽。

（3）动态显像　为观察淋巴引流功能，应采用颗粒小、淋巴引流快的显像剂，如^{99m}Tc-右旋糖酐（^{99m}Tc-DX）。在远端注入显像剂后，立即以30～60 s/帧的速度进行动态采集

20～30 min。

(4)最佳显像时间 根据所用显像剂和检查目的决定显像时间。静态显像一般在注射显像剂后的2 h内,必要时加做延迟显像。以^{99m}Tc-硫化锑胶体为例:①盆腔、颈部及特殊部位分别于注射后30 min、60 min和120 min显像,必要时延迟显像。②腹膜后、腋窝、胸廓内部在注射后120 min或180 min显像,必要时延迟至4 h甚至6 h显像。动态显像以^{99m}Tc-DX为例,在远端注入显像剂后立即以30～60 s/帧的速度动态采集20～30 min。

10.4.4 注意事项

注意事项包括:①因注射部位特殊,检查前应向患者解释清楚,以取得配合。②进针后注药前应回抽针芯,以确认针头不在血管内,不致将显像剂注入体循环内。③于肢体远端给药时,应嘱患者做肢体主动运动,有助于显像剂的淋巴回流,在肢体淋巴水肿时尤为重要。于其他部位注射时,注射后应不断按摩注射点,促进淋巴回流。④对双侧对称分布的淋巴结显像时,原则上应先对患侧进行注射及显像,然后在对侧以同法及同样条件注射显像剂并显像。⑤淋巴链不显影者应观察膈淋巴结(胸骨旁)、耳后淋巴结(颈部)及肝显像情况,以排除注射的技术误差。

10.4.5 图像分析

10.4.5.1 正常图像

正常人的淋巴显影清晰,淋巴链影像连贯,无固定的中断现象,左右两侧基本对称,淋巴结多呈圆形或卵圆形,其内放射性分布基本均匀(图10.2)。

(1)颈淋巴结 正常可见双侧颈深和颈浅两组淋巴结,每组淋巴结数目2～7个不等,颈深淋巴结向内下,沿气管两旁走形,颈浅淋巴结在颈外侧皮下向下延伸,左右两侧基本对称,侧位显像见颈深淋巴链在前,颈浅淋巴链在后,两条淋巴链呈“人”字形排列。

(2)腋窝及锁骨下淋巴结 前位像显示两侧淋巴结群和淋巴链对称地从腋下斜向上延伸至颈根部,呈“八”字形分布,淋巴结数目可有个体差异。侧位像可显示腋窝淋巴结的中央群、外侧群和后群,大致呈菱形分布。一般锁骨上淋巴结群不显影。

(3)胸骨旁淋巴结 胸骨旁两侧1～3 cm处可见分布于肋间隙的3～7个淋巴结,上下排列成链,在胸廓上部分布较密,约20%的正常人两侧间有交通支存在,从注射部位到肋弓水平,可见1～2个膈淋巴结显影,是注射技术正确的证据。

(4)腹股沟及腹膜后淋巴结 正常图像可见呈倒置“Y”形排列的淋巴结群影,自下而上依次显示腹股沟深组、浅组淋巴结、髂外和髂总淋巴结,两侧淋巴结均向中线交汇于腹主动脉旁淋巴结群,两侧淋巴结显影基本对称,约1/5的正常人两侧髂淋巴结显像不对称。正常人乳糜池及胸内淋巴结系基本不显影。

(5)盆腔淋巴结 前位像可见骶前、髂内、髂外、髂总淋巴结和腹主动脉旁淋巴结,由于盆腔内毛细淋巴管较少,显像剂吸收较差,故淋巴结显影的数目较少,清晰度也差且两侧可不对称。一般盆腔淋巴结多从后位观察,只能看到1～2个闭孔淋巴结和(或)直肠旁淋巴结。

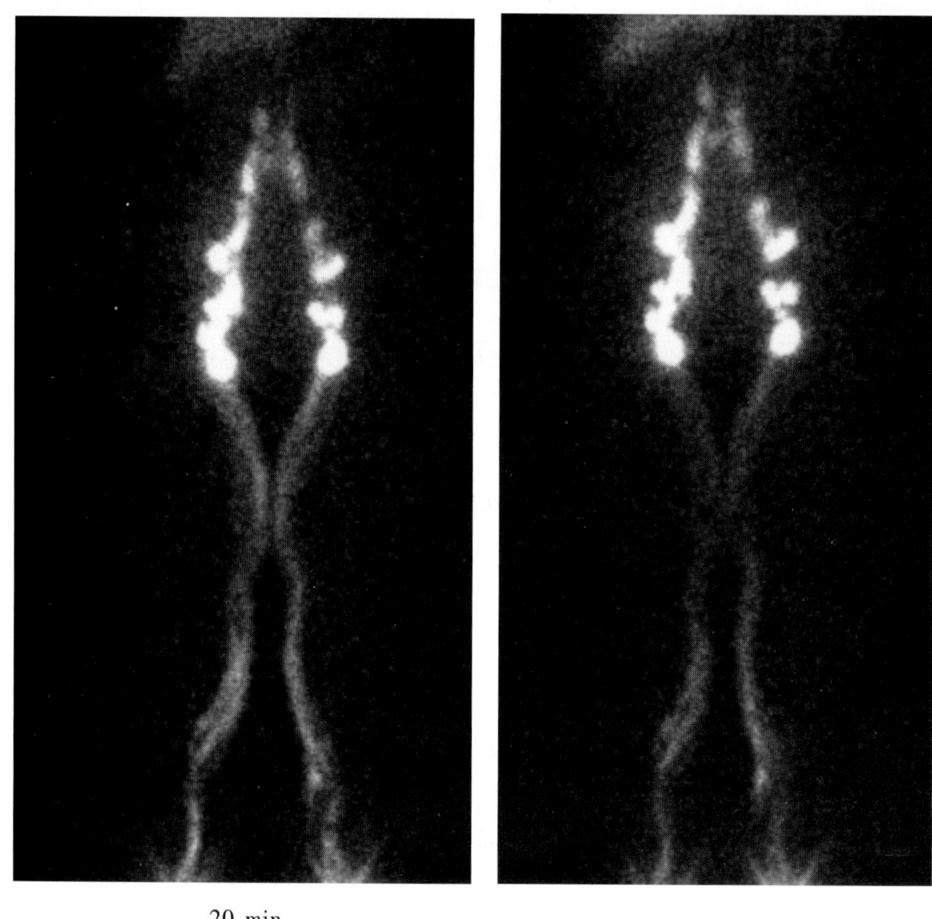

图 10.2 成人双下肢淋巴正常^{99m}Tc-硫胶体影像(^{99m}Tc-sulfur colloid imaging)

10.4.5.2 异常图像

异常图像包括:①显影延迟,注射显像剂 2 ~4 h 后仍不见明确的淋巴结或淋巴管显影。②一处或多处淋巴结影像缺失或显像剂摄取降低。③一处或多处淋巴结影像明显增大,显像剂摄取降低。④双侧淋巴结显影明显不对称,一侧淋巴管扩张,淋巴结增大,显像剂摄取增多或缺失。⑤淋巴链中断,局部显像剂滞留,或有明显的侧支淋巴通路,淋巴管迂曲、扩张,显像剂外漏或向皮肤反流,提示淋巴系统严重梗阻。⑥4 ~6 h 后肝不显影,组织内血液本底不升高,提示重度淋巴梗阻。

10.4.6 临床意义

10.4.6.1 恶性淋巴瘤的诊断

淋巴瘤(lymphoma)是起源于淋巴组织的恶性肿瘤,根据瘤变细胞成分的不同又分为霍奇金病(Hodgkin disease,HD)和非霍奇金淋巴瘤(non-Hodgkin Lymphoma,NHL)。淋巴瘤受累淋巴结往往表现为明显增大,可能是多个淋巴结融合所致,显像剂摄取多降低,中晚期多呈显像剂分布明显稀疏或缺损改变。

10.4.6.2 恶性肿瘤淋巴转移的诊断

淋巴转移(lymphatic metastasis)是恶性肿瘤远处转移的主要途径之一。从原发瘤体上解离脱落的细胞团侵入毛细淋巴管,随淋巴液自近至远地引流侵入淋巴结,最后播散入血发生全身广泛转移。许多恶性肿瘤早期就会出现局部淋巴结转移,但并非所有肿瘤都会出现淋巴转移,转移与否主要由瘤组织的生物特性决定。一般来说,分化差的肿瘤淋巴转移发生率高,皮肤、口腔、呼吸道、消化道、生殖系及腺体的上皮样癌多经淋巴转移。另外,黑色素瘤也多由淋巴转移。淋巴显像可用于判断恶性肿瘤局部及远端淋巴结受累状况、淋巴引流途径,对恶性肿瘤的分期、治疗方案的选择以及预后估测有重要意义。恶性肿瘤淋巴转移的主要征象是受累淋巴结肿大模糊、缺损、边缘不清、淋巴引流不畅等。淋巴显像诊断淋巴转移的灵敏度为70%~80%,特异性为80%~90%。

正常乳内淋巴结显像可见胸骨旁两条从膈下到锁骨上凹的淋巴链影,链形完整,淋巴结形态规则。乳内淋巴结转移时显像可见正常淋巴链中断、淋巴结形态不规则、显像剂摄取降低、边缘模糊,有梗阻时可见淋巴管扩张、局部显像剂摄取增强、胸骨旁淋巴结不显影等征象。

盆腔淋巴结转移时可见一处或多处淋巴链中断、淋巴结大小及形态不规则,淋巴通道受阻时淋巴结影像扩大、移位、肝内显像剂分布减少或不显影则提示淋巴回流不畅。

10.4.6.3 前哨淋巴结的探查

通过对肿瘤前哨淋巴结(sentinel lymph node,SLN)显影可探测恶性肿瘤是否发生淋巴结转移及转移的程度,对肿瘤患者的临床分期、治疗方案的选择和预后判断具有重要的临床价值。

10.4.6.4 淋巴水肿的诊断

淋巴水肿(lymphoedema)是淋巴系统最常见的良性疾病,是指机体某些部位淋巴液回流受阻或淋巴液反流所致的体液在浅层软组织内蓄积,反复感染后皮下纤维结缔组织增生,脂肪硬化,肢体增粗,后期皮肤增厚、粗糙、坚韧如象皮,亦称“象皮肿”(图10.3)。下肢淋巴水肿最常见,原发者多为先天或遗传所致淋巴系统缺陷;继发者多由外伤、感染、肿瘤、手术或寄生虫病等引起。淋巴水肿显像主要表现为局部淋巴引流缓慢甚至停滞,原发者多伴有淋巴管不显影,显像剂向表皮反流、扩散,严重者完全无淋巴管或淋巴结显影,继发者多有淋巴管扩展,多条侧支淋巴管显影等征象。

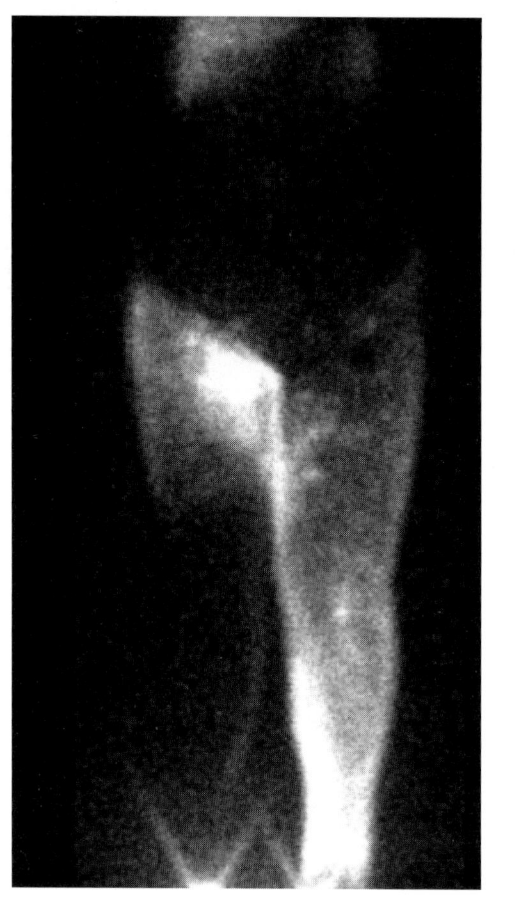

20 min

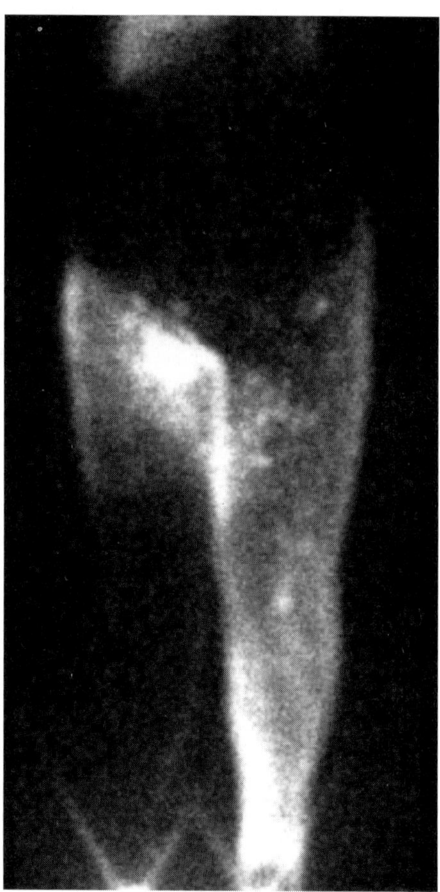

2 h

图 10.3 双下肢象皮肿 ^{99m}Tc-硫胶体影像

10.4.6.5 **确定放疗布野及手术范围**

淋巴显像可以明确局部引流淋巴结的空间分布和位置，有助于放疗布野的实施，提高放疗布野的准确性及肿瘤的治愈率。通过淋巴结显像显示引流淋巴结，可用于指导手术有效地清除高危组淋巴结，避免切除良性增生的淋巴结，提高恶性肿瘤手术成功率，延长患者生命，尤其是近年提出的前哨淋巴结显像，为手术准确切除引流淋巴结，减少不必要的扩大清除提供了准确可靠的信息。此方法已广泛用于乳腺癌、黑色素瘤、肺癌等恶性肿瘤转移淋巴结的探查。

10.4.6.6 **乳糜外溢定位**

乳糜外溢行根治性手术前需对瘘管进行准确定位。淋巴显像可显示瘘管影像，随即可见胸腔（乳糜胸）、腹盆腔（乳糜腹）、肾和膀胱（乳糜尿）内显像剂分布明显增多。

10.5　PET 显像在恶性淋巴瘤中的应用

淋巴瘤起源于淋巴结和淋巴组织,其发生大多与免疫应答过程中淋巴细胞增殖分化产生的某种免疫细胞恶变有关,是免疫系统的恶性肿瘤,属于淋巴增殖性疾病的一种,主要表现为无痛性淋巴结肿大、肝脾大,全身各组织器官均可受累,伴发热、盗汗、消瘦、瘙痒等全身症状。根据病理学特征分为霍奇金病(HD)和非霍奇金淋巴瘤(NHL)两种。霍奇金病的病理学特征为瘤组织内含有淋巴细胞、嗜酸性粒细胞、浆细胞和特异性的里-斯(Reed-Steinberg)细胞。NHL 按照病理类型分为结节性富含淋巴细胞型和经典型,后者包括淋巴细胞为主型、结节硬化型、混合细胞型和淋巴细胞消减型。NHL 发病率远高于 HD,是一组具有很强异质性独立疾病的总和,病理上主要是分化程度不同的淋巴细胞、组织细胞或网状细胞。根据 NHL 的自然病程,可归为三大临床类型,即高度侵袭性、侵袭性和惰性淋巴瘤。根据不同的淋巴细胞起源,可以分为 B 细胞、T 细胞和 NK 细胞淋巴瘤。

淋巴瘤在西方国家发病率较高,居恶性肿瘤发病率的第 5 位。在我国恶性淋巴瘤的发病率相对较低,居恶性肿瘤发病率的第 11 位,但平均发病年龄较轻,并有逐渐年轻化趋势,霍奇金病的比例也较低,仅占 8%~11%。对淋巴瘤特别是对霍奇金病来说,诊断的早晚、肿瘤的分期与治疗方案的选择及预后有很大关系。目前,对浅表淋巴结的检查主要靠 B 超检查和放射性核素显像;纵隔和肺部淋巴结的检查,胸部 CT 可以确定淋巴结位置及大小;腹部、盆腔较大淋巴结的检查,首选检查方法是 CT,但针对较小的病灶,或者对病灶范围和代谢情况进行估计从而判断恶性程度和预后,以上常规检查均不能及 PET。PET 可用于淋巴瘤早期诊断、分期和再分期、残存及疗效判断和复发监测。

10.5.1　早期诊断

PET 显像较其他影像学技术能更敏感地显示病变的淋巴结。临床研究显示,受侵犯的淋巴结即使其大小正常,PET 显像亦能显示,而 CT 则无法诊断,Hoh 等人发现在部分患者中 PET 显像改变了传统方法对患者的分期。

目前 PET 检测淋巴瘤病灶应用最为广泛的显像剂是^{18}F-脱氧葡萄糖。因为淋巴瘤细胞对 ^{18}F-FDG 摄取率与淋巴瘤细胞增殖率及代谢水平呈正相关,并与恶性程度平行,^{18}F-FDG PET 显像可通过肿瘤细胞与正常细胞对 ^{18}F-FDG 代谢活性的差异而灵敏地显示肿瘤病灶,并可以发现大小正常、但受肿瘤细胞浸润的淋巴结,能较其他影像学技术更敏感地显示病变,并且可以较好地鉴别淋巴结的良性与恶性。淋巴瘤的诊断主要靠活检,PET 在淋巴瘤的诊断方面主要用于对肿瘤灶进行准确定位,为有创性诊断选择最佳取材部位,所显示的阳性病灶有助于针对性选择穿刺活检部位,从而提高穿刺活检的成功率和阳性率,而显像结果阴性可基本除外淋巴瘤。在实际应用中,^{18}F-FDG PET 能早期发现一些微小病灶,指导正确取材获得病理诊断,对淋巴瘤的早期正确诊断具有临床实用价值。国内学者华逢春等统计一组 40 例疑似淋巴瘤患者^{18}F-FDG PET 显像诊断结果,淋巴瘤诊断的敏感性、特异性和准确性分别为 100%、76.90% 和92.50%。^{18}F-FDG PET 对于淋巴瘤骨髓浸润的诊断显像优于其他影像手段，其准确性可达 92%。^{18}F-FDG PET 显像对淋巴瘤不同组织学亚型检测的敏感性不一。Weilei-Sagie 等分析了 ^{18}F-FDG PET 显像对 766 例淋巴瘤的检出率，其中对霍奇金淋巴瘤（Hodgkin lymphoma, HL）、伯基特淋巴瘤（Burkitt lymphoma, BL）、套细胞淋巴瘤（mantle cell lymphoma, MCL）、淋巴结边缘区淋巴瘤、淋巴母细胞性淋巴瘤的敏感性均为 100%，对弥漫性大 B 细胞淋巴瘤（diffuse large B-cell lymphoma, DLBCL）的敏感性为 97%，对滤泡型淋巴瘤（follicular lymphoma, FL）的敏感性为 95%。淋巴瘤不同组织学亚型对 ^{18}F-FDG 浓聚的程度亦不同，NK/T 细胞淋巴瘤、间变性大细胞淋巴瘤、晚期的皮肤 T 细胞淋巴瘤对 ^{18}F-FDG 的浓聚程度较高，而外周 T 细胞淋巴瘤、蕈样真菌病、早期的皮肤 T 细胞淋巴瘤对 ^{18}F-FDG 的浓聚程度较低。

10.5.2 准确分期

恶性淋巴瘤分期通常使用修改后的 Ann Arbor 分期标准。

Ⅰ期：病变限于单个淋巴结（Ⅰ）或淋巴结以外的单个器官或部位（ⅠE）。

Ⅱ期：病变侵犯膈肌同一侧的 2 个或更多的淋巴结区（Ⅱ）；或局部侵犯淋巴结以外的单个器官或部位，伴膈肌同一侧的 1 个或更多的淋巴结区（ⅡE）。

Ⅲ期：病变侵犯膈肌的两侧淋巴结（Ⅲ）；或同时侵犯淋巴结以外的单个器官或部位（ⅢE）；或侵犯脾（ⅢS）；或两者都受侵（ⅢE）。

Ⅳ期：弥漫性病变，侵及 1 个或多个淋巴结以外的器官或部位，伴有或不伴有淋巴结受侵。

每个分期可按症状分为 A、B：

A：无 B 组所述症状。

B：发热（38 ℃以上）、盗汗、6 个月内体重下降>10%。

淋巴瘤分期关系到其治疗方案的选择。早期（Ⅰ、Ⅱ期）多采用全身淋巴结放射治疗，中期放疗结合化疗，晚期则采用大剂量化疗，这样可使得约 85% 的患者获得治愈。由于 PET 能较常规 X 射线检查、CT、骨穿、MRI 等更敏感地显示病变淋巴结，特别是能全面、准确地显示淋巴结外组织和器官的病变，因此能更精确地对患者进行分期。

由于淋巴瘤可发生于全身任何部位，其分期与病变范围关系密切，而 PET 显像一次扫描就可以获得全身组织、脏器的葡萄糖代谢信息，非常有助于观察淋巴瘤的全身累及和扩散情况，据此对淋巴瘤做出更为准确的分期（图 10.4）。淋巴瘤胸部 CT 征象包括：发现纵隔多个肿大的淋巴结，分布以前纵隔和支气管旁组最常见，其次是气管与支气管组和隆突下组，肺门淋巴结肿大。肿大的淋巴结可融合成块，也可散在分布。增强扫描肿大淋巴结可见轻度强化，坏死区因无明显强化显示更清晰。淋巴瘤亦可侵犯胸膜、心包及肺组织，可表现为胸腔积液、胸膜结节样增厚、心包增厚及积液、肺部病变可以表现为大块浸润或结节状浸润，腋窝可见结节影。其腹部 CT 征象包括：初期表现为腹膜后某一区域淋巴结增大，呈多个类圆或椭圆形软组织密度结节影，随病变进展，受累淋巴结增大并趋向于融合成分叶状团块，增强扫描受累肿大淋巴结轻度强化，坏死区无强化。淋巴瘤可侵犯肝、脾，多为继发性。受累肝及脾大，病变可为弥漫性浸润；胃淋巴瘤常使胃壁慢性增厚，病变范围大，但轮廓较光整，与邻近气管之间常有清楚的脂肪间隙，多伴有胃周淋巴结肿大。

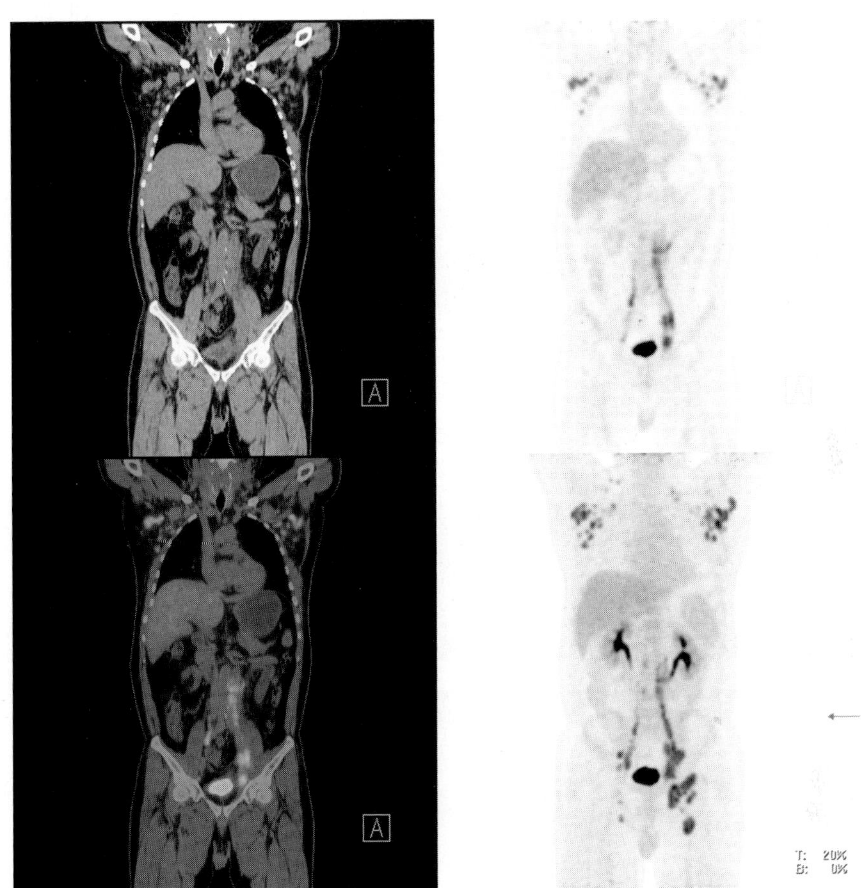

图 10.4　非霍奇金淋巴瘤(冠状断层)

颈部、双侧腋窝、腹膜后、双侧髂血管旁及双侧腹股沟多发肿大淋巴结放射性异常浓聚，经病理证实为非霍奇金淋巴瘤(B 细胞淋巴瘤)

10.5.3　观察疗效及监测复发

淋巴瘤治疗后是已被抑制还是继续进展是需要及时而准确地做出判断的问题，这样可以避免无效治疗或及时改变治疗方案。恶性淋巴瘤对 ^{18}F-FDG 代谢程度与肿瘤细胞增殖率呈正相关，许多研究表明标准摄取值(SUV)的变化可反映肿瘤对治疗的反应情况，所以 ^{18}F-FDG PET 显像可以用来监测肿瘤对治疗的反应，从而准确判断淋巴瘤的疗效，肿瘤病灶摄取 ^{18}F-FDG 降低或不摄取是亚临床或临床水平治疗有效的早期标志，^{18}F-FDG PET 代谢无变化或进一步升高则是治疗效果不佳或无效的反映，典型病例见图 10.5。淋巴瘤治疗后常规显像病灶肿块可持续存在，在一定时间内大小变化不明显，CT、MRI 和超声等常规形态学显像对淋巴瘤治疗效果的评价是基于治疗前后肿瘤病灶大小和数目的变化来判断治疗效果的，这些方法不够灵敏，而且准确性不高，因为治疗后的 1 ~ 2 周病灶会因水肿而略有增大;而疗效判断往往需要 1 个月或更长时间,并受坏死和纤维化的干扰,所以淋巴瘤治疗后仅依据病灶的大小不能及时反映治疗的有效性。治疗有效引起的肿瘤病灶形态学变化一般要滞后于肿瘤细胞代谢活性降低和死亡,研究表明,如果肿瘤细胞对化疗有效,其葡萄糖代谢可以在 6 ~ 72 h 内明显降低,可以早期判断治疗效果,所以利用 ^{18}F-FDG PET 进行疗效判断可能更及时准确。

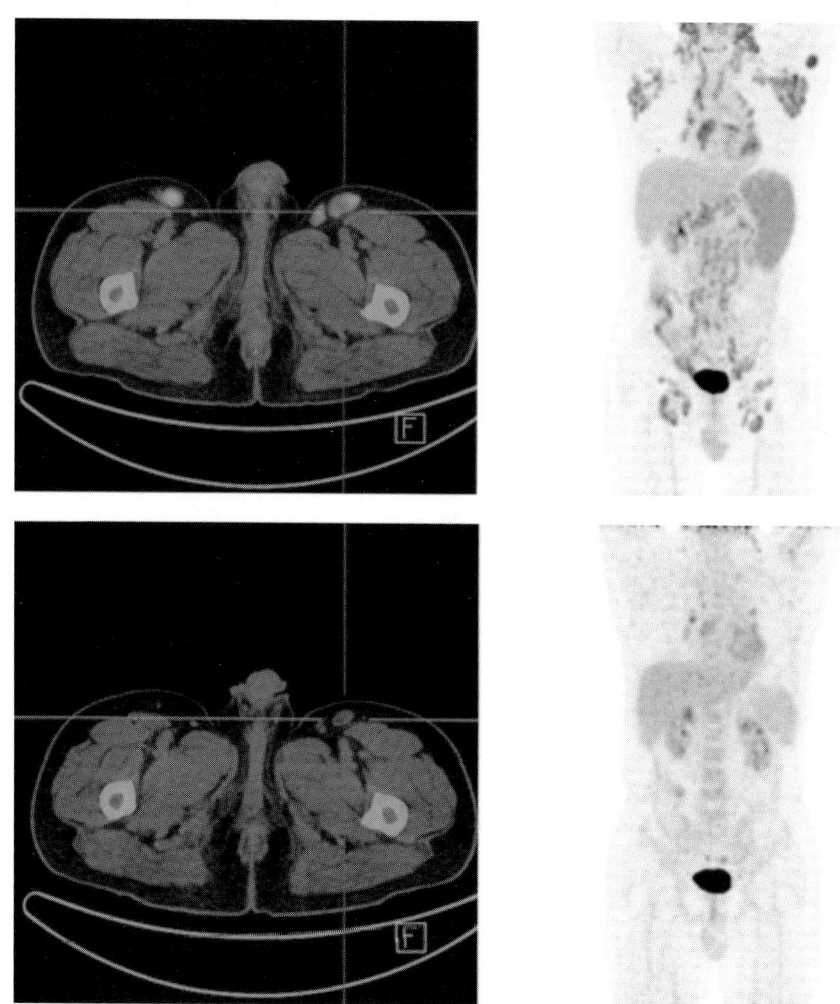

图 10.5　淋巴瘤化疗前后^{18}F-FDG PET 显像的比较

上排为治疗前图像,双侧腹股沟多发肿大淋巴结放射性异常浓聚,病理活检证实为套细胞淋巴瘤;下排图为经化疗后 1 年,双侧腹股沟淋巴结明显变小并放射性分布近本底水平

即使治疗后达到完全缓解,仍有一定比例的淋巴瘤复发,治疗后的淋巴瘤 CT、MRI 则难以区分复发、纤维化、瘢痕或坏死等,^{18}F-FDG PET 显像利用组织的代谢活性,一般可很好地将不同性质的病变区分开来。约 2/3 的霍奇金病患者会有残留病灶,但其中只有约 20% 的病灶复发;约 50% 的侵袭性淋巴瘤治疗后有残存灶,也只有 25% 的复发率。PET

显像显示淋巴结内或节外器官重新出现^{18}F-FDG 摄取是复发的可靠依据，可利用 *SUV* 值变化监测放疗与化疗疗效及肿瘤复发，^{18}F-FDG PET 显像可以较其他方法更早期、准确地提示淋巴瘤的复发。Jerusalem 等随访了 36 例霍奇金病患者，治疗结束后每 4 ~ 6 个月做一次 PET 检查，在 2 ~ 3 年的随访中共有 5 例复发，与活检和 CT 比较，PET 可以早 1 ~ 9 个月发现复发。

因此，^{18}F-FDG PET 显像能早期反映和评价治疗方案，治疗前后进行系列 ^{18}F-FDG PET 显像随访观察，对恶性淋巴瘤的疗效判断有独特价值，能及早发现残余及复发病灶，以便及时修正治疗方案。

^{18}F-FDG PET 在淋巴瘤的诊断、分期、疗效评价、复发监测中都体现了其独特的优势，而 CT 的优势在于显示病灶的大小、部位、解剖形态和邻近组织的结构关系，两者互补性极强，所以^{18}F-FDG PET/CT 技术应运而生。Freudenberg 等比较了 PET/CT 以及单独的 PET 和 CT 对 27 例淋巴瘤患者的分期效果，发现三者的灵敏度分别为 93%、86% 和 78%。同时 PET/CT 可以缩短检查的时间，在保证分辨率和灵敏度不变的情况下，带来了一系列的好处；PET/CT 的另一个优势体现在指导放疗的准确定位。目前，适形调强放疗多以 CT 图像指导治疗，但 CT 无法将不同性质的病灶区分开来，PET/CT 的优势就在于此，PET 可以很好地把不同性质病变区分开来，从而帮助临床医生更加精确地绘制放射治疗生物靶区，给予合适的放射治疗量，以提高治疗的综合质量和疗效。

10.5.4 预后估计

^{18}F-FDG PET 作为一种代谢功能显像技术与肿瘤的生物学特性密切相关，其标准摄取值（standardized uptake value，SUV）与肿瘤的代谢及增殖情况、病理分级、分化程度、细胞增生活性、倍增时间等密切相关，其 *SUV* 值大小反映了肿瘤的良性与恶性，进而决定了肿瘤预后。^{18}F-FDG PET 肿瘤显像时 *SUV* 值对预后的指导意义在于 ^{18}F-FDG 摄取与肿瘤的组织病理学类型及分化程度等生物学行为相关，因而具有一定的预后价值，*SUV* 值越高肿瘤的恶性程度越高，其预后亦越差。

10.5.5 单克隆抗体标记放射性核素的放射免疫治疗

传统的手术、化疗和放疗对部分肿瘤的疗效不尽人意，随着针对肿瘤的人源性单克隆抗体的成功应用，采用放射性核素标记单克隆抗体的放射免疫治疗有了较大的进展，尤其在治疗 NHL 方面取得了令人瞩目的疗效，在肿瘤的综合治疗中发挥着越来越大的作用。

一般用鼠源性抗体作为核素的载体，临床中使用最多、最成功的载体是抗 CD20 抗体。包括人/鼠嵌合抗体 Rituximab（美罗华）及单纯鼠源抗体－抗 B_1 抗体托西莫（Tositumomab），也称百克沙。目前还没有最佳的适用于放射免疫治疗的同位素，在 NHL 治疗中常用的有 ^{131}I、^{90}Y、^{111}In。较为成熟且已经获得 FDA 批准正式用于临床的核素标记抗体包括：^{90}Y-替伊莫单抗（^{90}Y-ibritumomab tiuxetan，泽娃灵，Zavalin）（须同时联用 ^{111}In-ibritumomab tiuxetan 以帮助显像），^{131}I-抗 B_1 抗体（^{131}I-托西莫单抗）。Witzig 报道用 ^{90}Y-替伊莫单抗治疗 51 例患者，客观缓解率（objective response rate，ORR）67%，其中 CR 26%。

在低度恶性 NHL 患者中,其 ORR 甚至高达 82%,而且比较 ^{90}Y-ibritumomab tiuxetan 联合 Rituximab 与单用 Rituximab 的作用后显示前者有更高的 ORR(80% 对 44%,$P<0.05$)及 CR(21% 对 7%,$P=0.06$)。两者毒性以血液学毒性为主,多轻微。骨髓抑制为剂量限制性毒性。^{90}Y 剂量超过 50 mCi 时可出现严重的骨髓抑制。Mark Kaminski 报道了 116 例没有骨髓侵犯的淋巴瘤患者接受 ^{131}I-抗 B_1 抗体(^{131}I-托西莫抗体)治疗的情况,首先患者接受 450 mg/m^2 非标记抗 B_1 抗体后紧接着输注 35 mg ^{131}I-抗 B_1 抗体(^{131}I-托西莫抗体)作为示踪剂,于第 2 周全身 γ 拍摄确定其代谢率和排泄率。根据剂量测定结果,于第 7 天、第 14 天输入同等剂量的抗体,螯合的 ^{131}I 的剂量增大到全身射线受量 75 cGy(100~150 mCi),ORR 78%,CR 46%。Press 等用 2.50 mg/kg ^{131}I-抗 B_1 抗体(^{131}I-托西莫抗体)(345~785 mCi)联合自体干细胞移植治疗 21 例患者,最终获得 81% 的 CR,ORR 86%。NeoRx 公司正在发展一种新型放免法:两步放免法,首先用抗生蛋白链菌素标记抗 CD20 抗体,1~2 d 后再使用 ^{90}Y-生物素,可以明显扩大肿瘤与正常器官的放射性吸收比率,从而提高疗效、减少毒性。

(阮 翘 梅小莉)

参考文献

[1]李少林,张永学. 核医学[M]. 5 版,北京:人民卫生出版社,2002:270-281.

[2]张永学. 核医学[M]. 北京:科学出版社,2003:194-201.

[3]李少林,张永学. 核医学[M]. 6 版. 北京:人民卫生出版社,2004:149-157.

[4]马寄晓,刘秀杰. 实用临床医学[M]. 北京:人民卫生出版社,2002:402-420.

[5]中华医学会. 临床技术操作规范. 核医学分册[M]. 北京:人民军医出版社,2004:168-173.

[6]李菲,朱海燕,于力. ^{18}F-FDG-PET/CT 对恶性淋巴瘤的诊断分期和疗效评价的意义[J]. 中国实验血液学杂志,2011,19(2):523-527.

[7]王军凯,冯惠茹,郭喆,等. PET 与 CT 对淋巴瘤化疗疗效评价的比较[J]. 医学综述,2010,16(6):952-954.

[8]王学文. FDG-PET 显像技术在恶性淋巴瘤诊断与治疗中的应用[J]. 现代肿瘤医学,2008,16(1):134-137.

[9]CHANG WOON CHOI,JUNE-KEY CHUNG,DONG SOO LEE,et al. Development of bone marrow immunoscintigraphy using ^{99m}Tc labeled Anti-NCA-95 monoclonal antibody[J]. Nucl Med Bio,1995,22:117-123.

[10]LEONG SPL,STEINMETG I,HABIB F A,et al. Optimal Selective Sentinel lymph node dissection in primary malignant melanoma[J]. Arch Surg,1998,123:666-673.

[11]JERUSALEMG G,BEGUIN Y,FASSOTTE M F,et al. Early detection of relapse by whole-body positron emission tomography in the follow-up of patients with Hodgkin´s disease

[J]. Ann Oncol,2003,14 (1):123-130.

[12] RESKE S N. PET and restaging of malignant lymphoma including residual masses and relapse[J]. Eur J Nucl Med Mol Imaging,2003,30 (增刊 1):S89-S96.

[13] JERUSALEMG G, BEGUIN Y, NAJJAR F, et al. Positron emission tomography for the staging of low-grade non-hodgikin' s lymphoma [J]. Annals of oncology, 2001, 12: 825-830.

[14] WITZIG TE. Efficacy and safety of ^{90}Y ibritumomab tiuxetan (Zevalin) radioimmunotherapy for non-Hodgkin's lymphma[J]. Oncol,2003,30:11-16.

[15] MARK KAMINSKI. Bexxar, iodine ^{131}I tositumomab, effective in long-term follow-up of non-Hodgkin's lymphoma[J]. Cancer Biol Ther,2007,6:996-997.

[16] PRESS OW, EARY JF, GOOLEY T, et al. A phase I/II trial of iodine-131-tositumomab (anti-CD20), etoposide, cyclophosphamide, and autologous stem cell transplantation for relapsed B-cell lymphomas[J]. Blood,2000,96:2934-2942.

11

骨、关节系统

核医学在各种骨骼疾病的诊断和治疗中起着重要的作用，放射性核素骨显像（bone scintigraphy）是将趋骨性的放射性核素或其标记化合物引入体内，通过放射性核素显像仪器从体外显像，获得骨骼形态、血供和代谢状态，以及病变部位与范围的情况，常早于X射线发现病变，并可进行全身扫描，多年来，一直是核医学显像临床应用的主要项目，在诊断骨骼和关节疾病方面是核医学的优势项目之一，许多骨骼系统疾病可通过骨显像做出诊断或疗效观察，因而骨显像近来已成为骨骼疾病的常用检测项目之一。

骨显像的特点：①其不仅能显示骨骼的形态学改变，而且能反映各局部骨骼的血供和代谢变化，这也是放射性核素显像与其他影像学方法最突出的区别之一；②由于血流、代谢和功能改变是疾病的早期表现，出现在形态结构发生改变之前，因而骨显像对探测骨骼病理改变的灵敏度非常高，一般可早于X射线3～6个月发现病灶；③一次显像检查可以显示全身骨骼的病理改变，而其他影像学方法一次只能对某一部位或区域进行检查，因而更为经济实用，可有效地防止漏诊或误诊。

骨显像也有其局限性，主要在于它的非特异性，凡任何能引起骨代谢异常的因素，都可以引起显影剂的异常聚集。另外，骨显像对于显示骨组织结构性变化不如X射线检查精细、准确。在大多数情况下，根据放射性核素异常聚集的方式、部位、结合其他临床资料，可以做出正确的诊断，所以骨显像是诊断骨和关节疾病的一种简便、安全、灵敏的显像技术。

11.1 解剖和生理概要

全身骨借骨连接构成骨骼，成为人体的支架，起着支持体重、保护内脏和维持人体基本形态的作用。骨坚硬而有弹性，有丰富的血管和神经，能不断地进行新陈代谢和生长发育，并具有改建、修复和再生的能力。骨也是体内造血和贮存钙、磷的器官。

成人骨有206块，约占体重1/5。按其在人体的位置可分为：中轴骨（颅骨、脊柱、胸廓骨等）和四肢骨（上肢、下肢和骨盆）。按照骨的基本形态又可分为：长骨、短骨、扁骨和不规则骨。

骨由骨质、骨膜、骨髓和神经、血管构成。骨质由骨细胞、胶原纤维及骨基质构成，分密质和松质。密质分布于骨的表面,致密坚实、耐压性较大。松质位于骨的内部,呈海绵状,弹性较大,由相互交织的骨小梁排列而成,骨小梁的排列与骨承受的压力和张力的方向一致。密质和松质的分布,因骨的种类而异。长骨的密质在骨干部分形成较厚的管壁;长骨的骨骺、短骨和不规则骨的表面为密质,内部为松质。扁骨的内、外面各有一层密质,分别称为内板和外板,两板之间为一薄层松质。颅盖各骨内、外板间的松质称为板障。骨膜紧贴在骨的表面(关节面除外),由纤维结缔组织构成,富有血管、神经和成骨细胞等,对骨的营养、新生和感觉有重要作用。骨膜可分为内、外两层。外层致密,有许多胶原纤维束穿入骨质,使之固着于骨面;内层疏松,有成骨细胞和破骨细胞,各自具有产生新骨和破坏骨质的功能。骨髓充填于骨髓腔和骨松质网眼内,可分为红骨髓和黄骨髓两种。红骨髓具有造血功能,胎儿及幼儿的骨内全是红骨髓。6 岁前后,长骨骨髓腔内的红骨髓逐渐被脂肪组织代替,转化为黄骨髓,失去造血功能。长骨的骺、短骨、扁骨和不规则骨的骨髓,终生都是红骨髓。具有丰富的血液供应,主要供血动脉有滋养动脉和骨膜动脉以及干骺端的动脉和骺的动脉等(图 11.1)。

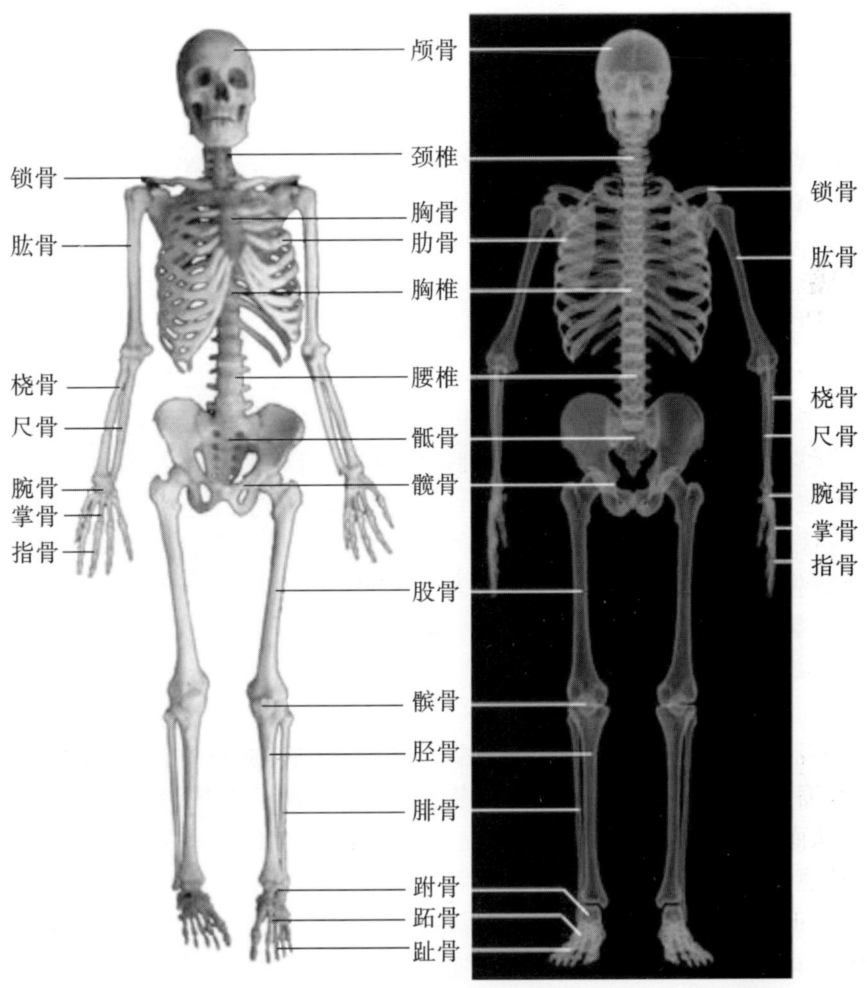

图 11.1 骨关节系统正常解剖

骨的化学成分包括有机质和无机质两种化学成分,有机质主要是骨胶原纤维,使骨柔软而富有弹性和韧性,无机质主要为磷酸钙、碳酸钙等,使骨挺硬坚实。成年人的骨有机质和无机质的比例为 3∶7。矿物质含量高达 86%,主要成分为羟基磷灰石[$Ca_{10}(PO_4)_6(OH)_2$],每克骨内的羟基磷灰石表面积约 100 m^2,是阳离子(Ca^{2+}、Mg^{2+}、Na^+、K^+、Sr^{2+})和阴离子(PO_4^{3-}、Cl^-、F^-)的吸附和交换的场所。骨中的钙磷参与体内的钙、磷代谢,呈不断变化的状态,并由甲状旁腺激素(PTH)、维生素 D 和降钙素(CT)共同调节。

骨与骨之间借纤维结缔组织、软骨或骨相连,形成骨连接。关节是骨连接的最高级分化形式,能做大幅度的运动。关节的基本构造:关节面(关节头、关节窝)、关节囊、关节腔。

11.2 静态骨显像

11.2.1 显像原理

骨组织主要由有机质和无机盐等成分组成,其中有机成分主要为胶原纤维及少量的黏多糖蛋白。而构成无机盐的主要成分是羟基磷灰石晶体[$Ca_{10}(PO_4)_6(OH)_2$],大部分沉淀在骨胶质纤维中。其表面积很大,每克晶体的总面积约为 300 m^2,成人全身所有骨骼中的晶体总面积约为 3×10^6 m^2。它含有丰富的钙、磷酸根和羟基,这些晶体在体内类似于离子交换柱,能与组织液中的某些阳离子、阴离子或化合物(包括某些放射性核素及其标记化合物)进行离子交换和化学吸附,例如 Sr^{2+}、Ca^{2+}、Ba^{2+} 等阳离子和 F^-、PO_4^{3-} 等阴离子可分别与晶体上 Ca^{2+}、OH^- 进行离子交换。^{99m}Tc 标记的磷酸盐化合物是通过化学吸附方式主要吸附于无机物中,仅少量与有机质结合,但未成熟的胶原对 ^{99m}Tc 标记的磷酸化合物的亲和力高于羟基磷灰石晶体,并且非晶体的磷酸钙的摄取显著高于成熟的羟基磷灰石晶体,所以成骨活性增强的区域显像剂摄取增加。此外,碱性磷酸酶对磷酸盐在有机质中的沉积也起着重要作用。上述过程均可使骨组织聚集放射性显像剂而显像。

影响显像剂在骨骼中聚集的因素有:①骨质代谢的活跃程度、骨代谢活跃的部位,例如,正常骨骼生长中心、骨更新速率较快的部位、成骨病变(肿瘤、炎性病灶)及骨骼修复处,显像剂聚集明显增多,而溶骨性病变和骨坏死的部位显像剂聚集明显减少;②局部血流状况,当局部血流量增加 3 ~4 倍时,显像剂聚集量可增加 30% ~40%,充血区域可聚集更多的放射性药物,血流量减少或缺乏的区域(如骨梗死)和骨质受破坏而缺少骨基质的区域(某些浸润性骨转移病灶)显像剂聚集减少;③交感神经的影响,交感神经兴奋,可使毛细血管收缩,交感神经切除或受损后,血管扩张使局部血流增加,骨折、肿瘤可损伤骨内交感神经,从而引起充血、出血效应,可能是显像剂聚集增加的原因之一。

综上所述,当骨骼组织无机盐代谢更新旺盛,局部血流量增加,成骨细胞活跃和新骨形成时,可较正常骨聚集更多的趋骨性显像剂,呈放射性“热区”(浓集区);反之当骨组织供血减少,或病损区发生溶骨性改变时,骨显像剂聚集随之减少,则呈放射性“冷区”(减低区)。所以当某些骨骼部位发生病理性改变时,骨显像于相应部位呈现异常影像,从而对骨骼疾病提供诊断及定位依据。

11.2.2 适应证

早期诊断转移性骨肿瘤。明确恶性肿瘤有无骨转移,有助于疾病的分期和确定治疗方案;原发性骨肿瘤的诊断及其病变侵犯范围的确定;股骨头缺血坏死的诊断;原因不明的骨痛,排除骨肿瘤;代谢性骨病的诊断;移植骨存活的监测;某些细小的、X 射线片难以发现的骨折,如肋骨、指骨、趾骨和颅骨等;骨髓炎的诊断及其与蜂窝织炎的鉴别。

11.2.3 显像剂

理想的显像剂应符合以下要求:①亲骨性能好;②血液清除快,组织本底低,骨/软组织比值高;③有效半衰期短,人体吸收剂量低;④放射性核素为 γ 辐射体,能量适中,适合 γ 拍摄机显像。

目前临床上常用的显像剂为 ^{99m}Tc 标记的磷酸盐和膦酸盐两大类。前者有一无机的 P-O-P 键,以焦磷酸盐(pyrophosphate,PYP)为代表,其在软组织中清除较慢,这可能是因为它们与血中的蛋白有较高水平的结合,影响了骨的摄取,同时,P-O-P 键化合物在血液和软组织以及骨骼的表面易被磷酸酶水解,故本底高而显影稍差;后者含一有机的 P-C-P 键;在体内较为稳定,其中以亚甲基二膦酸盐(methylene diphosphonic,MDP)和亚甲基羟基二膦酸(hydroxymethylene diphosphonic acid,HMDP)最为常用。MDP 和 HMDP 从血中清除快,静脉注射后 2 ~3 h,50%~60% 的放射性结合在骨骼中,剩余部分经肾清除,因而成为目前较理想的显像剂。

11.2.4 显像方法

静态骨显像可分为全身骨显像和局部骨显像。

11.2.4.1 全身骨显像

静脉注射 ^{99m}Tc-MDP 555 ~740 MBq(15 ~20 mCi),2 ~4 h 后患者仰卧于检查床上,配大视野探头和高分辨准直器,依据胸骨预置计数,确定信息密度和扫描速度,常规取前位和后位,从头到足或从足到头一次连续显像获得全身骨骼显像图。通常采用 1 024×2 048 矩阵,扫描速度为 15 ~20 cm/min。如用小视野探头拍照,可在左右侧分别进行前位及后位 4 次显像,最后由计算机处理成整幅骨骼图像。

11.2.4.2 局部骨显像

静脉注射显像剂 2 ~4 h 后,使用低能高分辨准直器或低能通用准直器对疑有病变的部位进行局部显像,必要时用针孔准直器,通常采用 128×128 矩阵,每帧采集 500 ~1 000 k,根据情况选用不同体位显像。

11.2.4.3 患者准备及注意事项

注射骨骼显像剂之前 1 h 口服过氯酸钾 400 mg;注射骨显像剂之后嘱患者多饮水;显像前排小便,排尿时应避免尿液污染衣裤及皮肤;显像时应取下身体上所佩带的金属物品,以免影响检查结果。

11.2.5 图像分析

11.2.5.1 正常图像

正常成人全身骨骼静态显像呈对称性放射性聚集,但随着不同部位骨骼的结构、代谢活性程度及血运情况不同,放射性分布也不同。通常密质骨或长骨如四肢的骨干等摄取较少,而疏质骨或扁骨如椎骨、肋骨、颅骨板及长骨的骨骺端等放射性摄取较多,但两侧放射性分布对称且均匀(图 11.2)。10 岁以下的正常儿童属于骨质生长活跃时期,全身骨骼影像普遍增浓,尤其是骨骺及干骺端更明显(图 11.3)。由于骨显像剂通过尿路排泄,故正常肾及膀胱显影。

(1)前位影像 可见颅骨、颈椎、胸骨、胸锁关节、双肩、髂嵴、股骨粗隆、膝关节、踝关节等均匀对称性显像,以胸骨及胸锁关节显示清晰。左右前肋清晰可辨。四肢长骨影迹一般可辨。

(2)后位影像 能清晰显示颅骨、颈椎、双肩、肩胛下角、后肋、胸椎、腰椎、骶骨和股骨头。由于生理弯曲,胸椎段显示更为清晰。双侧骶髂关节和坐骨由于"重力"作用出现影迹增浓征象。肾影像比前位明显。正常前位和后位骨显像(图 11.1)。

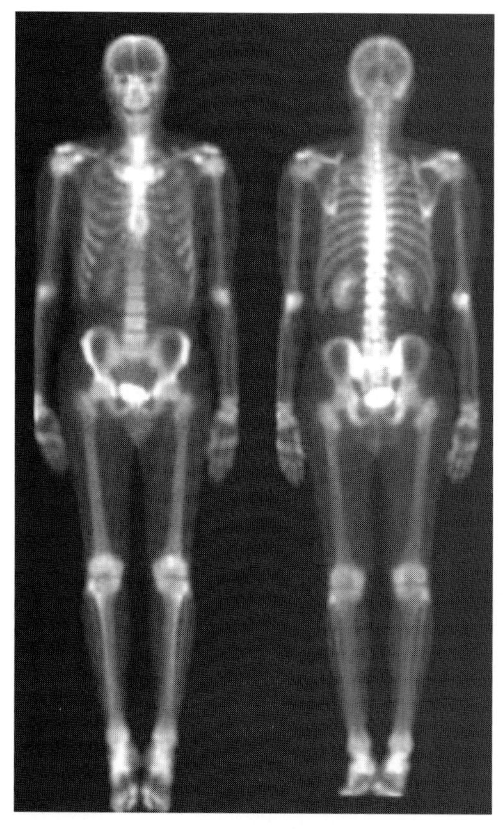

图 11.2 正常成年人全身骨显像

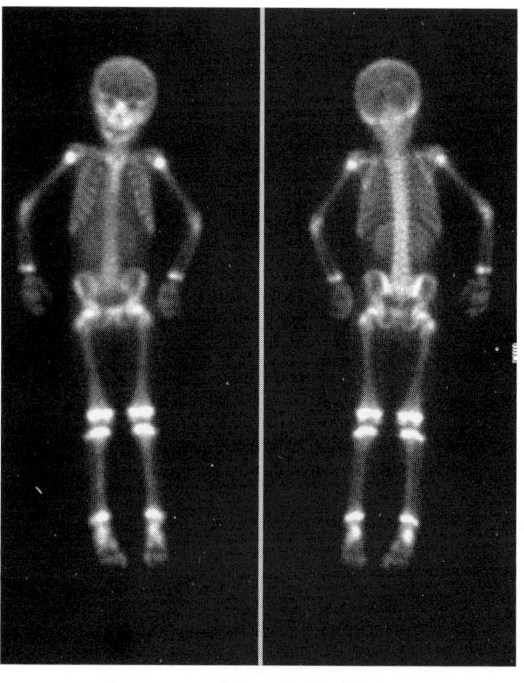

图 11.3 正常儿童全身骨显像

11.2.5.2 异常图像

(1)放射性分布呈浓集增高(热区) 是骨骼显像最常见的异常表现,病灶处浓集显像剂明显高于正常骨骼,呈“热区”,表明局部骨质代谢旺盛、血流丰富。凡有骨质破坏、新骨形成及骨代谢紊乱的良性与恶性病变均可产生放射性浓集增高区,如癌瘤骨转移、原发性骨肿瘤、骨折、骨髓炎及畸形性骨炎等。

“热区”的形态可表现为点状、圆形、条形、片状、团块状或“炸面圈”状等。数目可分单发和多发。多发和分布无规则的热区通常为骨转移癌的特征。单发点状热区,在排除良性病变后,也可能为早期骨转移的征象之一。

对骨显像异常者需了解患者有无恶性肿瘤病史及骨折病史,同时还需了解患者的年龄及性别。如有恶性肿瘤病史,骨显像异常除外可能的良性病变,应多考虑为恶性转移灶;如无恶性肿瘤病史,骨显像异常一部分为未发现原发灶的骨转移,另一部分为良性病变,如老年妇女因骨质疏松(osteoporosis)出现椎体压缩性骨折,骨显像在压缩的椎体出现异常浓集区,可为单个,也可为多个。对有骨折病变者,骨显像异常应了解其骨折部位与异常浓集区是否一致,如一致则浓集区为骨折引起。

(2)放射性分布减低(冷区) 病灶局部放射性分布低于正常骨骼组织。在临床上,凡是可产生骨骼组织血供减少或溶骨性病变的情况,均可引起放射性分布减低,如骨囊肿、梗死、缺血坏死、多发性骨髓瘤、骨转移肿瘤及激素或放射治疗后的患者。

(3)骨骼显影异常清晰 全身骨骼放射性呈均匀、对称性的异常浓集,显影非常清晰,软组织活性很低,双肾及膀胱不显影,称为“超级骨显像(super bone scan)”或“过度显像”,见于甲状旁腺功能亢进症或恶性肿瘤广泛性骨骼转移患者。前者可累及包括颅骨、中轴骨、附肢骨在内的全身所有骨骼,放射性分布多较均匀,而后者通常局限于中轴骨和骨盆,并出现多发性浓聚灶。其机制可能是弥漫性的反应性骨形成。“石骨症”患者亦可见到全身骨骼影像呈异常放射性浓集,长骨骨干等密质骨也能清晰显示。

(4)闪烁现象 某些肿瘤骨转移病灶(如乳腺癌、前列腺癌)经治疗(化疗或放疗)后一段时间,患者临床症状明显好转,但复查骨显像可见病灶部位的放射性聚集较治疗前更为明显,在延长观察随访(2~3 个月后),骨显像可见病灶消退或有所改善,这种现象称为闪烁现象。闪烁现象(flare sign)是骨愈合和修复的表现,或放疗后短期放射性骨炎所致局部血流增加和新生骨代谢增强所致。在一些治疗前没有发现转移的椎体也可见到这种现象,这一点支持隐性肿瘤的闪烁反应。

(5)骨外病变或人工伪影所致显影异常 某些骨外软组织病变可摄取骨显像剂而异常显影,如急性心肌梗死、不稳定心绞痛、钙化的心包或心瓣膜病、感染、炎症、水肿、充血、尿毒症、尿路梗阻、钙化的脑膜瘤、子宫肌瘤、神经母细胞瘤、乳腺炎性或恶性疾病等。此外,显像剂标记率低,含游离多,可造成甲状腺、胃、腮腺等显影。检查时体位不对称,尿液污染体表衣物均可出现假阳性(假热区),显像时患者身上或衣物内的“异物”如耳环、项链、硬币、钥匙等均会引起人为的伪影(假冷区)。

11.2.6 临床意义

11.2.6.1 早期诊断骨转移癌

骨显像在寻找恶性肿瘤骨转移方面具有独特而重要的诊断价值。骨显像较 X 射线检查能更早发现骨转移癌,一般认为,骨显像至少能比 X 射线检查提前 3 ~6 个月发现转移病灶。一些恶性程度高的肿瘤,骨质的转换迅速,血供丰富,除了病骨放射性增高外,甚至软组织充血部位附近的骨骼亦可表现为放射性增高。骨显像阳性者约有 30% X 射线摄片为正常。恶性肿瘤患者约有 13% 并发骨转移。成人多见于前列腺癌、乳腺癌、肺癌发生骨转移,儿童多见于神经母细胞瘤发生骨转移。骨转移癌的影像学特征常表现为多发性的无规则的放射性“热区”。从好发部位看,乳腺癌、前列腺癌多转移至脊柱、肋骨、骨盆等躯干骨;肺癌多由肺静脉血进入体循环向全身扩散,躯干骨和肢体骨都可能发生转移,肢体骨发生转移的概率比其他肿瘤为高(图 11.4)。因肺癌患者常并发肥大性骨关节病,可见四肢骨和骨骺端皮质呈对称性放射性增加。神经母细胞瘤多见于 4 岁以下儿童,受累部位常发生在长骨的骨骺端,如肱骨近端、股骨近端、股骨远端,病变摄取放射性浓集区域较大,而且边缘不清,多呈对称性。

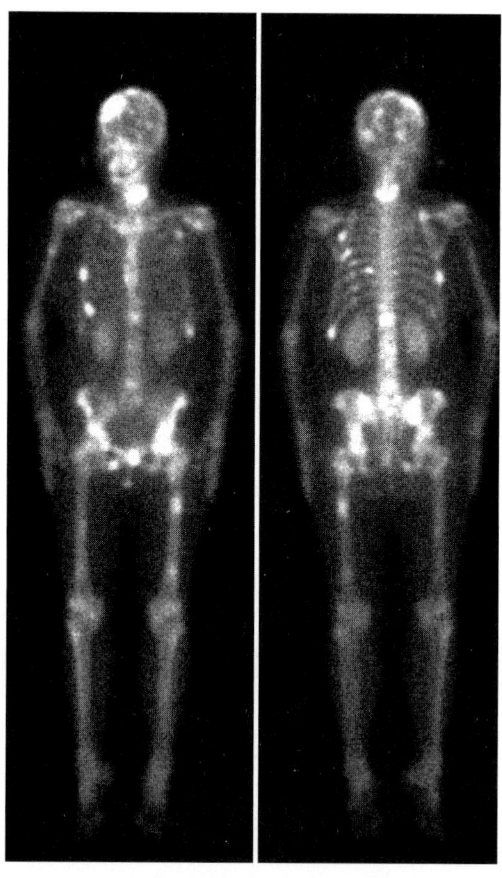

图 11.4 肺癌全身多发骨转移

单发"热区"为转移灶的概率较低,仅为6%~8%,但对有癌瘤病史的患者应慎重对待,要进行定期随访。如果骨显像单发"热区"在中轴骨,X射线骨片在相同部位未见异常,早期骨转移可能性较大,2~3个月后复查,"热区"范围逐渐扩大或出现新病灶,则高度提示为骨转移。另外,也有少数患者的骨转移病灶为溶骨性改变,出现放射性"冷区",前列腺癌具有多克隆(polyclone)的本质,在同一显像图中可见到一部分病灶高度浓集显像剂,表现为"热区",而另一部分则为"冷区",这可能是不同的病损成骨与溶骨交替之故。弥漫性骨转移可出现超级骨显像。

对恶性肿瘤患者常规、定期做全身骨显像可早期发现骨转移灶,这对恶性肿瘤的临床分型、治疗方案的拟订和转移瘤的定位等均具有重要价值。同时,定期复查骨显像有助于评价转移癌的治疗效果。若治疗后随访未见骨显像有明显变化,则预后较好,如病灶扩大或增多,则预后不佳。少数患者在化疗或放疗后可出现"闪耀"现象,可结合临床和定期骨显像来评价治疗效果。

11.2.6.2 原发性骨肿瘤

骨显像在良性和恶性的原发性骨肿瘤(primary bone tumor)的诊断、确定病变范围和治疗后随访等方面具有重要价值。原发性骨肿瘤骨显像多表现为骨骼病灶放射性分布异常浓集,如有溶骨性改变,则呈现放射性"冷区"。骨显像的特征主要取决于血液供应,肿瘤侵犯的范围和反应骨的形成。不同性质的骨肿瘤、骨显像也有不同的表现。恶性骨肿瘤,血管极为丰富,生长迅速,摄取骨显像剂比良性肿瘤高。骨显像可明确提示原发性骨肿瘤的浸润范围,其大小往往比X射线拍摄所见的区域大,病灶周围较轻的病损也易于显示,更能反映肿瘤浸润的实际范围。对确定手术范围,放射治疗视野,针吸活检部位及评价治疗效果具有重要的临床意义,优于X射线检查,特别是对X射线片判断较困难的部位如骨盆、胸骨等处的肿瘤,但特异性较X射线差。

(1)恶性骨肿瘤

1)成骨肉瘤(osteosarcoma) 病变多位于长管状骨的干骺端,股骨远端和胫骨近端是最好发的部位,腓骨、髋骨等处也有发生。病变骨形态有明显改变,趋向软组织浸润和组织坏死,典型骨显像病灶高度放射性浓集,多数放射性分布不均匀,"热区"中有"冷区",骨轮廓变形,静态显像范围大于血池显像。该瘤原发灶某处出现异常放射性浓集区,约占成骨肉瘤显像中的94%,多数在同一侧,如足部病变,可见同一侧膝部有异常浓集区;原发灶在膝部,可见同一侧的髋部有异常浓集区,此种现象可能是原发灶引起同一侧骨骼血流增加和骨塑形变,或患侧淋巴性水肿所致(图11.5、图11.6)。CT,尤其是MRI在评价肿瘤范围以及骨皮质、骨骼肌和关节受累情况优于全身骨显像,全身骨显像在成骨肉瘤的早期发现以及之后随访中的价值优于CT和MRI。有研究认为,全身骨显像在成骨肉瘤患者首次检查时就可能改变其治疗计划,且认为没有临床症状的患者也应该将全身骨显像作为常规随访。

2)尤文肉瘤(Ewing sarcoma) 其来源于骨髓结缔组织,并有沿骨髓浸润倾向,不含骨样组织,恶性程度高,多见于青少年,病变部位多在长骨骨干及髋骨,其次为肋骨、脊柱等。图像特征是高度浓集放射性核素,多数呈均匀分布,边缘不甚清晰。该瘤最常见的转移部位是肺和骨骼,约20%的患者在骨显像诊断时即有转移。评估本肿瘤局部侵犯范围的主要影像学手段是 CT 及 MRI，需除外转移、监测治疗效果以及监测复发时应行全身骨显像。

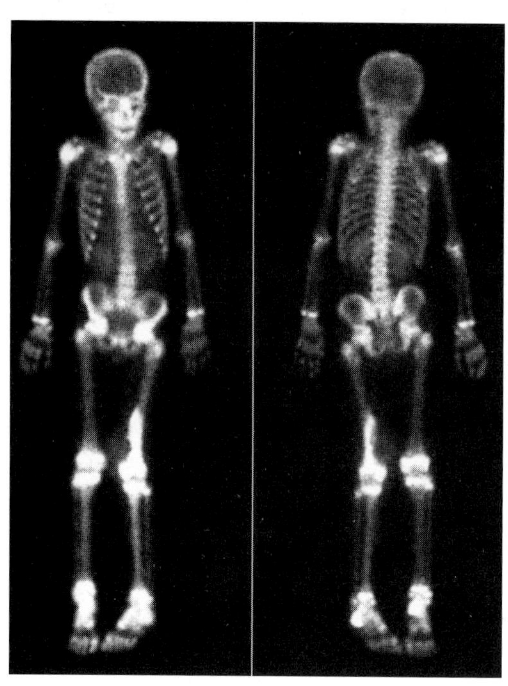

图 11.5 左股骨远段成骨肉瘤

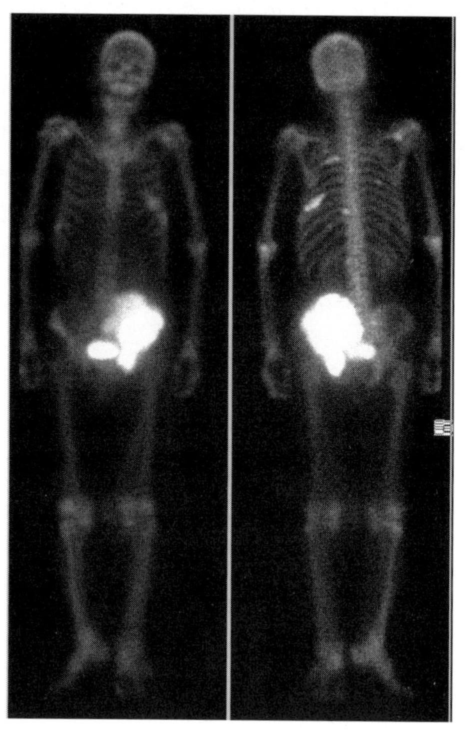

图 11.6 骨盆骨肉瘤伴肋骨转移

3）软骨肉瘤（chondrosarcoma） 软骨肉瘤的恶性程度低于成骨肉瘤，病变发生在骨的皮质，好发于四肢长骨与骨盆，也可见于椎骨、骶骨、锁骨、肩胛骨和足骨。图像表现病变部摄取显像剂较正常骨骼略增加，边缘很清晰，病骨形态改变。

4）骨膜外骨肉瘤（periosteal osteosarcoma） 又称近皮质的肉瘤，来源于骨膜或骨外的结缔组织，多发生于股骨远端，其次为肱骨、尺骨、桡骨和胫骨等，图像显示骨干外放射性异常浓集区，大多靠近于骨骺端。

（2）变性骨肿瘤

1）骨样骨瘤（osteoid osteoma） 是一种良性成骨细胞的病变，常见于儿童和青少年，50% 发生于股骨和胫骨，其他部位骨组织都可能受累及。典型的临床症状为剧烈的骨痛，夜间加重，服阿司匹林后缓解。骨显像对骨样骨瘤的灵敏度很高，表现为病变区放射性异常浓集，边界清晰。而常规 X 射线检查常常为阴性，尤其是脊柱、骨盆和股骨颈的病变，X 射线检查不易发现，血池相可见病变部位局部血供增加，而 ^{67}Ga 显像放射性浓聚减少，这有助于区别细小的骨折和骨髓炎。骨显像正常，基本上可以排除骨样骨瘤的诊断。

2）纤维性骨结构不良（adverse osteitis structure） 是一种原因不明的骨疾患，病变部位缺乏成熟的骨组织，有时为软骨或充有液体的囊肿。可侵犯各部位骨骼，但以股骨和胫骨为好发部位，可单发也可多发，多局限于一侧肢体，骨折和畸形是本病发展的结果。疾病处于活跃期时,骨显像表现为病变部放射性异常浓集。

3)骨软骨瘤(osteochondroma) 是骨生长方向的异常,异常骨向偏离最近骨骺的方向生长,故有称为骨疣者。多见于年轻人,生长年龄结束后,病变停止发展。如无外伤史,骨显像见骨界临近处有一放射性增高区,应高度怀疑骨软骨瘤。有些骨软骨瘤会恶变为软骨肉瘤,少数会恶变为成骨肉瘤,应加注意。

4)非骨化性纤维瘤(non-ossifying fibroma) 是一种溶骨性病变,好发生在长骨的干骺端,多见于儿童。病变增大会出现疼痛和病理性骨折,骨显像常表现为病变部位呈放射性增高环中有一放射性降低区,如发生骨折则为一放射性异常浓集区。

5)骨囊肿(bone cyst) 骨显像图示病变部位呈放射性降低区。

(3)良性与恶性疾病的鉴别 应该指出,骨显像具有很高的灵敏度,但它不能反映骨肿瘤的组织学形态,病变部位的放射性聚集为非特异性的,骨显像异常只能反映成骨活性和血供状态的改变,因此,不能做病变性质的诊断。

为了鉴别异常骨显像的良性与恶性病变性质,可参考以下几点:①结合病史(特别是有否恶性肿瘤病史)及其他检查;②病变部位摄取放射性药物的量;③病损数量;④病损的部位及形态。

恶性病变浓聚放射性药物的程度一般高于良性病变,但少数良性病变也能呈现出放射性药物的浓集。X 射线检查未见病变,骨显像发现少许异常浓集,很可能为良性病变。高度浓集且多个病损恶性概率高。单个病损为恶性的概率低,仅为 6%~8%,需结合病史及部位进行具体分析,乳腺癌患者如出现单个胸骨病灶有 80% 为转移癌;乳腺癌复发时,约 20% 出现单发病灶,多数在脊柱,少见于四肢。前列腺癌的转移灶多数在骶骨及腰椎骨。前列腺癌与血清中前列腺特异抗原(PSA)有良好的相关性,PSA<20 μg/L,骨显像 99.70% 为阴性;PSA<10 μg/L,可无须做骨显像;前列腺全切除患者如有 PSA 水平上升并伴有明显症状者应及早复查骨显像。肺癌可转移至躯干骨和四肢骨,显像缺乏规律性,因肺癌患者常并发肥大性骨关节病,故需注意四肢骨干和干骺端皮质对称性放射性增加的表现。另外,从病损部显像的形态也有助于鉴别,如肋骨上局灶性病损,尤其是在连续数根肋骨的相同部位放射性浓集,很可能为肋骨骨折;如果肋骨上的病损呈延伸状放射性增高,很可能为恶性肿瘤。

(4)骨骼外伤 骨显像虽然诊断骨骼外伤的灵敏度较高,但对于骨骼病变的解剖学变化显示较差,完全性骨折,通常可用 X 射线片诊断,而骨显像仅用于 X 射线片难以发现的指骨、趾骨、腕骨、跗骨、胸骨和肩胛骨等处的隐匿性骨折。长期超负荷的运动或劳动过程中,由于骨骼肌附着点受到长期牵拉而出现的应力性骨折,X 射线片多为阴性,而骨显像能较 X 射线片早 1~6 周发现病变。骨显像显示骨折部位放射性呈卵圆形或梭形浓集,亦有呈弥漫性放射性增高。另外,骨折后定期进行骨显像对于了解骨折愈合或不愈合有较大的临床价值,骨折远端血供良好,出现放射性浓集区为趋于愈合的表现。反之出现缺血"冷区"示为不愈合。

(5)骨髓炎(osteomyelitis) 骨显像是早期诊断骨髓炎的有效方法,一般急性骨髓炎在发病12~48 h 内病变部骨显像即可显示异常,而 X 射线在骨质尚未破坏前不能检出异常征象,需在病后 2~3 周才出现异常改变。

骨髓炎骨显像的常见征象为病变部呈局限性放射性异常浓集的“热区”。少数在起病后病变部为放射性减低的“冷区”，可能是早期血管栓塞或脓液压迫血管所致。用能被炎症组织浓集的枸橼酸进行显像，上述“冷区”显示为放射性浓集区。

(6)缺血性骨坏死的诊断　许多原因都可导致骨坏死的发生，如骨折、药物治疗(类固醇)、血液高凝状态、血红蛋白病(镰状红细胞性贫血)、骨软骨病、放射治疗后等。骨坏死的好发部位为股骨头、远端股骨髁及肱骨头。骨显像在显示缺血性改变方面优于 X 射线检查，能早期出现异常改变，可比 X 射线平片早数月做出诊断。对于早期诊断、治疗和随访具有重要价值。

1)股骨头无菌性坏死(aseptic necrosis of the femoral head)　股骨头是缺血性无菌性骨坏死最常见的部位，常因股骨颈骨折、长期错位及服用类固醇激素所致。缺血性坏死早期，因局部血供减少，骨显像表现为放射性摄取减少或“冷区”，可持续 1 至数月。晚期则因血管重建、伴发新骨生成及滑膜炎，在股骨头放射性缺血区周围形成放射性增高影像，中心仍呈放射性降低，形成“炸面圈”样图像(图 11.7)。在治疗过程中病灶区放射性明显增强，以致在平面静态显像上掩盖了股骨头的缺损区，难以把缺血性坏死与骨关节炎、单纯骨折等加以区别诊断。此时可结合骨血流图像及断层图像以排除缺损区周围放射性的干扰，血流灌注期可见病损区血流减少，断层图像可显示典型的“炸面圈”样图像。应用计算机定量测定股骨头与股骨干放射性比值或股骨头分区定量分析测定，可提供定量分析的依据，具有一定的临床应用价值。

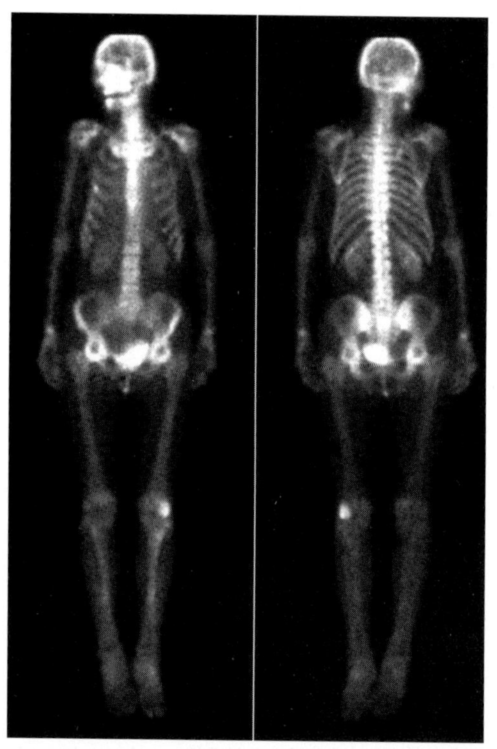

图 11.7　双侧股骨头坏死骨盆前后位显像

2)幼年变形性软骨炎　此病多见于4～9岁儿童,是由于全身疾患损伤了股骨头供血所引起。表现为骨软骨炎和股骨头缺血性坏死,随着病变进展,可引起股骨头碎裂、塌陷及髋关节骨关节炎改变。有些患者经治疗后无明显症状及下肢变形,但有些则因骨关节炎引起严重变形。早期诊断、及时治疗可使髋关节变形减轻至最低程度。骨静态显像早期病损区放射性降低(股骨头外上方呈条状稀疏缺损),放射性减低区的大小与骨骺受累范围有关;修复期放射性逐渐增高,由周边向中心填充,此阶段可持续数月甚至更长。结合骨血流图像及断层图像有助于发现早期股骨头"冷区"。有报道用计算机进行对比定量分析,如病侧股骨头与对侧股骨头的比值低于0.60,则应考虑为异常,其可靠性高于90%。

3)骨梗死的诊断　长期大量服用皮质激素、化脓性关节炎、化脓性滑膜炎、外伤、烧伤、冻伤、电击伤、系统性红斑狼疮及乙醇中毒等,均可引起骨梗死,骨显像可协助诊断。早期骨梗死区域显示放射性减低,修复期表现为放射性增高。

(7)移植骨的监测　通过骨显像能及时了解移植骨的血供和新骨形成情况,对评价移植骨的成活具有重要意义。比X射线早数月提示移植骨是否存活,一般移植骨术后2周至3个月做骨显像,若移植骨放射性分布接近或高于正常骨组织,与骨床连接处放射性浓集,表明移植骨血运良好,植骨已经成活。如果血流相及延迟相,局部呈现放射性减低区或透明区,提示移植骨未成活。

(8)代谢性骨病　代谢性骨病(metabolic osteopathy)是骨生化代谢障碍而发生的骨疾患,例如畸形性骨炎(paget disease)、骨质疏松症、骨软化症(osteomalacia)及维生素D缺乏症、甲状旁腺功能亢进症、肥大性骨关节病等。高灵敏度和易于显示全身显像的特点是全身骨显像在诊断代谢性骨病中的最大优势,此病在全身骨显像上具有一些共同的特点,表现为弥漫性的放射性摄取增加,以颅骨、长骨干骺端、胸骨以及肋软骨连接处等更加明显(形成所谓的"串珠征"和"领带征")。

全身骨显像对于代谢性骨病不能提供病因诊断,需要结合症状及实验室检查综合分析,但是有些代谢性骨病在全身骨显像上有特征性的表现,如paget病骨显像时,见受累椎骨病变呈倒三角形的"米老鼠"征或"小鼠面"征;受累下颌骨单骨病变呈"黑胡"征。骨质疏松骨显像时,可见骨摄取显像剂普遍减低,骨与软组织对比度减少,椎骨轮廓显影欠清晰,并有椎体压缩骨折时可见线性特征性放射性分布异常浓聚。骨软化症时骨显像见椎体多发的横向型放射性增高和椎间隙增宽。

11.3　骨动态显像

11.3.1　原　理

自肘静脉以"弹丸"式注射显像剂后,于不同时间对病变部位骨骼及其对应的健侧骨骼区进行连续动态显像,可分别获取血流、血池及延迟骨显像的资料。血流相能反映较大血管的灌注和通畅情况,血池相反映软组织的血液分布,延迟相则反映骨骼的代谢活性。

骨动态显像又称为“三时相骨显像(three-phase bone scan)”(也称三相骨显像)。四时相骨显像是在三时相的基础上增加一次 24 h 静态显像,它比三时相显像更能准确诊断骨髓炎和鉴别病灶的良性与恶性。

11.3.2 适应证

了解骨骼及周围软组织的血供状态及骨骼代谢情况;帮助鉴别骨骼良性与恶性病变、骨髓炎与蜂窝织炎;缺血性骨坏死的早期诊断及疗效判定;移植骨血供及成活情况的判断。

11.3.3 显像剂

同静态骨显像。

11.3.4 方法

患者准备及注意事项同全身骨显像。

患者取仰卧位,应用低能高分辨准直器,探头对准要观察的病变区及其对称部位,然后,以“弹丸”方式静脉注射 ^{99m}Tc-MDP 740 ~ 1 110 MBq(20 ~ 30 mCi)后,立即按 2 ~ 3 s 一帧的速度采集 20 帧,矩阵为 64×64,此为血流相。在血流相后 1 ~ 5 min 内再采集一帧图像,即为血池相,采集总计数为 300 ~ 500 k。2 ~ 3 h 及 24 h 再进行静态显像,为延迟相(同静态骨显像)。

11.3.5 图像分析

11.3.5.1 正常图像

(1)血流相　静脉注射显像剂后 8 ~ 12 s,局部大血管显影,随后软组织逐渐显示轮廓,骨骼一过性放射性增高。两侧对应的动脉、软组织及骨骼显影时间基本相同,放射性分布均匀、对称。

(2)血池相　显像剂大部分仍停留在血液中,大血管、软组织轮廓更加清晰,分布均匀对称,骨骼区的放射性稍稀疏。

(3)延迟相　骨骼显影清晰,双侧对称,血液中的放射性明显减低,反映显像剂真正在骨骼中的沉积量,同静态骨骼显像。

11.3.5.2 异常图像

(1)血流相　大血管位置、形态或充盈时相改变,骨骼或软组织出现放射性异常浓集区或稀疏区,可提示病变部位血流灌注和血管的病变。

(2)血池相　骨骼局部或周围软组织由于病变性质不同可呈现放射性分布异常浓集或稀疏缺损,提示局部有充血或缺血改变。

(3)延迟相　同静态骨显像。

由于不同的疾病和疾病的不同阶段,血供的表现各异,需结合各部位的解剖特点及其相对应的健侧或周围正常组织进行对比分析,可应用感兴趣区测定双侧计数比值进行定量分析,并结合临床及骨静态显像图特征,做出诊断。

11.3.6 临床意义

11.3.6.1 恶性与良性骨骼肿瘤的鉴别

原发性恶性骨肿瘤(如骨肉瘤),由于血管极为丰富,病变部位骨形态有明显的改变,且可向软组织浸润,并会有组织坏死。三相骨显像表现为:血流相、血池相及延迟相放射性浓集均明显增加,并可见血管延伸,多数放射性分布不均匀,"热区"中有"冷区",病变部骨轮廓变形,静态骨显像范围大于血池相。良性病变则无此特点,其鉴别的准确率为80%左右。

11.3.6.2 急性骨髓炎与蜂窝组织炎的鉴别

开放性骨折内固定后或细菌感染,可引起骨髓炎或软组织蜂窝织炎,两者鉴别对治疗有指导意义。骨髓炎患者,血流相、血池相及延迟相放射性分布均增加,且放射性消退也较慢,延迟相骨/软组织比值也增加,提示放射性主要局限在骨内;蜂窝织炎可引起临近骨的反应性充血,因而早期血流相及血池相放射性增高,但延迟相局部仅呈轻度弥漫性增加或骨显像正常,骨/软组织比值明显降低。

11.3.6.3 股骨头缺血性坏死的诊断

应用三相骨显像能获得敏感的早期诊断结果。在疾病的早期,股骨头静态显像尚未出现放射性降低时,即可见血流相动脉血流灌注降低(放射性强度低于健侧);血池相出现局部呈过度充盈(髋关节静脉造影证实为静脉回流阻滞性充血所致);疾病后期,延迟相股骨头中心区因缺血呈放射性降低,周边因炎性反应而呈放射性浓集,呈现"炸面圈"样改变。继之病灶区放射性呈现出明显浓集,反映了该股骨头的自身修复过程。

11.3.6.4 诊断血管疾病

当局部血管血栓形成或闭锁时,血流相病变血管不显影,血池相局部放射性分布降低,而静态相放射性分布正常。

11.3.6.5 移植骨存活的监测

骨移植术后,如果血流相、血池相充盈良好(放射性分布不低于正常骨组织),延迟相反映出骨代谢活动正常,则可准确地判定移植骨存活。

11.4 断层骨显像

11.4.1 原 理

骨骼断层显像是利用 SPECT 沿人体纵轴旋转连续采集不同方向的信息,再由计算机重建成横断层、矢状面及冠状面的断层影像,从而提供骨骼的三维图像,有效地排除了病变与正常组织放射性重叠的干扰,增强了显像的对比度,较真实地显示病变骨骼内放射性分布的情况,能准确地显示病变的部位与范围,灵敏度高于平面显像。

11.4.2 适应证

主要用于检查股骨头、骨盆、脊柱、颅骨、膝关节等部位的骨骼病变,便于发现某些位置较深或细小的骨骼病变。由于 SPECT 在采集信息时需要较长的时间,一般的骨骼或关节病变多可由平面或三时相骨显像获得诊断,所以断层骨显像常可作为平面骨显像的补充检查手段。

11.4.3 显像剂及患者准备

同静态骨显像。

11.4.4 显像方法

静脉注射 ^{99m}Tc-亚甲基二膦酸盐(^{99m}Tc-MDP)740 ~ 925 MBq(20 ~ 25 mCi)后 3 ~ 4 h 开始检查,患者取仰卧位于 SPECT 检查床上,探头配置低能高分辨准直器,能峰 140 keV,窗宽 20%,矩阵 128×128,Zoom 1.00 ~ 1.50,环行或椭圆轨迹旋转 360°,每 5.60° ~ 6.00° 采集一帧,每帧 25 s(或 50 ~ 100 k 计数)。采集结束后由计算机重建获得横断面、矢状面和冠状面图像。

11.4.5 临床意义

11.4.5.1 颌面部病变

颅底和颜面部的血流供应非常丰富,放射性分布很强,有些较小的病变平面静态骨显像时往往被掩盖,如颞颌关节综合征,其病变位置比较深,位于颅底部,病变早期,X 射线检查常为阴性,SPECT 断层显像对此病的诊断不仅灵敏度高,而且对关节损伤程度可进行定量分析。

11.4.5.2 脊椎病变

脊柱的断层图像可分别显示椎体、椎弓、关节突、关节间隙和棘突等部位,可精确判断病变部位,有助于诊断小关节病变、隐匿性骨折、关节盘等、椎体骨髓炎、椎体脱离症及肿瘤等,为临床治疗提供指导。

11.4.5.3 髋关节病变

早期股骨头缺血性坏死,骨显像表现为股骨头呈放射性缺损或减低区。由于病变部与周围组织的放射性重叠,有时平面骨显像显示不清而误诊,SPECT 断层骨显像可以将股骨头上面和下面重叠的放射性除去,真实地显示病变处的放射性分布情况,从而提高了诊断的灵敏度和准确性。数月后,因血管重建、新骨生成及滑膜炎,在股骨头原放射性减低区周围出现放射性增高,以致在平面静态显像上掩盖了股骨头的缺损区。平面显像见到的股骨头放射性增高,很难与骨关节炎、骨折、感染性关节炎或其他的骨修复等相鉴别,而断层骨显像可提供可靠的放射性分布信息。

11.4.5.4 膝关节病变

骨断层显像可作为对软骨损伤、骨膜炎、半月板撕裂或其他骨及关节病引起的慢性膝关节疼痛的高灵敏度的过筛检查。上述疾病平面骨显像在膝关节内侧或外侧部位出现放射性增加,鉴别诊断比较困难,SPECT 断层显像可显示病变部位,对膝关节疼痛的诊断和鉴别诊断具有较高的灵敏度和特异性,并且是一种非创伤性的诊断方法。

11.5 关节显像

11.5.1 原 理

^{99m}Tc-MDP 关节显像的原理与骨显像相同,虽然骨显像在关节疾病诊断方面应用有限,但其可以提供重要的信息,更有助于评价疾病的活动性。在正常情况下,行全身骨骼及关节显像时可见全身关节边界光滑、轮廓完整。当关节有炎症、退行性病变以及骨性关节的压应力异常时,病变部位的无机盐代谢增强、局部血供增加、血管通透性增加以及软骨和骨的破坏引起的反应性骨增生,使骨显像剂在局部形成异常浓集,从而帮助诊断某些骨关节疾病。

$^{99m}TcO_4^-$ 能穿过滑膜表面扩散至滑膜腔内,并与关节腔渗出液中的蛋白相结合。因 $^{99m}TcO_4^-$ 在关节内浓集与清除的均很迅速,所以注射显像剂后立即检查,于 30 min 内检查完毕。正常情况下,由于在软组织中分布均匀,肥大的肌肉及大血管部位放射性亦较高,正常关节的放射性分布低于周围软组织,当滑膜有炎症时可出现异常的放射性浓集,小关节亦能清除显示。一般来说 $^{99m}TcO_4^-$ 对滑膜炎的诊断更为特异,但轻度滑膜炎(如由退行性关节病引起滑膜炎),$^{99m}TcO_4^-$ 不及 ^{99m}Tc-MDP。

^{111}In 和 ^{99m}Tc 标记的白细胞(white blood cell)和 ^{111}In 和 ^{99m}Tc 标记的人免疫球蛋白(human immunoglobulin,hIg)是近年来推出的炎症显像剂,其在炎症病灶聚集的最主要因素可能是炎症部位的血管通透性增高,以及免疫病时类风湿因子(rheumatoid factor,RF)或免疫物的沉积所致,使骨性关节炎及滑膜炎部位放射性核素浓集增强。

11.5.2 适应证

骨关节炎的早期诊断与鉴别诊断;确定关节炎的病变范围及程度;关节炎的随访与疗效评价;人工关节的随访观察。

11.5.3 显像剂

可分为 3 种类型:①可以反映局部血运状况及关节骨代谢状况的显像剂,如 ^{99m}Tc-MDP;②可反映关节滑膜血运的显像剂,如 $^{99m}TcO_4^-$、^{99m}Tc-白蛋白等;③能相对有选择性聚集于炎症病灶的阳性显像剂，如 ^{111}In-WBC、^{99m}Tc-WBC、^{111}In-HIG、^{99m}Tc-HIG、^{67}Ga-枸橼酸盐等。

目前以 ^{99m}Tc-MDP 和 $^{99m}TcO_4^-$ 最为常用。

11.5.4 显像方法

用 ^{99m}Tc-MDP 或 ^{99m}Tc-HIG 无须特殊准备，用 $^{99m}TcO_4^-$ 显像需在检查前半小时口服过氯酸钾（$KClO_4$）400 mg 封闭甲状腺。根据检查部位确定患者体位，如脊柱、肩、髋关节等用前后位和后前位；双手关节用正平面、手背向上；膝关节用前位和侧位，关节屈曲 60°。受检关节的两侧对称部位应包含在探头的同一有效视野内。通常首选三相骨显像检查，自肘静脉以“弹丸”方式注入显像剂，成人剂量为 740 MBq（20 mCi），注射后立即按三相骨显像方法进行采集血流、血池相图像，可同时反映关节和滑膜充血；3 h 后做静态图像，以了解关节骨骼病变。必要时还可做局部断层显像或全身骨显像，以了解关节深部病变和全身骨、关节的情况。对于某些较小关节的显像，应用针孔准直器采集可提高对病变的分辨率；而较大关节的显像，如髋关节、膝关节，宜采用低能高分辨平行孔准直器行断层显像，必要时还可进行异常区域的定量分析。

11.5.5 图像分析

11.5.5.1 正常图像

关节由骨端松质骨、软骨和骨膜构成。正常关节图像表现骨骼边界光滑、轮廓完整，因软骨血供较低一般不显影，所以关节间隙清晰。松质骨摄取较多，密质骨摄取较小，整个关节放射性分布均匀、层次匀称，左右侧放射性分布对称。儿童生长期可见骨骺板呈规则的两侧对称的条状浓集带。

11.5.5.2 异常图像

临床上多数关节疾病表现为放射性分布呈异常浓集，一般无特异性，由于病变性质不同，异常浓聚可呈对称性，也可为非对称性。根据骨显像异常浓集区的部位、形态、数目及放射性活度结合临床进行综合分析，有助于疾病的鉴别诊断。

11.5.6 临床意义

11.5.6.1 类风湿性关节炎

类风湿性关节炎（rheumatoid arthritis，RA）由于滑膜炎症、充血、局部血流增加，骨显像剂摄取增加，三相骨显像时，见局部血流量对称性增高，放射性浓集主要在手、足、膝以及颈椎的关节，而手部病变主要位于指间或掌指间关节部位。早期类风湿性关节炎，在关节骨及软骨未破坏时，骨显像即可显示关节病变部位放射性增高，早于 X 射线摄片发现异常。当疾病进入晚期或转入慢性时，结果与骨关节炎的征象类似。全身骨显像可一次显示全身罹患类风湿性关节炎的部位和受损的范围。但显像异常为非特异性改变，需结合临床及其他检查进行综合分析。

11.5.6.2 骨性关节炎或退行骨性关节病

骨性关节炎(osteoarthritis,OA)或退行性骨关节病(degenerative osteoarthropathy)由于关节内软骨破坏、局部充血、骨骼受到过重力负荷发生成骨现象和滑膜毛细血管通透性增加。骨显像表现为病变关节放射性增高,常可在着力的部位发现有更明显的放射性浓集。病变常累及手、足、膝、骶髂及颈腰椎等,骨关节炎的各个时期骨显像均为阳性。第一腕掌关节放射性核素明显增加是骨关节炎的特异征象,远端指(趾)间关节的放射性核素也增高,并可见更多的关节受侵犯。承受重力的关节最易发生骨关节炎,多数在关节内侧区域出现放射性核素增高,例如胫骨承受重力则常见其上端内侧缘有明显的放射性核素增高。骶髂关节炎的骨显像用肉眼分析有时较为困难,利用计算机设置感兴趣区(ROI)定量测定骶髂关节与骶骨的放射性活度的比值,有助于早期诊断,其灵敏度高于X射线摄片分级诊断,对治疗后疗效的评价也是一个灵敏的指标。不同阶段的骶髂关节炎该比值也不同,早期该比值明显升高为1.52~2.09,病情发展到晚期,X射线片见骨质融合,该比值下降至正常。

11.5.6.3 人工关节的评价

关节显像可随访人工关节术后情况,有助于诊断人工关节感染或松动。股骨头假关节在安置后9个月内,局部放射性增高。如9个月后随访假关节处仍有放射性浓集,说明人工关节松动或感染。如为单纯性松动,应用 ^{67}Ga 或 ^{111}In-白细胞显像时多为正常,而伴有感染者,局部放射性浓集将明显增加。如果关节显像逐渐恢复正常,则可排除松动或感染。

11.5.6.4 放射性交感神经性骨营养不良

交感神经支配骨骼血管的收缩和舒张,当创伤、感染、肿瘤累及此交感神经时,使其兴奋性降低,所属骨骼血管舒缩改变引起血流增加,骨显像显示该骨骼弥漫性放射性增高,常见于一个肢体,以手和足最为明显。放射性交感神经性骨营养不良(radioactive sympathetic osteodystrophy;也称急性骨萎缩,acute bone atrophy)经皮质类固醇治疗后骨显像常可恢复正常。

11.6 PET/CT在骨骼疾病中的应用

11.6.1 概 述

近年来,随着PET/CT在临床上的广泛应用,PET/CT在骨骼疾病中的应用价值已得到广泛的认可。以PET为基础配准CT成像系统的PET/CT是分子影像学的重要组成部分,可将患者待检查部位的功能代谢信息和解剖信息结合,提高诊断的灵敏度和精确度。^{18}F-脱氧葡萄糖(^{18}F-FDG)是一种葡萄糖类似物,是临床最常用的肿瘤代谢显像剂,FDG的摄取程度能够反应肿瘤细胞的葡萄糖的代谢水平,恶性肿瘤异常增殖且具有旺盛的糖酵解,因此恶性肿瘤病灶出现^{18}F-FDG的高摄取。

11.6.2 临床应用

11.6.2.1 原发性骨肿瘤

原发性骨肿瘤患者行 PET/CT 显像,不仅可以了解病变组织的周围浸润情况,还可了解全身脏器的转移情况,准确确定其临床分期以及为手术与化放疗方案提供依据。原发性骨肿瘤表现为高^{18}F-FDG 摄取,CT 图像表现为骨质破坏、骨膜反应、软组织肿块等,远处转移灶也表现为 ^{18}F-FDG 高摄取。

11.6.2.2 骨 髓 瘤

骨髓瘤(myeloma)是一种起源于骨髓中的浆细胞的恶性浆细胞疾病,是浆细胞肿瘤的一种,又称浆细胞骨髓瘤。多发性骨髓瘤常伴有多发性溶骨性损害、高钙血症、贫血、肾损害,男女比例为 1.60∶1。骨髓瘤的 ^{18}F-FDG 显像可以呈高摄取,也可以轻度摄取或不摄取 ^{18}F-FDG。表现为:①多发的不规则或类圆形溶骨性破坏,可呈膨胀性、穿凿样、鼠咬样;②病灶边缘少见硬化边;③骨质破坏区可形成凸向外的软组织肿块;④广泛骨质疏松,可伴有病理学骨折(图 11.8)。

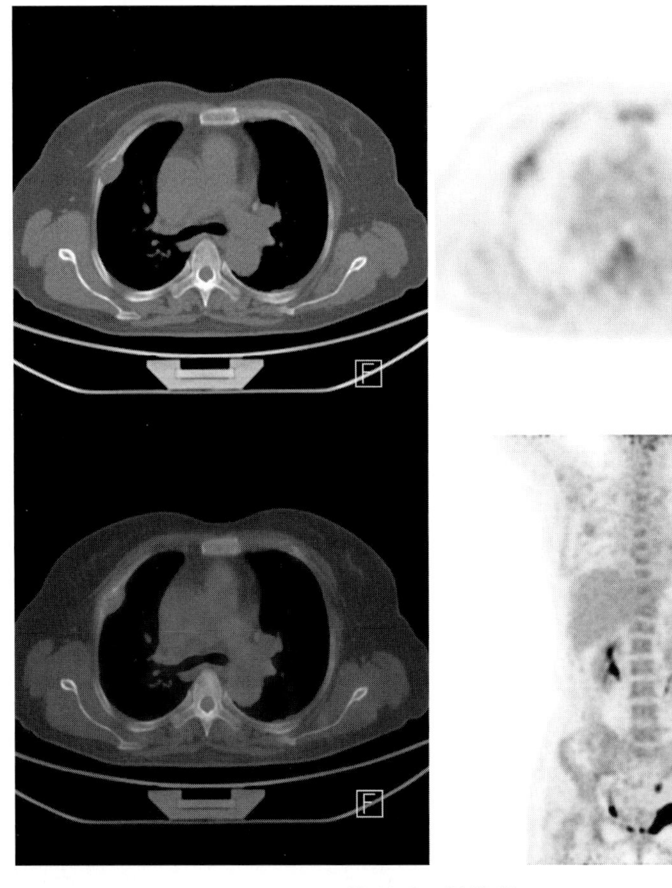

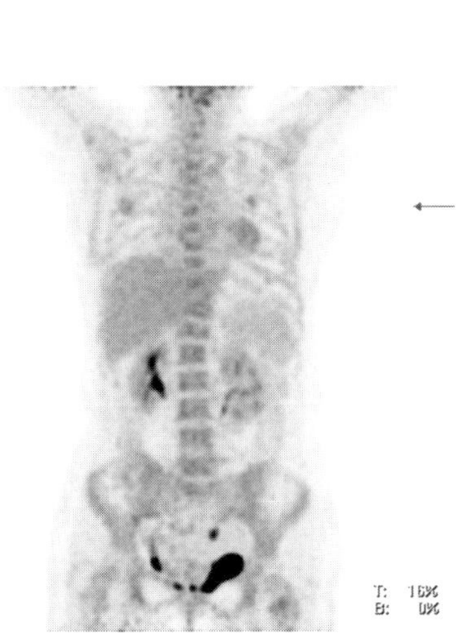

图 11.8 骨髓瘤

11.6.2.3 **骨转移瘤**

对于不同病理类型的骨转移病灶,^{18}F-FDG PET/CT 的诊断价值尚有争议,有研究报道,全身骨显像发现成骨性转移灶的灵敏度高于 ^{18}F-FDG,主要原因是由于成骨性骨转移癌主要为成骨细胞活跃,病变部位成骨增加,且由于其侵袭性相对较低,糖代谢率较低等特点,故成骨性病灶摄取 ^{18}F-FDG 的较少或不摄取,而成骨性病灶局部成骨细胞活跃并有新骨形成,全身骨显像表现为放射性浓聚灶。但也有研究认为,虽 ^{18}F-FDG 发现成骨性转移灶的灵敏度不如 ^{99m}Tc-MDP,但^{18}F-FDG PET/CT 所配备的诊断性 CT 弥补了其在成骨性转移灶方面的缺陷,从而使^{18}F-FDG PET/CT 显像成为肿瘤患者探测骨转移瘤的良好影像学方法。但由于 ^{18}F-FDG PET/CT 价格昂贵,临床上不将其作为常规骨转移的检测手段,全身骨显像仍是诊断骨转移最常用的影像诊断方法,对于全身骨显像发现阳性病灶需进一步判断其良性与恶性和排除退行性变时,可行^{18}F-FDG PET/CT 显像检查。

由于溶骨性病灶骨组织血供减少或中断,几乎无成骨作用,因此 ^{99m}Tc-MDP 在该部位的聚集较少,甚至无聚集,表现为放射性缺损区。SPECT 全身骨显像对放射性缺损区检测的灵敏度明显低于浓聚区的检出,而溶骨性病灶糖代谢率高和缺氧,因此,全身骨显像发现溶骨性转移灶的灵敏度低于 ^{18}F-FDG PET/CT 显像。

^{18}F-氟化钠(^{18}F-sodium fluoride,^{18}F-NaF)是一种骨代谢类示踪剂,^{18}F-NAF 和 ^{99m}Tc-MDP 显像原理均是与骨骼中羟磷灰石结晶的羟基进行交换形成牢固地结合体,因此^{18}F-NAF PET/CT 显像反映骨质代谢,与骨骼的血流和成骨细胞的活性成比例,反映了病灶成骨的生物学行为,目前也用于骨转移瘤的诊断。

(阮 翘 张晶晶)

参考文献

[1] 杨建鑫,方琳丽,林琛,等. 应用 ECT 骨显像和 ALP 谱检测对提高恶性肿瘤早期骨转移诊断的研究[J]. 热带医学杂志,2006,6(1):80-82.

[2] 黄建敏,潘莉萍,刘晓梅,等. 骨扫描中的超级骨显像[J]. 中国流程医学影响杂志,2009,20(9):711-713.

[3] 马全福,匡安仁. SPECT/CT 骨显像对脊柱单发病灶的诊断价值[J]. 中国临床医学影像杂志,2008,19(2):90-93.

[4]李培勇,张立颖,江旭峰,等. 淋巴瘤骨髓浸润的 ^{18}F-FDG PET 显像研究[J]. 中华核医学杂志,2002,22(2):106-107.

[5] 何洁,韩丽君,屈婉莹,等. ^{18}F-FDG SPECT/CT 与 ^{99m}Tc-MDP 骨显像对肺癌骨转移诊断价值的对比研究[J]. 中国医学影像技术,2003,19(6):754-756.

12 乳 腺

12.1 解剖和生理概要

人体乳腺(breast)的腺体起源于外胚层,胚胎及婴儿期乳腺结构男女是相同的,进入青春期后,女性乳腺受性激素影响逐渐发育,而男性乳腺则逐渐退化。男性乳腺中不存在腺泡结构,这是男女乳腺根本不同之处。女性乳腺多为半球形或圆丘形,位于前胸第2或第3至第6肋骨水平,附着于两侧胸大肌筋膜上。在乳腺的外上部,腺体向腋窝凸出形成腋尾;此处直接与腋淋巴结接触,往往易被误认为是腋淋巴结或腋部副乳。乳头在乳房前方中央突起,周围的色素沉着区称为乳晕。

每一乳房有轮辐状排列的乳腺腺叶15~20个,每一腺叶又分若干小叶,后者又由许多腺泡所组成;叶间、小叶间和腺泡间有结缔组织间隔。腺叶间还有许多与皮肤垂直的纤维束,上连皮肤与浅筋膜浅层,下连浅筋膜深层,称为Cooper韧带。各小叶内的腺管逐渐汇集成腺叶内乳管,每一腺叶有一汇总的大乳管,各大乳管又向乳晕集中,最后开口于乳头,大乳管靠近开口的1/3段略为膨大,是乳管内乳头状瘤的好发部位。乳管内衬有上皮细胞,其底层是一层基底细胞;导管瘤或乳腺囊性增生时,此层有明显增生。正常乳房腺体最多的是外上象限,因此,此处患病的机会也最多(图12.1)。

乳腺生理活动受垂体前叶激素、肾上腺皮质激素和性激素制约,妊娠及哺乳时乳腺明显增生而腺管伸长,腺泡分泌乳汁;哺乳期后,乳腺又处于相对静止状态。在月经周期的不同阶段,乳腺的生理状态也在各激素的影响下,呈周期性改变。

乳房的淋巴网甚为丰富,其淋巴液主要沿以下途径输出。①乳房大部分淋巴液经胸大肌外侧缘淋巴管流至腋窝淋巴结,再流向锁骨下淋巴结。一部分乳房上部的淋巴液可不经腋窝而直接经胸大肌的淋巴管流向锁骨下淋巴结,到达锁骨下淋巴结后,淋巴液继续流向锁骨上淋巴结。②一部分乳房内侧的淋巴液通过肋间淋巴管流向胸骨旁淋巴结(主要在第2、第3肋间,沿胸廓内动、静脉分布),继而流至锁骨上淋巴结。③由于两侧乳房间在皮下有一些交通淋巴管,一侧乳房的淋巴液可流向另一侧乳房。④乳房深部淋巴网可与腹直肌鞘和肝镰状韧带的淋巴管相同,从而可通向肝。

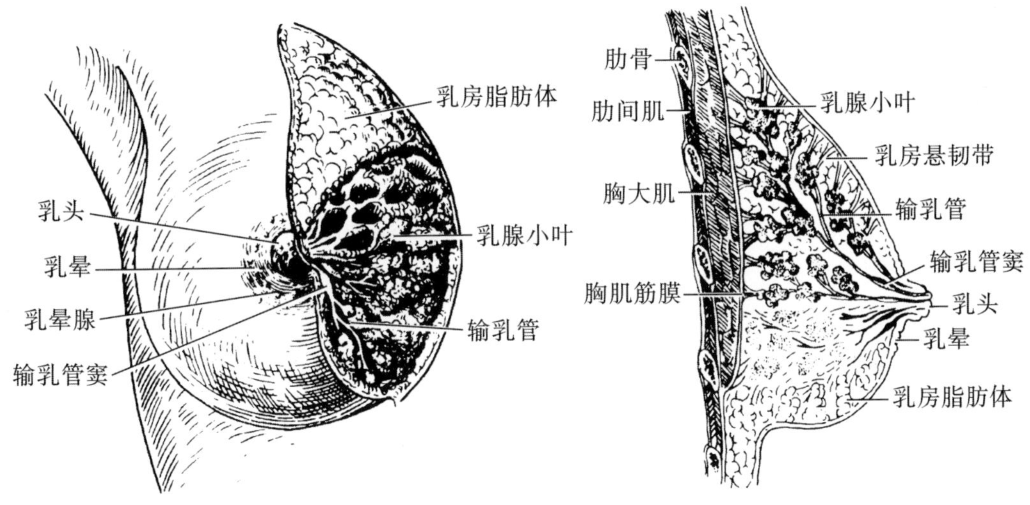

图 12.1 乳腺正常解剖

12.2 乳腺癌概述

乳腺癌(breast cancer)在许多发达国家是威胁妇女生命最常见的恶性肿瘤。美国癌症协会 1994 年统计资料表明,乳腺癌的发生率占女性恶性肿瘤的首位,死亡率占第 3 位。全球乳腺癌发病率自 20 世纪 70 年代末开始一直呈上升趋势。有资料表明,全世界每年乳腺癌发病率上升的幅度为 0.20%~8.00%,增加最快的是亚洲、中欧、南美洲的一些国家,譬如美国 8 名妇女一生中就会有 1 人患乳腺癌。在一些低发国家如日本、新加坡等,50 岁以下妇女乳腺癌的发病增加明显。我国也属于乳腺癌的低发区,但近年来我国乳腺癌发病率也明显增加,其增长速度高出高发国家 1~2 个百分点。据国家癌症中心和卫生部疾病预防控制局 2012 年公布的 2009 年乳腺癌发病数据显示:全国肿瘤登记地区乳腺癌发病率位居女性恶性肿瘤的第 1 位,女性乳腺癌发病率(粗率)全国合计为 42.55/10 万,城市为 51.91/10 万,农村为 23.12/10 万。我国乳腺癌的高发病年龄为 45~64 岁,进入中年以后的妇女需高度警惕发生乳腺癌。

乳腺癌已成为当前社会的重大公共卫生问题。自 20 世纪 90 年代全球乳腺癌死亡率呈现出下降趋势;究其原因,一是乳腺癌筛查工作的开展,使早期病例的比例增加;二是乳腺癌综合治疗的开展,提高了疗效。乳腺癌已成为疗效最佳的实体肿瘤之一。乳腺癌的早期发现、早期诊断和早期治疗是目前降低其死亡率、提高治愈率的唯一有效的途径。

12.2.1 乳腺癌病理类型

乳腺癌种类很多,分型不一,当前国内多采用以下病理分型。

12.2.1.1 非浸润性癌

非浸润性癌又称为原位癌，指癌细胞局限在上皮基底膜内生长，癌灶没有转移。包括导管内癌（癌细胞未突破基底膜）及小叶原位癌（癌细胞未突破末梢乳管或腺泡基底膜）。常伴发各种乳腺病，有时也可在浸润癌的旁边见到。此型均属早期，预后较好。

12.2.1.2 早期浸润癌

早期浸润癌是从原位癌发展到浸润癌的早期阶段，癌细胞突破上皮的基底膜，但浸润程度尚浅，较少发生癌灶转移。包括早期浸润性导管癌（癌细胞突破基底膜，开始向间质浸润），早期浸润性原位癌（癌细胞突破末梢乳管或腺泡基底膜，开始向间质浸润，但未超越小叶范围）。此型仍属早期。

12.2.1.3 浸润癌

癌细胞已经突破上皮基底膜的限制，广泛侵犯周围组织，容易发生癌灶转移。依据癌的原发部位是其他组织还是来源于乳腺上皮组织，又分为浸润性特殊癌、浸润性非特殊癌。包括乳头状癌、伴大量淋巴细胞浸润的髓样癌、小管癌（高分化腺癌）、腺样囊性癌、黏液腺癌、大汗腺样癌、鳞状细胞癌、乳头湿疹样乳癌（起源于乳头内大乳管）等。此型一般分化高而预后尚好。①浸润性特殊癌：包括乳头状癌，伴大量淋巴细胞浸润的髓样癌，小管癌（高分化腺癌），腺样囊性癌，黏液腺癌，大汗腺样癌，鳞状细胞癌，乳头湿疹样乳癌（起源于乳头内大乳管）等。此型一般分化高而预后尚好。②浸润性非特殊癌：包括浸润性小叶癌、浸润性导管癌、硬癌、髓样癌（无大量淋巴细胞浸润者）、单纯癌、腺癌等。此型多分化低而预后差，占乳腺癌的70%～80%，而其中硬癌最多见，约占乳腺癌总数的60%。

12.2.1.4 其他罕见癌

癌肉瘤包括梭形细胞癌、纤维腺瘤癌变和印戒细胞癌等。

12.2.2 乳腺癌临床表现及分期

12.2.2.1 临床表现

乳腺癌最多见于乳房的外上象限，其次是乳头、乳晕和内上象限。最早表现是患侧出现无痛、单发的小肿块。肿块质硬，表面不光滑，与周围组织分界不很清楚，在乳房内不易被推动，常常无自觉症状。癌肿增长速度较快。随着体积增大，侵及周围组织可引起乳房外形改变。例如，癌肿侵及连接腺体和皮肤的 Cooper 韧带，使此韧带收缩而失去弹性，可导致癌肿表面皮肤凹陷；邻近乳头的癌肿因侵入乳管使之收缩，可把乳头牵向癌肿方向；乳头深部癌肿也因侵及乳管而使乳头内陷。这些都是乳腺癌的重要体征。癌肿继续增长，表面皮肤可因皮内和皮下淋巴管被癌细胞堵塞而出现局部淋巴水肿；由于皮肤在毛囊处与皮下组织的连接紧密，淋巴水肿时可见毛囊处出现很多点状凹陷，形成所谓“橘皮样”改变。乳房发育较差而癌肿较大时，癌肿可凸出乳房表面；特别是较大的硬癌有时可使整个乳房收缩，而癌肿明显凸出。乳腺癌发展到晚期，可侵入胸筋膜、胸肌，以至癌肿固定于胸壁而不易推动。如癌细胞浸润大片皮肤，则可在皮面出现多数坚硬的小结或小索，甚至彼此融合，弥漫成片；如伸延至背部和对侧胸壁，则可紧缩胸壁、限制呼吸，称为铠甲状癌。有时皮肤可破溃而形成溃疡，常带有恶臭，容易出血，外形有时凹陷为坑，有时外翻为菜花状。

乳腺癌淋巴转移最初多见于腋窝。肿大的淋巴结先为散在、数目少、质硬、无痛、可被推动，以后数目逐渐增多，并粘连成团，甚至与皮肤或深部组织粘着。如腋窝淋巴管被大量癌细胞所堵塞，可引起上肢水肿。胸骨旁淋巴结因位置较深，通常在手术探查时才能确定有无转移。晚期，锁骨上淋巴结亦增大、变硬。少数患者对侧腋窝可有淋巴结转移。乳腺癌远处转移至肺时，开始并无明显症状，以后可引起胸痛、气急，此时多有胸膜转移。椎骨转移常伴有患部剧痛。肝转移可引起肝大，甚至黄疸。

此外，乳头脱屑、糜烂是湿疹样乳腺癌的特有表现。其原发灶在乳头区的大乳管内，逐渐移行至乳头。初发症状是乳头刺痒、灼痛。接着出现慢性湿疹样病变，乳头和乳晕的皮肤发红、糜烂、潮湿，可发生经久不愈的溃疡。

炎性乳腺癌不多见，一般发生于年轻妇女，尤其是在妊娠或哺乳期。发展迅速，可在短期内波及至整个乳房，患乳淋巴管内充满癌细胞。乳房明显增大发硬，但无明显的局限性肿块，皮肤充血、发红、发热犹如急性炎症，对侧乳房常被侵及。炎性乳腺癌转移早而广，预后极差，患者常在发病后数月即死亡。

12.2.2.2 乳腺癌分期

(1)原发肿瘤(T)　原发肿瘤的分期定义临床与病理一致。如果肿瘤的大小由体检得到，可用 T_1、T_2或 T_3来表示。如果用乳腺 X 射线摄片或病理学等其他方法测量得到，可用 T_1 的亚分类。肿瘤大小应精确到 0.10 cm。

AJCC 乳腺癌 TNM 分期如下。

Tx：原发肿瘤无法评估。

T_0：没有原发肿瘤证据。

Tis：原位癌。

Tis(DCIS)：导管原位癌。

Tis(LCIS)：小叶原位癌。

Tis(Paget)：乳头 Paget 病，不伴有肿块。

注：伴有肿块的 Paget 病按肿瘤大小分类。

T_1：肿瘤最大直径≤2 cm。

T_{1mi}：微小浸润癌，最大直径≤0.10 cm。

T_{1a}：肿瘤最大直径>0.10 cm，但≤0.50 cm。

T_{1b}：肿瘤最大直径>0.50 cm，但≤1 cm。

T_{1c}：肿瘤最大直径>1 cm，但≤2 cm。

T_2：肿瘤最大直径大>2 cm，但≤5 cm。

T_3：肿瘤最大直径>5 cm。

T_4：无论肿瘤大小，直接侵及胸壁或皮肤。

T_{4a}：肿瘤侵犯胸壁，不包括胸肌。

T_{4b}:乳腺皮肤水肿(包括橘皮样变),或溃疡,或不超过同侧乳腺的皮肤卫星结节。

T_{4c}:同时包括 T_{4a} 和 T_{4b}。

T_{4d}:炎性乳腺癌。

(2)区域淋巴结(N)

1)临床分期

N_x:区域淋巴结不能确定(例如曾经切除)。

N_0:区域淋巴结无转移。

N_1:同侧腋窝淋巴结转移,可活动。

N_2:同侧腋窝淋巴结转移,固定或相互融合或缺乏同侧腋窝。

淋巴结转移的临床证据,但临床上发现有同侧内乳淋巴结转移*。

N_{2a}:同侧腋窝淋巴结转移,固定或相互融合。

N_{2b}:有内乳淋巴结转移的临床征象,而无同侧腋窝淋巴结转移的临床证据*。

N3:同侧锁骨下淋巴结转移伴或不伴有腋窝淋巴结转移;或临床上发现同侧内乳淋巴结转移和腋窝淋巴结转移的临床证据*;或同侧锁骨上淋巴结转移伴或不伴腋窝或内乳淋巴结转移。

N_{3a}:同侧锁骨下淋巴结转移。

N_{3b}:同侧内乳淋巴结及腋窝淋巴结转移。

N_{3c}:同侧锁骨上淋巴结转移。

2)病理学分期(PN)

pNx:区域淋巴结无法评估(例如过去已切除,或未进行病理学检查)。

pN_0:无组织学上区域淋巴结转移。

pN_1:1 ~3 个同侧腋窝可活动的转移淋巴结,和(或)通过前哨淋巴结切除发现内乳淋巴结有微小转移灶,但临床上未发现**。

pN_{1mi}:微小转移(>0.20 mm,但<2.00 mm)。

pN_{1a}:1 ~3 个腋窝淋巴结转移。

pN_{1b}:通过前哨淋巴结切除发现内乳淋巴结有微小转移灶,但临床上未发现**。

pN_1:1 ~3 个腋窝淋巴结转移,以及通过前哨淋巴结切除发现内乳淋巴结有微小转移灶,但临床上未发现**(在阳性腋窝淋巴结阳性淋巴结>3 个的情况下,内乳淋巴结阳性即被归为 pN_{3b},以反映肿瘤符合的增加)。

pN_2:4 ~9 个同侧腋窝转移淋巴结转移;临床上发现内乳淋巴结转移,但腋窝淋巴结无转移。

pN_{2a}:4 ~9 个同侧腋窝转移淋巴结转移(至少一个转移灶>2.00 mm)。

pN_{2b}:临床上发现内乳淋巴结转移,但腋窝淋巴结无转移。

pN_3:10 个或更多的同侧腋窝淋巴结转移或锁骨下淋巴结转移,或临床显示内乳淋巴结转移伴一个以上同侧腋窝淋巴结转移;或 3 个以上腋窝淋巴结转移和前哨淋巴结切开检测到内乳淋巴结显示微转移而临床上未显示;或同侧锁骨上淋巴结转移。

N_{3a}:10 个或更多的同侧腋窝淋巴结转移或锁骨下淋巴结转移。

N_{3b}:临床显示内乳淋巴结转移伴一个以上同侧腋窝淋巴结转移;或 3 个以上腋窝淋巴结转移和前哨淋巴结切开检测到内乳淋巴结显示微转移而临床上未显示。

N_{3c}:同侧锁骨上淋巴结转移。

注:＊“临床上发现”的定义为:影像学检查(淋巴结闪烁扫描除外)、临床体检异常。

＊＊“临床上未发现”的定义为:影像学检查(淋巴结闪烁扫描除外)或临床体检未发现异常。

(3)远处转移(M)

Mx:远处转移无法评估。

M_0:无远处转移。

M_1:有远处转移。

(4)临床分期标准

0 期:TisN_0M_0。

Ⅰ期:$T_1N_0M_0$。

ⅡA 期:$T_0N_1M_0$,$T_1N_1M_0$,$T_2N_0M_0$。

ⅡB 期:$T_2N_1M_0$,$T_3N_0M_0$。

ⅢA 期:$T_0N_2M_0$,$T_1N_2M_0$,$T_2N_2M_0$,$T_3N_{1,2}M_0$。

ⅢB 期:$T_4N_0M_0$,$T_4N_1M_0$,$T_4N_2M_0$。

ⅢC 期:任何 T,N_3M_0。

Ⅳ期:任何 T,任何 N,M_1。

为了更好地安排治疗计划和估计预后,完善的诊断除确定乳腺癌的存在外,还需进一步估计病变发展的程度。为此国际抗癌协会(Union for International Cancer Control,UICC)建议以 T(原发癌瘤)、N(局部淋巴结)、M(远处转移)对乳腺癌进行分期。2011 年修订的方案已经纳入我国卫生部门编订的乳腺癌诊治规范,内容简述如下。

T_0:原发癌瘤未查出。

Tis:原位癌(非浸润性癌及未查到肿块的乳头湿疹样癌)。

T_1:癌瘤直径≤2 cm。

T_2:癌瘤直径≥2 cm,≤ 5 cm。

T_3:癌瘤直径>5 cm,炎性乳腺癌亦属之。

T_4:癌瘤大小不计,但侵及皮肤或胸壁(肋骨、肋间肌、前锯肌)。

N_0:同侧腋窝无肿大淋巴结。

N_1:同侧腋窝有肿大淋巴结,尚可推动。

N_2:同侧腋窝肿大淋巴结彼此融合,或可与周围组织粘连。

N_3:有同侧胸骨旁淋巴结转移。

M_0:无远处转移。

M_1:有锁骨上淋巴结转移或远处转移。

根据以上情况,可把乳腺癌分为以下各期。

0 期:Tis N_0 M_0。

Ⅰ期:T_1N_0 M_0。

Ⅱ期：$T_{0,1}$ N_1 M_0，T_3 N_0 M_0。

Ⅲ期：$T_{0,1,2}$ N_2M_0，T_3 $N_{1,2}$ M_0，T_4任何 N M_0，任何 T N_3M_0。

Ⅵ期：包括 M_1的任何 TN。

以上分期以术前检查为依据，实际并不精确。为可靠分析疗效和估计预后，上述分期还应该结合术后淋巴结病理切片结果进行校正。

12.3 放射性核素阳性显像

现代医学已发展有螺旋 CT、MRI、原位核酸分子杂交等高准确性或高灵敏度的诊断手段，但这些检查不同程度上存在有特异性差，具有创伤性、取材困难等缺陷。相比较而言，核医学的肿瘤显像技术具有较高的特异性及较高的灵敏度与无创伤性，是一些肿瘤患者首选的检查手段。它既是肿瘤治疗前有效的分期工具、手术中首选的定位方法，还可作为疗效的检测手段和检测复发的得力措施。核医学肿瘤显像主要包括肿瘤的阳性显像和肿瘤的阴性显像。肿瘤的阳性显像指利用标记的亲肿瘤化合物，通过肿瘤自身的代谢，或利用标记抗体与肿瘤细胞膜上的抗原相结合，使肿瘤部位的放射性聚集高于正常组织，从而使病灶部位呈现“热区”。这里主要介绍乳腺肿瘤的阳性核素显像。

12.3.1 ^{99m}Tc-MIBI

12.3.1.1 原理

^{99m}Tc-甲氧基异丁基异腈（^{99m}Tc-MIBI）为异腈类化合物，20 世纪 80 年代起主要用于心肌的显像。^{99m}Tc 用于闪烁显像与 ^{201}Tl 比较有许多优点，因为图像质量好、费用较低，在肿瘤应用中可取代 ^{201}Tl。^{99m}Tc-MIBI 已显示出对多种肿瘤具有诊断价值。

^{99m}Tc-MIBI 是正 1 价的脂溶性化合物，有人认为，^{99m}Tc-MIBI 的摄取标志着线粒体的氧化能力，与线粒体标志物苹果酸脱氢酶有关。病灶经化疗后 ^{99m}Tc-MIBI 摄取降低，这反映了肿瘤细胞线粒体氧化能力受损。近年来国内外均有 ^{99m}Tc-MIBI 显像应用于乳腺癌检查的报道。目前普遍认为，人类癌细胞能特异性地摄取 ^{99m}Tc-MIBI，与良性肿瘤细胞摄取有显著性差异。其特点为摄取快而排泄相对缓慢。但乳腺癌摄取 ^{99m}Tc-MIBI 的机制尚不完全清楚。可能与以下因素有关：①MIBI 的特性（它的阳离子性和亲脂性）；②与细胞膜及线粒体电位密切相关；③乳腺癌细胞具有较高的代谢水平导致局部血流增加等多种相关因素可能是其浓集^{99m}Tc-MIBI 的主要原因。

12.3.1.2 适应证

适应证包括：①单发、可触及的乳腺肿物；②良性与恶性乳腺肿块的诊断与鉴别诊断。特别是经 X 射线检查呈高密度影而难于鉴别的乳腺肿块；③乳房肿物伴淋巴结肿大；④术前了解腋窝等淋巴结转移的状况及手术、放射治疗范围的确定；⑤评价治疗后的疗效。

12.3.1.3 显像方法

受检者一般无须特殊准备，但须向患者讲清楚检查的要求与意义，以取得患者的合作。在乳腺病变对侧前臂静脉注入 ^{99m}Tc-MIBI 20～25 mCi（MIBI 的标记率>95%），以避免腋淋巴结聚集的任何假阳性。怀疑双侧病变时，经足背静脉给药。

使用低能高分辨准直器，能峰为 140 keV，窗宽为 20%，Zoom 1.00～1.50，矩阵为 256×256。准直器距体表 5 cm，有效视野应包括整个甲状腺与肝、胆、心及双侧乳腺。注射后 10～20 min 进行常规（仰卧）前后位（俯卧）、左右侧位显像，采集时间 5～8 min。2～3 h 后再次进行延迟显像。

以上检查是在有特殊的乳房显像装置（即由一侧为半环形孔，乳房在孔内被固定的泡沫垫构成）的检查床上进行，目的是使受检乳房自然下垂，缩小乳房与探头的距离，双侧乳房被隔离而不显像，并可获得最佳的乳房与心脏和肝分开的体位。乳房和同侧腋窝包括在同一个视野内。仰卧前位显像包括双侧乳房和腋窝，前臂尽可能抬高，将双手置于头后，这一体位主要用于原发肿瘤的定位，特别是内侧象限的肿瘤。为了标记乳腺肿物的位置，可用放射源定位或圆形的小铅板指示乳腺位置。

应用感兴趣区（ROI）程序勾画乳腺、腋窝淋巴结肿块及健侧相应部位组织平均放射性计数，计算早、晚期病灶摄取 T/NT 比值。

利用计算机分别勾画出肿瘤部位和本底及对侧正常乳房组织 ROI。计算乳腺肿物与对侧正常乳腺镜像部位的 T/N 的值，T/N>1.23 为乳腺恶性肿瘤。T/N 值<1.23 则为良性肿瘤（以上为推荐值，供参考）。

12.3.1.4 图像分析

正常图像上部可见甲状腺放射性浓聚影，双上肢、腋窝和胸部轮廓清晰。中央部条状浓影为纵隔，左下方可见心肌影，两乳房影对称，放射性分布均匀，有时可见乳头浓集影。乳腺癌患者可见在癌肿部位有明显异常放射性浓集，有时腋窝淋巴结处也有放射性浓集（图 12.2）。

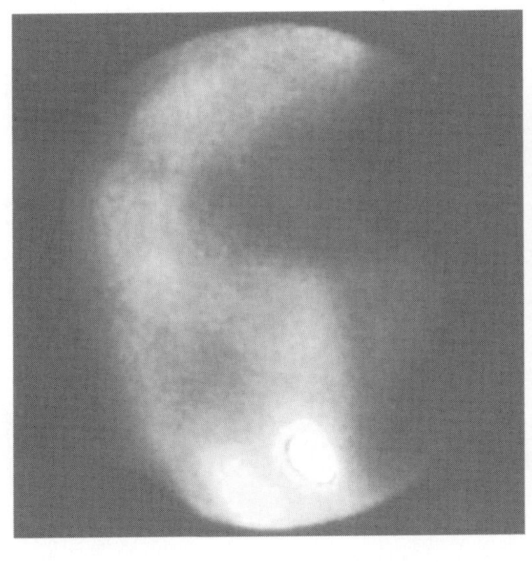

a

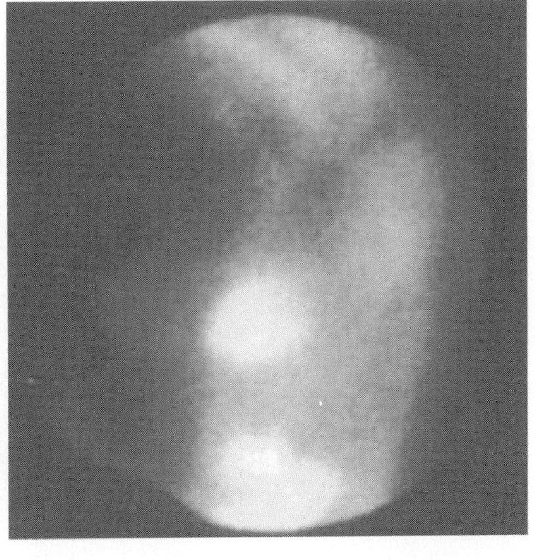

b

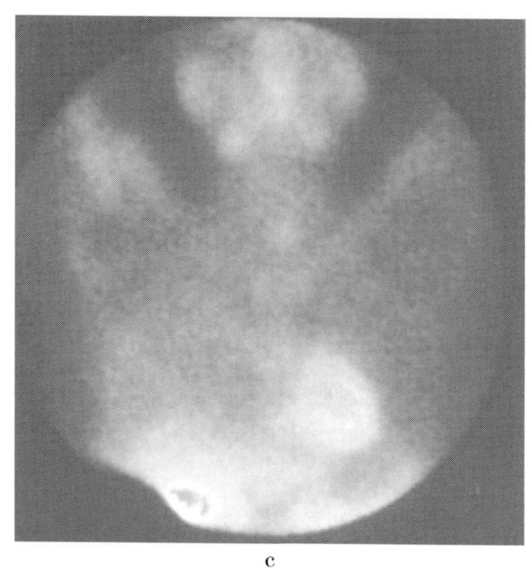

c

图 12.2 左乳肿块 ^{99m}Tc-MIBI 乳腺显像

三体位均显示双乳基本对称，放射性分布稀疏，肿块部位无放射性浓集，病理结果为（左乳）纤维腺瘤。
a：右侧位 b：左侧位 c：前后位

12.3.1.5 临床意义

（1）^{99m}Tc-MIBI 显像在乳腺外科的意义 ^{99m}Tc-MIBI 对肿瘤细胞有特殊亲和力，用于乳腺癌原发灶肿块的显像报道较多，也可被用于乳腺癌腋窝转移淋巴结的显像。

1）对乳腺癌的诊断 乳腺癌患者 ^{99m}Tc-MIBI 显像一般均为阳性（图 12.3）。假阴性主要出现在肿块直径<1.50 cm 的病例中，另外，可能与肿块的位置较深或肿瘤细胞对 MIBI 摄取低等因素有关，但确切的原因目前尚不清楚。在增生活跃的良性病例中也可呈阳性显像。目前普遍认为，^{99m}Tc-MIBI 显像由于具有无创、灵敏、可重复性好等特点，应列为乳腺肿块初筛方法，可避免部分不必要的活检手术。

^{99m}Tc-MIBI 用于乳腺癌的诊断，有报道认为对>1.50 cm 的病灶，灵敏度可大于 ^{201}Tl。

^{99m}Tc-MIBI 的常用剂量为 740 MBq，灵敏度为 83%～96%，特异性为 72%～100%，阴性预测值为 95%～97%。纤维腺瘤、上皮组织增生和乳房纤维囊性变可出现假阳性。小于 1 cm 或不能触摸到的病灶大多呈假阴性。目前的研究证实，对于不能触摸到的病灶 ^{99m}Tc-MIBI 的灵敏度为 64%～67%。

影响 ^{99m}Tc-MIBI 乳腺癌显像的灵敏度、特异性的因素有患者选择、阳性标准的确定、采集技术、拍片技术及读片经验等的差异。在乳腺良性增生性疾病中假阳性较多，这是影响特异性的重要因素，但因为这些患者的乳腺癌发生率高，也有人认为，这种假阳性可能是癌前期的一种表现。

目前诊断乳腺癌时大多采用平面显像。国外文献报道更进一步指出平面显像诊断乳腺癌的灵敏度为 85%、特异性为 88%，而 SPECT 断层扫描相应结果为 71% 与 96.50%，因此提示在乳腺癌诊断时平面显像比断层扫描更具有优越性。

2)对淋巴结转移的诊断　乳腺癌易发生淋巴转移,乳腺淋巴引流注入腋窝约占70%,所以了解腋窝淋巴结受累情况对乳腺外科来说至关重要。淋巴结转移的数目、程度及其部位对乳腺癌患者的预后影响不同,据上海医科大学附属肿瘤医院的资料显示:随着淋巴结受累数量的增多,患者生存率明显降低(图12.4)。

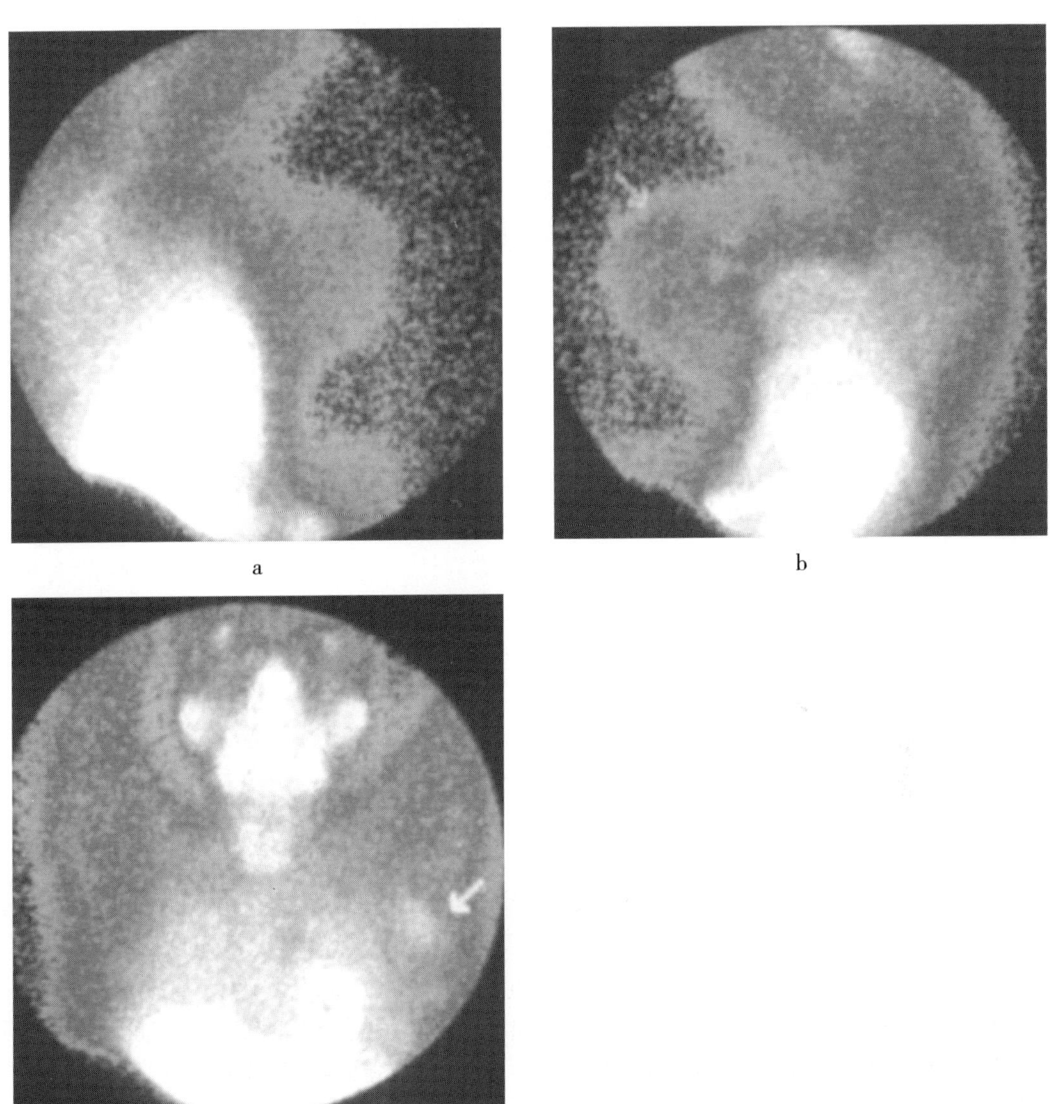

图12.3　左乳肿块,腋窝淋巴结肿大,^{99m}Tc-MIBI乳腺显像

左侧位乳腺内可见3个异常浓集灶;前后位,肿块部位及腋窝均可见异常浓集灶。病理结果为(左乳)浸润性导管癌,腋窝淋巴结转移。a:右侧位　b:左侧位　c:前后位

^{99m}Tc-MIBI能对腋淋巴结显像,可提供准确的乳腺癌腋下转移淋巴结定位、定性的诊断信息(图12.4)。Taillefer等报道,经病理证实的41例乳腺癌19例腋窝淋巴结阳性,灵

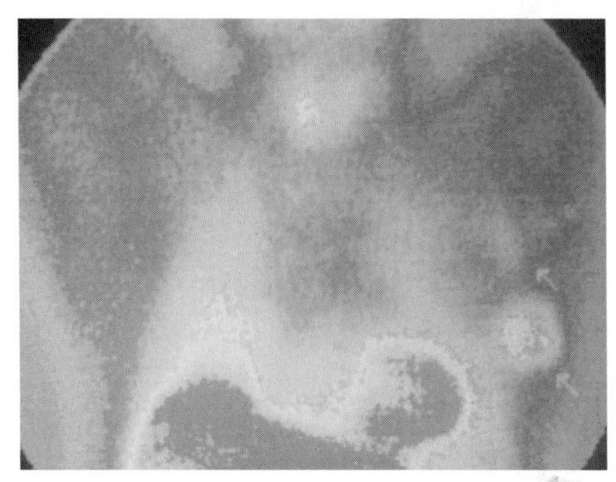

图 12.4 左乳肿块 ^{99m}Tc-MIBI 乳腺显像

左乳肿块部位放射性分布异常浓集，左侧腋窝可见异常放射性浓集灶。术后病理结果：（左）乳浸润性导管癌，腋窝淋巴结转移

敏度为 84.20%，特异性为 90.90%。淋巴结显像结果取决于癌细胞浸润淋巴结所占的面积，即淋巴结内癌细胞的密度。癌细胞浸润淋巴结程度越严重，其显像阳性率越高，这对估计预后非常有意义。由于深、浅层淋巴结放射性相互重叠，因此，显像中只能对某簇淋巴结做出判断，而难以对单个淋巴结做出准确判读。活组织检查也发现，所谓大于 1.00 cm 的显像淋巴结，有时在镜下观察是相互粘连、融合的数个小淋巴结团块，这提示显像阳性的小淋巴结其转移及浸润程度也较重。

正常淋巴结不显像，但是显像阴性者不能完全排除转移的可能性，因为过小的腋淋巴结可能使 ^{99m}Tc-MIBI 显像不敏感，另外淋巴结细胞的增生活跃可以导致 ^{99m}Tc-MIBI 显像假阳性。

曾有报道显示，单侧乳腺癌同时出现双侧腋淋巴结显像阳性并得到病理学的证实。出现这种情形的原因尚不清楚，其可能的机制为：依照乳腺癌发生的多中心学说，可能同时存在对侧的隐性乳腺癌；乳腺癌细胞出现跳跃转移；一侧的乳腺癌细胞通过双侧乳房间的淋巴管转移至对侧的腋窝淋巴结。这也进一步提示了 ^{99m}Tc-MIBI 显像对乳腺癌术式选择及术后综合治疗的指导价值，它可以帮助外科医生减少不必要的腋淋巴结清扫术，避免腋淋巴结清扫术所引起的近期及远期并发症。可以预期，随着研究工作的深入，^{99m}Tc-MIBI 显像对乳腺癌化疗效果的评价，检测复发或转移病变，以及评价手术后引起的淋巴水肿的治疗方法及定期随访等将有着越来越重要的实用价值。

（2）对乳腺癌多药耐药研究的价值　乳腺癌的防治越来越受到人们的重视。目前，尽管新的化疗药物不断出现，化疗方案不断改进，但是乳腺癌细胞表现出来的多药耐药性（multi-drug resistance，MDR）仍是乳腺癌临床化疗失败的主要原因。所谓 MDR 是指肿瘤细胞接触一种化疗药物并产生耐药性，同时对其他许多结构与作用机制不同的化疗药物亦产生耐药现象。研究 MDR 现象的机制及其克服的方法已经成为重要的研究课题并已经取得了很大的进展。

在多种多药耐药性（MDR）表型中，P-糖蛋白（P-glycoprotein，P-gP）介导的 MDR 最为常见。P-gp 是一种相对分子质量为 170 000 的跨膜糖蛋白，为人类 MDR 基因家族中与耐药有关的 MDR1 基因所编码。人类 MDR 家族有 MDR1 与 MDR2，MDR2 与肿瘤的多药耐药现象无关。人类 MDR1 基因定位于第 7 号染色体的 q21.1 带的 330 kb 中，编码 4.50 ~ 5.00 kb mRNA，其编码的 P-gp 是由 1 280 个氨基酸组成的 2 个完全相同的单体组成，其分子中有 12 个跨膜区和 2 个 ATP 结合位点，嵌插在细胞的浆膜上，跨膜区作为膜通道有利于物质转运，而 ATP 结合位点则与能量供应有关。故 P-gp 具有能量依赖的跨膜药物外输泵功能，可将细胞内底物包括多种抗肿瘤药物泵出胞外，使胞内药物积聚浓度下降，产生耐药，呈现典型 MDR 表型。几乎所有的人类肿瘤细胞均有不同程度的 MDR1/P-gp 的表达，但是那些对化疗不敏感或疗效差的肿瘤往往有较高的 MDR1 基因表达。某些天然性疏水性抗肿瘤药物较容易被过度表达的 P-gp 泵出细胞外。

^{99m}Tc-MIBI 乳腺癌显像可以在活体上观察多药耐药基因的表达水平，以此评价患者对化疗的反应。以往的研究发现亲脂性阳离子是 P-gp 的一类转运底物，能够用来研究 P-gp 的转运机制。^{99m}Tc-MIBI 正是一种亲脂性阳离子化合物，并在穿过细胞与线粒体的双层膜时产生电位。研究表明 ^{99m}Tc-MIBI 的摄取与跨膜电位有关，带正电荷的 ^{99m}Tc-MIBI 与带负电荷的线粒体内膜之间的电位差促使 ^{99m}Tc-MIBI 进入细胞，其中 90% 进入线粒体，定位于线粒体基质。Piwnica-Worms 等研究证实 ^{99m}Tc-MIBI 为 MDR1 编码的 P-gp 底物，如同蒽环类、长春新碱类、鬼臼碱毒素类或紫杉醇类等抗癌药一样能为 P-gp 所识别、泵出。P-gp 上存在高 ^{99m}Tc-MIBI 亲和位点和转运区域。因此认为 ^{99m}Tc-MIBI 转运分析可以作为体外检测 P-gp 的敏感指标。从而开始了 ^{99m}Tc-MIBI 显像功能性检测 P-gp 的应用探讨。虽然仍然存在很多争议，但目前普遍认为，乳腺恶性肿瘤细胞与正常组织对 ^{99m}Tc-MIBI 的摄取比值和 P-gp 的表达程度呈负相关。P-gp 高水平表达的乳腺肿瘤组织其摄取比值明显低于没有 P-gp 表达的肿瘤。因此乳腺 ^{99m}Tc-MIBI 显像可以在活体上观察多药耐药基因的表达水平，方法简便、快捷而准确。用于多药耐药的预测能够指导乳腺癌的治疗方案的选择对判断化疗疗效及预后具有一定临床价值。

12.3.1.6 新型乳腺

^{99m}Tc-MIBI 设备——高分辨乳腺优化 γ 相机　乳腺专用 γ 射线显像仪，是具有特殊设计的高分辨率 γ 相机（高分辨乳腺优化 γ 相机）的乳腺显像，是一种经过改进的乳腺闪烁扫描技术，也就是使用小视野 γ 相机与 ^{99m}Tc-MIBI 作为示踪剂的乳腺功能成像技术。采用经过改进的 BSGI 专用小型伽马相机如 Dilon 6800，在检查时探头紧贴乳房，能最大限度地减小探头与目标距离，并能多方位采集图像。经上肢静脉注射 8 ~ 25 mCi 的 ^{99m}Tc-MIBI，显像可于注射后 3 min 开始，最长可至注射后 90 min，显像时间长 5 ~ 10 min。BSGI 的适应证：致密的乳腺、乳房假体置入后、符合 MRM 适应证但又无法行 MRM 检查者（体内含铁金属置入、幽闭恐惧症、躯体畸形、严重肾功能不全）。BSGI 还可应用于以下情况：筛查乳腺癌高危人群；体格检查可触及包块但钼靶 X 射线摄影或超

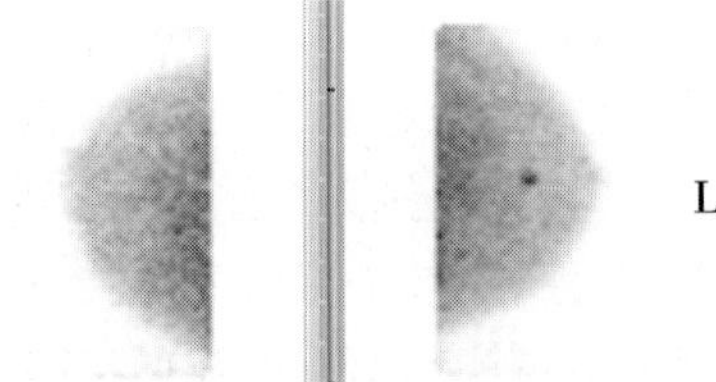

图 12.5　^{99m}Tc-tetrofosmin 显像

BSGI 左侧乳腺发现放射性浓聚灶，超声引导下活检证实为直径 3 mm 的导管癌

声未显示；钼靶 X 射线摄影或超声结果无法判定的乳腺疾病患者；确定原发病变的范围；多中心、多病灶或双侧病灶的检出；评估多发病灶或成簇钙化灶并有助于选择活检目标；乳腺癌患者的腋窝淋巴结评估；了解有无前哨淋巴结转移；术后或化疗后钼靶摄影显示组织发生变化的性质判定，如手术瘢痕和癌的鉴别。BSGI 显像的总体灵敏度及特异性分别为 92.60%、79.70%。对于已知或高度怀疑乳腺癌患者，BSGI 的特异性非常接近于正电子发射乳腺显像（positron emission mammography，PEM）。显像剂除 MIBI 外，也适合于下节的 ^{99m}Tc-tetrofosmin 等单光子放射性药物（图 12.5）。

（1）原理　^{99m}Tc-替曲膦（^{99m}Tc-tetrofosmin）；1，2-双［双（2-乙氧基乙基）膦基］乙烷，简称 ^{99m}Tc-P53。是以 1 价的 ^{99m}Tc 为中心离子的+1 价阳离子二膦络合物，其药理作用机制和临床应用与 ^{99m}Tc-MIBI 类似，是继 ^{99m}Tc-MIBI 之后发展的又一种心肌灌注显像剂。^{99m}Tc-P53 是一种 ^{99m}Tc 标记的亲脂性的阳离子化合物，最初用作心肌灌注显像。1995 年 Rambaldi 等首次报道了在为患者做心肌灌注显像时偶尔发现了乳腺癌显像。以后，国外有学者发现用 ^{99m}Tc-P53 乳腺显像可对能触及的乳房肿物鉴别其良性与恶性，对乳癌的早期诊断有重要的临床意义，也可用于腋窝淋巴结转移癌的诊断。

^{99m}Tc-P53 在乳癌及腋窝淋巴结转移癌的显像机制尚未完全明确。可能与以下因素有关：示踪剂的生化特性；阳离子的电荷与亲脂性；局部血流量；毛细血管的转运交换；间质的转运和细胞膜与线粒体之间的电位差；细胞膜的弥散方式吸收。

（2）方法及结果判断　受检者取仰卧位，取病变对侧肘静脉注入 ^{99m}Tc-P53 925 MBq（25 mci），注射后分别于 30 min 及 120 min 取前位、左前斜位和左侧位显像，分别进行早期和延期显像。显像时两臂上举，视野包括双侧乳房及腋窝区，每个体位采集时间为 10 min。利用计算机分别勾画出肿瘤部位和本底（设在乳房肿物相对上限的正常乳房组织部位）。对侧正常乳房组织及心脏 ROI。分别计算肿瘤/本底（T/B）、肿瘤/对侧正常乳房组织（T/C）和心脏/肿瘤（H/T）3 个计数比值。

（3）图像分析

1）正常图像　^{99m}Tc-P53 在双侧乳腺内放射性均匀分布，其放射性强度比邻近组织（心脏、肝）明显低，双侧腋窝区呈现一个明显的“三角形”放射性降低区。

2）异常图像　由于肿瘤细胞有较强的摄取 ^{99m}Tc-P53 的能力，因此在肿瘤部位有一放射性增高或浓聚区。若腋窝区淋巴结有转移，可形成双侧腋窝内放射性不对称性增高。其机制可能与离子电荷的亲脂性，细胞中线粒体含量多或肿瘤组织中血流丰富等有关。

（4）临床意义　近年 ^{99m}Tc-P53 显像剂由于具有更多的优点而受到关注。它可以对患者做较大范围的检查，了解淋巴结的受侵犯情况；评估患者的转移和局部复发；也可为化疗敏感性做分析评价提供更详细的资料，以利判断乳癌预后和选择合理的化疗方案。有报道 ^{99m}Tc-P53 检查对乳房病变的灵敏度、特异性、准确度分别为 93%、100% 和 94%，对腋窝淋巴结转移癌的灵敏度、特异性、准确度分别是 66%、100% 和 76%。

^{99m}Tc-P53 对乳腺癌显像的灵敏度、特异性、准确率较高，对乳腺肿物的良性与恶性鉴别有明显的临床价值。由于 ^{99m}Tc-P53 与目前常用的乳腺核素显像剂 ^{99m}Tc-MIBI 相比，尚具有放置室温即可标记，制备简单，放置时间较长，心/肺和心/肝比值低等优点，显示 ^{99m}Tc-P53 具有较好的临床应用优势。因此其应用前景令人鼓舞。但要确定这种方法的

临床应用价值,尚需进行更多的临床研究。

12.3.2 正电子计算机发射断层扫描

12.3.2.1 概述

正电子发射计算机断层扫描(PET)显像,是以计算机辅助显示脏器内正电子核素分布断层图像,已广泛应用在神经系统、心血管系统、肿瘤血及内分泌等系统。

PET是使用发射正电子的人体天然组成元素的同位素或H的类似物,如 ^{18}F标记的生物活性物质,参与人体的生理、生化代谢过程,获得反映人体生理、生化或病理及功能的图像信息,是体内分子医学研究的重要手段,处于当代医学研究的前沿领域。PET之所以能有效地观察生理及早期病理变化,与其优良的检测技术及独特的示踪剂有关。其所用的正电子核素如 ^{11}C、^{13}N、^{15}O等是构成机体代谢及生物活性分子基本元素的同位素,标记稳定,且比活度高。另外这些正电子核素容易标记在各种特定的示踪剂中用于医学研究,如糖的无氧酵解增强时 ^{18}F-脱氧葡萄糖(^{18}F-FDG)的摄取利用增加,氨基酸摄取和蛋白质合成增强时,^{11}C-蛋氨酸(MET)等被摄取利用也增加,诸如此类。^{18}F-雌二醇也可用于乳腺癌的显像。PET应用符合电路,具有良好的探测效率及较高的空间分辨率,能够灵敏而准确地检测病灶。

肿瘤细胞,特别是恶性肿瘤细胞的分裂增殖比正常细胞快,能量消耗相应增加。葡萄糖为组织细胞能量的主要来源之一,恶性肿瘤细胞的异常增殖需要葡萄糖的过度利用,应用 ^{18}F-FDG进行PET显像可获得可靠的葡萄糖代谢功能图像,借助生理学模型和参数,对局部放射性经过换算还可以获得局部组织葡萄糖代谢的定量功能图像,清晰地显示与定位葡萄糖代谢增高的肿瘤病灶和葡萄糖代谢降低的其他病灶。^{18}F-FDG PET显像对于鉴别良性与恶性病变和判断复发有很高的准确性,特别是对诊断肺癌、黑色素瘤、乳腺癌、头颈部肿瘤、转移性肿瘤及其原发灶的探查有重要意义。

12.3.2.2 ^{18}F-FDG 显像方法

受检者在检查前至少禁食4~6 h,减少葡萄糖的利用,使血糖处于一个稳定的水平。注射前0.50 h与注射后检查等待期间,应完全休息(不行走、阅读、咀嚼和说话),必要时给予安定。同时室内要无噪音或尽可能低噪音。

检查时固定患者体位,静脉注射 ^{18}F-FDG 10~20 mCi后即刻进行局部动态断层采集,在每一采集时间内抽取对侧静脉血以供计算肿瘤 ^{18}F-FDG摄取率。给药后50~55 min进行静态显像和全身PET扫描。

然后对采集的数据进行时间衰减校正,局部断层者根据透射显像结果加做组织衰减校正,最后进行图像重建,获得局部或全身断层图像,计算肿瘤标准化摄取值。

12.3.2.3 结果判断

高度恶性的肿瘤一般表现为局灶性异常放射性浓聚,恶性程度低者或经有效治疗者,放射性摄取较低。正常乳腺对 ^{18}F-FDG的摄取呈对称性,乳头部位 ^{18}F-FDG摄取可增加,哺乳期妇女哺乳侧的摄取可增加。乳腺癌患者病灶处可见异常放射性浓聚(图12.6)。

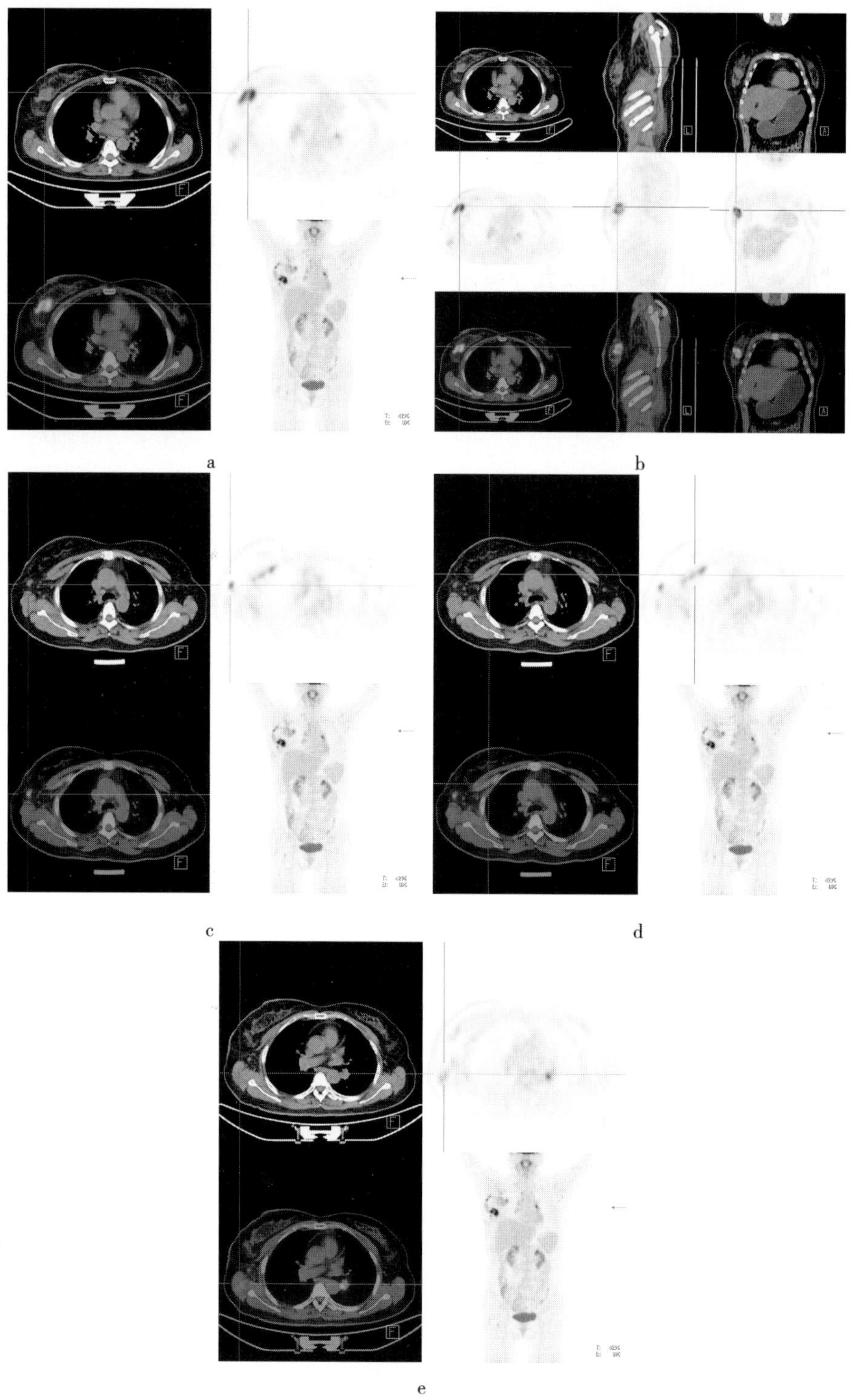

图 12.6 右侧乳腺腺癌^{18}F-FDG 显像示肿块为高代谢区

a:横断面 b:横断面×冠状位×矢状位 c:右侧腋窝淋巴结转移
d:右侧胸小肌转移 e:右侧胸大肌转移

12.3.2.4 临床应用

PET 比 CT 有更高的准确性和特异性。有报道，乳腺癌 ^{18}F-FDG 显像的阳性率为 88%~96%，在乳房硅胶植入整形、致密乳房或穿刺不成功者的乳腺肿块的鉴别诊断中有一定的价值。根据 ^{18}F-FDG 摄取是否增强可以用来诊断乳腺癌复发，具有较高的灵敏度、特异性与准确性。但是因为 ^{18}F-FDG 本身为非特异性肿瘤显像剂，除肿瘤外正常组织及一些良性病变也可摄取，而且治疗过程及血葡萄糖水平等因素直接影响肿瘤组织对 ^{18}F-FDG 的摄取。因此，要密切结合临床及其他影像学资料，这样能更好地体现 PET 在肿瘤应用中的独特优势。

(1) PET 对乳腺肿物的评价　乳腺肿物的定性是乳腺癌诊断的关键，一些学者对 PET 鉴别乳腺良性肿物的能力及乳腺癌诊断的符合率进行了探讨。有人对 14 例乳腺肿块患者进行了全身 PET 扫描，随后对全部患者的乳腺肿块进行了细胞学或组织学检查，两者对比，有 80% 的良性肿瘤和 100% 的恶性肿瘤被 PET 正确地诊断。目前普遍认为，PET 对原发性乳腺癌诊断的灵敏度和特异性均相当高，不过，因其费用相对较高，因此，目前未将其作为乳腺原发肿块定性诊断的常规方法，但对那些临床检查或常规影像学检查难以进行或无明确结论的患者，PET 应作为其乳腺肿块定性诊断的选择，特别是那些不愿接受创伤性诊断的患者。PET 还可以较其他常规方法相对准确地判定乳腺内是否存在多发病灶，并可以帮助医生判断乳腺癌的生物学行为，为手术方式的选择提供帮助。

(2) PET 对腋窝淋巴结的评价　在术前对腋窝淋巴结做出相对准确的评价而使无淋巴结转移的患者免于腋淋巴结清扫是目前外科的一个努力方向。PET 对腋窝淋巴结的定性诊断作用已经受到了重视。Smith 等将 PET 的定性诊断和定量诊断结合起来，并将 PET 诊断乳腺癌腋窝淋巴结转移的灵敏度和特异性与病期相联系，对确诊的 50 例乳腺癌患者的腋窝淋巴结状况分别进行体检评价及 ^{18}F-FDG PET 评价，后者包括 PET 图像评价和 ^{18}F-FDG 标准摄取值(SUV)评估，随后对评价的结果与细胞学或病理学检查结果进行对比，结果显示，PET 诊断乳腺癌腋窝淋巴结转移的灵敏度和特异性分别达到 90% 和 97%，对 T_1期患者两者均为 100%。而对 T_3和 T_4期患者则两者分别为 93% 和 100%，综合评估 PET 对乳腺癌腋窝淋巴结转移分期的正确性为 94%，对原发灶较小的患者，PET 基本上可以确定是否需要行腋淋巴结清扫术。

(3) PET 对乳腺癌远处转移和局部复发的评价　PET 也被用于乳腺癌远处转移的诊断。有人同时用 ^{99m}Tc-MDP 骨闪烁摄影法和 PET 对 23 例乳腺癌患者进行骨转移检查，结果显示，对成骨性病变，PET 优于 ^{99m}Tc-MDP 骨闪烁摄影法，而对溶骨性病变，则 ^{99m}Tc-MDP 骨闪烁摄影法优于 PET。有学者对 ^{18}F-FDG 的骨代谢动力学进行动态 PET 显像显示发现，无论溶骨性还是成骨性乳腺癌骨转移病变，其 ^{18}F-FDG 的吸收都远高于正常骨组织，^{18}F-FDG 积聚较高的部位 CT 扫描均显示了骨的病理性改变。

(4) PET 对乳腺癌治疗疗效的评价　Bassa 等回顾性地分析了 16 例患者术前化疗中应用 PET 的结果，全部患者均于化疗开始前行 PET 扫描，13 例于第一周期化疗结束时重复 PET 扫描，14 例整个术前化疗结束后重复 PET 扫描。结果显示，化疗有效的患者全部于首程化疗结束后 PET 扫描显示 ^{18}F-FDG 摄取值降低。从上述报道的结果可以看出，几乎所有化疗有效的患者都于化疗的早期在 PET 上表现出来,因此可以认为 PET 是早期预测乳腺癌化疗疗效的灵敏方法。另外,PTE 已经试用于判断乳腺癌患者的预后。

总之,PET 对乳腺癌复发和转移诊断的敏感性和特异性高于 CT 和 MRI,另外,PET 还是早期预测乳腺癌化疗和三苯氧胺治疗疗效的灵敏方法。但由于受到检查费用的限制,目前的病例还较少,因此,要得出更为完善和准确的结论尚需要进一步研究。

12.4 前哨淋巴结及乳腺术中 γ 探测的应用

12.4.1 概述

前哨淋巴结活检(sentinel lymph node biopsy,SLNB)是一项新兴的微创技术。在乳腺癌的诊治中,SLNB 为早期乳腺癌患者是否进行保乳治疗提供了依据。尽管腋窝淋巴结全清扫术可防止肿瘤进一步扩散,但常常导致上肢疼痛、麻木、水肿等一系列并发症,直接影响乳腺癌患者术后的生活质量。SLNB 不仅可用于乳腺癌的准确分期,而且可避免腋窝淋巴结的盲目清扫,这使如今乳腺癌的治疗向前迈进了一步。

前哨淋巴结(sentinel lymph node,SLN)是指某器官或某区域组织的淋巴液首先被引流到的一个或几个少数特定区域的淋巴结,即首先接纳来自肿瘤部位淋巴液的淋巴结。在肿瘤的淋巴转移中,它首先接纳肿瘤细胞并能够限制其进一步转移,SLN 即为该肿瘤转移到的第一站淋巴结。如果这些淋巴结无转移,则该器官或该区域发生的恶性肿瘤转移到另外的淋巴结的可能性很小,不必进一步扩大手术范围;如果 SLN 有转移,则其他淋巴结转移的危险性很大,需要扩大手术范围以准确了解区域淋巴转移情况和控制局部复发。因此,通过对 SLN 进行病理学分析可以了解整个局部淋巴结群的肿瘤转移情况。

腋窝淋巴结的转移状况是乳腺癌分期的必要条件,对判断乳腺癌患者的预后及指导制订进一步的治疗计划有着重要的意义。

手术在评价腋窝淋巴结转移状况中占有重要的地位。对乳腺癌腋窝淋巴结手术分期的方法有活检(sampling)、低位腋窝淋巴结清除术(low axillary dissection)、Ⅰ级和Ⅱ级淋巴结清除术(level Ⅰ and Ⅱ axillary dissection)、全腋窝淋巴结清除术(total axillary dissection)等术式。活检或低位腋窝淋巴结清除术,虽然并发症较少,但分期欠准确,发现腋窝转移淋巴结的能力差,准确性和敏感性偏低。全腋窝淋巴结清除术或中位腋窝淋巴结清除术可以准确地了解腋窝淋巴结转移状况,但术后并发症较多,确定腋窝转移淋巴结的特异性低。

这些方法都带有一定的盲目性。随着现代医学的发展,乳腺癌手术范围逐渐缩小,迫切需要一种缩小手术范围而不降低腋窝淋巴结分期准确性的腋窝淋巴结手术术式。SLNB 技术正是在这种条件下产生的。

12.4.2 确定 SLN 的方法及评价

根据示踪剂的不同,有两种方法可以确定 SLN,一种是使用放射性核素标记物作为示踪剂;另一种是使用蓝染料作为示踪剂。主要检查方法简述如下。

12.4.2.1 γ 探针法

γ 探针能测量放射性浓聚点并发出可听见的声音信号。手提 γ 探测器的探头很小,可与被检样本极度靠近,从而可提高探测的灵敏度和分辨率。其基本原理为:由晶体探测来自被检样本的 γ 射线,并经前置放大器转换为选定时间内的计数读数,同时发出音响信号,此信号可随计数率增加而提高。在设定计数率阈值以下可以不发出音响。因此根据计数率及音响信号便可以直接判断病变的存在与否。

使用的放射性示踪剂一般有两种,即 ^{99m}Tc 标记的硫胶体和 ^{99m}Tc 标记的白蛋白颗粒。手术前在肿瘤周围的乳腺组织或活检部位注入 ^{99m}Tc 标记的胶体,术中使用 γ 探针测量定位腋窝放射性计数最大的部位,然后就可以在此部位进行淋巴结活检。1993 年 Alex 等报道使用 ^{99m}Tc 标记的放射性示踪剂,以手提 γ 探测器定位哨位淋巴结的方法,该方法的成功率为 91%~98%。

该方法的优点是能对 SLN 精确定位,从而引导手术活检,也可用于发现局部残留的淋巴结,其缺点是可能出现假阳性。

12.4.2.2 淋巴显像法

本法是在体内引入放射性药物标记的显像剂后进行淋巴结显像定位的方法。标记的显像剂能从注射部位通过淋巴管转运到 SLN,并持续聚集,其迁移率与显像剂颗粒的大小成反比。太小的颗粒易于从淋巴管溢出,太大的颗粒则迁移率差且标记率低。理想的显像剂颗粒的大小在 100~200 nm 之间。目前 ^{99m}Tc-异硫酸胶体(^{99m}Tc-isosulfan colloid)或 ^{99m}Tc-胶体白蛋白(^{99m}Tc-colloid albumin)是较好的显像剂。

12.4.2.3 γ 探针法与淋巴显像法的联合应用

手术前一天在乳腺肿瘤周围注入 ^{99m}Tc-colloid albumin 后行乳腺和腋窝显像,在显像有 SLN 处做皮肤标记。术中使用手持式 γ 探针定位 SLN 并行切除术。该方法目前存在的问题是乳腺肿瘤周围的放射性分布可妨碍对邻近肿瘤处的 SLN 的鉴别,而且费用较高。

12.4.2.4 染色法

如果在乳腺肿瘤周围注射蓝染料,术中可发现蓝染的淋巴管与淋巴结。染色法早期研究了亚甲蓝、专利蓝(patent blue)、异硫蓝(isosulfan blue)、发光棒(cyalume)和荧光蓝染料的示踪效果,发现专利蓝和异硫蓝的效果最好。异硫蓝是 2,5-二膦酸三苯甲烷的单钠盐(monosodium salt of 2,5-disulfonated triphenylmethane),专利蓝是一种三苯甲烷,结构与异硫蓝相似。这两种染料与蛋白结合力很弱,当注射到皮下或乳腺组织之后,会很快进入淋巴管,而很少扩散到周围的组织;而其他的染料注射以后,会很快扩散到周围组织,仅少量进入淋巴管,不能在 SLN 内浓集。

这种方法确定 SLN 的成功率为 65%~93%,但染料在淋巴结停留的时间较短。亚甲蓝是一种常用的染色剂,广泛应用于许多器官的染色,副作用小、价格便宜,适于推广使用。但因为美蓝的相对分子质量较小,排泄速度更快,所以在确定 SLN 时,操作要求更熟练、更快。这种方法的优点是设备要求低，花费少。缺点是必须在腋窝切口探查直到找到染色的 SLN，因此，并没有从根本上降低对患者造成的创伤。

12.4.2.5 染色法与淋巴显像法联合应用

联合应用淋巴显像与染色法定位 SLN，相比 γ 探针法费用要低。国外有人采用术前淋巴显像识别乳腺癌内上象限或内下象限的淋巴引流区域，发现显像非常困难，单独使用染色法也存在 20% 的误诊率，而联合术前淋巴显像和术中染色法则能取得较满意的效果。

12.4.2.6 染色法与 γ 探针法联合应用

在术前 2 ~ 4 h 将 ^{99m}Tc 标记的异硫酸体注入乳腺肿瘤周围，然后在术前 10 ~ 15 min 注入异硫蓝染料，先用 γ 探针探侧腋窝处放射性计数最高部位，然后切开皮肤，寻找蓝染的淋巴管和 SLN。染色法和 γ 探针法可以相互补充，当淋巴管被切断，染料外溢导致手术视野不清时可以应用 γ 探针寻找 SLN。由于淋巴结摄取放射性并非具有特异性，因此并不是所有具有放射性的淋巴结均为转移 SLN，借助染料则可以识别真正的转移 SLN。

假阴性率是影响 SLNB 推广应用的重要因素，降低假阴性率首先依赖于 SLN 的准确定位，除此之外 SLNB 最终推广应用于临床，还要求有术中能准确确定 SLN 病理状况的技术支持。目前术中确定 SLN 病理状况的方法有印片细胞学检查和快速病理检查两种。快速病理检查可以术中快速判断 SLN 的病理状态。但快速病理切片较厚，染色效果不佳，术前化疗也可能会影响 SLN 的术中快速病理检查的结果，因此快速病理尚不能做到与常规石蜡病理完全相符合。术中快速免疫组化检查可能是解决该问题的有效方法。

联合运用多种检查方法可以提高检出率，结果显示这样得到的 SLN 检出率明显高于单用任何一种方法。另外，也要注意选择合适的放射性制剂的剂型和剂量，研究表明放射物颗粒直径应在 30 ~ 200 nm。现在 ^{99m}Tc 标记的硫胶体和 ^{99m}Tc 标记的白蛋白颗粒常用的剂量为 1 mCi 左右，但当肿瘤位于外上象限时，由于注射部位离 SLN 部位太近，放射性太强将会影响 γ 探针的探测结果，因此应当适当减少注射剂量。淋巴回流速度在人群中存在个体差异，对那些肥胖和部分老年患者，其淋巴回流较慢，因此适当延长注射和手术的间隔时间以提高检出率。

文献也报道 SLNB 有一个学习曲线（learning curve），SLNB 为一技术性操作，成功的确定 SLN 与操作者的熟练程度有关。熟练 SLNB 操作和改进技术是减小假阴性率的有效方法。Giuliano 等报道 174 例乳腺癌 SLNB 的结果，所有的假阴性结果均出现于研究的前 1/2 阶段。联合使用放射性示踪剂和蓝染料的方法也可以降低假阴性率。

12.5 其 他

12.5.1 放射免疫显像

放射免疫显像是利用免疫学原理，将放射性核素标记抗体引入人体定向地与肿瘤相关抗原结合，用核仪器显示肿瘤的位置及大小，是恶性肿瘤的定性检查方法。

恶性肿瘤细胞能分泌和合成一些肿瘤相关抗原，在正常细胞中含量很少或完全缺如。这些抗原能引起宿主的特异性免疫反应。将抗原注射给动物后产生相关的抗体，利用杂交瘤技术生成单克隆抗体，用放射性核素加以标记，注入体内后可以与肿瘤抗原相结合，在体外就可以使用核仪器显示肿瘤的影像。

乳腺癌黏蛋白是一种大分子的糖蛋白，在乳腺癌中高度、异常表达，是其重要生物标志之一。初步临床应用表明，抗乳腺癌黏蛋白单克隆抗体（anti-mucin monoclonal antibody，AMMcAb）放射免疫显像显示了较好的诊断效果。Lamki 等报道 14 例原发性乳腺癌患者 AMMcAb 显像全部阳性；吴浩荣等报道 9 例原发性乳腺癌患者中 8 例获阳性结果，灵敏度 88.89%，图像清晰显示乳腺癌肿瘤病灶位置、大小和形态，5 例手术证实有腋窝淋巴结转移者，4 例显示阳性。表明 AMMcAb 放射免疫显像不仅能特异性诊断乳腺癌，且有助于早期发现癌肿淋巴结转移。

12.5.2 肿瘤受体显像

肿瘤受体显像（tumor receptor imaging）是利用放射性核素标记的受体配体与肿瘤中高表达的靶组织高亲和力特异受体相结合的原理，显示肿瘤受体的空间分布、密度与亲和力的显像技术。它具有亲和力与特异性较高、放射性标记配体到达靶器官与血液清除速度快、穿透能力强、能在较短时间内获得肿瘤与正常组织高对比度的图像信息，几乎没有人体免疫反应发生等显著优点。自 1989 年 Krenning EP 等用 ^{123}I-octreotide 成功进行肿瘤定位以来，肿瘤受体显像取得了很大的进展。对乳腺癌受体显像的研究有雌激素受体显像与孕激素受体显像等，雌激素受体（ER）显像剂包括：^{18}F、^{123}I 或 ^{131}I 标记的雌二醇及其衍生物、己烯雌酚或去甲己烯雌酚等，如^{18}F-16α-氟雌二醇（^{18}F-16α-fluoroestradiol，^{18}F-FES，亦称 FES）。雌激素受体显像可用于乳腺癌的诊断与分期，良性与恶性的鉴别诊断等。雌激素（estrogen）状态与乳腺癌预后和治疗方案选择密切相关，能为体内测定原发癌及转移癌的 ER 状态提供依据，还可以用于对抗雌激素治疗过程进行监控与疗效评估，标记配体摄取率的降低可作为治疗成功的依据。孕激素受体显像剂包括 ^{18}F 及 ^{131}I 标记的孕酮及其衍生物，其中 ^{18}F-F-21-氟乙基-16α-去甲孕酮与孕酮受体有很强的亲和力。孕激素受体显像能从另一角度判断乳腺癌的病理性质，尤其对接受了抗雌激素治疗后雌激素受体已被阻断者，该显像方法尤为适用。

乳腺癌发病率在我国女性恶性肿瘤中日益加速。2011 年，我国首个大规模乳腺癌流行病调研项目显示：我国乳腺癌患者中有 60%~70% 的雌激素或孕激素受体（progesterone receptor，PR）呈阳性。临床目前主要依据免疫组化（immunohistochemistry，IHC）来判断 ER 表达，但其却有一定的局限性：①由于抽样误差、ER 特性变异而至假阴性、假阳性、取材技术差别等因素，导致不能很好地预测治疗效果；②由于肿瘤组织获取的有创性、离体的测定状态、检测重复性差，故无法定量、定性、动态监测疗效。因此，新的检测方法的开发及利用具有重要的临床意义。

^{18}F-16α-氟雌二醇是雌二醇的衍生物，为雌激素受体示踪剂，可以特异性地结合雌激素受体（ER）。通常情况下，注入体内后，在血浆中大约 45% 的 FES 结合于具有高亲和

力、低饱和度的性激素结合球蛋白(sex hormone binding globulin,SHBG),剩余的与高饱和度、低亲和力的白蛋白疏松地结合。SNBG 可选择性地保护 ^{18}F-FES 免受生物转化等代谢过程,从而保证其生物活性,以确保运输到 ER 阳性细胞。^{18}F-FES 的注入体内后,可迅速被肝摄取并代谢,血液清除快,其代谢产物主要以硫酸及葡萄糖醛酸结合物形式存在,如氟代雌二醇的硫酸酯,血液循环中,不能同 ER 结合,故而对成像干扰程度低。代谢产物迅速经肾排除,也可随胆汁进入肠道排出体外,部分经肝肠循环再吸收。

FES 特异性结合于乳腺癌细胞表面的雌激素受体后,可显示肿瘤相关受体的分布状况,从而指导临床诊断、分期及疗效。临床研究表明,乳腺癌在用抗雌激素治疗前后分别行^{18}F-FES 显像对于评估疗效具有较高的临床意义。^{18}F-FES 仅可让功能性 ER 阳性的病灶显像,由于乳腺癌原发灶与转移灶 ER 的异质性,以及治疗后 ER 存在一定的丢失率,因此,其单独成像诊断价值较小。^{18}F-FDG 是非特异性亲肿瘤放射性示踪剂,在乳腺癌早期诊断、探查原发灶及转移灶、监测治疗、评价疗效、分析预后中均有非常大的价值。有研究表明,^{18}F-FES 与 ^{18}F-FDG 显像结合可在一定程度上提高乳腺癌的灵敏度。Dehdashti 等曾证实肿瘤的 ^{18}F-FDG 摄取与肿瘤的 ER 状态乃至 ^{18}F-FES 摄取无明显关系,从而也表明了两者现象机制不同,不会发生干扰。另有研究证明,利用^{18}F-FDG/^{18}F-FES 双示踪剂对比成像,可以判断肿瘤是否表达功能性 ER,并可动态监测治疗前后 ER 表达的变化状况,因此,对于乳腺癌患者选择治及调整疗方案、预测疗效、估计预后具有重要价值。

(程 兵 陈艳林)

参考文献

[1]王荣福. 肿瘤影像核医学进展[J]. 中国医学影像技术,2004,20(11):1792-1796.

[2]李彪,朱成谟. 正电子放射性药物的临床应用与进展[J]. 诊断学理论与实践,2005,4(2):93-95.

[3]浩荣,吴锦昌,Baum R. rc 标记抗黏蛋白 McAb 乳腺癌放射免疫显像的临床研究[J]. 中华核医学杂志,2000,20(2):75-77.

[4]陈道宝,杨红健. 乳腺癌 ER 与 FES-PET[J]. 中国肿瘤,2008,17(7):588-592.

[5]BENNINK RJ,VAN TIENHOVEN G,RIJKS LJ,et al. In vivo prediction of response to antiestrogen treatment in estrogen receptor-positive breast cancer[J]. J Nucl Med,2004,45(1):1-7.

[6]BEHR TM,BEHE M,ANGERSTEIN C,et al. Does pretherapeutic immunoscintigraphy allow for diagnostic predictions with mspect to the toxicity and therapeutic efficacy of cold immunothrapy with trastuzumab(Herceptin)[J]. J Nuel Med,2000,41(1):73.

[7]EUBANK WB,MANKOFF DA. Evolving role of positron emission tomograhy in brest cancer imaging[J]. Semin Nucl Med,2005,35(2):84-99.

[8]LI B,ZHU CM. The clinical application and progress of positron radiopharmaceutical[J]. Theory& Practice of Diagnosis,2005,4(2):93-95.

[9]MACH RH,HUANG Y,BUCHHEIMER N,et al. [(^{18}F)]N-(4-fluorobenzyl)-4(3-bromophenyl) acetamide for imaging the sigma receptor status of tumors: comparison with [(18)F] FDG,and [((125)I)] UDR[J]. Nucl Med Biol,2001,28(4):451-458.

[10] MANKOFF DA, TEWSON TJ, EARY JF. Analysis of blood clearance and labeled metabolites for the estrogen receptor tracer[F-18]-16 alpha-fluoroestradiol (FES)[J]. Nucl Med Biol,1997,24:341-348.

[11] BRITZ-CUNNINGHAM, SH, JAMES-ADELSTEIN SJ. Molecular targeting with radionuclides:state of the science[J]. J Nucl Med,2003,44(12):1945-1961.

[12]PAN CC,WOOLEVER CA,BHAVNANI BR. Transport of equine estrogens:binding of conjugated and unconjugated equine estrogens with human serum proteins[J]. J Clin Endocrinol Metab,1985,61,499-509.

[13] BUCK AK SCHIRMEISTER H, MATTFELDT T, et al. Biological characterization of breast cancer by means of PET[J]. Eur J Nucl Med Mol Imaging,2004,31(Suppl 1): S80-S87.

[14]TAKAMUM,MIYOSHI Z,TAGUEHI Z,et al. Prediction of chemotherapeutic response by Technetium 99m · MIBI seintigraphy in breast carcinoma patients[J]. Cancer,2001,92 (2):232-239.

[15] MANKOFF DA, TEWSON TJ, EARY JF. Analysis of blood clearance and labeled metabolites for the estrogen receptor tracer[F-18]-16 alpha-fluoroestradiol (FES)[J]. Nucl Med Biol,1997,24:341-348.

[16] ALOJ L, ZANNETTI A, CARAEO C, et al. Bcl-2 overexpression prevents ^{99m}Tc-MIBI uptake in breast cancer cell lines[J]. Eur J Nucl Med Mol Imaging,2004,31(4): 521-710.

[17]TEWSON TJ,MANKOFF DA,PETERSON LM,et al. Interactions of 16alpha-[18F]-fluoroestradiol(FES) with sex steroid bingding protein(SBP)[J]. Nucl Med Biol,1999, 26:905-913.

[18] KIESEWETTER DO, KILBOURN MR, LANDVATTER SW, et al. Preparation of four fluorine-18-labeled estrogens and their selective uptakes in target tissues of immature rats [J]. J Nucl Med,1984,25:1212-1221.

[19]PETRA P. The plasma sex steroid binding protein (SBP or SBHC):a critical review of recent developments on the structure, molecular biology and function [J]. J Steroid Biochem Mol Biol,1991,40:735-753.

[20]JONSON SD,BONASERA TA,DEHDASHTI F,et al. Comparative breast tumor imaging and comparative in vitro metabolism of 16-alpha[18F] fluoroestraiol-17beta snd 16beta-[18F]fluoromoxestrol in isolated hepatocytes [J]. Nucl Med Biol,1999,26:123-130.

[21]SUNDARARAJAN L,LINDEN HM,LINK JM,et al. 18F-Fluoroestradiol [J]. Semin Nucl Med,2007,37(6):470-476.

[22] MATHIAS CJ, WELCH MJ, KATZENELLENBOGEN JA, et al. Characterization of the

uptake ofalpha-([18F]fluoro)-17beta-estradiol in DMBA-induced mammary tumors[J]. INt J Rad Appl Instrum B,1987,14(1):15-25.

[23] MANKOFF DA, PETERSON LM, TEWSON TJ, et al. [18F] fluorestradiol radiation dosimetry in human PET studies[J]. J Nucl Med,2001,42:679-684.

13 皮　肤

13.1　解剖和生理概要

皮肤是人体面积最大的器官。皮肤覆盖全身表面,它使体内各种组织和器官免受物理性、机械性、化学性和病原微生物性的侵袭。成人皮肤表面积约为1.70 m^2。各处皮肤厚度厚薄不等,为0.50 ~4 mm。皮肤由表皮、真皮构成。其深面主要为疏松结缔组织构成的皮下组织,即浅筋膜。浅筋膜内有血管、淋巴管、淋巴结等。浅筋膜将皮肤和深部的组织连接起来。毛发、指(趾)甲、皮脂腺、汗腺和乳腺都是皮肤的附属结构(图13.1)。

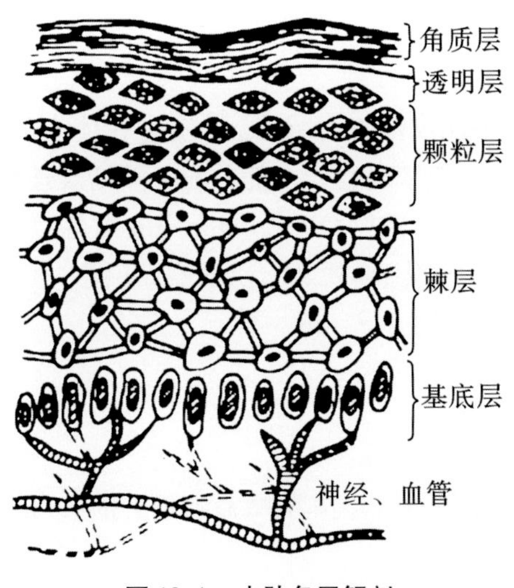

图13.1　皮肤各层解剖

13.1.1　表　皮

表皮是皮肤最外面的一层,无血管分布。在手掌和足底最厚。根据细胞的不同发展阶段和形态特点,由外向内可分为5层。即角质层、透明层、颗粒层、棘细胞层、基底层。

13.1.2 真 皮

来源于中胚叶,位于表皮深面,由纤维、基质、细胞构成。纤维有胶原纤维、弹力纤维、网状纤维3种。基质是一种无定形的、均匀的胶样物质,充塞于纤维束间及细胞间。细胞主要有3种,包括:①成纤维细胞,能产生胶原纤维,弹力纤维和基质;②组织细胞,是网状内皮系统的一个组成部分,具有吞噬微生物、代谢产物、色素颗粒和异物的能力,起着有效的清除作用;③肥大细胞,存在于真皮和皮下组织中,其胞质内的颗粒,能贮存和释放组胺及肝素等。

13.1.3 皮肤的生理功能

皮肤具以下生理功能:①防止体内水分、电解质、其他物质丢失;②阻止外界有害物质的侵入,是机体免疫体系的第一道防线,对机体有保护作用;③皮肤可排泄废物并调节体温,皮肤表面有汗腺的开口,可在排出汗液的同时排泄废物并调节体温;④感受刺激,在皮肤内含有多种感受器,如接受痛、温、触、压等刺激的感受器。

13.2 表皮毛细血管瘤的敷贴治疗

13.2.1 原 理

毛细血管瘤是一种先天性皮肤发育异常,可发生在体表的任何部位,但以颜面部最多。一部分有自限性趋势,可随诊观察。一部分随年龄增长逐渐增大,需进行治疗。应用核技术治疗毛细血管瘤采用的是敷贴疗法。即应用放射性核素敷贴器产生的β射线对其进行照射,使病变毛细血管机化、坏死、闭合、萎缩而治愈。

13.2.2 方 法

13.2.2.1 敷贴器

临床常用的有 ^{90}Sr-^{90}Y 敷贴器和 ^{32}P 敷贴器两种。前者有商品化供应,后者多为自行制备。

(1)^{90}Sr-^{90}Y 敷贴器　在 ^{90}Sr-^{90}Y 敷贴器中,^{90}Sr 为母体,半衰期为28.10年,^{90}Y 为 ^{90}Sr 的子体,半衰期为64 h,两者处于长期平衡中,由于 ^{90}Sr 的β射线能量较小(平均能量约0.20 MeV),^{90}Y 的能量较大(平均能量0.931 MeV),故实际上是利用 ^{90}Y 的β射线进行治疗。^{90}Y 的β射线在组织中的最大射程为11.50 mm。由于母体 ^{90}Sr 的半衰期较长,所以在使用过程中,每年校正一次衰变即可。^{90}Sr-^{90}Y 敷贴器的照射剂量按下式计算:

$$P=[A\times 1\ 770\times \overline{E}_{\beta}(^{90}Y)]/[S\times \overline{E}_{\beta}(^{32}P)] \quad (13\text{-}1)$$

式中,P 为照射剂量,A 为放射性强度,S 为敷贴器面积,$\overline{E}$ 为 β 射线的平均能量,1 770 为 ^{32}P 的电离常数。

(2)^{32}P 敷贴器 为自行制备,制备方法取新华Ⅱ号滤纸,剪成与患者病变区大小相当或常用的各种不同面积(如25 cm^2、50 cm^2、100 cm^2),将 $Na_2H^{32}PO_4$溶液滴在滤纸上,晾干(或红外线烤干),再用塑料薄膜套封即成。为便于应用,制成的 ^{32}P 敷贴器的放射性活度应为450 ~ 600 μCi/cm^2。

^{32}P 的半衰期为 14.30 d,β 射线最大能量 1.71 MeV,平均能量 0.695 MeV,在组织中的最大射程 8.60 mm。^{32}P 敷贴器的照射剂量按下式计算:

$$P=A\times 1\ 770/S \quad (13\text{-}2)$$

式中,P 为照射剂量,A 为放射性强度,S 为敷贴器面积,1 770 是 ^{32}P 的电离常数。

13.2.2.2 治疗方法

(1)一次大剂量法 一次照射 6 ~ 10 Gy(600 ~ 1 000 rad),如未愈,2 周后再照射 1 次,总剂量可达 12 ~ 20 Gy(1 200 ~ 2 000 rad)。

(2)小剂量分次法 每周照射 1 ~ 3 次,每次照射剂量及总剂量见表 13.1。

表 13.1 不同年龄患者的照射剂量

年龄/岁	每次剂量/Gy(rad)	总剂量/Gy(rad)
<1	1(100)	10 ~ 12(1 000 ~ 1 200)
1 ~ 6	1.50 ~ 2.00(150 ~ 200)	15 ~ 18(1 500 ~ 1 800)
7 ~ 17	1.50 ~ 2.00(150 ~ 200)	15 ~ 20(1 500 ~ 2 000)
>18	2.00 ~ 2.50(200 ~ 250)	20 ~ 25(2 000 ~ 2 500)

13.2.2.3 治疗反应与疗效及注意事项

(1)治疗反应与疗效 大部分患者照射 2 ~ 3 次后(分次法),出现血管瘤颜色加深,局部发热、刺痛,几天后减轻。疗程结束或结束后 1 ~ 3 个月,血管瘤颜色逐渐变淡,表皮脱屑(即干性皮炎),之后血管瘤逐渐消失,且不留痕迹。若治疗过程或治疗后出现充血、水肿、渗血或水疱形成,表明产生湿性皮炎,应及时处理,防止感染。辅以地黄膏外敷。如未愈或复发,间隔 3 个月后再照射 1 个疗程,但同一部位不宜超过 2 个疗程。

敷贴治疗毛细血管瘤的疗效与患者年龄及血管瘤类型有关,年龄越小,疗效越好。一岁以下患儿疗效最显著。单纯毛细血管瘤疗效好(治愈率为 96% ~ 100%;混合型治愈率稍差约 80% 左右)。

(2)注意事项 ①患处有感染或破损时,不能敷贴治疗;②治疗期间嘱患者保护患处,禁用热水烫洗、搔抓,避免阳光直射;③敷贴时,注意用橡皮垫保护好患处周围的正常皮肤。

13.3 恶性黑色素瘤

13.3.1 概 述

恶性黑色素瘤(malignant melanoma)起源于外胚叶神经嵴的黑色素细胞恶变形成的一种能产生黑色素的高度恶性肿瘤。本病好发于白色人种,数据统计显示,澳大利亚是世界发病率最高的地区。恶性黑色素瘤多发于30~60岁,而巨大性先天性色素痣继发癌变的病例多见于儿童,无明显性别差异,但病灶部位与性别相关,发生于躯干者以男性居多,发生于肢体者以女性居多。虽发病率低,但其恶性度高,转移发生早,死亡率高,因此早期诊断、早期治疗很重要。

原发性黑色素瘤好发于皮肤,黏膜、内脏器官,但在脉络膜、虹膜和睫状体等色素系统也有发生。另外,一些存在较少黑色素细胞的部位也可发生,如口腔、消化道、呼吸道和生殖系统及脑膜的脉络膜,罕见部位如肾上腺。

恶性黑色素瘤主要通过淋巴道转移,可转移到人体任何器官和组织,局部区域淋巴结是最常见的转移部位,其次为皮肤、皮下组织和肺。原发灶周围"卫星结节"是由皮下淋巴管播散而来。如:足底黑色素瘤常在大隐静脉走行处的皮肤上出现数个转移结节。根据原发灶部位的不同,其转移的区域淋巴结也不同,如:下肢黑色素瘤常转移至腹股沟淋巴结;上肢黑色素瘤常多转移至腋窝淋巴结。血行播散也是黑色素瘤常见的转移方式,到晚期由血流转移至肺、肝、骨、脑诸器官。

治疗黑色素瘤的方法是外科手术切除。对早期未转移的损害手术切除,应根据Breslow深度确定切除皮损周边正常皮肤的范围,如果是指(趾)恶性黑素瘤,可采用截指(趾)术,同时切除受累淋巴结,但预防性淋巴结切除仍有争议,大多数专家认为当肿瘤厚度<1.00 mm,应切除距肿瘤边缘约1.00 cm的正常皮肤。较深的病损则需要根治性的外科手术和前哨淋巴结的活检。肢体动脉灌注抗有丝分裂药物治疗肢体黑素瘤有一定疗效。对于发生广泛转移者可采用联合化疗和放射治疗。生物化学治疗和分子靶向治疗具有很大的前景。

13.3.2 PET/CT 表现

皮肤黑色素瘤表现:当原发病灶直径大于5 mm时,呈^{18}F-FDG高代谢;病灶小于5 mm时,^{18}F-FDG可无摄取。无论梭形还是上皮样黑色素瘤细胞,其^{18}F-FDG代谢都是异常活跃的,表现为局部黑痣区局限性皮肤增厚,呈辐射状或垂直状生长,呈^{18}F-FDG异常浓聚,周边区域淋巴结常呈高代谢,增强扫描时病灶和淋巴结呈强化状态。病灶可侵犯皮下组织,也可转移至全身各个器官和组织,一般转移灶亦多呈高代谢。

13.3.3 临床意义

恶性黑色素瘤起病隐匿,恶性程度高,较早发生转移,预后差,因此,早期诊断、早期治疗是提高患者生存率的有效手段。而 PET/CT 在该病的诊断方面有独特的优势:其原发灶及转移灶均呈 ^{18}F-FDG 高代谢,因此,PET/CT 对恶性黑色素瘤诊断的敏感性高;另外,对于已确诊为恶性黑色素瘤的患者,PET/CT 可用于确定全身累及范围、明确临床分期,其阳性表现为同一条淋巴引流途径上多个高代谢的淋巴结和(或)全身多个脏器的高代谢转移灶(图 13.2);对于以转移灶发病的患者,可帮助寻找原发灶;对手术部位是否需要辅助治疗也有重要指导意义;晚期患者常出现全身转移,PET/CT 更具有较高的临床价值。

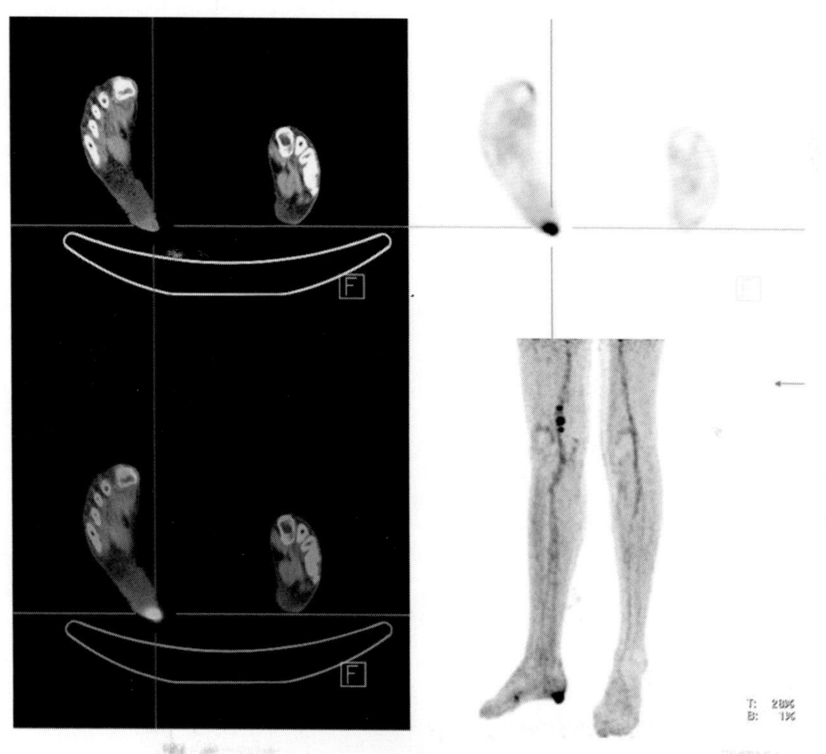

图 13.2 右足跟恶性黑色素瘤

右足跟恶性黑色素瘤患者,术前检查,右足跟软组织结节代谢活跃,SUV_{max}约 13.10,大小约1.50 cm×2.00 cm,CT 值平均 24 Hu。右侧腘窝多个肿大淋巴结代谢活跃,SUV_{max}约 11.10,大小约1.30 cm×1.30 cm

(程 兵 闫志华)

参考文献

[1]赵劼,李景华,崔亚南,等. 实尔新软膏对血管瘤 ^{90}Sr 敷贴治疗后皮肤色素沉着和感染预防作用[J]. 中华放射医学与防护杂志,2007,27(3):258-259.

[2]廖灵敏,覃伟武,庞玉生. ^{90}Sr 皮肤敷贴治疗 946 例婴幼儿血管瘤的回顾性分析[J]. 安徽医科大学学报,2013,48(6):703-704.

[3]马潞娜,张红,金泉,等. 瘢痕疙瘩术后 ^{90}Sr-^{90}Y 敷贴治疗复发率相关因素的探讨[J]. 实用放射学杂志,2007,23(1):141-142.

[4]王身坚,颜卫文,吴龙妙. 皮肤血管瘤 ^{90}Sr-^{90}Y 敷贴治疗体会[J]. 医学与哲学:临床决策论坛版,2008,29(8):42-43.

[5]BRUCKNER AL,FRIEDEN IJ,AURORA,et al. Hemangiomas of infancy[J]. J Am Acad Dermatol,2003,48:477.

[6]BUCKMILLER LM,MUNSON PD,DYAMENAHALLI U,et al. Propranolol for infantile hemangiomas:Early experience at a tertiary vascular anomalies center[J]. Laryngoscope,2010,120:676.

[7]CHANG LC,HAGGSTROM AN,DROLET BA,et al. Growth characteristics of infantile hemangiomas: implications for management[J]. Pediatrics,2008,122:360.

[8]REISCHLE S,SCHULLER-PETROVIC S. Treatment of capillary hemangiomas of early childhood with a new method of cryosurgery[J]. J Am Acad Dermatol,2000,42:809.

[9]ZHENG XH,SONG CY,WANG SJ,et al. Diagnosis and interventional radiotherapy of cavernous hemangioma in face using ^{99m}Tc-RBC scintigraphy and colloidal 32P[J]. Mod Oncol,2010,18:682.

[10]CLAIRAND I,RICARD M,GOURIOU J,et al. DOSE 3D: EGS4 Monte Carlo code-based software for internal radionuclide dosimetry[J]. J Nucl Med,1999,40:1517.

[11]FIRUSIAN N,DEMPKE W. An early phase Ⅱ study of intratumoral P-32 chromic phosphate injection therapy for patients with refractory solid tumors and solitary metastases[J]. Cancer. 1999,85:980.

[12]STABIN MG,KOMJNENBERG MK. Re-evaluation of absorbed fractions for photons and electrons in spheres of various sizes[J]. J Nucl Med,2000,41:149.

[13]PARK YK,YE SJ,KIM IH,et al. Potential use of P-32 ophthalmic applicator: Monte Carlo simulations for design and dosimetry[J]. Med Phys,2008,35:1854.

[14]YANG XC,YU JY,XIAO ML. Comparison of therapeutic effect of 32P plaster and local injection of sodium morrhuate on skin hemangiomas[J]. China J Mod Med,2004,14:41.

[15]BOLCH WE,BOUCHET LG,ROBERTSON JS,et al. MIRD Pamphlet No. 17: The Dosimetry of Nonuniform Activity Distributions-Radionuclide S Values at the Voxel Level[J]. J Nucl Med,1999,40:11s.

[16]NASRALLAH IM,HAYEK R,DUHAIME AC,et al. Cavernous hemangioma of the skull: Surgical treatment without craniectomy[J]. J Neurosurg Pediatr,2009,4:575.

[17]JANICKI C,SEUNTJENS J. Re-evaluation of the dose to the cyst wall in P-32 radiocolloid treatments of cystic brain tumors using the dose-point-kernel and Monte Carlo methods[J]. Med Phys,2003,30:2475.

[18]WANG JF,ZHAO XM,CHUN N,et al. Observation of the effect of treatment with

radioisotope phosphorus-32 for hemangioma[J]. Mod J Integr Tradit Chin West Med, 2007,16:1750.

[19] CLAIRAND I, RICARD M, GOURIOU J, et al. DOSE 3D: EGS4 Monte Carlo code-based software for internal radionuclide dosimetry[J]. J Nucl Med, 1999, 40:1517.

[20] MCHEIK JN, RENAULD V, DUPORT G, et al. Surgical treatment of haemangioma in infants[J]. Br J Plast Surg, 2005, 58:1067.

[21] STABIN MG. The importance of patient-specific dose calculations in nuclear medicine [J]. Nucl Eng Technol, 2008, 40:527.

[22] HAGGSTROM AN, DROLET BA, BASELGA E, et al. Prospective study of infantile hemangiomas: Clinical characteristics predicting complications and treatment [J]. Pediatrics, 2006, 118:882.

[23] DAVID LR, MALEK MM, ARGENTA LC. Efficacy of pulse dye laser therapy for the treatment of ulcerated haemangiomas: A review of 78 patients[J]. Br J Plast Surg, 2003, 56:317.

[24] HECHTMAN CD, LI Z, MANSUR DB, et al. Dose distribution outside of a sphere of P-32 chromic phosphorous colloid[J]. Int J Radiat Oncol Biol Phys, 2005, 63:961.

[25] THIERENS HM, MONSIEURS MA, BRANS B, et al. Dosimetry from organ to cellular dimensions[J]. Comput Med Imaging Graph, 2001, 25:187.

[26] JANICKI C, SEUNTJENS J. Re-evaluation of the dose to the cyst wall in P-32 radiocolloid treatments of cystic brain tumors using the dose-point-kernel and Monte Carlo methods [J]. Med Phys, 2003, 30:2475.

[27] TONG GS, HUANG PL, LIU L. Biodistribution of chromic [32P] hepatoma lymph metastasis phosphate colloids in mice with after intratumoral injection[J]. Mod Med J, 2002, 32:354.

附 录

一、常用单位换算

（一）电离辐射量

辐射量名称	国际制单位		专用单位		单位换算关系
	名称	代号	名称	代号	
放射性活度 A	贝可	Bq	居里	Ci	1Bq = 2.703×10^{-11} Ci 1 Ci = 3.7×10^{10} Bq
照射量 X	库仑/千克	C/kg	伦琴	R	1 C/kg = 3.877×10^{3} R 1 R = 2.58×10^{-4} C/kg
吸收剂量 D	戈瑞	Gy	拉德	rad	1Gy = 100 rad = 1 J/kg 1rad = 0.01 Gy = 0.01 J/kg
剂量当量 H	希沃特	Sv	雷姆	rem	1Sv = 100 rem = 1 J/kg 1rem = 0.01 Sv = 0.01 J/kg

（二）能量

单位	焦耳(J)	兆电子伏(MeV)	千瓦·小时(kW·h)	卡(cal)
焦耳	1	6.242×10^{12}	2.778×10^{-7}	0.238 9
兆电子伏	1.602×10^{-13}	1	4.450×10^{-20}	3.827×10^{-14}
千瓦小时	3.6×10^{6}	2.247×10^{19}	1	8.599×10^{5}
卡	4.186	2.613×10^{13}	1.163×10^{-6}	1

(三)质能当量

单位	原子质量单位(u)	兆电子伏(MeV)	尔格(erg)	卡(kal)
原子质量单位	1	931.48	1.49×10^{-3}	3.56×10^{-11}
兆电子伏	1.07×10^{-3}	1	1.60×10^{-6}	3.82×10^{-14}
尔格	670	6.24×10^{5}	1	2.39×10^{-8}
卡	2.81×10^{10}	2.62×10^{13}	4.186×10^{7}	1

二、常用放射性核素主要物理常数表

放射性核素	半衰期	衰变方式	主要β射线最大能量(MeV)	主要γ射线能量(MeV)
${}^{3}_{1}$氢(${}^{3}_{1}$H)	12.33 年	β^-(100%)	0.0186	无
${}^{11}_{6}$碳(${}^{11}_{6}$C)	20.39min	β^+(99.80%)	0.96	湮灭辐射
${}^{14}_{6}$碳(${}^{14}_{6}$C)	5 692 年	β^-(100%)	0.156	无
${}^{18}_{9}$氟(${}^{18}_{9}$F)	109.70 min	β^+(97%) EC(3%)	0.633	湮灭辐射
${}^{22}_{11}$钠(${}^{22}_{11}$Na)	2.60 年	β^+(90.55%) EC(9.45%)	1.82	1.275(100%)
${}^{24}_{11}$钠(${}^{24}_{11}$Na)	15.020 h	β^-(100%)	1.39	3.867
${}^{32}_{15}$磷(${}^{32}_{15}$P)	14.26 d	β^-(100%)	1.71	无
${}^{35}_{16}$硫(${}^{35}_{16}$S)	87.24 d	β^-(100%)	0.17	无
${}^{42}_{19}$钾(${}^{42}_{19}$K)	12.36 h	β^-(100%)	1.99	1.525(18%) 0.313 1.923
${}^{43}_{19}$钾(${}^{43}_{19}$K)	22.30 h	β^-(100%)	0.80 1.022	0.373 0.618
${}^{45}_{20}$钙(${}^{45}_{20}$Ca)	163 d	β^-(100%)	0.25	0.013(17×10^{-3}%)
${}^{47}_{20}$钙(${}^{47}_{20}$Ca)	4.55 d	β^-(100%)	1.99	1.297 (76%) 0.489 0.808
${}^{51}_{24}$铬(${}^{51}_{24}$Cr)	27.72 d	EC(100%)		0.320 (10%)
${}^{52}_{26}$铁(${}^{52}_{26}$Fe)	8.275 h	β^+(57.80%) EC(42.20%)	0.80	0.169 (100%)
${}^{55}_{26}$铁(${}^{55}_{26}$Fe)	2.60 年	EC(100%)	Aug. e:0.005 2 (53.6)	Mn-kx 0.005 9 (25.7%)

续表

放射性核素	半衰期	衰变方式	主要β射线最大能量(MeV)	主要γ射线能量(MeV)
$^{59}_{26}$铁($^{59}_{26}Fe$)	45.10 d	$β^-$(100%)	0.46　0.27	1.099(57%) 1.292　0.192
$^{57}_{27}$钴($^{57}_{27}Co$)	270 d	EC(100%)		0.122(85%) 0.136　0.014
$^{60}_{27}$钴($^{60}_{27}Co$)	5.26 年	$β^-$(100%)	0.31	1.332(99.996%) 1.173(99.86%)
$^{64}_{29}$铜($^{64}_{29}Cu$)	12.70 h	$β^-$(39.6%) $β^+$(19.3%) EC(41.1%)	$β^-$0.58 $β^+$0.66	1.346(0.5%)
$^{67}_{31}$镓($^{67}_{31}Ga$)	78 h	EC(～100%)		0.093(38%) 0.185　0.300
$^{75}_{34}$硒($^{75}_{34}Se$)	120 d	EC(100%)		0.265(57%) 0.136　0.280
$^{86}_{37}$铷($^{86}_{37}Rb$)	18.66 d	$β^-$(100%) EC(～100%)	1.77	1.079(8.8%)
$^{85}_{38}$锶($^{85}_{38}Sr$)	65.19 d	EC(100%)		0.514(100%) 0.880　0.356
$^{87m}_{38}$锶($^{87m}_{38}Sr$)	2.81 h	EC(0.30%) IT(99.70%)		0.388(83%)
$^{89}_{38}$锶($^{89}_{38}Sr$)	50.55 d	$β^-$(100%)	1.46　0.55	0.91($9×10^{-3}$)
$^{90}_{38}$锶($^{90}_{38}Sr$)	28.10 年	$β^-$(100%)	0.55	无
$^{90}_{39}$镱($^{90}_{39}Y$)	64.00 h	$β^-$(100%)	2.27　0.52	1.734(～0)
$^{99}_{42}$钼($^{99}_{42}Mo$)	66.02 h	$β^-$(100%)	1.23　0.45	0.141(82%) 0.740　0.181
$^{99m}_{43}$锝($^{99m}_{43}Tc$)	6.02 h	$β^-$(～0.009 4%) IT(～100%)		0.141(90%) 0.143
$^{113m}_{49}$铟($^{113m}_{49}In$)	1.658 h	IT(100%)		0.392(64%)
$^{113}_{50}$锡($^{113}_{50}Sn$)	115.2 d	EC(100%)		0.255(100%)
$^{123}_{52}$碲($_{52}{}^{123}Te$)	78 h	$β^-$(100%)	0.22	0.228(88%)
$^{123}_{53}$碘($^{123}_{53}I$)	13.20 h	$β^+$(<0.01%) EC(～100%)	0.22	0.159(100%) 0.529　0.440

续表

放射性核素	半衰期	衰变方式	主要β射线最大能量(MeV)	主要γ射线能量(MeV)
$^{125}_{53}$碘($^{125}_{53}$I)	59.70 d	EC(100%)		0.036(7%)
$^{130}_{53}$碘($^{130}_{53}$I)	12.36 h	β^-(100%)	1.04	0.668　0.739
$^{131}_{53}$碘($^{131}_{53}$I)	8.04 d	β^-(100%)	0.33	0.365(82%) 0.637　0.284
$^{132}_{53}$碘($^{132}_{53}$I)	2.28 h	β^-(100%)	1.16　2.12	0.668(98%) 0.773　0.955
$^{133}_{54}$氙($^{133}_{54}$Xe)	5.27 d	β^-(100%)	0.35	0.081　0.080
$^{131}_{55}$铯($^{131}_{55}$Cs)	9.7 d	EC(100%)		无
$^{134}_{53}$铯($^{134}_{53}$Cs)	2.062 年	β^-(100%)	0.66	0.605(98%) 0.796
$^{137}_{55}$铯($^{137}_{55}$Cs)	30.174 年	β^-(100%)	0.511　1.18	0.662(85.1%)
$^{133}_{56}$钡($^{133}_{56}$Ba)	10.90 年	EC(100%)		0.356(67%) 0.081　0.308
$^{141}_{58}$铈($^{141}_{58}$Ce)	32.45 d	β^-(100%)	0.44　0.58	0.145(48%)
$^{157}_{66}$镝($^{157}_{66}$Dy)	8.10 h	EC(100%)		0.326(95%) 0.182　0.083
$^{198}_{79}$金($^{198}_{79}$Au)	2.696 d	β^-(~100%)	0.96　0.29	0.412(95%)
$^{197}_{80}$汞($^{197}_{80}$Hg)	65 h	EC(100%)		0.077 0.192　0.268
$^{203}_{80}$汞($^{203}_{80}$Hg)	46.76 d	β^-(100%)	0.21	0.279(80%)

三、放射性药物中英对照缩写

序号	英文	缩写	中文
1	^{11}C-L-methylmethionine	^{11}C-MET	^{11}碳－甲基-L-蛋氨酸（简称^{11}C-蛋氨酸）
2	^{11}C-acetate		^{11}碳－乙酸盐
3	^{11}C-CO	^{11}C-CO	^{11}碳－一氧化碳
4	^{11}C-choline	^{11}C-CH	^{11}碳－胆碱
5	^{18}F-flumazenil	^{11}C-FMZ	^{11}碳－氟马西尼
6	^{11}C-raclopride		^{11}碳－雷氯必利
7	^{11}C-2β-carbomethoxy-3β-（4-fluorophenyl）tropane	^{11}C-β-CFT	^{11}碳－甲基-2β-甲基酯（4-氟－苯基）托烷
8	3-N-^{11}C-methyl-spiperone	^{11}C-NMSP	^{11}碳－甲基－螺环哌啶酮
9	^{11}C-hexadecanoic acid		^{11}碳－十六烷酸
10	N-^{11}C-methyl-Spiperone	^{11}C-NMSP	^{11}碳－甲基－螺环哌啶酮
11	^{11}C-palmetic acid	^{11}C-PA	^{11}碳－脂肪酸软脂酸（又称^{11}C-棕榈酸）
12	^{13}N-ammonia	^{13}N-NH_4^+	^{13}氮－氨水
13	^{15}O-H_2O	^{15}O-H_2O	^{15}氧－水
14	^{18}F-sodium fluoride	^{18}F-NaF	^{18}氟－氟化钠
15	^{18}F-3′-fluoro-3′-deoxy-l-thymidine	^{18}F-FLT	^{18}氟-3′-脱氧-3′-胸腺嘧啶核苷
16	^{18}F-2-fluoro-2-deoxy-D-glucose	^{18}F-FDG	^{18}氟-2-氟-2-脱氧-D-葡萄糖
17	^{18}F-16α-fluoroestradiol	^{18}F-FES	^{18}氟-16α-氟雌二醇
18	^{18}F-fluoromisonidazole	^{18}F-FMISO	^{18}氟-2-羟基丙基-2-硝基咪唑
19	^{18}F-choline	^{18}F-FCH	^{18}氟－胆碱
20	^{32}P-glass microspheres	^{32}P-GTMS 或 ^{32}P-GMS	^{32}磷－玻璃微球
21	^{32}P-colloid		^{32}磷－胶体
22	^{32}P-sodium phosphate		^{32}磷－磷酸钠
23	^{32}Y-glass microspheres	^{32}Y-GTMS	^{32}钇－玻璃微球
24	^{32}Y-ibritumomab tiuxetan		^{32}钇－替伊莫单抗
25	^{52}Fe（iron）		^{52}铁

续表

序号	英文	缩写	中文
26	^{67}Ga-citrate		^{67}镓-枸橼酸
27	^{75}Se-19-cholesterol	Np-65	^{75}硒-19-胆固醇
28	^{99m}Tc-HMPAO-white blood cells imaging		^{99m}锝-HMPAO-白细胞显像
29	^{99m}Tc-white blood cell	^{99m}Tc-WBC	^{99m}锝-白细胞
30	^{99m}Tc-neoglucosy galactose albumin	^{99m}Tc-NGA	^{99m}锝-半乳糖新糖白蛋白
31	^{99m}Tc-bleomycin		^{99m}锝-博来霉素
32	^{99m}Tc-high technetium acid salt	$^{99m}TcO_4^-$	^{99m}锝-高锝酸盐
33	^{99m}Tc-colloid albumin		^{99m}锝-胶体白蛋白
34	^{99m}Tc-anti-granulocyte antibodies	^{99m}Tc-AGAB	^{99m}锝-抗粒细胞抗体
35	^{99m}Tc-antimony sulfide		^{99m}锝-硫化锑
36	^{99m}Tc-antimony sulfide colloid	^{99m}Tc-SC	^{99m}锝-硫化锑胶体
37	^{99m}Tc-nanocolloid		^{99m}锝-纳米胶体
38	^{99m}Tc-glucoheptonate	^{99m}Tc-GHA	^{99m}锝-葡庚糖酸盐
39	^{99m}Tc-gluconate	^{99m}Tc-GLU	^{99m}锝-葡萄糖酸盐
40	^{99m}Tc-cyclohexanedione dioxime-trimethyl borane	^{99m}Tc-CDO-MEB	^{99m}锝-三环己二酮二肟-甲基硼
41	^{99m}Tc-tetrofosmin		^{99m}锝-替西膦
42	^{99m}Tc-nanocolloid		^{99m}锝-微胶体
43	^{99m}Tc-methylene iphosphonate	^{99m}Tc-MDP	^{99m}锝-亚甲基二膦酸盐
44	^{99m}Tc-N-pyrodoxyl-5-methyltryptophan	^{99m}Tc-N-PMT	^{99m}锝-亚锡吡哆-5-甲基色氨酸
45	^{99m}Tc-Dextran105	^{99m}Tc-DX105	^{99m}锝-亚锡右旋糖酐 105
46	^{99m}Tc-isosulfan colloid		^{99m}锝-异硫酸胶体
47	^{99m}Tc-dextran	^{99m}Tc-DX	^{99m}锝-右旋糖苷
48	^{99m}Tc-liposome		^{99m}锝-脂质体
49	^{99m}Tc-calcium phytate		^{99m}锝-植酸钙
50	^{111}In-mauritius(lanreotide)		^{111}铟-奥曲肽(兰瑞肽)
51	^{111}In-white blood cell	^{111}In-WBC	^{111}铟-白细胞
52	^{111}In -chlorid		^{111}铟-氯化铟
53	^{113m}In-transferrin		^{113m}铟-转铁蛋白

续表

序号	英文	缩写	中文
54	^{123}I-N-isopropyl- p- iodoamphetamine	^{123}I-IMP	^{123}碘-异丙基-安非他明
55	^{123}I/^{131}I-meta-iodobenzylguanidine	^{123}I/^{131}I-MIBG	^{123}碘/^{131}碘-间位碘代苄胍
56	^{123}I-octreotide		^{123}碘-奥曲肽
57	^{131}I-meta-iodobenzyl guanidine	^{131}I-MIBG	^{131}碘-间位碘代苄胍
58	^{131}I-orthoiodohippurate	^{131}I-OIH	^{131}碘-邻碘马尿酸
59	^{131}I-N,N,N′-trimethyl-N′-(2-hydroxy-3-methyl-5-iodobenzyl)-1,3- propanediamine	^{131}I -HIPDM	^{131}碘 -N,N,N′-三甲基-N′-(2-羟基-3-甲基-5-碘苄基)-1,3-丙二胺
60	^{131}I-19-iodocholesterol	^{131}I-19-IC 或 NM-145	^{131}碘-19-碘代胆固醇
61	^{131}I-6 -iodocholesterol	^{131}I-6-IC	^{131}碘-6-碘代胆固醇
62	^{131}I-6-methyl-iodocholesterol	NP-59 或^{131}I-6β-IC	^{131}碘-6-甲基碘代胆固醇
63	^{131}I-lipiodol		^{131}碘-碘油
64	^{131}I-Tositumomab		^{131}碘-抗 B_1 抗体
65	^{153}Sm-ethylene diamine tetramethylene phosphonic acid	^{153}Sm-EDTMP	^{153}钐-乙二胺四甲撑膦酸
66	^{169}Yb-citrate		^{169}镱-枸橼酸盐
67	^{186}Re-hydroxyethylidene diphosphonate	^{186}Re-HEDP	^{186}铼-羟基亚乙基二膦酸
68	^{188}Re-hydroxyethylidene diphosphonate	^{188}Re-HEDP	^{188}铼-羟基亚乙基二膦酸
69	^{98}Au-colloid		^{198}金-胶体
70	^{201}thallium	^{201}Tl	^{201}铊
71	*I-6-iodocholesterol		*碘-6-碘代胆固醇
72	*I-6β-iodomethyl-19-norcholesterol		*碘-6β-碘甲基-19-去甲胆固醇
73	*I-19-iodocholesterol		*碘-19-碘代胆固醇

中英文对照索引

A

B

C

D

G

K

L

M

S

T

Y

Z

Other